国家科学技术学术著作出版基金资助出版

中医生殖医学

主　编　孙自学　庞保珍

副主编　连　方　谈　勇　王祖龙

编　委（按姓氏笔画为序）

　　　　丁彩飞　卫爱武　王　停　王春霞　王祖龙

　　　　刘雁峰　许　昕　孙自学　李海松　连　方

　　　　宋国宏　周少虎　庞保珍　赵　红　谈　勇

参　编　宋艳丽　韩春艳　门　波　张宸铭　陈建设

U0391959

人民卫生出版社

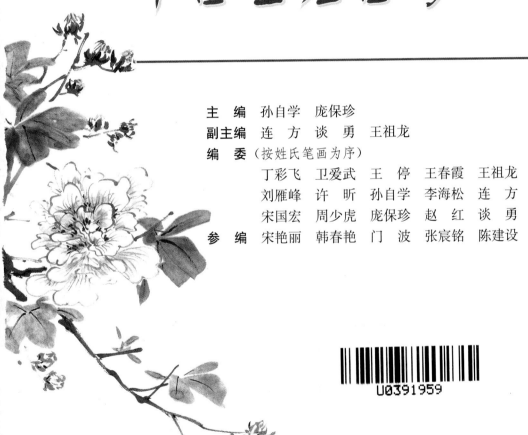

图书在版编目（CIP）数据

中医生殖医学/孙自学，庞保珍主编.—北京：
人民卫生出版社，2017
ISBN 978-7-117-23650-8

Ⅰ.①中…　Ⅱ.①孙…②庞…　Ⅲ.①中医学－生殖
医学　Ⅳ.①R211②R339.2

中国版本图书馆 CIP 数据核字(2017)第 063278 号

人卫智网	www.ipmph.com	医学教育、学术、考试、健康， 购书智慧智能综合服务平台
人卫官网	www.pmph.com	人卫官方资讯发布平台

中医生殖医学

主　　编：孙自学　庞保珍
出版发行：人民卫生出版社（中继线 010-59780011）
地　　址：北京市朝阳区潘家园南里 19 号
邮　　编：100021
E - mail：pmph @ pmph.com
购书热线：010-59787592　010-59787584　010-65264830
印　　刷：三河市宏达印刷有限公司(胜利)
经　　销：新华书店
开　　本：710×1000　1/16　印张：24　插页：2
字　　数：444 千字
版　　次：2017 年 4 月第 1 版　2017 年 4 月第 1 版第 1 次印刷
标准书号：ISBN 978-7-117-23650-8/R·23651
定　　价：50.00 元

打击盗版举报电话：010-59787491　E-mail：WQ @ pmph.com
（凡属印装质量问题请与本社市场营销中心联系退换）

孙自学简介

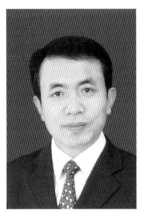

孙自学，河南省中医院（河南中医药大学第二附属医院）中西医结合生殖与男科诊疗中心（生殖医学科）主任，河南中医药大学生殖医学研究所所长，二级主任医师、教授、博士生导师、河南省优秀专家，首届河南省名中医，河南省十大中医临床学科领军人才，国家中医药管理局重点学科——中医男科学科带头人，国家中医重点专科优势病种——男性不育全国协作组组长。

现任中华中医药学会生殖医学分会主任委员，中国中西医结合学会男科专业委员会副主任委员，中华中医药学会男科分会副主任委员，河南省中医、中西医结合生殖医学专业委员会、男科专业委员会主任委员等。

长期致力于中医、中西医结合男科和生殖学的研究，先后师从著名妇科、不孕不育专家、河南中医药大学门成福教授、褚玉霞教授、王自平教授和"国医大师"、我国中医男科奠基人之一、北京中医药大学王琦教授。擅长中医、中西医结合疗法治疗生殖障碍性疾病和男科病。对不孕不育和胎停育的诊治倡导"夫妻同治，中西结合，综合调理，指导受孕"的新理念；开发研制了治疗生殖障碍疾病的"益肾通络方""前列栓"等获药监局批准的院内制剂。近年来主持和承担国家级科研课题3项（包括"973"子项目、国家自然科学基金等）；获省部级科技进步奖3项，出版专著5部，发表学术论文20余篇。

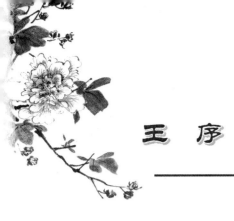

王 序

　　中医药在生殖功能障碍的防治、养生优生和生殖健康保健方面具有明显优势。中医生殖医学成为独立学科，是中医临床学科进一步发展的需要，是更好地凸显中医特色优势、提高临床疗效的需要。但迄今为止尚无系统的融中医生殖理论、临床、优生养生以及生殖健康保健知识于一体的《中医生殖医学》专著，相关内容散见于中医妇科学、中医男科学、中医内科学、中医外科学等学科和有关古籍文献中。

　　以孙自学教授为主编的《中医生殖医学》，内容全面系统，理论上既有传承更有创新；疾病的论述既突出中医特色和实用性，又融名家经验与最新研究成果于一体。该书的编写出版，对中医生殖医学理论体系的建立，临床研究的规范化开展，中医生殖健康保健服务的推广，具有重要意义，必将对该学科的发展起到积极的推动作用。

国医大师

北京中医药大学终身教授、博士生导师

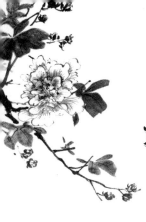

肖　序

　　近年来，随着社会发展，人们生活方式的改变、生活节奏的加快及工作压力的增大等不良因素的影响，不孕不育及相关疾病等发病率有升高之势。据有关资料统计，不孕不育的发病率在 10%～15%。这不仅影响家庭幸福，也不利于和谐社会的建设。

　　中医生殖医学是在中医理论指导下，认识和研究人类生殖问题的一门学科。它包涵了中医妇科学及男科学，历史悠久，为人类的繁衍作出了重大贡献。早在《周易·系辞》中就有"男女媾精，万物化生"的记载。《黄帝内经》云："……女子……二七而天癸至，任脉通，太冲脉盛，月事以时下，故有子……""……丈夫……二八，肾气盛，天癸至，精气溢泻，阴阳和，故能有子"。《女科正宗》说："男精壮，女经调，有子之道也。"这些经典理论，奠定了中医生殖医学的基础，后世又均有发挥。随着时代的发展，尤其是 21 世纪"不孕不育症"成为人类高发病之一，西医学治疗比较单一，而中医学的辨证论治、病证结合，以及中西医结合治疗独具优势，提高了疗效。

　　相对现代生殖医学的发展而言，中医生殖医学发展比较缓慢，其中很重要的一个原因就是缺乏系统的紧跟时代发展的中医生殖理论指导及经验的推广。中华中医药学会生殖医学分会主任委员孙自学教授，借助分会这一平台，组织了在该领域学术造诣高、学术影响力大的部分专家，编写了《中医生殖医学》一书。本书初步构建和整理了中医生殖医学学科理论体系，充实了中医生殖理论及传承和创新了临床诊疗模式（夫妻同诊、同治），凝练了名家经验和学术思想。本书的出版将有助于中医生殖人才的培养和学科的发展，可供从事生殖和不孕不育的临床医师、科研人士及医学院校的学生参考使用。

　　尽管以辅助生殖技术为核心的现代生殖医学获得了较快进展，但也仅仅解决了少数患者的生育问题，绝大多数患者希望通过规范治疗自然受孕。另外，随着人们优生、养生和保健意识的增强，对生殖健康保健服务的需求也更为迫切，尤其是当前"二胎政策"的实施，高龄妇女再生育者甚多，鉴于中医学在生殖医学中所具有的特色和优势，中医妇科的需求日益增大，妇科医生肩负重任。

　　《中医生殖医学》的出版，可谓是传承基础上的创新，也是不孕不育患者的福音。本书即将付梓，爰之为序。

北京中医药大学东直门医院首席教授、

主任医师、博士生导师、传承博士后导师

国家级名老中医

中国民族医药学会妇科专业委员会会长

中华中医药学会妇科分会名誉主任委员

肖承悰

2016 年 12 月

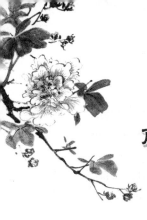

前　言

　　中医生殖医学的发展源远流长，最早的经典书籍《黄帝内经》奠定了"肾主生殖"理论基础，在历代医家实践中积累了丰富经验。尤其近年来，中医药在不孕不育和生殖相关疾病的治疗上、在提高辅助生育成功率的应用上、在优生和生殖健康保健的服务上等，均展现了良好的发展前景，取得了许多令人兴奋的新成果。但中医生殖医学的发展相对于现代生殖医学而言，比较缓慢。纵观目前中医生殖状况，其一，中医生殖人才缺乏，大多从业人员或仅有妇科生殖理论技能，或仅有男科生殖技术，诊治各行其事，其知识结构不够合理，知识广度有待扩展，男科、妇科生殖理论宜需融合；其二，迄今为止尚无系统的融中医生殖基础理论、临床、优生养生以及生殖健康保健知识于一体的学术著作，相关内容散见于中医妇科学、中医男科学、中医外科学等学科书籍中。这些均不利于临床疗效的提高和中医生殖医学学科的发展。中华中医药学会生殖医学分会是全国中医生殖医学学术交流的组织机构，汇集了优秀的全国中医生殖人才，是大家互相学习、共同提高的平台。为此，我们组织了部分在该领域学术造诣高、学术影响力大且在学会任职常委以上职务的教授或主任医师为主，编写了《中医生殖医学》一书。

　　全书分上、中、下 3 篇 29 章。上篇总论共 12 章，全面、完整、系统地阐述了中医生殖医学的基本理论，包括中医生殖医学的概念及研究范畴、中医生殖医学发展概要、中医生殖医学的优势与特色、中医生殖轴以及脏腑、天癸、冲任等对生殖功能的调节等内容。中篇各论共 9 章，以西医病名为纲，以中医治疗的优势病种为主，对男性不育（如弱精子症、少精子症、死精子症、无精子症及精液不液化等）、女性不孕（如输卵管性不孕、排卵障碍性不孕等）以及相关疾病如阳痿、不射精、多囊卵巢综合征、复发性流产等进行了系统论述，并阐述了中医药对辅助生殖的理论探讨、临床应用和实验研究；下篇共 8 章，主要论述了有关中医生殖健康、优生和养生保健等内容，如中医胎教与优生优育术、中医房事养生，以及孕前孕期的优生保健、男女不同年龄阶段的生殖健康养生保健知识等。书末附有常用方剂汇编。本书基本反映了目前中医生殖医学的整体发展状况。

本书的编写遵循以下原则：

1. 遵"继承不泥古，创新不离宗"这一基本思想，对基础理论溯源、梳理、提炼，去伪存真，以凸显中医生殖理论的科学性；对近年来的新技术、新成果、新观点予以充分展示，以彰显中医生殖医学发展的时代性。

2. 对当代中医学家、国医大师、国家级名老中医等，如罗元恺、王琦、夏桂成、刘敏如、班秀文、徐福松、李曰庆等，在中医生殖医学领域的成就，如学术思想、学术观点、学术经验等，进行了认真、全面、系统总结。

3. 中篇各论，病种选择以中医治疗的优势病种（或某病的某一环节有优势）为主，对国家中医药管理局已确定的优势病种，编写时参照已发布的该病种诊疗方案和诊疗路径。既要体现中医思维，突出中医特色，更要重视临床的实用性、可操作性和推广性；言简意赅，简明扼要，让从事生殖医学研究的非中医人员也能看得懂，学得会，用得上。

4. 每个病所推荐的方剂，以经方或常用的基本方剂为主；所推荐的中成药以国家发布的基本用药为主。对每种疗法如针灸、外治、食疗方等介绍，力求详尽，便于学习掌握。

5. 针对某个病目前的研究状况，作者结合自己体会，对该病的诊治难点及如何提高疗效的思路和方法等，作出诊疗述评。

6. 名医经验，主要介绍中医学家、国医大师、国家级名老中医或省级名中医，或在该领域具有较大学术影响力，业内认可的一些专家的经验和体会。

7. 文献精选，是中医经典著作或历代名家名著中有关生殖的精辟论述。

本书的编著承蒙我国著名中医学家、国医大师、中华中医药学会生殖医学分会名誉主任委员，北京中医药大学中医体质与生殖医学研究中心主任、博士生导师王琦教授，在百忙中予以审稿并作序，从编写目录、体例，到具体的每一章节，逐一审定，提出了建设性的修改意见；原中华中医药学会妇科分会主任委员、北京中医药大学博士生导师肖承悰教授为本书作序；人民卫生出版社的相关领导为本书的出版也给予了大力支持和帮助，在此一并表示衷心感谢。

本书的编写，我们查阅了大量古今医籍、专著和医学期刊，采纳或引用了不少学者的研究成果，在此，我们向被引用文献资料的作者、成果的研究者及专著的出版单位表示诚挚的谢意。我们虽尽了较大努力，但因水平有限，书中不足及疏漏之处在所难免，恳切希望各位同道提出宝贵意见和建议，以便再版时修订。

《中医生殖医学》编委会

2016 年 12 月 16 日

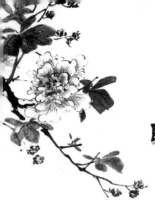

目 录

上篇 总 论

中篇　各　　论

下篇　生殖健康与优生

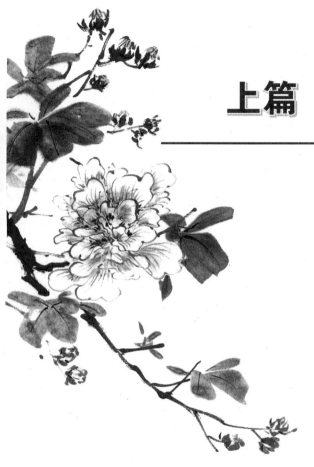

上篇　总论

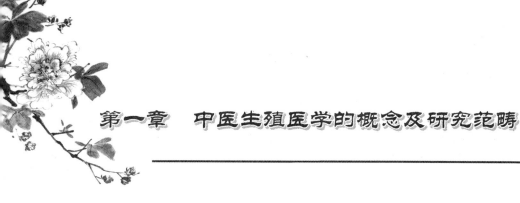

第一章　中医生殖医学的概念及研究范畴

第一节　中医生殖医学的定义

中医生殖医学是运用中医药理论及方法来认识和研究人类生殖问题的一门学科。中医生殖医学的主要内容包括生殖基础（男、女生殖系统的解剖生理）、生殖临床（生殖疾病的病因病机、诊断、治疗及辅助生育）和生殖健康（遗传、优生、性病、性功能障碍等）3个方面。

第二节　中医生殖医学的研究范畴

中医生殖医学的研究对象不单是男性和女性两类个体，更多是将夫妻双方或男女双方结合起来研究。研究范畴则是以生殖为中心，涵盖生殖基础、生殖临床及生殖健康等三方面内容。具体包括男女生殖生理、生殖病理、生殖病因病机、诊断、辨证、治法、与生殖相关的药物研究开发；中医药在现代辅助生殖技术中的应用；中医药对优生、生殖健康保健和出生缺陷干预研究等。

第三节　中医生殖医学与现代生殖医学的异同

当我们提到现代生殖医学时，更多想到的是辅助生育；而中医生殖医学让人想到的是中医的药物疗法。尽管中医生殖医学与现代生殖医学归属于不同医疗体系，但终极目标是相同的。同时这两种生殖研究体系各有优势。

中医生殖医学依据中医理论，采用中药为主的药物疗法，治疗夫妻双方的生殖问题，并对其受孕进行指导，达到生育的目的；提倡夫妻同查同治、指导受孕，具有绿色自然、费用相对较低、成功率较高、涉及伦理优生问题较少的特点。

而运用药物疗法难以治愈的生殖问题，辅助生育则显示出了优势。辅助生育技术是指对配子、胚胎或者基因物质体内外系统操作而获得新生命的技术。采用辅助生育技术不仅可以治疗不孕症，而且可以通过该技术观察胚胎发育过程，揭示生殖奥秘。近年来，辅助生育获得了长足的发展，已成为生殖医学重要的治疗方法，但遗传风险问题、出生缺陷问题及道德伦理问题等，也引起大家的更多关注。

将辅助生育和中医药物疗法结合起来，可以通过改善夫妻双方的生殖状况，提高精子、卵子的质量，移植成功后中西医结合保胎等途径，提高辅助生育的成功率，相对降低患者的经济负担。

保持中医生殖医学自身的优势，吸收融合辅助生育技术，提高不孕不育症的治愈率，进行生殖健康研究，是中医生殖医学发展的又一思路。

第四节　中医生殖医学与其他学科的关系

中医生殖医学与中医妇科学、中医男科学关系最为密切，也是它们的重要组成部分。但当将生殖作为妇科学、男科学的一部分研究时，往往将生殖割裂成男性问题（不育症）、女性问题（不孕症）去研究，失去了生育是夫妻双方的问题的本质，制约了生殖医学的研究和发展，所以成立独立的生殖医学学科，对生殖问题进行专项研究，有非常重要的意义。

中医生殖医学还与其他多个学科相互交叉、渗透。比如：可以与中医内分泌学相互交叉，形成中医生殖内分泌学；与中医遗传学、出生缺陷干预相互交叉，形成中医遗传优生学；与中医诊断学相互交叉，形成中医生殖诊断学；与中医方剂学相互交叉，形成中医生殖、优生方剂学；与中药学相互交叉，形成中医生殖药物学；与中医免疫学相互交叉，形成中医生殖免疫学；与中医性病学相互交叉，形成中医生殖性病学；与中医性医学相互交叉，形成中医生殖性医学；将中医生殖与辅助生育结合起来，形成独特的中医辅助生育学；与中医肿瘤病学形成中医生殖肿瘤学。这些学科将作为中医生殖医学的外延，扩大中医生殖医学的范围，共同形成完整的中医生殖医学理论体系。

中医生殖医学要在应用传统的望、闻、问、切四诊规范的基础上，借助临床流行病学、生物图谱技术、计算机技术、免疫学技术等，实现对其多维度、多层次的研究，从而提高中医生殖诊断和治疗水平，加速中医生殖医学的现代化。

（编者：王祖龙　孙自学　门　波）

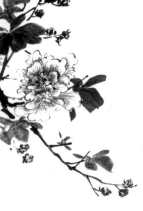

第二章 中医生殖医学发展概要

中医治疗不孕不育症源远流长，内容丰富。中医生殖医学的发展经历了起源、形成、发展、成熟4个阶段。

一、起源

可以说，中医生殖医学起源于奴隶社会。公元前16—前11世纪，甲骨文卜辞中已经有产病和妇人病的记载。约公元前11世纪成书的《周易》中有"妇孕不育"和"妇三岁不孕"的记载。在《山海经·西山经》中又有"嶓冢之山……有草焉，其叶如蕙，其本如桔梗，黑华而不实，名曰蓇蓉，食之使人无子"的记载，虽然药物现在已无从查考，但可见当时已经注意到药物与生育的关系了。

二、形成期

中医生殖医学形成于战国秦汉时期。在这一时期，理、法、方、药基本完善。我国医学文献中现存最早的一部典籍《黄帝内经》谓："女子七岁，肾气盛，齿更发长。二七而天癸至，任脉通，太冲脉盛，月事以时下，故有子。三七，肾气平均，故真牙生而长极。四七，筋骨坚，发长极，身体盛壮。五七，阳明脉衰，面始焦，发始堕。六七，三阳脉衰于上，面皆焦，发始白。七七，任脉虚，太冲脉衰少，天癸竭，地道不通，故形坏而无子也。"两千多年前的古人已经认识到：女子月经初潮年龄为14岁左右；女子育龄为14～49岁；女子最佳生育年龄为21～28岁。

此外，《黄帝内经》还对男性的生理特性作了阐述："丈夫八岁，肾气实，发长齿更。二八，肾气盛，天癸至，精气溢泻，阴阳和，故能有子。三八，肾气平均，筋骨劲强，故真牙生而长极。四八，筋骨隆盛，肌肉满壮。五八，肾气衰，发堕齿槁。六八，阳气衰竭于上，面焦，发鬓颁白。七八，肝气衰，筋不能动。八八，天癸竭，精少，肾脏衰，形体皆极，则齿发去。肾者主水，受五脏六腑之精而藏之，故五脏盛乃能泻。今五脏皆衰，筋骨解堕，天癸尽矣。故发鬓白，身体重，行步不正，而无子耳。"并确立了中医"肾-天癸-冲任-胞宫（肾子）"的性腺轴。同时也有病理方面的阐述，如《素问·骨空论》谓："督脉者……此生病……其女子不孕。"指出督脉发生病变可使女子不能怀孕。在两千多年前，古人对生殖生理和病理有如此深刻的认识，是十分可贵的。

东汉末年，张仲景《金匮要略·妇人杂病脉证并治》中谓：温经汤"亦主妇人少腹寒，久不受胎"。此方对宫寒不孕者疗效确切。同时论述了男子不育症的脉证："男子脉浮弱而涩，为无子，精气清冷。"

药物学方面，《神农本草经》已经收载多种治疗不孕症的药物，如鹿角胶"主伤中劳绝，腰痛羸瘦，补中益气，夫人血闭无子，止痛安胎"，又如当归"主妇人漏下绝子"。

三、发展期

从晋到宋元时期，随着医疗经验的积累，医学理论的完善，诊治不孕不育症的方法越来越多。这一时期是中医生殖医学快速发展的阶段。

西晋皇甫谧《针灸甲乙经·妇人杂病》谓："女子绝子，衃血在内不下，关元主之。"认识到女子不孕，有血块凝聚在腹内，不能排出，提出瘀血不孕的病证，采用针灸治疗。

南齐褚澄《褚氏遗书》说："合男女必当其年，男虽十六而精通，必三十而娶；女虽十四而天癸至，必二十而嫁。皆欲阴阳气完实而后交合，则交而孕，孕而育，育而为子，坚壮强寿。今未笄之女，天癸始至，已近男色，阴气早泄，未完而伤，未实而动，是以交而不孕，孕而不育，育而子脆不寿，此王之所以无子也。"论述了精血化生之道，提出晚婚、节育、优生诸问题。

隋代巢元方著《诸病源候论》，在《无子候》篇中，对引起妇女不孕的病因作了详细辨析："然妇人挟疾无子，皆由劳伤血气，冷热不调，而受风寒，客于子宫，致使胞内生病，或月经涩闭，或崩血带下，致阴阳之气不和，经血之行乖候，故无子也。"认识到外因是六淫邪气直中胞宫，内因是劳伤气血，引起胞宫有病，出现月经不调、带下等病而致不孕，为后世"调经种子"法则提供了理论依据。是书对病源辨析精良，切中肯綮。对"丈夫无子"的病源及证候亦有颇多阐述："丈夫无子者，其精清如水，冷如冰铁，皆为无子之候。"指出精液异常引起的不育症。"精不射出，但聚于阴头，亦无子。"当为功能性不射精导致不育。他还是"血精"（精囊炎）、肾痨（肾结核）引起"子痰"（附睾结核）的首次记载者，两者皆可引起不育。

唐代著名医学家孙思邈博采众方，撰《备急千金要方》和《千金翼方》，其中广泛地讨论了求子种子、赤白带下、崩中漏下等问题。"凡人无子，当为夫妻俱有五劳七伤，虚羸百病所致，故有绝嗣之殃。夫治之法，男服七子散，女服紫石门冬丸，及坐药荡胞汤，无不有子也。"孙思邈已认识到不孕不育的原因不单是妇女一方的疾病，而与夫妇双方均有关系。

唐代太仆令王冰提出天、漏、犍、怯、变"五不男"。所谓天，即"天宦"，泛指男子先天性外生殖器或睾丸缺陷及第二性征发育不全；漏，即精液不固，常有遗泄；犍，即阴茎及睾丸切除"去势"者；怯，即阳痿不举；变，即两性畸形，俗称"阴阳人"。

孟诜著《食疗本草》，是现知最早的食疗专著。书中记载很多帮助生育的食物，如乌贼鱼"久食之，主绝嗣无子，益精"，蕹治"女人赤白带下"，鳖"主妇人漏下"，龟甲"能主女人漏下赤白、崩中"等，内容丰富，实用有效。

王焘著《外台秘要》，卷33载"求子法及方一十二首"和"久无子方五首"，其中收集有"朴消荡胞汤，疗妇人立身已来，全不生，及断绪久不产三十年者方"，"《经心录》茱萸丸，疗妇人阴寒，十年无子方"，"《延年》疗妇人子脏偏僻，冷结无子，坐药方"等，可供临床参考使用。

宋代的妇产科专著显著增加，其中影响最大的是陈自明的《妇人大全良方》，是一部较完善的妇产科专书。陈自明参考了历代有关妇产科医书，特别是家传的经验方，结合临证经验，加以系统整理，并依据《黄帝内经》《诸病源候论》等所载有关理论，写成24卷《妇人大全良方》，其中卷9专门讨论了不育问题。陈自明认为："妇人之不孕，亦有因六淫七情之邪，有伤冲任，或宿疾淹留，传遗脏腑，或子宫虚冷，或气旺血衰，或血中伏热，又有脾胃虚损，不能营养冲任……各当求其源而治之。"辨析透彻，可供师法。"龟灵集"与"六味地黄汤"这两张名方也首创于这个朝代。

此外，宋代其他医学书籍，如王怀隐等编《太平圣惠方》，认识到："妇人挟疾无子，皆由劳血，血气生病。或月经涩闭，或崩血带下，致阴阳之气不和，经血之行乖候，故无子也。"在第70卷提出具体治疗方药，如"治妇人子脏风冷，凝滞不去，令人少子，紫石英圆方"；"治妇人无子，皆因五劳七伤，虚羸百病所致，宜服五味子圆方"；"治妇人久无子断绪者，是子脏积冷，血气不调，宜服熟干地黄散方"。并采用外治法，"治妇人子脏风虚积冷，十年无子，宜用此方。吴茱萸一两、川椒一两，共捣罗为末，炼蜜和圆，如弹子大，以绵裹纳产门中，日再易之，若无所下，亦暖子脏"。并擅用中药制剂调治，如"枸杞子煎，是西河女子，神秘有验千金不传方，又名神丹煎。服者去万病，通神明，安五脏，延年不老，并主妇人无子，冷病有验"。此书系统汇集了宋代以前的治疗经验。

《圣济总录》是北宋末年在《太平圣惠方》的基础上，广泛收集当时民间的药方，结合"内府"所藏的秘方，加以整理而成的。全书共 200 卷，载方近 2 万个，共分 60 余门，是当时一部既有理论又有经验的巨著。该书153 卷，列"妇人无子"专篇，如"妇人所以无子者，冲任不足，肾气虚寒也。《内经》谓女子二七天癸至，任脉通，太冲脉盛，阴阳和，故能有子。若冲任不足，肾气虚寒，不能系胞，故令无子。亦有本于夫病者，当原其所因而调之"。并列有承泽丸、禹余粮汤、白薇人参丸、大黄汤、钟乳丸等方剂。

严用和著《济生方》，认识到"或月事不调，心腹作痛，或月事将行，预先作痛，或月事已行，淋漓不断……或作寒热，或为癥瘕，肌肉消瘦，非特不能受孕，久而不胎"，若"寒热交并，则赤白俱下，有室女或虚损而有此疾者，皆令育孕不成，以致绝嗣"。

金元四家学说，对诊治妇女不孕症也有很多经验，其中尤以朱丹溪论述详尽。朱丹溪平生著作较多，在《格致余论》中描述了先天性生理缺陷。在《丹溪心法·子嗣》中谓："若是肥盛妇人，禀受甚厚，恣于酒食之人，经水不调，不能成胎，谓之躯脂满溢，闭塞子宫，宜行湿燥痰，用星、夏、苍术、台芎、防风、羌活、滑石，或导痰汤之类。若是怯瘦性急之人，经水不调，不能成胎，谓之子宫干涩无血，不能摄受精气，宜凉血降火，或四物加香附、黄芩、柴胡，养血养阴等药可宜。东垣有六味地黄丸以补妇人之阴血不足，无子，服之者能使胎孕。"朱丹溪首倡痰湿不孕，并提出了化痰助孕的治疗原则，为后世所习用。对于男子不育症，朱丹溪指出："更察男子之形气虚实如何，有肾虚精弱不能融育成胎，有禀赋原弱气血虚损者，有嗜欲无度阴精衰惫者，各当求其源而治之。"他主张保阴养精，惯用知柏地黄丸、大补阴丸一类滋阴降火的处方。

四、成熟期

明代张介宾著《景岳全书》，在卷 39 对诊治不孕症论述尤详。"种子之方，本无定轨，因人而药，各有所宜。""妇人血气俱虚，经脉不调不受孕者，惟毓麟珠随宜加减用之，为最妙，其次则八珍益母丸亦佳。若脏寒气滞之甚者，用续嗣降生丹亦妙。"在饮食疗法一节中，着重指出为了保护胎元，宜戒酒。"凡饮食之类，则人之脏气各有所宜，似不必过为拘执。惟酒多者为不宜。盖胎种先天之气，极宜清楚，极宜充实。而酒性淫热，非惟乱性，亦且乱精，精为酒乱，则湿热其半、真精其半耳。精不充实，则胎元不固……故凡欲择期布种者，必宜先有所慎，与其多饮不如少饮，与其少饮犹不如不饮，此亦胎元之一大机也。"论述至为深刻，并为西医学所证实。

万全著《广嗣纪要》，在《择配篇》中有"五不女"之说，指女子生殖器官先天发育畸形和其他病变影响生育者。所谓"五不女"，即螺、纹、鼓、角、脉五种。"一曰螺，阴户外纹如螺蛳样，旋入内；二曰纹，阴户小如箸头大，只可通，难交合，名曰石女；三曰鼓花头，绷急似无孔；四曰角花头，尖削似角；五曰脉或经脉未及十四而先来，或十五六而始至，或不调，或全无。此五种无花之器，不能配合太阳，焉能结仙胎也哉。"对于男子则有生、纵、变、半、妒"五不男"。"所谓生，原身细小，曾不举发；纵，外肾只有一子，或全无者；变，未至十六，其精自行，或中年多有白浊；半，二窍俱有，俗称'二仪子'也；妒，忌也，阴毒不良。"归纳"五不男"，大体可分为两大类：一是生殖器官形态学改变，即先天生殖器发育异常或后天病理损伤；二是性功能障碍。与西医学所述颇多相同或相似之处。万全在400多年前，通过大量的医疗实践就获得这种认识，是十分难能可贵的。

李时珍著《本草纲目》，书中载有多种治疗不孕不育的验方，如阿胶疗"女人血痛血枯，经水不调，无子，崩中带下，胎前产后诸疾"；小麦"养肝气，止漏血唾血，令女人易孕"；茺蔚子"调女人经脉，崩中带下，产后胎前诸病，久服令人有子"；淫羊藿治"丈夫绝阳无子，女人绝阴无子"等。

武之望著《济阴纲目》，卷6《求子门》详述求子之道，如"论求子须知先天之气"，"论求子脉须和平"，"论求子先调经"，"论求子贵养精血"，"论求子必知氤氲之时"等，具体治法，分治血虚不孕、治宫冷不孕、治痰塞不孕等，并附多种治验效方。

杨继洲撰《针灸大成》，汇集历代针灸大家治疗不孕的心得及其学术成就，并加入自己丰富的治疗经验，如"月脉不调，气海、中极、带脉、肾俞、三阴交"，"绝子，商丘、中极"，"女子月事不来，面黄干呕，妊娠不成，曲池、支沟、三里、三阴交"，可供选用。

清代治疗不孕症的著述颇丰，集体著作首推《医宗金鉴》，取名家之长，不执学术偏见，类似近代的教科书。关于妇人不孕之故，是书谓："女子不孕之故，由伤其任、冲也。《经》曰：女子二七而天癸至，任脉通，太冲脉盛，月事以时下，故能有子。若为三因之邪伤其冲任之脉，则有月经不调、赤白带下、经漏、经崩等病生焉。或因宿血积于胞中，新血不能成孕，或因胞寒胞热，不能摄精成孕，或因体盛痰多，脂膜壅塞胞中而不孕，皆当细审其因，按证调治，自能有子也。"并附有方剂：涤痰汤"治妇人肥盛者，多不受孕"；大补丸"治妇人瘦弱，多有血少不能受孕"；调经丸"理气养血，调经种子"。

陈士铎《辨证录》载："妇人有腰酸背楚，胸中胀闷，腹内生瘕，日日思寝，朝朝欲卧，百计求子，不能如愿，人以腰肾之虚，谁知任、督之困乎。夫任脉行于前，督脉行于后，然皆从带脉上下而行也。故任督脉虚，而带脉坠于前后，虽受男子之精，必多小产，况任督之间有疝瘕之症，则外多障碍，胞胎缩入于疝瘕之内，往往精不能施"。陈士铎认识到癥瘕导致不孕，这与西医学认识盆腔包块如子宫肌瘤、卵巢囊肿之类影响受孕是一致的。

萧赓六著《女科经纶》，指出不孕的种种病因，如"妇人无子属冲任不足，肾气虚寒"，"妇人不孕属风寒袭于子宫"，"妇人不孕属冲任伏热，真阴不足"，"妇人不孕属阴虚火旺，不能摄精血"，"妇人不孕属血少不能摄精"，"妇人不孕属于实痰"，"妇人不孕属脂膜闭塞子宫"等，内容详尽。

沈尧封著《沈氏女科辑要》，指出"求子全赖气血充足，虚衰即无子"。据此，王孟英按："子不可强求也，求子之心愈切，而得之愈难。天地无心而成化，乃不期然而然之事，非可以智力为者。惟有病而碍于孕育之人，始可用药以治病。"此确系经验之谈，可供师法。

清代叶天士《秘本种子金丹》对男子不育症的病因病机叙述更为详尽："疾病之关于胎孕者，男子则在精，女子则在血，无非不足而然。男子之不足则有精滑、精清、精冷，或临事不坚，或流而不射，或梦遗频数，或便浊淋涩，或好女色以致阴虚，阴虚则腰肾痛惫；或好男风以致阳极，阳极则亢而亡阴；或过于强固，强固则胜败不洽；或素患阴疝，阴疝则肝肾乖离。此外，或以阳衰，阳衰则多寒；或以阴虚，阴虚则多热。是皆男子之病，不得尽诿之妇人也。当得其源而医治之，则事无不济矣。"强调男子不育症的病因是精液异常（精清、精冷）和性功能障碍（阳痿、不射精、滑精、遗精）；病机是肾阴虚或肾阳虚。在《临证指南医案》卷9有多则不孕医案，如"经水一月两至，或几月不来，五年来并不孕育，下焦肢体常冷。是冲任脉损，无有贮蓄，暖益肾肝主之。人参、河车胶、熟地、归身、白芍、川芎、香附、茯神、肉桂、艾炭、小茴、紫石英、益母膏丸"；并认识到"凡女人月水，诸络之血，必汇集血海而下。血海者，即冲脉也，男子藏精，女子系胞。不孕、经不调，冲脉病也"，强调种子必先调经。

陈自铎归纳男子不育有六因："一精寒也，一气衰也，一痰多也，一相火盛也，一精少也，一气郁也。"（《石室秘录·子嗣论》）

张璐著《张氏医通》，卷10载《子嗣》篇，云："大率妇人肥盛者，多不能孕，以中有脂膜闭塞子宫也，虽经事不调，当与越鞠、二陈抑气养胃之类；有热，随证加黄连、枳实；瘦弱不能孕者，以子宫无血，精气不聚故也，当与四君、六味加蕲艾、香附调之；子户虚寒不摄精者，秦桂丸最当。妇人多有气郁不调，兼子脏不净者，加味香附丸。"

傅山著《傅青主女科》列《种子》篇，其中详述各种治疗方法，如：身瘦不孕，用养精种玉汤；胸满不思食不孕，用并提汤；下部冰冷不孕，用温胞饮；胸满少食不孕，用温土毓麟汤；少腹急迫不孕，用宽带汤；嫉妒不孕，用开郁种玉汤；肥胖不孕，用加味补中益气汤；骨蒸夜热不孕，用清骨滋肾汤；腰酸腹胀不孕，用升带汤；便涩腹胀足浮肿不孕，用化水种子汤，颇合临床实用。

程国彭著《医学心悟》谓：种子"男子以葆精为主，女子以调经为主"；"调经之道，先在养性。诗云：妇人和平，则乐有子。和则气血不乖，平则阴阳不争"；"俾其气血充旺，则经脉自调。譬如久旱不雨，河道安得流通，河道不流通，而欲其润泽万物，不亦难乎？"比喻颇为生动。

《慈禧光绪医方选议》和《清太医院配方》是清代宫廷医学的方药专著。清宫医案及配方表明，清代宫廷对于补益填精、调经种子的医方十分重视，因而清宫中有关此类医方甚多。如毓麟固本膏，按太医院配本述"种子之功，百胜百效"，又称"男妇如能常贴此膏者，气血充足，容颜光彩，诸疾不生，乌须黑发，固精种子"。再如，妇科乌金丸，治"久不生育，赤白带下，月水不调"；内补养荣丸，"治妇人诸虚不足，血海虚败，头目昏眩，面色萎黄，经候衍期，赤白带下，腰痛耳鸣，四肢乏力，子宫虚弱，不能成孕"，确具效果。

（编者：王祖龙　孙自学）

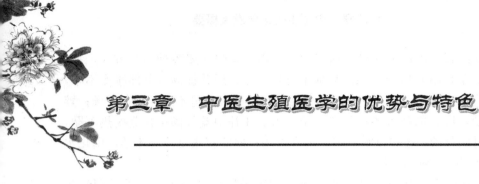

第三章　中医生殖医学的优势与特色

中医生殖医学历史悠久，是中华民族在长期的医疗实践中积累的丰富的防治生殖相关性疾病的经验，有着独特的优势与特色。

一、中医生殖医学具有扎实的理论基础

早在《黄帝内经》中就有男女生殖器官名称的记载。如《素问·五脏别论》载："脑、髓、骨、脉、胆、女子胞……名曰奇恒之府。"女子胞即子宫，在功能上有经、孕、产等，有"藏于阴而象于地，故藏而不泻"（《素问·五脏别论》）的特征，随着月经及怀孕分娩状态的不同，体现"藏"和"泻"的特点。男性生殖器官被称为"茎垂"。《灵枢·刺节真邪》云："茎垂者，身中之机，阴精之候，津液之道也。"此外，尚有"茎""睾""睾系"等称法。如《灵枢·四时气》曰："小腹控睾……连睾系，属于脊……"茎垂，即指阴茎和阴囊的全称。茎，指阴茎；睾，指睾丸；睾系，即指附睾、附睾管、输精管、射精管等输精通道。

此外，《素问·上古天真论》首次提出了生殖的基础——"天癸"。其以"女子七岁""男子八岁"为阶段，系统地论述了男女生殖功能由发育起、至壮盛、再至逐渐衰退的全过程，突出了肾中精气的作用。肾中精气充足，化生天癸，促进生殖器官的逐渐发育，生殖功能的逐渐成熟，在不同的年龄段表现出不同的生理特点。并第一次提出"不孕"病名，对不孕的病因进行初步描述。《素问·五常政大论》指出"岁有胎孕不育"，《灵枢·邪客》指出"地有四时不生草，人有无子。此人与天地相应者也"。

至唐代，五子衍宗丸等名方验方的出世，为后世中医生殖医学的发展奠定了坚实的基础。

二、因人制宜整体调节

不同的患者有不同的个体特点。正如《医学源流论》所讲："天下有同此一病，而治此则效，治彼则不效……则以病同人异也。"故中医生殖医学根据每个患者的年龄、性别、体质等不同的个体特点来制定适宜的治则。如中医治疗男科病症，患者因先天禀赋或后天生活环境的不同，个体体质存在差异。湿热重的患者，多出现精浊、子痛等病症，治当清热利湿、补肾消浊；脾肾亏虚的患

者，多出现早泄、遗精、性欲低下等病症，当以健脾益气、补肾助阳；气滞血瘀者，常出现筋瘤、精液不液化等病症，则需疏肝通络、活血化瘀等。

中医的整体观念，主要体现在人体自身的整体性和人与自然、社会环境的统一性。人体外在的形体官窍与内在脏腑密切联系，每一疾病的发生都是整体功能失衡所致。中医生殖医学将人看成统一的整体，充分考虑自然及社会环境因素对个人生殖功能所造成的影响，顺应自然规律，遵循因时因地制宜，尽量避免不利的社会因素对人体功能的影响，以促使疾病向好的方面转化，并有效预防疾病的发生。

三、辨病辨证相结合

辨病与辨证，都是认识疾病的思维过程。辨病是对疾病的辨析，以确定疾病的诊断为目的，从而为治疗提供依据；辨证是对证候的辨析，以确定证候为目的，从而确立治法，依法处方以治疗疾病。中医生殖医学坚持辨病与辨证相结合的诊治思路，运用辨病思维来确诊疾病，对某一疾病的病因、病变规律和预后转归有一个总体的认识；再运用辨证思维，根据该病当时的临床表现和检查结果来辨析目前处于病变的哪一阶段或哪一类型，从而确立当时的证候，并据此来确定治法治则和处方遣药。这一诊治特色，大大提高了临床诊治水平，提高了辨证的准确性，特别是对一些西医病因不明的疾病也有一定的疗效，实属中医生殖医学的优势之一。

四、治疗方法多样实用

中医生殖医学在治疗的过程中，可根据病情灵活选用不同的方法，如内服药物、药物外治、针灸、埋线、灌肠、督脉灸、按摩、拔罐、食疗、精神心理治疗等。其治疗方法多样实用，无创伤、少痛苦，且经济方便，符合国情，惠及患者。

五、临床疗效显著

虽然西医对许多生殖疾病发病机制的研究较深入细致，诊疗手段也更为先进，但对于一些疾病却尚无确切疗效，且药物作用单一，毒副作用大，如前列腺炎、阴茎硬结病、无精子症、多囊卵巢综合征、输卵管不畅等疾病。中医药可在辨证论治的基础上，整体调节，内外治法相结合，往往效果明显，且或使患者免受手术之苦。

综上所述，中医生殖医学之所以具有强大的生命力而呈现出勃勃的生机，离不开先贤们的辛劳钻研打下的坚实基础，更关键在于其具有科学的诊治思路和方法，以及良好的临床疗效。目前，中医生殖医学的治疗效果令人满意，诊治范围不断扩大，发展前景广阔。

(编者：王祖龙　陈建设)

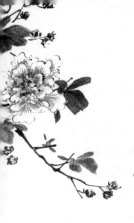

第四章　中医生殖藏象

第一节　中医对男性生殖系统的认识

男女之别在于不同的生殖系统和各自的生理特点。男性有睾丸、阴茎、前列腺等，具备了生精、藏精、排精、种子四大生理功能。本章所讨论的对男性生殖系统的认识，主要包括对男性生理特点及男性生殖器官的认识。

一、男性生理特点

中医对男性生理特点的认识是通过"肾主生殖"等有关理论来阐述的。中医学认为，肾藏精、主生殖，在男性生长发育和生殖生理方面起着重要作用。肾的功能正常决定了男性生理功能的正常发挥，而肾功能的正常必赖于其他脏腑功能的正常与协调。肾的阴阳失调，或其他脏腑功能失常，与肾的协调功能受到破坏，均可影响到男性的生理功能。我国现存最早的医学著作《黄帝内经》对男性的生理特点有高度概括。如《素问·上古天真论》说："丈夫八岁，肾气实，发长齿更。二八，肾气盛，天癸至，精气溢泻，阴阳合，故能有子。三八，肾气平均，筋骨劲强，故真牙生而长极。四八，筋骨隆盛，肌肉满壮。五八，肾气衰，发堕齿槁。六八，阳气衰竭于上，面焦，发鬓颁白。七八，肝气衰，筋不能动。八八，天癸竭，精少，肾脏衰，形体皆极，则齿发去。肾者主水，受五脏六腑之精而藏之，故五脏盛乃能泻。今五脏皆衰，筋骨解堕，天癸尽矣。故发鬓白，身体重，行步不正，而无子耳。"该书以8岁为一个年龄周期记述了男性在生长、发育、生殖功能成熟和衰退的生理变化过程中的特点，突出了肾气、天癸、精三者在人体生理活动和生殖功能方面的重要作用。

（一）肾气

中医学认为，男子生殖系统的发育以及生精、种子等功能与肾气密切相关，而肾气之盛衰又与天癸的"至"与"竭"有直接关系。肾气虚可导致天癸迟到或天癸早竭，天癸迟到则性功能不得成熟，天癸早竭则性功能过早衰退。肾气虚者性功能多低下，或引起无精子、无精液、不育等病症。

男子到了 16 岁前后的青春期，肾气始盛，天癸充盛，发育迅速，尤其是性器官和性征的发育最为明显，性功能和生殖能力趋于成熟，并开始出现排精现象，初步具备了生育能力。24～32 岁左右是男性发育的鼎盛时期，此时肾气充实，天癸充足，为最佳的生育年龄，故《周易》谓"男子三十而娶"。56 岁左右，肾气始衰，天癸渐竭，性功能和生殖能力逐渐衰退。约 65 岁开始，性能力明显下降，一般不再有生育能力。个别善于养生，先天禀赋充足者或许有生育可能，因其"道者，能却老而全形，身年虽寿，能生子也"。

（二）天癸

天癸是促进男性机体生长发育、生殖功能旺盛、精液精子的产生、第二性征的维持以及种子生育的一种物质，而非男子之精。天癸蕴育于胚胎时期，贮藏于肾，并受肾气盛衰的影响和后天水谷精微之充养。"二八"以后，天癸充，精满溢泻，初具种子能力；"七八"以后，天癸衰，精少，种子能力减退。天癸在心肾等脏腑及经络、气血功能的协同作用下发挥其生理功能。天癸的产生、成熟、竭尽及量之多少，可从机体的生理病理等方面反映出来，可以提示某些疾病的病因病机，从而指导临床治疗。历代医家多认为天癸是促进机体生长、发育和维持生殖功能正常的物质；天癸的至与竭决定着机体的生、长、壮、老；天癸在妇科生理及治疗方面也占有极其重要的位置。

天癸之天乃先天，天真之气，真元之气，分而解之则称之为真气或元气，其是代表阴代表阳的；癸在方位上为北，属水，五脏之肾亦属水，亦称肾水，其阴中有阳，阳中有阴，乃五行之水。五行中有阴阳就能运，阴阳中有五行就能化，自然界阴阳五行的不断运动、不断生化，一切事物就能生长收藏、生化不息。

天癸是肾气的产物，而天癸的产生又必须以肾气充盈为先决条件。天癸受神经系统支配，相当于西医学所指的某些激素。天癸又是后天之气，是带有时间周期密码的生殖信息因子，其"至""竭"与脾肾相关联。天癸近似西医学生殖轴的内涵。中医学所论天癸，当是人体发育到一定阶段所产生的能促进性腺发育成熟并维持人体生殖功能的物质，既与西医学的促性腺激素、性激素或精虫、卵子等生殖细胞密切相连，又完全不等同，可谓是对生殖轴所涉及的多种物质的高度概括。

（三）精

生殖之精的生成与排泄是男性特有的生理特点之一。生殖之精的生成以脏腑、经络、气血的功能正常及其协调作用为基础，以肾气的强盛和天癸的至竭为决定性因素，即生殖之精生成的多少直接受肾气、天癸的影响。

心主调神，肾主藏精，肝主疏泄，脾主统摄，肺朝百脉，诸脏功能正常并协同作用，共同维持着排精功能的正常进行。肾的功能正常，男性有了足量、质高的生殖之精，便具备了种子功能。

肾主宰着人体的生长、发育、衰老过程和生殖活动。男子一生的自然盛衰现象正是肾气自然盛衰的外在表现。中医学精辟地揭示男子性能力和生殖能力的基础是肾气、天癸和生殖之精三大物质。三大物质之间既相互区别，又紧密联系。天癸来源于先天之精气，靠后天水谷滋养；肾气的充实促使天癸充盛，随着天癸的充实，精室产生成熟精子而精液溢泻。三者之中，天癸是促进男性性能力和生殖能力旺盛的关键物质，性能力和生殖能力的强弱随着天癸的盛衰而发生变化。因此，男性的生理特点是以肾主生殖为中心，以肾气、天癸、精三大物质为基础，以"肾气-天癸-精"为主轴的变化过程。西医男性学对男性生理的研究结果与中医学的认识有相似之处。

二、男性生殖器官

古代将生殖器官统称为"阴"或"阴器"，表明生殖器官的部位位于人体下部，下为阴；同时指生殖器官位于人体的隐秘之处。"阴"或"阴器"除了指整个生殖器官外，还指代生殖器官的某一具体部位。男性生殖器官主要包括阴茎、阴囊、睾丸、精室、子系等。

（一）阴茎

阴茎，古人认为是"宗筋所聚"，故又称之为"宗筋"。如《素问·厥论》所言："前阴者，宗筋之所聚，太阴阳明之所合也。"《素问·痿论》曰："阳明者，五脏六腑之海，主润宗筋"，"入房太甚，宗筋弛纵"。龟头，古称"阴头"。龟头中间的开口处为前尿道口，是精液和尿液排出的外口，古称"马口"。由于男性尿道具有排尿、排精的双重功能，故古人将其称为"精道""溺道"或"水道"。

阴茎是男性性交器官，同时又主尿液排出，《灵枢·刺节真邪》有"茎垂者，身中之机，阴精之候，津液之道"的论述。《素女经》将阴茎充血、壮大、持久和温暖的变化称为"四至"（"怒""大""坚""热"），而后世认为心、肝、肾三脏功能的正常与否是阴茎能否充血坚起、粗大发热和坚硬持久的关键。如《广嗣纪要》中记载："男女未交合之时，男有三至……三至者，谓阳道奋昂而振者，肝气至也；壮大而热者，心气至也；坚劲而久者，肾气至也……若萎而不举者，肝气未至也，肝气未至而强合则伤其筋，其精流滴而不射也；壮而不热者，心气未至也，心气未至而强合则伤其血，其精清冷而不暖也；坚而不久者，肾气未至也，肾气未至而强合则伤其骨，其精不出，虽出亦少矣。"提示了阳痿不仅咎于肾脏功能失调，心、肝等其他脏腑功能异常也可导致阳痿。而阴茎夜间是否能够勃起，是初步鉴别功能性阳痿和器质性阳痿的依据之一。

"阴茎之病，亦从乎肝治"，"精道之病，当从乎肾治"。肾主生长发育，肾气充足则生命力强，多长寿；肾气亏损则生命力弱，易早衰。发育成熟的成年男性反映肾气强弱的外在征象便是阴茎的勃起以及勃起的坚度和持久时间、次数等。

（二）阴囊

阴囊，在《黄帝内经》中称为"囊"或"垂"，"囊"是形容其状似囊袋而能盛物，"垂"则言其位置悬垂于人体会阴之处。《灵枢·刺节真邪》云："茎垂者，身中之机。"《素问·热论》云："厥阴脉循阴器而络于肝，故烦满而囊缩"，"厥阴病衰，囊纵"。

阴囊状似囊袋，悬垂于人体会阴之处，内盛睾丸等组织，其外壁皮肤伸缩性很大，可随外界温度和体内温度变化而伸缩，以调节阴囊内温度，有利于精子的生存和储存；又因其宽松柔软，缓冲力大，从而保护睾丸避免或减轻外界的损伤。肝、肾二脏与阴囊的生理、病理有密切关系，但亦有人认为，阴囊由肌肉组成，肌肉属脾所主，故阴囊之病亦当从脾治。

（三）睾丸

睾丸位于阴囊之内，左右各一，状如雀卵，产生生殖之精。古人认为睾丸与肾脏有密切联系，故称睾丸为"外肾"，且古代医家已经发现睾丸是男性生育的决定性因素之一，如《广嗣纪要》记载男子"乏其后嗣"的 5 种病，其中一种为"犍"，即"外肾只有一子，或全无者"，这种病实际就是无睾症或独睾症。

此外《灵枢·五音五味》中明确指出，胡须的生长与睾丸有关，而与阴茎无关。又明代医家方隅认为睾丸乃筋之成，肝为筋之主，故其病当以肝治。《医林绳墨》说："凡遇阴子之病，当从乎肝治。""阴子"即睾丸。又因睾丸寄肾而生，肾为其主，故其病又当从肾治。

（四）精室

精室，又名精房或精宫，为男性生殖之精藏储之处。精室的位置，明代《类经附翼》认为居于腹内，居"直肠之前，膀胱之后，当关元、气海之间"。《中西汇通医经义》则明确指出精室通于精窍，"前阴有精窍，与溺窍相对，而各有不同。溺窍内通膀胱，精窍内通精室"。精窍当指射精管口。因此，精室可与现代解剖学上的附睾、精囊腺等某些实体器官相对应，或理解成附睾、精囊腺、输精管壶腹、前列腺以及尿道球腺等器官主要功能的概括。

精室的生理功能除"藏精"以外，又有促进生殖之精成熟以及生育的功能。如《中西汇通医经精义》认为"精室，乃气血交会，化精成胎之所，最为紧要"；《医学衷中参西录》则认为精室为"生精之处"及"化精之所"。精室在形态上中空似腑，在功能上可以化生和贮藏生殖之精而具备脏的功能，又能输送和排泄生殖之精而具有腑的特性，故具有奇恒之腑的特点。

精室的生殖特点是对精液的贮藏、溢泻，既非藏而不泻，也非泻而不藏，而是在肾之秘固、肝之疏泄、心之主宰以及脾肺之升摄等脏腑功能的协同作用下，其开启与秘闭、盈满与溢泻维持于动态平衡。这种生理特点对维持男性的性与生殖能力至关重要。

（五）子系

子系，指维系肾子（即睾丸）的组织，故又称"睾系"或"阴筋"。古人认为，睾丸系带是由"筋"组成的柔软的束状组织。从现代解剖来看，子系相当于精索。

子系的功能之一是维系悬挂的睾丸；二是肾等脏腑的气血精微物质以此为通道供给睾丸营养；三是生殖之精以此为通道排入女性体内而生育。子系有病，通道不畅，睾丸失去肾气等精微物质的温煦濡养，或生殖之精排泄障碍，可导致阳痿、不育等疾病。子系之病，主要从肝调治。

第二节　中医对女性生殖系统的认识

一、女性生理特点

妇女一生各时期具有不同的生理特点，其中以生殖系统的变化最为显著。《素问·上古天真论》明确指出："女子七岁，肾气盛，齿更发长。二七而天癸至，任脉通，太冲脉盛，月事以时下，故有子。三七，肾气平均，故真牙生而长极。四七，筋骨坚，发长极，身体盛壮。五七，阳明脉衰，面始焦，发始堕。六七，三阳脉衰于上，面皆焦，发始白。七七，任脉虚，太冲脉衰少，天癸竭，地道不通，故形坏而无子也。"这是以 7 岁为律，按女性各年龄阶段生理变化分期的最早记载，指出肾气的盛与衰，天癸的至与竭，主宰着女子的生长、发育、生殖与衰老的过程；指出了女性月经的初潮年龄为 14 岁左右，首次提出了"肾气-天癸-胞宫"的性腺轴，提出了女性生育年龄为 14～49 岁，最佳生育年龄为 21～28 岁，还指出了女性生殖能力开始明显下降的年龄为 35 岁并且与"阳明脉衰""三阳脉衰于上"密切相关。其中最突出的是从"二七"至"七七"之年这 35 年左右的生殖生理活动时期所表现的经、带、胎、产、乳的生理特点。由于古代和现代生活条件不同，分期的时间划分上略有差异，本书结合现代认识将女性一生分为胎儿期、新生儿期、儿童期、青春期、性成熟期、围绝经期、老年期，并按此 7 期论述其生理变化。

（一）胎儿期

父母精卵结合成受精卵是妊娠的开始。《灵枢·决气》曰："两神相搏，合而成形。"从受精后及受精卵在子宫内种植、生长、发育、成熟的时期为胎儿期。需 10 个妊娠月，即 280 天左右。胎儿期在人生之始，中医有"慎始""胎教"理论，是胎儿期的早期教育。

（二）新生儿期

婴儿出生后 4 周称为新生儿期。女婴在母体内受性腺和胎盘所产生的性激素影响，有的女婴出生时乳房可略呈隆起或有少许泌乳，外阴较丰满；出生后脱离胎盘，血中女性激素水平迅速下降，极少数女婴可出现少量阴道出血，这是生理现象，短期内会自然消失。

（三）儿童期

出生 4 周以后至 12 岁左右为儿童期。儿童期又可分为儿童前期和儿童后期。儿童前期即 7 岁之前，是肾气始盛的时期，齿更发茂，身体持续增长和发育，但生殖器官仍为幼稚型；在儿童后期，约 8～12 岁始，第二性征开始发育，逐渐呈现女性体态特征。

（四）青春期

从月经初潮至生殖器官逐渐发育成熟的时期称青春期。世界卫生组织（WHO）规定青春期为 10～19 岁，约为"二七"至"三七"之年，可作为中医妇科学青春期的参考。此期显著的生理特征为：

1. 体格发育　身高、体形已渐发育为女性特有的体态。

2. 生殖器官发育（第一性征）　生殖器官从幼稚型变为成人型。

3. 第二性征发育　呈现女性特有的体态。

4. 月经来潮　月经来潮是青春期开始的一个重要标志。初潮 1～2 年内，月经可或迟或早，或多或少，或停闭几月等，此属生理现象。

5. 具有生育能力　此时期整个生殖系统的功能虽尚未完善，但已有生育能力。

（五）性成熟期

性成熟期又称生育期，是卵巢生殖功能与内分泌功能最旺盛的时期。此期一般自 18 岁左右开始，历时 30 年，即中医从"三七"至"七七"之年（21～49 岁）。此期女性肾气、脏腑、天癸、冲任、气血具有相应的节律性变化，月经有规律地周期性来潮。生殖功能经历成熟、旺盛及开始衰退的

19

生理过程。

在性成熟期，女性乳房亦发育成熟。中医认为"乳头属肝"，"乳房属胃"，足少阴肾经行乳内。孕期乳房充分发育，以适应产后哺乳的需要。

（六）围绝经期

"七七"之年为围绝经期，肾气渐虚，冲任二脉虚衰，天癸渐竭，生殖器官及乳房也逐渐萎缩，中医称"经断前后"或"绝经前后"。1994年，WHO召开有关绝经研究的进展工作会议，推荐采用"围绝经期"，即包括绝经前期、绝经期、绝经后期3个阶段。

绝经前期，有的妇女会出现月经失调，如周期或提前或推后，经量或多或少，甚至可患崩漏。有些妇女也可同时出现腰膝酸软、夜尿频多、烘热汗出、烦躁易怒、失眠健忘、发枯易脱、牙齿酸软等。

绝经期妇女年龄80％在44～54岁。自然绝经通常是指女性生命中最后一次月经后，停经达到1年以上者。据现代调查，中国妇女平均绝经年龄为49.5岁，与两千多年前《黄帝内经》提出的"七七"（49岁）经断年龄是一致的。此期大多数妇女能自我调节，平稳渡过。但由于体质、社会、家庭、心理、工作环境等复杂因素的影响，一部分妇女会出现"经断前后诸证"，即现在所称"围绝经期综合征"。

绝经后期，是指绝经后至生殖功能完全消失的时期。绝经后行将步入老年期。

（七）老年期

老年期一般指60～65岁以后的妇女。此期肾气虚，天癸已衰竭，生殖器官萎缩老化，骨质疏松而易发生骨折，心、脑功能亦随之减退，全身功能处于衰退期。

二、女性生殖器官

女性生殖器官分为内生殖器官和外生殖器官。内生殖器官是指生殖器内藏的部分，包括阴道、胞宫等；外生殖器官是指生殖器外露的部分，包括毛际、阴户、玉门。《灵枢·经脉》称为"阴器"。《素问·厥论》称"前阴"。

（一）阴道

阴道，又称产道，意指胎儿分娩时所经之道路，位于子宫与阴户之间。阴道是防御外邪入侵的关口，有"自洁"的作用；是排出月经、分泌带下的通道，反应阴液之盛衰及"阴道炎"的病位；是阴阳交合的器官；又是娩出胎儿，排出恶露的路径。

阴道可反映妇女脏腑、精气津液的盛衰，与肝、脾、肾功能相关。如肾、肝、脾功能正常，则阴道发育正常，阴中润泽；若肝肾不足，可引起阴道发育不良，或阴道干涩。

（二）胞宫

胞宫，是女性特有的内生殖器官的概称，包括子宫、输卵管和卵巢等，其功能涵盖内生殖器官的功能。胞宫除与脏腑、十二经脉相互联系外，与冲任督带的关系更为密切。胞宫受肾、天癸主宰，汇通冲任督带，以"出纳精气"通脑髓、连五脏、主司子宫，使子宫具有行经和种子育胎的正常功能。此外，还有胞脉、胞络，是附于胞宫并联属心肾的脉络。胞脉、胞络使心气下达胞宫和肾精营血输注胞宫以发挥其功能作用。

《黄帝内经》中称子宫为"女子胞""子处"，属"奇恒之腑"。子宫位于带脉以下，小腹正中，膀胱之后，直肠之前。《类经》中指出子宫的功能为"女子之胞，子宫是也，亦以出纳精气而成胎孕者为奇"，明确指出子宫是胎孕所藏之处。子宫在未孕的状态下呈前后略扁的倒梨形，壁厚而中空。子宫下部呈圆柱形，暴露于阴道部分的为子宫颈口，中医称子门。子宫包括形如合钵而中空的子宫体和呈圆柱状的子宫颈。

子宫的功能是主行月经、分泌带下、种子育胎、发动分娩、排出恶露。子宫的特性是在胞宫的主司下具有明显的周期性月节律。子宫又是奇恒之腑，能藏能泻，藏泻有序，故其另一个特征是：非脏非腑，亦脏亦腑，能藏能泻。

（三）毛际

毛际，主要指前阴隆起的脂肪垫，即阴阜。青春期开始生长阴毛，与月经初潮时间大致一致。《灵枢·经脉》云："胆足少阳之脉……绕毛际。"第一次出现了毛际的解剖名称。阴毛，亦称"性毛"，具有男女性别的特征。成熟女性的阴毛呈尖端向下的倒三角形。阴毛在一定程度上能够反映肾气的盛衰。阴毛异常也是一部分疾病的特征。

（四）阴户

阴户，又称"四边"，即前起阴蒂，后至阴唇系带，左右大、小阴唇之间，阴道口外的前后左右。

（五）玉门

玉门，即阴道口，古称"廷孔"。《素问·骨空论》云："其孔，溺孔之端也……"指出阴道口的位置在尿道口之端。《备急千金要方》记述玉门的位置"在玉泉下，女人入阴内外之际"。此外，古人又有根据婚嫁，产子与未产的不同，将其分为"已产属胞门，未产属龙门，未嫁属玉门"。玉门是防御外邪入侵之门户，是行月经、泌带下之出口，是合阴阳之入口，又是娩出胎儿、胎盘、排出恶露之产门。玉门与肝肾功能密切相关。

（编者：孙自学　王祖龙）

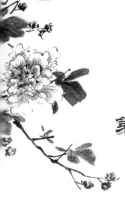

第五章　中医对受精与着床的认识

一、中医对受精的认识

成熟精子和卵子相结合的过程称为受精。受精后的卵子称为孕卵或受精卵，标志着新生命的诞生。中医对受精的研究较早且有丰富的理论。

（一）受精条件

受精的条件，首先是男女双方生殖之精正常。《女科正宗·广嗣总论》明确指出："男精壮而女经调，有子之道也。"受孕的前提是男女双方肾气充盛，天癸成熟，冲任二脉通盛功能协调。女子则子宫藏泻有期，月经按期来潮；男子精壮，"精气溢泻"，则有生育能力。

"和男女必当其年"是保证男女生殖之精正常的重要条件。南齐褚澄《褚氏遗书·问子》明确指出："合男女必当其年，男虽十六而精通，必三十而娶；女虽十四而天癸至，必二十而嫁。皆欲阴阳气完实而后交合，则交而孕，孕而育，育而为子，坚壮强寿。"女子在月经初潮之后，脏腑与子宫尚处于发育阶段，到18岁左右才渐趋成熟。20～35岁生育能力较旺盛，25～30岁为最佳生育年龄。健康的育龄妇女其月经周期应有规律，经期、经量、经色和经质均应合乎常度，子宫正常，胞脉、胞络通畅。男子到25～30岁为最佳生育年龄时期，则生殖之精壮。

"的候"顺而施之。受孕还需要有适当的时机，《证治准绳·女科》引袁了凡语："凡妇人一月经行一度，必有一日氤氲之候，于一时辰间……此的候也……顺而施之，则成胎矣。"古代医家通过细致的观察，推论妇女在每个月经周期中有一日一时为"氤氲之候""的候"，在此时阴阳交媾，是受孕的最佳时机。

（二）受精机制

中医对受精机制的认识基于中国古代的自然哲学。《周易》曰："天地氤氲，万物化醇；男女媾精，万物化生。"明确提出"男女媾精"创造人的生命。这是唯物主义的观点，是人类认识生命起源的最早的经典学说。

《黄帝内经》对受精机制有颇多论述。《灵枢·本神》曰："故生之来谓之精，两精相搏谓之神。""两精"指男女双方生殖之精，两精相结合之后成为胚胎，胚胎形成以后，不断变化成脏腑、形神俱备的胎儿。"神"指具有生机之物体，不断变化发展。"变化不测之谓神"。《灵枢·决气》指出："两神相搏，合而成形，常先身生，是谓精。"两种有生殖能力的物质相结合后，成为一个新生命。这种有生殖能力的物质，就是先天之精。

（三）受精能力由肾精、天癸所主导

现代生殖医学认为人体具备生殖能力的主要条件是性腺功能的成熟，主要表现为女性卵巢周期性分泌性激素、月经规律来潮与男性睾丸分泌性激素、正常的遗精。这些生殖生理功能与中医学中"肾精、主生殖""天癸"学说不谋而合。中医学认为"肾藏精"是"肾主生殖"的基础。肾所藏之精包括先天之精和后天之精。先天之精，禀受于父母，与生俱来，构成人体的原始物质。

肾精的生成、贮藏与排泄，对人类的整个生殖生理功能起着重要的作用，这种作用需通过天癸而发挥。天癸是肾精充盛的产物，男精与女血又是天癸至的结果；天癸的"至、竭"与肾中精气盛衰有直接关系。人体生殖能力由肾精、天癸所主导，肾精的盛衰、天癸的盈亏直接决定了人的受精能力强弱。

1. 卵细胞的发生以肾精为基础　肾藏之精是人体最基本的生命物质，是人身中最精粹的部分。如《素问·金匮真言论》所云："夫精者，身之本也。"《灵枢·经脉》指出："人始生，先成精。"肾中先天之精乃孕育的物质基础，人类卵细胞的生成、发育、成熟与肾精充盛密切相关，是以肾中所藏之精气为物质基础的，肾精不足是卵泡发育障碍的基本病机。女子只有肾之精气充盈，天癸来至，冲任通盛，经行调畅，才能产生优质的卵细胞，为孕育胎儿做好准备。反之，肾脏精气虚衰，天癸少而竭，则经水无以行，卵细胞无以生，出现卵细胞发育不良、成熟延迟、萎缩及排出障碍等。另外，肾阳主要有促进机体的温煦、运动、兴奋和化气的功能，卵细胞的正常排出有赖于肾阳之气的鼓动以使冲任气血调畅。此外，现代临床及实验研究发现补肾中药配合超排卵方案可明显减少促卵泡激素（卵泡刺激素，FSH）用量，提高卵巢反应，改善卵子质量，提高妊娠率。可见，卵细胞的生长以肾精为基础，卵细胞的排出有赖于肾阳之鼓动，肾精的盛衰对卵细胞的生长、发育、成熟排出起着决定性的作用。

2. 精子的发生以肾精为基础　中医学早在《黄帝内经》中已对男子的生殖生理特点作了高度的概括。如《素问·上古天真论》指出："丈夫八岁，肾气实，发长齿更。二八，肾气盛，天癸至，精气溢泻，阴阳合，故能有子……八八，天癸竭，精少，肾脏衰，形体皆极，则齿发去。"以 8 岁为 1 个年龄周期记述了男性在生长、发育、生殖功能成熟和衰退的生理变化过程中的特点，突出反映了肾气、天癸、精三者在男子生理活动和生殖功能方面的重要作用。精是构成人体生殖、繁衍后代的原始物质。肾精、肾气的充盛与否，直接影响到精子质量的好坏，而肾精、肾气的充盛与否又与天癸之至与竭有直接关系。肾气的充实促使天癸充盛，随着天癸的充实，则产生成熟精子而精液溢泄。肾气虚可导致天癸迟至或天癸早竭，则无以产生成熟精子而引起无精子、无精液、不育等病症。肾藏精，主生殖。肾阳主要有促进机体的温煦、运动、兴奋和化气的功能，肾阳的盛衰决定了精子活力的强弱。当肾精充盛，阳气充足时，推动、激发、温煦作用强劲，肾气充沛，精血旺盛，则精液充足，精子动力强；当肾精乏源，肾阳虚衰，生精功能不足，肾阳鼓动无力，精液无以温煦，动力不足，出现弱精子症。

根据"男子以精为主""种子之法男必先养其精"的中医理论，临床常应用补肾益精中药治疗少精子症、弱精子症，疗效显著。补肾一方面有助于增加精子生成和成熟的物质基础，另一方面有利于改善精子生成和成熟的内环境。现代实验及药理研究发现，菟丝子、淫羊藿等补肾中药有雄性激素样作用，能促进性腺功能及精液分泌；金匮肾气丸能提高肾阳虚男性不育患者血清睾酮水平，并提高精子数量，增强精子活力，而且还能改善精子质量，提高精子活率，降低精子畸形率。可见，精子的发生与肾精有着密切的关系，肾精所化之肾阳的盛衰决定了精子动力的强弱。

二、中医对着床的认识

晚期胚泡植入子宫内膜的过程称受精卵着床。中医对着床的研究较早且具有丰富的理论。对胎儿发育的描述，中医古籍中早有记载。《灵枢·经脉》指出："人始生，先成精，精成而脑髓生，骨为干，脉为营，筋为刚，肉为墙，皮肤坚而毛发长。"此处所言之"精"，应理解为受精卵。受孕之后，胎元逐渐发育成长，经过 10 个妊娠月，就可足月分娩。唐代孙思邈《备急千金要方·妇人方》云："妊娠一月名始胚，二月始膏，三月始胞，四月形体成，五月能动，六月筋骨立，七月毛发生，八月脏腑具，九月谷气入胃，十月诸神备，日满则产矣。"概括地描述了胎元在每个妊娠月的发育情况，与实际大体相符。

(一) 着床能力由肾精、天癸所主导

1. 子宫内膜容受性受肾精主控　妊娠是胚泡与子宫内膜相互作用而植入子宫的过程，胚泡着床障碍是造成妊娠失败的主要原因之一，而子宫内膜容受性差又是胚泡着床障碍的重要原因之一。

中医认为，"肾藏精、主生殖"，"胞脉者，系于肾"，"精满则子宫易于摄精，血足则子宫易于容物"，胞宫的功能直接与肾有密切的关系。另一方

面，精能化血。《张氏医通·诸血门》指出："精不泄，归精于肝而化清血。"因此，肾精充盈，则血有所充，精足则血旺，女子经、孕之职正常；反之，精亏则血虚，出现着床障碍。肾气旺盛，肾精充足，血海满盈，胞宫营养良好，宫内备好一个可使男女之精着床孕育的适宜环境，这是女子受孕的主要前提条件；反之，若肾气虚弱、肾精不足，则血海空虚，胞宫营养不良，则男女之精无以植入胞宫。

现代研究证实，补肾中药能使实验动物子宫增重，子宫内膜增厚明显，腺体增多，分泌现象有趋于明显倾向，可提高子宫内膜雌、孕激素受体含量，还可增加靶组织雌激素受体的亲和力，使子宫内膜增殖、分泌功能好转。另外，补肾中药尚可促进内生殖器官血液循环，使子宫血供明显增加，从而改善子宫内膜的容受性。因此，胚胎着床期的子宫内膜容受性直接由肾精的盛衰所决定。

2. 胚胎质量及发育潜能由肾精决定　西医学认为胚胎的质量与发育潜能直接影响妊娠的结局，胚胎异常是流产的重要原因，早期流产胚胎检查发现 50%～60% 有染色体异常。夫妇任何一方有染色体异常可传至子代，导致流产。其父代的染色体与中医学所述之"先天之精"相似。

中医认为，肾所藏之先天之精源于父精母血的生殖之精，与生俱来，是构成胚胎发育的原始物质，肾精盛衰又决定了胚胎发育的潜能。人体形成胚胎所禀受的"先天之精"，携带父母的遗传信息，并于传递过程中，形成不断复制与转换的信息。所受父母的肾精盛与虚，关乎所受先天之精的盛与虚。父母肾精的盛虚关乎子代胚胎的优劣、发育潜能，甚至决定以后生命体的形体、疾病的易感性、寿长等。如高龄"五七"之后的不孕妇女，往往卵细胞质量下降；在单精子卵泡浆内注射中，如果男方精子畸形率高，所形成的胚胎往往碎片多，胚胎发育潜能受到影响，以至于影响到临床妊娠率，这与禀受于父母的"先天之精"虚衰有很大关系。通过补肾中药提高卵细胞、精子质量后，所形成的胚胎质量优良，进一步发育的潜能好，辅助生殖的临床妊娠率有相应的提高，说明所受先天之精盛实后，胚胎质量提高，发育潜能改善。现代研究证实，补肾中药能显著提高卵细胞数、胚胎质量和体外受精——胚胎移植的成功率；实验研究证实，补肾中药可提高实验小鼠受精率、卵裂率、囊胚形成率。因此，父母肾精的盛衰直接影响着子代胚胎的质量及发育潜能。

(二) 瘀血内阻是影响着床的重要因素

瘀血的成因有多重，如气滞致瘀、寒凝血瘀、热灼血瘀、外伤血瘀、气虚血瘀等，而瘀血阻滞胞脉、冲任，影响着床，或因瘀血阻滞胞脉、冲任导致胞宫失养影响着床。因此，用中医的理论进行指导，酌情辨证活血化瘀，可提高受精卵的着床率。

综上所述，人体受精与着床能力由肾精、天癸所主导；卵细胞的发生以肾精为基础，卵细胞的排出有赖于肾阳之鼓动；精子的发生以肾精为基础，精子的动力源于肾阳；子宫内膜容受性受肾精主控；胚胎质量及发育潜能由肾精决定。临床实践证明，补肾中药可提高卵细胞、精子和胚胎质量，改善子宫内膜容受性，提高生殖功能，进一步佐证了中医"肾藏精、主生殖"理论的科学性及巨大的临床指导意义。瘀血内阻是影响着床的重要因素。

（编者：庞保珍）

参 考 文 献

1. 王瑞霞，连方，孙振高．从现代生殖医学角度探讨"肾藏精 主生殖"理论 [J]．辽宁中医杂志，2010，37（9）：1672-1674.

2. 刘敏如，欧阳惠卿．实用中医妇科学 [M]．第 2 版．上海：上海科学技术出版社，2010.

3. 夏桂成．夏桂成实用中医妇科学 [M]．北京：中国中医药出版社，2009.

4. 肖承惊．中医妇科临床研究 [M]．北京：人民卫生出版社，2009.

5. 李淑玲，庞保珍．中西医临床生殖医学 [M]．北京：中医古籍出版社，2013.

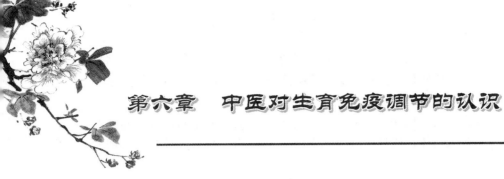

第六章　中医对生育免疫调节的认识

中医学关于免疫的临床实际应用和理论认识，早在唐宋时代就采用人痘接种以预防天花，开创了免疫医学的新纪元。后相继传入西亚和欧洲，至18世纪英国医生改用牛痘疫苗预防而传播全球，最终消灭了天花。《黄帝内经》中的"阴平阳秘，精神乃治""正气存内，邪不可干""邪之所凑，其气必虚"等论述概括了人体防御功能的重要性，已包含了免疫的理念。"免疫"一词，首见于明代《免疫类方》，书中把中药对瘟疫的防治作用称为免疫。免疫的现代概念是机体对异物的识别和清除的生理适应性机制。免疫因素是导致生殖医学疾病的又一重要病因。

一、正虚邪恋、虚实夹杂是生殖免疫疾病的主要病机

（一）男性免疫性不育

在正常情况下睾丸和男性生殖道有坚固的血睾屏障，精子抗原不与人体的免疫系统相接触。自身免疫现象的发生，提示精子逾越正常屏障与人体免疫系统发生接触，诱发了自身免疫反应，出现此种情况多由疾病因素造成，如睾丸损伤、炎症、输精管道感染、阻塞等，由于它是自身免疫反应时出现于人体内部的抗精子抗体，所以处理起来比女性有更大的难度。徐福松认为，男性免疫不育症的病位，首在肝肾，次在肺脾；病因之本为体虚，病因之标为损伤或感染；病机为正虚邪恋，虚实夹杂。

（二）女性免疫性不孕

1. 感染性疾病与免疫因素　中医认为，人在正气不足的情况下，则免疫功能低下，容易发生生殖道感染（如支原体、衣原体、病毒以及各种细菌），发生外阴阴道炎、宫颈炎、盆腔炎，孕期可导致流产或死胎。

2. 妊娠病与免疫因素　人类与其他哺乳动物的妊娠，是异体移植物（胎儿）和受体（母体）共存一定时间而不被排斥反应的范例。生殖免疫学研究发现，一些妊娠病的发生与免疫因素密切相关。如：

（1）反复自然流产：自然流产的原因很复杂，涉及遗传、内分泌、生殖器官与免疫因素。免疫因素中，主要是免疫应答低下，封闭抗体缺乏，多导致早期流产；中医认为，封闭抗体缺乏主要是正气不足，无力抗邪，

缺乏自卫能力。另一类是自身免疫反应亢进，产生自身免疫性抗体，多导致晚期流产等；中医认为"阴平阳秘"是其常，若阴阳失常，维持机体正常的正气不足，导致晚期流产。

（2）妊娠高血压疾病：此病的病因是多方面的，如子宫胎盘缺血、胎盘抗体大量进入母体，或母-胎间组织相容抗体不合，导致母体免疫功能异常，均是重要原因。

（3）胎儿生长受限：有研究发现，自身抗体阳性与胎儿生长受限的发生呈显著性相关。

（4）孕期子宫内感染与免疫因素：有研究表明，一些病毒感染能造成新生儿畸形，如风疹病毒。

3. 不孕症与免疫因素　抗精子抗体是免疫不孕最常见的病因。目前的研究认为抗精子抗体的产生与生殖道感染、损伤等有关。

此外，子宫内膜异位症患者可产生子宫内膜抗体，可能干扰受精卵的着床。中毒性甲状腺肿、重症肌无力、系统性红斑狼疮、糖尿病等与免疫因素有关，对不孕症患者应详细了解其相关病史。

中医认为，引起女性免疫性不孕的重要病机是正虚邪恋，在正气虚的情况下产生上述疾病，造成免疫性不孕症。

二、扶正祛邪是治疗生殖免疫疾病的重要原则

（一）对男性免疫性不育症的治疗

徐福松治疗多从审因求治，辨病与辨证论治相结合，以扶正祛邪、消补兼施为法则，阴虚火旺者，用大补阴丸加减（熟地、龟甲、黄柏、知母），以滋阴降火；肺虚易感者，用玉屏风散（生黄芪、防风、白术）加减，以益气固表；脾胃虚弱者，用参苓白术散（人参、茯苓、白术、炙甘草、扁豆、山药、薏苡仁、莲子肉、陈皮、桔梗、砂仁）加减，以健脾和胃。王琦等分4型辨证治疗，肝肾阴虚湿热证，方用知柏地黄汤加减；肺虚气虚易感证，方用参苓白术散合香连丸加减；气滞血瘀证，方用少腹逐瘀汤加减；阴阳平和证，方用王氏脱敏生育方（经验方）。

（二）对女性免疫性不孕的治疗

李广文认为，免疫性不孕症肾虚是本，邪实是标，瘀则是其变，虚实夹杂是其特点。治法以扶正祛邪为主。并根据这一特点创制治疗免疫性不孕专用方——种子转阴汤：

（1）药物组成：紫石英、党参、续断各15g，淫羊藿15g，黄芩、徐长卿、菟丝子、当归、白芍、白术、茯苓、炙甘草各9g，熟地黄12g，蜀椒

1.5g，鹿角霜、川芎各 6g。

（2）功效：温补肾气，祛邪抑抗。

（3）用法：水煎服，每日 1 剂，2 次分服，月经第 7 天开始，连服 3 天停药 1 天。

（编者：庞保珍）

参 考 文 献

1. 徐福松，莫惠．不孕不育症诊治［M］．上海：上海科学技术出版社，2006．

2. 王琦．王琦男科学［M］．第 2 版．郑州：河南科学技术出版社，2007．

3. 夏桂成．夏桂成实用中医妇科学［M］．北京：中国中医药出版社，2009．

4. 肖承悰．中医妇科临床研究［M］．北京：人民卫生出版社，2009．

5. 罗丽兰．不孕与不育［M］．第 2 版．北京：人民卫生出版社，2009．

6. 刘敏如，欧阳惠卿．实用中医妇科学［M］．第 2 版．上海：上海科学技术出版社，2010．

7. 李淑玲，庞保珍．中西医临床生殖医学［M］．北京：中医古籍出版社，2013．

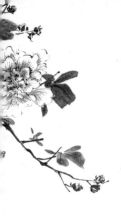

第七章　脏腑功能与生殖

第一节　脏腑功能与男性生殖

脏腑功能的正常活动，是人体生命活动的基础。脏腑是一个有机的整体，既相对独立又紧密联系。《景岳全书·治形论》说："诸血藏于肝而化于脾胃，精髓主于肾而受之于五脏。"五脏虽各有所主，如心主血、肺主气、肝藏血、脾统血、肾藏精，但各脏功能又相互依存，如气精互化、气血相生、精血同源。男性生殖的正常活动也是在脏腑功能的共同作用下进行的。

一、肾与男性生殖

中医学理论所谓的"肾"，多指一个功能系统，很少指代实质器官。中医男科学中肾的概念也是如此。肾的功能，在男科学中一般指泌尿生殖系统及其相关系统的功能。男性的外阴、内生殖器与肾通过经络直接联系，天癸的充实和精的生成与排泄，与肾密切相关。肾在男性生殖活动中起着他脏不可替代的作用。

（一）藏精气，主人体生长发育

肾藏之精，包括先天之精和后天之精。先天之精禀赋于父母，后天之精来源于脾脏化生的水谷精微。精化气，气生精。肾中精气，内寓元阴元阳，即肾阴肾阳，是维持人体阴阳平衡的基础。肾阳又称元阳、真阳、命门真火、先天真火等，是肾生理活动的原动力，为人体阳气的根本。对全身脏腑、四肢百骸等起着温煦作用。凡男性生殖、性生理活动，内外生殖器官的生长、发育及其功能的维持，都需要肾阳的温养。肾阴即肾之阴液，又称元阴、真阴、肾水、先天真水等，是肾生理活动的物质基础，人体阴液之源泉，对脏腑、四肢百骸等起着濡养作用，对维持男性性器官的生殖生理功能，与肾阳同等重要。《景岳全书·命门余义》说："五脏之阴气，非此不能滋；五脏之阳气，非此不能发。"

肾气以肾精为物质基础。凡肾精充足，则肾气旺盛，阴平阳秘；肾精不足，则肾气虚衰，阴阳失调。肾精、肾气、肾阴、肾阳四者相互作用，共同维持肾生理活动的正常进行。肾气盛衰反应男性生长发育的生理过程。男子一生的生长、发育、壮盛、衰老等过程，就是肾气盛衰的全过程；肾气内在的盛衰可通过外在生理特征的盛衰来反映。

（二）充天癸，化生生殖之精

天癸蕴育于人体胚胎时期，随着肾气的发育旺盛，而逐渐成熟。天癸经肾气充养到一定程度，才能促使人体化生生殖之精，人的生殖功能的生理活动才会有足够的物质基础。天癸通过冲任二脉促使生殖之精的化生、发育和成熟。生殖之精藏于外肾，是繁衍生命的物质基础，是胚胎形成的始基。

（三）主气化，司津液

肾主水液，肾的气化是调节人体水液代谢平衡的中心环节。《素问·逆调论》指出："肾者水脏，主津液。"肾气充盛，气化正常，开合适度，水液的输布与排泄方能正常进行。如肾之气化功能失常，开合失度，则会出现病态，若开多合少，可致夜尿增多、尿崩或失禁；合多开少，则会出现排尿无力、小便滴沥不尽或尿闭。

（四）主前阴二窍，司尿与精液之排泄

男子前阴之中有二窍：一为精窍，一为溺窍。二窍之外口为一，通过冲任二脉得肾阴的滋养。在肾的协同作用下，精窍司精室的开合，主精液排泄。《素问·灵兰秘典论》云："肾者，作强之官，伎巧出焉。"即指肾主前阴二窍，能使阴茎勃起，开启精关，从精窍排泄生殖之精，从而繁衍新的生命；在肾与膀胱的协同作用下，调节尿液之排泄，有溺窍而生。

二、肝与男性生殖

肝是人体血液藏泻的调节中心，且能濡润全身筋膜。在男科中，肝与男性生理主要通过肝主润宗筋、协同精液排泄以及精血互生等来体现。

（一）主藏血，濡养外肾

肝藏血，指肝具有对血液流通、血量以及血液贮藏等进行调控的作用。宗筋有广义和狭义之分，广义泛指身之筋膜，狭义则专指外肾，即位于前阴的生殖器官，包括阴茎、阴囊、睾丸等。外肾受肝血之濡养，对血液的需求较高，在性事活动中，肝一方面能及时、充分地供给外肾足够的血液，是阴茎骤然勃起和持续坚硬以完成性事的全过程；一方面又在性事完成后，及时迅速地调节外肾过多的血量而使阴茎松弛恢复常态。

在病理条件下，如肝血不足或肝疏泄功能障碍，外肾失于濡养可出现生殖器官发育不良或萎缩等；性事活动时则因外肾没有足够的血液及时供

给，致使阴茎不能勃起而出现阳痿；或因性事结束后肝脏不能及时调节外肾过多的血量，阴茎仍异常勃起等一系列性事障碍之疾病。凡肝血亏虚、肝气虚衰、肝气不疏，或寒热诸邪等致病因素作用于肝，均可引起男科疾病。如《灵枢·经筋》认为，足厥阴肝病则"阴器不用，伤于内则不起，伤于寒则阴缩入，伤于热则纵挺不收"。《素问·痿论》说："筋痿者，生于肝，使内也。"《医述》引《医参》云："肝主筋，外肾不兴则肝衰矣。"肝脏本病时，其病邪还可循肝之经络伤及外肾，影响性功能，如肝经湿热下注可致阳痿、阳强、精闭、精血、缩阳等。《素问·热论》说："厥阴肝经循阴器而络于肝，故烦满而囊缩。"

（二）主疏泄，协助性功能的正常运行

肝主疏泄，除对全身气机升降、出入等运动有疏畅作用外，对精神神志活动也有疏达调畅作用。对男性生理来说，肝主疏泄除助心行血濡养外肾外，同时对性活动也起着重要的协同作用。

性活动以天癸为主要物质基础，受心神的支配，与肝气的疏泄亦密切相关。肝气以行畅条达为顺，最忌郁结，或肝气横逆，致肝的疏泄功能失职，气机不畅，便会发生性功能异常。肝之疏泄不及、情志不畅，多表现为性的抑制，如性欲低下、性欲淡漠、阳痿等，性活动也随之减少或停止；肝之疏泄太过，肝火偏亢，则往往表现为精神亢奋，从而出现性欲亢进、性活动增加、早泄、遗精等。古代医家对此多有论述，如《景岳全书》说："忧郁太多，多致阳痿。"《慎斋遗书》说："郁郁不乐，遂成伤肝，肝木不能疏达，亦致阳痿不起。"《读医随笔》以性欲亢进为例，从病理上对肝之疏泄功能对性功能的影响以精辟分析："凡肝热郁勃之人，于欲事每迫不可遏，必待一泄，始得舒快。此肝阳不得宣达而下降于肾，是怒气勃起志气，使志不得静也。肝以疏泄为性，既不得疏于上，而陷于下，遂不得不泄于下。"

在性活动中，精液的排泄与肝主疏泄有密切关系。《格致余论》论述精液的疏藏时说，"主闭藏者肾也，司疏泄者肝也"，即指精之固约机制在肾，而精液之排泄由肝所司。可见，精液的排泄是肝之疏泄功能对性活动进行调节的途径之一。肝在精液排泄中的作用是通过肝气对精关开启与闭合的制约来实现的。肝气条达疏畅，则精关开合适度，精液排泄正常。如肝郁气滞，疏泄不及，精关开启缓慢或合而不开，则可引起射精迟缓或者不射精；如肝火过亢、疏泄太过，精关提前开启，则可导致早泄。

从上可见，肝之疏泄功能与男性性功能有密切关系。凡肝之疏泄功能正常，则性欲正常，交合有度，泄精应时；反之，则性欲异常，交合失度，泄精失时。肝之经脉布胸胁，经胸膺乳下，所以男子乳房的正常发育与肝有关，若肝气郁结，疏泄不畅，可致乳房肿胀、结块、疼痛等。肝主疏泄，能调畅三焦气机，协助上中下三焦调节水液代谢。若肝失疏泄，三焦气机不畅，还可发生癃、闭、淋诸疾。

(三) 与肾同源，精血互生

生殖之精在天癸作用下由外肾所化生，贮藏于精室。肾受五脏六腑之精而藏之，故五脏均能影响生殖之精的化生。由于肝肾同源、精血互化，肝血能滋养肾精，故肝血的盛衰对肾精的化生尤为重要。肝血充足，则肾精生化无穷，反之，如果肝血不足，或肝血瘀滞，则肾精生化无源。临床中对某些不育患者进行补肝血或疏肝化瘀治疗，往往能收到明显效果。

三、脾与男性生殖

脾主运化，吸收水谷精微以充养各组织器官。脾与胃相表里，纳运结合，燥湿相济，升降相因，共同完成饮食水谷精微的消化与吸收，同为气血生化之源。脾胃与男性生殖的关系主要是营润外肾与充养天癸和肾精。

(一) 主运化，营润外肾

脾胃消化吸收的水谷精微通过经络而达外阴，对外肾起着营养和滋润作用，以维持和加强性功能。如《素问·痿论》说："阳明者，五脏六腑之海，主润宗筋，宗筋主束骨而利机关也。"后世注家多将机关解释为关节，宗筋为附着关节的筋膜。我们认为，男子宗筋包括了阴茎、阴囊、睾丸等生殖器官，而"机关"可理解为阴茎排泄精液和尿液之功能。《黄帝内经》也习惯将前阴称为宗筋。宗筋在男科中一般指以阴茎为主的前阴生殖器官，即广义之外肾。所谓"太阴阳明之所合"，是指脾胃运化的水谷精微对外阴生殖器的营养作用。脾胃运化功能正常则外肾营养充足，发育正常，能维持良好的性事活动；如脾胃失于健运，则气血生化之源匮乏，外肾营养不足，不仅发育会受影响，功能活动也随之减退，从而发生性欲低下甚至阳痿、不育等病症。在病理上，脾胃与外肾有经络相通，故脾胃之邪可循经下注，致性器官功能受扰而发生遗精等疾病。

鉴于脾胃与外肾生理上的密切联系，故男科疾病可从脾胃论治。《素问·痿论》中"治痿独取阳明"的治疗法则，为男科治疗阳痿等疾病提供了又一途径。如《临证指南医案》说："盖胃为谷之海，纳食不旺，精气必虚，况男子外肾，其名为势，若谷气不充，欲求其势之雄壮坚举，不亦难乎？治惟通补阳明而已。"然而从脾胃论治男科病，亦非补一途，而应根据脾胃病理变化之机转，决定补虚泻实之治则。

(二) 化气血以充养天癸和生殖之精

生殖之精在天癸的作用下，由精室化生而成。天癸、生殖之精虽靠肾气的作用才能充实和成熟，但亦赖后天水谷精微化生气血的不断滋养。《景岳全书·杂证谟》说："人始生，本乎精血之源；人之既生，由乎水谷之养……非精血，无以立形体之基；非水谷，无以成形体之壮。精血之司在命门，水谷之司在脾胃，故命门得先天之气，脾胃得后天之气也。是以水谷之海本赖先天为之主，而精血之海又必赖后天为之资。"在生理情况下，脾胃健运，气血充足，则精之化生有源，精血旺盛，以保证生殖生理功能的完成。在病理条件下，如脾胃运化失常，气血生化不足，则生殖之精化源匮乏，因而亏虚或质量低下，从而发生精子数量减少或精子活动不良等病症。因此，治疗不育一病，可以治脾胃为主，稍佐治肾。

脾胃化生之水谷精微可以充养天癸和生殖之精，如偏嗜有害食物或药物亦可损伤肾精。如现代发现食用大量棉籽油可使精子数量明显减少，质量下降，从而导致不育；长期、过量服用某些苦寒中药如雷公藤等也会使精子数量减少和质量低劣；嗜酒会直接影响精子的质量。如《景岳全书·妇人规》说："凡饮食之类，则人之脏气各有所宜，似不必过为拘执。惟酒多者为不宜。盖胎种先天之气，极宜清楚，极宜充实。而酒性淫热，非惟乱性，亦且乱精。精为酒乱，则湿热其半、真精其半耳。精不充实，则胎元不固；精多湿热，则他日痘疹、惊风、脾败之类，率受造于此矣。故凡欲择期布种者，必宜先有所慎，与其多饮不如少饮，与其少饮犹不如不饮。"因此，男性除保证足够的营养外，还应戒除各种不良嗜好，尤其是种子之期不得嗜酒。从脾胃论治不育、阳痿等疾病，也不宜一概施之以补，还应根据病情选用清解酒毒湿热等祛邪之法。

此外，脾气主升，有统摄作用，肾精之闭藏虽在肾，但又需脾气的统摄，若脾虚气陷统摄失职，则可致精无所固摄而泄下，出现滑精、精浊、尿浊等疾病。因此，遗精之疾，治以健脾益气固摄，往往收效明显。

四、心与男性生殖

心藏神，主神明，为人身脏腑之大主。人之精神、生殖活动都必须在心神的支配下才能完成。在男性生殖活动中，心的功能主要表现为主血脉以养外肾和主神明以司性欲。

（一）主血脉以养外肾

心具有推动、约束血液在脉管中循环运行，输送营养物质于全身的作用。全身脏腑的功能活动均需赖心脏推动血液为基础。男子外肾悬于身体下部，亦需心血营养，才能正常发育并维持其功能。若心气、心血不足，或脉道不利，血行瘀阻，则外肾失养，可发生阴囊与睾丸的萎缩、阳痿、精子数量减少等病证。

（二）主神明而司性欲

心藏神而主神明。"神"包括人的精神、情志、思维、感觉等生命活动。《灵枢·本神》说："所以任物者谓之心，心有所忆谓之意，意之所存谓之志。"任物，即指心神对人体自身行为的支配作用。性活动属于人的精神活动，由心神支配。性欲的产生，必须是心神有所触动才会引起。心神不仅司性欲，而且对天癸和生殖之精的化生也起支配作用。

关于心神在性欲及性活动过程中的作用，古代医家认识比较深刻。《格致余论》曰："主闭藏者肾也，司疏泄者肝也。二脏皆有相火，而其系上属于心。心，君火也，为物所感则易动，心动则相火亦动，动则精自走，相火翕然而起，虽不交会，亦暗流而疏泄矣。所以，圣人只是教人收心养心，其旨深矣。"《杂病源流犀烛·遗泄源流》说："心为君，肝肾为相。未有君火动而相火不随之者。故寐时神游于外，欲为云雨，则魂化为形，从而行焉，精亦不容不泄矣。"《临证指南医案》说："精之藏制在肾，而精之主宰在心。"《金匮翼》也云："动于心者，神摇于上，则精遗于下也。"如果心神活动正常，则由性意识支配的性欲也正常，性活动就会得以正常进行；如果心神活动失常，性欲就会发生异常，或亢进，或减退，甚则阳痿。现代研究证实，外界的强烈刺激会导致精神心理障碍，从而影响生殖能力以致阳痿、不育等。

五、肺与男性生殖

肺为相傅之官，具有主气、主治节，朝会百脉，宣发气血精津以养全身的功能。通过临床实践的观察及研究结果表明，肺与男性生殖亦有密不可分的关系。

（一）主治节朝百脉，以养外肾

肺对全身脏器的治理和调节作用，是通过"主气""朝百脉"来完成的。《医学实在易》说："气通于肺，凡脏腑经络之气，节肺气之所宣。"肺主气，气血津液的运行需赖肺气之敷布散发；肺朝百脉，气血都要经肺脏进行物质交换。在生理条件下，肺主治节的功能正常，气血津液运行全身，则外肾亦得以濡润。如肺病导致气血津液敷布障碍，则外肾失于濡养，可发生功能上的病理改变。如肺气亏虚，不能宣发气血津液，宗筋无以充养，且母病每多及子，肾脏受累，肾气亦虚；或肺失通调，聚水生湿，或湿热下注宗筋；或肺热叶焦，宗筋失润，或痰浊内生，肺失宣降等，均可导致性欲减退、阳痿、癃闭等疾病。临床中常见肺功能失常引起性功能障碍和生殖能力下降。如某些反复发作的哮喘或支气管炎患者在发作期，或患有慢性肺气肿、肺源性心脏病的情况下，多伴有性欲低下或阳痿。如从肺治或在治肾之药中加入适当温宣肺气之品，可以使性功能得以恢复正常。

（二）肺肾相生，金水互化

"肺为气之主，肾为气之根。"肺肾共司人身之气机升降。肺属金，肾属水，肺肾之阴相互资生，金水互化。肺肾相生，在男性生理中主要体现为肺对生殖之精的影响。如肺肾协调，肺气清肃下行，则肾的气化功能正常，生殖之精得以正常化生。在病理条件下，肺失宣清，则影响肾之气化；或肺肾阴虚，肾精化源不足，生殖之精亦匮乏，甚则宗筋失养，发生性欲减退、阳痿、不育等疾病。

六、精室与男性生殖

男子之胞名为精室，是男性的生殖器官，具有贮藏精液、生育繁衍的功能。精室属奇恒之腑，由肾主司，并与冲任相关。《中西汇通医经精义》说："女子之胞，男子为精室，乃血气交会，化精成胎之所，最为紧要。"

精室包括睾丸、附睾、精囊腺和前列腺等，具有化生和贮藏精子的作用，主司生育繁衍。精室的功能与肾精肾气的盛衰密切相关。精室的生殖特点是对精液的贮藏、溢泻，既非藏而不泻，也非泻而不藏，而是在肾之秘固、肝之疏泄、心之主宰以及脾肺之升摄等脏腑功能的协同作用下，其开启与秘闭、盈满与溢泻维持于动态平衡。这种生理特点对维持男性的性与生殖能力至关重要。

第二节 脏腑功能与女性生殖

肾藏精，主生殖，为冲任之本而系胞；肝藏血，主疏泄，司血海；脾主中气统血、摄胞，又为气血生化之源而主司带脉；心主血脉，"胞脉者，属心而络于胞中"；肺主气、朝百脉、输精微。诸脏不仅分司气血的生化、统摄、储藏、调节与运行，而且协同维系肾-天癸-冲任-胞宫轴功能的正常发挥。脏腑功能的失调会导致女性经、带、胎、产、乳等生殖系统疾病的发生。

一、肾与女性生殖

（一）肾为天癸之源

肾气盛，天癸至，则月事以时下；肾气衰，天癸竭，则月经断绝。在特定的年龄阶段内，肾气初盛，天癸尚微；肾气既盛，天癸蓄极泌至，月事以时下。此后，随肾气的充盛，每月天癸泌至，呈现消长盈亏的月节律，经调而子嗣；其后又随肾气的虚衰，天癸亦渐竭，经断无子。可见肾为天癸之源。

（二）肾为冲任之本

冲为血海，广聚脏腑之血，使子宫满盈；任脉为阴脉之海，使所司之精、血、津液充沛。任通冲盛，月事以时下，若任虚冲衰则经断无子，故冲任二脉直接关系月经的潮与止。肾经与冲脉下行支相并，与任脉交会于关元，冲任的通盛以肾气盛为前提，故冲任之本在肾。

（三）肾为气血之根

血是月经的物质基础，气为血之帅，血为气之母。然"血之源头在于肾"（李士材《病机沙篆》），气血久虚，常须补肾益精以生血。《冯氏锦囊秘录》说："气之根，肾中之真阳也；血之根，肾中之真阴也。"阐述了肾有阴阳二气，为气血之根。

（四）肾与胞宫相系

胞宫司月经，肾与胞宫相系。《素问·奇病论》云："胞络者，系于肾。"《难经》曰："命门者……女子以系胞。"肾与胞宫相系，肾司开阖，亦主子宫的藏泻有常。

（五）肾与脑髓相通

肾主骨生髓通脑。脑为元神之府，主宰人体的一切生命活动。月经的产生，亦离不开脑的调节。

（六）肾为五脏阴阳之本

肾气调节机体的代谢和生理功能活动，是通过肾中阴阳来实现。《景岳全书·命门叙》说："命门之精血之海……为元气之根……五脏之阴气，非此不能滋；五脏之阳气，非此不能发。"《医贯》指出："五脏之真，惟肾为根。"说明肾在机体中的重要作用和肾与他脏的关系。肾阴阳平衡协调，才能维持机体生理正常。

肾通过多渠道、多层次、多位点对月经的产生发挥主导作用，所以《傅青主女科》谓"经本于肾"，"经水出诸肾"。肾对女性的影响，不仅主宰着"肾-天癸-冲任-胞宫"之间的协调，还通过胞脉直接作用于胞宫。而胞宫的生理功能为产生月经和孕育胎儿，固有"肾主生殖"之说。现代研究认为，中医理论中的"肾-天癸-冲任-胞宫"与西医学中的"下丘脑-垂体-卵巢-子宫"的功能相似。故治疗妇产科疾病应适当地调节性生殖轴，明确指出生殖轴与肝、脾、气、血有密切联系。故除直接调摄生殖轴各个环节外，调理肝脾、气血也可以影响生殖轴，因而"补肾法"成为中医在妇科疾病中最为常用的治法。

补肾法在促排卵中的应用：中药诱发排卵有补肾、补肾化痰、补肾活血、清肝滋肾等法。通过辨证分析及临床观察发现，大多数无排卵性病症用补肾法能取得较好疗效。对多囊卵巢综合征（PCOS），通过补肾结合祛痰活血法取得较好疗效，实际上也是诱使其恢复排卵功能。运用补肾法辨证治疗人工流产术导致月经紊乱、月经量少、闭经等收到较满意的疗效。部分妇女在停服避孕药后出现闭经、滋乳、月经稀发、周期紊乱及不孕等症候群，辨证属肾虚者，采用补肾填精法治疗后则诸症均减。

二、肝与女性生殖

肝肾同居下焦，乙癸同源，为子母之脏。肾藏精，肝藏血，精血同源而互生，同为月经的物质基础；肝主疏泄，肾主闭藏，一开一合共同调节子宫，使藏泻有序，经候如常。在月经的产生中，肝血下注冲脉，司血海之定期蓄溢，参与月经周期、经期及经量的调节。肝经与冲脉交会于三阴交，与任脉交会于曲骨，与督脉交会于百会，肝通过冲任督与胞宫相通，而使子宫行使其藏泻有序的功能。

生殖虽由肾所主，但与肝也有密切联系。由于肝具有主疏泄、藏血、调节血量的功能，肝气的条达、肝血的充足，不仅能滋生肾精，而且令气机调畅、气血调和，冲任协调，精气疏泄，宗筋荣养，女子以月经胎孕，男子以精泄生育，从而调节和维持着人的生殖功能，故肝与生殖的关系也尤为密切，是生殖功能的主要调节脏器。肝藏血，肾藏精，且精血可以互生；肝主疏泄，肾主封藏，二者相辅相成，协调平衡，共同维持人体生殖系统的正常功能。

生殖方面的疾病多与肝相关。在女子，肝为阴血之体，藏血之脏，冲任之脉皆汇于肝，故经、带、胎、产方面的种种疾病无不责之于肝。所以，临床上与生殖有关的疾病多从肝调治。

"天癸即行，肝为女子致病之贼。"女子天癸即行后，正处在工作、婚姻、家庭、胎孕的多事之秋，身心负担较重，导致肝气郁结，气血不调，成为诸多妇科疾病的主要发病机理。或郁而成瘀而见痛经、闭经、延期、乳胀、不孕、癥瘕积聚等证；或郁而化火产生经早、量多、经行吐衄、经行头痛头眩等证；或木郁土壅，变生不孕、带下、漏胎、闭经、缺乳、恶阻等生殖系统疾病。

三、脾与女性生殖

脾为后天之本，气血生化之源，脾主中气而统血。脾主运化，先天之精气要依赖后天之精气充养，脾吸收、转输的水谷精微下达于肾，归藏于肾，使肾精保持充盈，方有利于生殖之精的生成。同时水谷精微化生的血液又能贮藏于肝，使冲任血脉充足而不绝，有助于女子发挥正常的生殖能力。

脾主运化，脾是后天维持人体生命活动的根本。若脾气虚弱，或饮食失宜、劳倦过度而伤脾，或木郁侮土，脾虚气弱，健运失常，气血生化不足而脾虚血少，冲任亏虚，血海不盈，可出现月经后期、月经过少、闭经、胎萎不长、产后缺乳；或素体阳虚，或过食寒凉生冷，或膏粱厚味损伤脾胃，脾阳不振，运化失司，水湿流注下焦，湿聚成痰，痰湿壅滞冲任、胞宫，则会出现月经过少、闭经、癥瘕、多囊卵巢综合征甚至不孕等生殖疾病；再则脾失健运，损伤任、带，任脉不固，带脉失约，则发为带下病。

脾主统血，可以统摄、控制血液在脉中正常运行而不溢出脉外。明代薛己《薛氏医案》明确指出："心主血，肝藏血，脾能统摄于血。"清代沈明宗《金匮要略编注·下血》也说道："五脏六腑之血，全赖脾气统摄。"脾气健旺，运化正常，气生有源，气足则固摄作用健全，血液则循脉运行而不逸出脉外；脾气虚弱，运化无力，气生无源，气衰而固摄作用减退，血液失去统摄而失血。如脾气虚弱，中气不足，统摄无权，冲任亏损而不固，可出现月经过多、经期延长、崩漏、胎漏、产后恶露不绝、乳汁自出等病症。

脾虚下陷，则可出现月经过多、崩漏、阴挺等病症。另脾与胃相表里，若脾胃虚弱，孕后经血不泻，冲气偏盛，循经上犯于胃，胃失和降，发为恶阻。

四、心与女性生殖

心藏神，主神明，具有统帅全身脏腑、经络、形体、官窍的生理活动和主司意识、思维、情志等精神活动的作用。心神正常，则人体各脏腑的功能相互协调，彼此合作，全身安泰。神能驭气控精，调节血液和津液的运行输布，而精藏于脏腑之中而为脏腑之精，脏腑之精所化之气为脏腑之气，脏腑之气推动和调节脏腑的功能。因此，心神通过驾驭调节各脏腑之气以达到调控各脏腑功能之目的。

心藏神，肾藏精，精能化气生神，为气、神之源；神能控精驭气，为精气之主。故积精可以全神，神清可以控精。且心居上焦属阳，在五行中属火；肾居下焦属阴，在五行中属水。心位居上，心火必须下降于肾，使肾水不寒；肾位居下，肾阴必须上济于心，使心火不亢。故心与肾应水火既济、精神互用、君相安位。而若忧愁思虑，积郁在心，心气不得下通于肾，胞脉闭阻，则可出现闭经、月经不调、不孕；心火偏亢，肾水不足，则水火失济，出现脏躁、产后抑郁等。孕后血聚养胎，阴血愈虚，阴不济阳，心火偏亢，扰动心神，可致妊娠心烦；心火偏亢，移入小肠，传入膀胱，发为子淋。

五、肺与女性生殖

肺主气、主肃降，朝百脉、主治节，输精微，通调水道。肺与脾，一者摄纳清气，一者化生谷气。肺气宣降以行水，使水液正常输布与排泄；脾气运化，散精于肺，使水液正常生成与输布。肺脾协调配合，是津液正常输布与排泄的重要环节。若肺失宣降，不能通调水道，可引起子嗽或妊娠小便异常、产后小便异常。肺与肾，金水互生，肺阴充足，下输于肾，使肾阴充盈；肾阴为诸阴之本，肾阴充盛，上滋于肺，则肺阴充足。若阴虚火旺，经行阴血下充冲任，肺阴亏虚，虚火灼伤肺络，则可出现经行吐衄。

六、胞宫与女性生殖

女子胞又称胞宫、子脏、子宫、胞脏，是女性的内生殖器官，有主持月经与孕育胎儿的作用。月经的产生，是脏腑经脉气血及天癸作用于胞宫的结果。胞宫的形态与功能正常与否直接影响月经的来潮。胞宫是女性孕育胎儿的器官，女子在发育成熟后，月经应时来潮，经后就要排卵，因而有受孕生殖的能力。此时，两性交合，两精相合，就构成了胎孕。受孕之后，月经停止来潮，脏腑经络气血皆下注于冲任，到达胞宫以养胎，培育胎儿以致成熟分娩。清代唐宗海《中西汇通医经精义》说道："女子之胞，一名子宫，乃孕子之处。"

胞宫主司子宫，当胞宫或子宫功能失常或受损时，会导致诸多生殖疾病。若寒凝胞宫，临床表现为小腹冷痛，得热则解，也可导致月经后期、闭经、月经过少、妊娠腹痛、产后恶露不绝、不孕等病证。若素体阳盛血热，或热邪客于胞宫，使热扰胞宫，血海不宁，导致月经先期、月经过多、经期延长、胎漏、经行发热、产后发热等病证；或素体阴虚，或伤灼阴液，虚火炎上，子宫满溢失常，可出现月经过少、月经后期、闭经、不孕等病证。还有子宫虚弱或子宫发育不良的情况，临床可见月经初潮推迟，身材瘦小，月经量少，色黯淡，质清稀直至闭经，第二性征发育不良等。再则，若痰、瘀阻滞胞宫，蕴久化热，湿热伤胞，可出现月经后期、闭经、月经过少、带下、癥瘕及不孕。

（编者：孙自学 王祖龙）

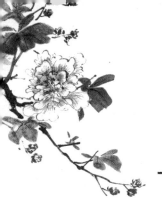

第八章　天癸与生殖

第一节　天癸的来源

　　"天癸"一词，最早见于《素问·上古天真论》："女子七岁，肾气盛，齿更发长。二七而天癸至，任脉通，太冲脉盛，月事以时下，故有子。三七，肾气平均，故真牙生而长极。四七，筋骨坚，发长极，身体盛壮。五七，阳明脉衰，面始焦，发始堕。六七，三阳脉衰于上，面皆焦，发始白。七七，任脉虚，太冲脉衰少，天癸竭，地道不通。"又："丈夫八岁，肾气实，发长齿更。二八，肾气盛，天癸至，精气溢泻，阴阳和，故能有子。三八，肾气平均，筋骨劲强，故真牙生而长极。四八，筋骨隆盛，肌肉满壮。五八，肾气衰，发堕齿槁。六八，阳气衰竭于上，面焦，发鬓颁白。七八，肝气衰，筋不能动。八八，天癸竭，精少，肾脏衰，形体皆极，则齿发去。"可见男女皆有天癸，"男子天癸以肝肾为根，女子天癸以冲任为本"。当男女壮时，气血充，五脏精气盛，肾受藏满盈，故能精子溢泻、月事时下；男女衰老，"形坏""形体皆极"之时，五脏精气衰，肾精亏虚，天癸随之竭。其后张介宾在《景岳全书·传忠录·阴阳》中说："先天无形之阴阳，则阳曰元阳，阴曰元阴……元阴者，即无形之水，以长以立，天癸是也。强弱系之，故亦曰元精。"《类经》亦认为："天癸者，言天一之阴气耳，气化为水，因名天癸……其在人身，是为元阴，亦曰元气。人之未生，则此气蕴于父母，是为先天之元气。"可见天癸是一种在人体生长、发育、生殖过程中起着重要作用的物质，且是物质和功能的同一体。

　　根据《黄帝内经》的经义及临床生殖医学的实践，可以认为，天癸是促进性发育和维持性功能（包括生殖功能）的一种精微物质，其职能是：促进男女性征及生殖器官的发育和成熟；维持性功能；激发性欲和性冲动；参与生殖之精的化生以繁衍后代等。

第二节 天癸的物质基础

一、肾精是天癸的物质基础

肾精是人体生命活动最为重要的物质基础，机体的生殖繁衍、生长发育、各个脏腑组织生理功能的发挥与维持，都无一不是依靠肾精作为物质基础，都无一不是肾精生理效应的体现。关于肾精的认识有广义与狭义之分。广义肾精是指肾所藏的精微物质的总称。从来源看，包括先天之精和后天之精；从功能看，包括温煦、滋养脏腑之精及生殖之精。狭义的肾精是指肾所藏的生殖之精，其中包括禀受父母的生殖之精（先天之精）和部分后天水谷之精，是在机体成熟阶段转化为生殖之精而具有主生殖作用的部分。先天之精在后天之精的充养下化为生殖之精，以繁衍生命；后天之精在先天之精的活力推动下不断得以化生。如果表现出生殖效应，则成为生殖之精；如果表现出调控人体的生命进程的生理效应，则成为广义肾精。肾藏精是肾主生殖的基础，男女媾和之精（为先天之精）是生殖发育的根本，水谷化生之精（为后天之精）是人体维持生命的物质基础。肾精充盈与否，与人体的生长发育和生殖能力的强弱有着密切关系，是天癸的物质基础。

天癸是肾气在育龄阶段产生的特殊精微物质，是肾气的一个重要功能体现。肾精可以化生肾气，肾气则是肾精的功能体现，又是肾精所化生的物质之气。肾精足则肾气盛，肾精不足则肾气衰。精化气，气生精，精气互根。无肾气，肾精不生；无肾精，肾气不化。故肾精是生长发育和生殖之本。只有肾精充足，肾气盛，才能天癸泌至，冲任通盛，才能孕子。所以可以认为肾精是天癸的物质基础。更进一步说，这种肾精应当是肾中的先天之精，亦即生殖之精。先天之精是禀受父母、与生俱来，为生育繁殖的物质基础。先天之精藏于肾，在后天水谷之精的资助下合化为肾精，是肾脏各种功能的根本所在。生殖之精与生俱来，为生命起源的原始物质，具有生殖繁衍后代的作用。由此可见，天癸的物质基础是肾中的生殖之精。

二、天癸是人体内主管生殖的活性物质

天癸是人体内主管生殖的活性物质。它是人体生长、发育到一定程度，由肾中生殖之精产生的。人体的生长、发育、生殖、衰老无不与肾精的盛衰息息相关。《景岳全书·传忠录》曰："精合而形使生，此形即精，精即形也。"父母生殖之精结合，形成胚胎之时，便转化为胚胎自身之精，此即

禀受于父母以构成脏腑组织的原始生命物质。因此，先天之精藏于肾，包括原始生命物质，以及从父母所获得的各种营养物质。天癸是肾脏发育到肾气充满时，而由肾精化生的一种促进生殖功能的物质，等到肾脏衰弱，肾精不足到某种程度时，天癸也就不能再产生了，人体也同时丧失了生殖能力，故天癸是人体内主管生殖的活性物质。

第三节　天癸的功能形式

天癸参与人体生、长、壮、老的变化与生殖生理活动，关系到人体生长、发育和生殖。天癸与人体的强弱甚有关系，故曰"以长以立""强弱系之"。

一、天癸对生殖系统的作用

天癸与西医学所说的生殖系统之内分泌激素，似有相同之处。对男女而言，天癸的物质构成同中有异，正是由于这种天癸结构的差异，才使青春期以后的男女形体向着不同的方向分化发育。但这种分化又有明确的规律性，即以满足对方性的需求为目标。因此，天癸既促使人体向不同性别的方向发育，又最终异途同归，以完成人类的繁衍为指向。此外，天癸使冲任二脉逐渐充盛，冲任二脉同出于胞中（内生殖器），过宗筋（外生殖器），内属于肾，外则循行于躯体之间，与乳房、喉结、唇、口等第二性征区相连属，促进和维持男女第二性征。

（一）天癸对女子的作用

天癸与女性的月经和生殖能力有密切关系，是月经来潮和生殖功能建立的物质基础。《素问·上古天真论》谓："女子……二七而天癸至，任脉通，太冲脉盛，月事以时下，故有子……七七，任脉虚，太冲脉衰少，天癸竭，地道不通，故形坏而无子也。"女子在 14 岁左右，天癸至，促进其生长、发育，出现女性之体态，同时，在天癸的作用下，使任脉所司精、血、津液旺盛、充沛、通达，使冲脉广聚脏腑之血而充盛，加之冲任二脉相资，血海满溢，月经来潮，标志着生殖功能的形成。当女子到了 49 岁左右，肾气由盛而衰，真阴不足，则天癸竭，从而导致冲任血海空虚，月经闭止，生殖功能随之消失。故天癸与女性的月经和生殖能力相始终。妊娠后天癸的功能主要是推动冲任二脉直接作用于胞宫，以养育胎儿，在天癸的作用下胎儿脏腑、筋骨、脑髓、血脉、肌肤等有形物质得以逐步完善。若因先天禀赋不足，肾气亏虚，天癸不充则可能形成"五不男""五不女"等先天生殖器官发育不良之体。

随着天癸与肾气的调节，女性一生中带下也呈现不同的变化：青春期前肾气未盛，天癸未至，带下量少；14 岁左右，肾气盛，天癸至，带下明显增加；青春期肾气平均，发育成熟，带下津津常润；绝经前后，肾气渐虚，天癸渐竭，真阴渐亏，带下减少，阴中失润。正如《血证论·崩带》云："胞中之水清和……乃种子之的候，无病之月信也。"

（二）天癸对男子的作用

《素问·上古天真论》云："丈夫……二八，肾气盛，天癸至，精气溢泻，阴阳和，故能有子……八八，天癸竭，精少，肾脏衰，形体皆极……"说明了男性生殖功能发育盛衰过程与天癸及肾的密切关系，肾气盛，天癸至，肾精满壮，精满自溢；肾气衰，天癸竭，肾精衰竭，精少不能施泻则嗣育功能衰老。若男性因生理、病理因素影响，致使肾精不足，天癸不充，则生殖之精生成不足，生殖能力下降，肾气不足则性功能减退。

二、天癸对人体其他系统的作用

除了对生殖系统的影响外，天癸对人体其他系统，如骨骼肌肉的发育、声音外貌的变化、神志思维活动以及内在脏腑的气化功能都能产生一定的影响。人类成年后的生命活动，都因天癸的参与而表现得更加强壮有力。若天癸水平发生剧烈波动，则可导致内在脏腑的功能失调。

第四节 天癸的生理特点

一、天癸源于先天，养于后天，与肾气密切相关

天癸来源于先天之肾气，又赖于后天水谷精微以滋养，逐渐发展成熟而存在于体内，其后，随着肾气的衰弱而竭止。清代《医宗金鉴·调经门》认为："先天天癸始父母，后天精血水谷生。"《简明中医词典》中说："天癸，指促进人体生长发育和生殖机能，维持妇女月经和胎孕所必需的物质。它来源于男女肾精，受后天水谷精微的滋养而逐渐充盛。"《素问·上古天真论》云："精不足者，补之以味。"脾胃受病则化源不足，味精不化而精少也。脾胃化生气血，气血化生肾中阴精，肾精中的精粹部分又化生天癸。可见，天癸源于先天，与肾气的盛衰有着密切的关系，并赖于后天水谷精微以滋养。

二、天癸，男女皆有

《女科经纶·女子天癸之至名月信论》之引文："陈良甫曰：'女子二七

而天癸至.' 天谓天真之气，癸为壬癸之水，壬为阳水，癸为阴水，女子阴类，冲为血海，任主胞胎，二脉流通，经血渐盈，应时而下。天真气降，故曰天癸，常以三旬一见，以象月盈则亏，不失其期，故名曰月信。"因此，有人认为天癸即为月经。这个说法显然是有些片面的。如前所述，男性生殖功能发育盛衰过程与天癸亦有密切关系。男子亦有天癸。天癸，男女皆有。

三、天癸的本质

马莳注释《素问》曰："天癸者，阴精也。盖肾属水，癸亦属水，由先天之气蓄极而生，故谓阴精为天癸也。"这说明天癸是属水液、阴液的一种物质。张志聪曰："天癸，天一所生之癸水也。"说明天癸是属阴、属水的一种物质，乃人身的体液之一。张介宾在《类经》中指出："天癸者，言天一之阴气耳，气化为水，因名天癸……其在人身，是为元阴，亦曰元气……第气之初生，真阴甚微，及其既盛，精血乃王，故女必二七、男必二八而后天癸至。天癸既至，在女子则月事以时下，在男子则精气溢泻，盖必阴气足而精血化耳。"《景岳全书·传忠录·阴阳》更明确指出："元阴者，即无形之水，以长以立，天癸是也。强弱系之，故亦曰元精。"可见，天癸是一种既以物质为基础，又不同于精血的无形之水。所谓无形之水，是相对于肉眼可见者，如血液、津液、汗液、泪液、尿液、精液等，人体还有一种肉眼看不见而客观存在于体内的微量体液，即无形之水，天癸就是其中一种。

四、天癸的时限性及节律性

如《黄帝内经》所述，从天癸的"二七至""二八至"和"七七竭""八八竭"，天癸有着严格的时限性，二七、二八而生，七七、八八而竭，只存在于生命的育龄阶段。在年属二七、二八之前，少男少女脏腑娇嫩，精气虽存但未充实，天癸尚未到来，故没有明显的性别特征，不能化生生殖之精，因而不具备生殖能力。二七、二八天癸至，脏腑发育完善，气血津液充盛，生殖之精随之而成熟，故阴阳合和则可育子。此种状态延续至七七、八八，在此之后，天癸竭，生殖功能逐渐衰退，女子绝经不再产生生殖之精，男子虽仍能产生一定数量的生殖之精，但质量大为降低，同时，男女性别特征也开始萎缩，性欲及性功能都大为下降。

除了时限性，天癸还有各种形式的节律性，如年节律、月节律、日节律等。在不同的时间周期中，天癸水平呈现规律性变化，天癸状态下的月节律，于女子构成月经周期的生理基础；在成年男子，外周血睾水平在秋季时最高，春季时最低，而一天之中，在清晨最高，在夜间最低，可见对于男子，天癸的年节律及日节律相对明显。

（编者：刘雁峰）

参 考 文 献

1. 刘敏如. 中医妇科学 [M]. 第 2 版. 北京：人民卫生出版社，2007.
2. 张玉珍. 中医妇科学 [M]. 第 2 版. 北京：中国中医药出版社，2007.
3. 张锁，王波，吴效科. 天癸与脏腑功能调控 [J]. 中华中医药杂志，2010，25（7）：1018-1020.
4. 陈飞，于燕，吴效科，等. 论"天癸"——本质、特点与作用探微 [J]. 光明中医，2009，24（3）：403-405.
5. 赵永明，吴效科. "天癸"的理论分析 [J]. 世界中西医结合杂志，2008，3（10）：569-571.
6. 何清湖，周兴. 男性生殖亚健康中医"以肾为本" [J]. 湖南中医药大学学报，2010，30（11）：3-5，36.

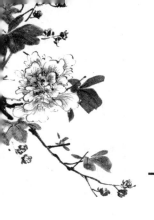

第九章　冲任与生殖

第一节　概　述

　　经络能把人体各部分组织器官联系成一个有机的整体。经络是经脉和络脉之简称，其主干称为"经"，分支称为"络"，主要包括十二正经与奇经八脉。经络系统内属于脏腑，外络于肢节，具有联系内外，沟通表里，贯穿上下，运行精微物质以养脏腑、充肌肉、泽皮毛、濡百骸和传递信息等重要生理功能。"十二正经"分属五脏和六腑。脏腑的生理功能可以通过本脏的经络来实现。"奇经八脉"对十二经脉、经别、络脉起着广泛的联系作用，并能调节和蓄溢全身精微物质，而且与生殖系统有直接联系。其中，与生殖关系最为密切的奇经八脉是冲脉、督脉、任脉、带脉，而冲、任二脉的作用尤为重要。

　　冲、任二脉的生理功能主要是通过起源、循行路线和各自功能对十二经脉气血运行起蓄溢和调节的作用，并联系奇恒之腑胞宫发挥作用。男性与女性在生殖功能方面的生理特点与病理变化，与冲、任二脉的盛衰有着直接的关系。

　　冲、任起源，说法众多，但普遍认为，二脉同源，起于胞中。如徐灵胎说："冲任二脉，皆起于胞中，上循脊里，为经络之海，此皆血之所生，而胎之所由系。"而"胞中"，在女子为胞宫，在男子为精室，是生殖之精的藏育之所。

　　冲脉在循行途中，与任脉、胃经、肾经、督脉等经脉相通，与肝经相络，使得先天、后天之精气和脏腑之气血均能汇于冲脉；任脉与全身各阴经相交会于膻中，对全身之阴经脉气有着总揽、总任的作用。

　　冲、任具有如湖泽一样的蓄存功能。如《难经·二十八难》曰："奇经八脉者……比于圣人图设沟渠，沟渠满溢，流于深湖。"李时珍《奇经八脉考》更明确地指出："盖正经犹夫沟渠，奇经犹夫湖泽，正经之脉隆盛，则溢于奇经。"即十二经脉中气血旺盛流溢于奇经，使奇经蓄存着充盈的气血发挥各自的功能。"冲为血海"，为"十二经脉之海"，广聚脏腑之血；"任主胞胎",为"阴脉之海",总司精、血、津、液等一身之阴。在肾的主导和天癸的作用下,冲、任各司其职,"二脉相资",灌注气血以传输肾气,携带天癸,联系诸经构成生理网络,使生殖轴发挥作用。

《临证指南医案》言:"血海者,即冲脉也,男子藏精,女子系胞,不孕,经不调,冲脉病也。"而任脉为阴脉之海,总任诸阴,冲为血海,任主胞胎,若冲任二脉受损,则血海不能按时满盈,胞胎也无所系,以致女子产生经带胎产诸病,如月经不调、崩漏、胎动不安、堕胎小产、不孕、带下病、妇人腹痛等。对于男子,若任脉脉气失调,可发生前阴诸病,如疝气、不育、小便不利、遗尿、遗精、阴中痛等;若冲脉脉气失调,则生男子不育及疝气诸疾。

第二节 冲脉与生殖

一、冲脉含义

"冲"有要冲之意,取冲脉为全身气血运行的要冲之意,亦可理解为枢纽、通达之意。冲脉又称"太冲脉""伏冲脉"。"太冲脉","太"者大也,因冲脉有一上行分支与肾经相并而行,合而盛大,所以谓之"太冲脉"。王冰在注释《黄帝内经》时言:"太冲者,肾脉与冲脉合而盛大,故曰太冲。""伏冲脉"是指冲脉有一伏于脏器之内的体内支,故又谓"伏冲脉"。

二、冲脉循行分布

冲脉之起源众说不一。一说起于气街(气冲)。如《素问·骨空论》云:"冲脉者,起于气街,并少阴之经,侠脐上行,至胸中而散。"又如《难经·二十八难》云:"冲脉者,起于气冲,并足阳明之经……"一说起于胞中。如《灵枢·五音五味》:"冲脉、任脉皆起于胞中,上循背里,为经络之海。其浮而外者,循腹右上行,会于咽喉,别而络唇口。"

一般认为,冲脉起于小腹之中,女子起于胞宫,男子起于精室。一支前行,并任脉出会阴,经小腹部与足阳明胃经之脉交会于气街穴(气冲),并足少阴肾经之脉与横骨、大赫、气穴、四满、中注交会,折至任脉的阴交穴,再折循肾经的肓俞而上行,并肾经的商曲、石关、阴部、通谷、幽门,夹脐旁左右各五分上行于任脉合于咽喉而落于颐口,以渗灌头面诸经,故曰冲脉"上渗诸三阳"。一支后行,上循背里入脊柱之内与督脉相通,为"经络之海",再从气街浅出体表,沿腿内侧至踝后分两支,一支进足底,一支斜入足背入足大趾趾缝与足厥阴脉相通，故又言冲脉"下灌诸三阴"。《灵枢·逆顺肥瘦》云："夫冲脉者，五脏六腑之海也……其上者，出于颃颡，渗诸阳……其下者，注少阴之大络，出于气街……其下者，并于少阴之经，渗三阴……渗诸络而温肌肉。"

冲脉在循行途中，与任脉、胃经、肾经、督脉等经脉相通，与肝经相络。胃为水谷之海，冲脉在胃经气冲穴与之交会，受后天水谷精微的供养；与肾经交会，得先天精气之资助；同时又受肝血充养。先天、后天之精气和脏腑之气血均能汇于冲脉，故有冲为"血海""五脏六腑之海""十二经之海"之论。由于冲脉的生理直接受脏腑的生理支配，其中又以肾、肝、脾胃与冲任的生理联系密切，故又有"冲脉隶于阳明，八脉隶于肝肾""病在冲任二脉，责之肾、肝、脾三经"之说。

三、冲脉与女性生殖

（一）冲为血海

王冰称"冲为血海"。冲脉在女性生理中的重要作用就主要体现在"冲为血海"上。冲脉与十二经五脏六腑有着密切关系。冲脉"上渗诸三阳"，"下灌诸三阴"，通过上下循行，得以与脏腑、三阴三阳经相联系。《灵枢·海论》中言："冲脉者，为十二经之海。"冲脉广聚脏腑之血，是十二经脉气血汇聚之处，能调节十二经脉及脏腑，使冲脉得到源源不断的供给，而冲脉气血充盛，就保证了血海旺盛，使得月经的产生、胎儿的孕育、乳汁的分泌等有了基础。

（二）冲脉与月经

张介宾言："经本阴血，何脏无之！惟脏腑之血，皆归冲脉，而冲为五脏六腑之血海，故经言太冲脉盛，则月事以时下，此可见冲脉为月经之本也。"冲脉有血海、五脏六腑之海、十二经之海之称，为月经之本。

冲脉与足阳明胃经关系密切。胃为多气多血之腑，冲脉与之交会于气街（气冲），得胃之濡养，故有言"冲脉隶于阳明"。冲脉下行支与肾脉相并而行，得肾之资助。冲脉附于肝，其调节也有赖于肝之疏泄功能。冲任二脉相通。如《灵枢·五音五味》记载："冲脉、任脉皆起于胞中……会于咽喉，别而络唇口。"由此，冲脉得肾气煦濡，脾胃滋养，肝血调节，任脉资助，血海气血调匀，下注子宫，使子宫按时发挥其蓄溢的功能，以完成月经的生理活动。

《临证指南医案》云："血海者，即冲脉也，男子藏精，女子系胞。不孕、经不调，冲脉病也。"道出冲脉是维持女性生理功能重要的基础之一。冲脉之血充盛，血海满盈，下注胞宫，女子才能有月经、胎孕的生理功能。

四、冲脉与男性生殖

（一）运行天癸

《黄帝内经集注》说："男子天癸溢于冲任，充肤热肉而生髭须。"即指天癸通过冲任二脉的运行而发挥促进第二性征发育的作用。如果冲脉损伤，则会出现性征的变化。《灵枢·五音五味》云："宦者去其宗筋，伤其冲脉，血泻不复，皮肤内结，唇口不荣，故须不生。"丹波元简注云："宦者少小时去其势，故须不生。势，阴丸也，此言宗筋，亦称睾丸而言。"说明冲脉有运行天癸以发挥其作用的功能。

（二）滋生精液

冲脉起于精室，隶属于肾。天癸、肾气可经冲脉直达精室，促进生殖之精的产生与成熟。冲为血海，血能化精，是精的物质基础，冲脉充盛，则精液之化源丰富。正如《临证指南医案》所说："血海者，即冲脉也，男子藏精，女子系胞。不孕、经不调，冲脉病也。"如冲脉血亏，可致不孕不育等病症。

（三）充养外肾

外肾，即男子外生殖器，主要包括睾丸和阴茎。外肾的发育和性功能的发挥，必须有大量的气血供给，气血来源于脾胃所化生的后天水谷精微。外肾受阳明经与冲脉输送的气血以充养。如《素问·痿论》说："冲脉者，经脉之海也，主渗灌溪谷，与阳明合于宗筋，阴阳揔宗筋之会，会于气街……"

第三节　任脉与生殖

一、任脉含义

"任"有担任、妊养、承担之意。

二、任脉循行分布

任脉之起源，有谓起于中极之下者。如《素问·骨空论》云："任脉者，起于中极之下，以上毛际，循腹里上关元，至咽喉，上颐，循面入目。"有谓起于胞中者。如《灵枢·五音五味》云："冲脉、任脉皆起于胞中。"现多认为，任脉起于小腹内，女子起于胞宫，男子起于精室，出于会阴，经曲骨以上毛际，沿腹部正中线上行，至中极、关元，行腹里，过石门、气海至阴交，经脐中神阙穴而止，过水分、下脘、建里、中脘、上脘、巨阙、鸠尾、中庭，与全身阴脉会于膻中（胸中）。上行经玉堂、紫宫、华盖、璇玑、天突、廉泉（阴维脉与之交会）而至咽喉，再上颏部，过承浆绕口唇，上至督脉经龈交穴而分行，止连两目下中央，交足阳明、阳跷脉于承泣穴。其分支出胞中，向后与督脉、足少阴之脉相并入脊里。

任脉通过经络与全身阴脉会于膻中。任脉在循行途中，除了与上述冲脉、督脉、阳跷脉、阴维脉相通外，与胃经交会，得胃气濡养；与肝、脾、肾三经分别交会于曲骨、中极、关元，取三经之精血以为养。可见，从循行上看，任脉的功能也是以脏腑之阴精为基础的。

三、任脉与女性生殖

（一）总司诸阴

任脉主一身之阴，总司人体的精、血、津、液。任脉与各阴经相通，担任着机体阴液的输注，从而濡养脏腑、经络、四肢百骸，故称"阴脉之海"。任脉之气通，才能使胞宫有行经、带下、妊胎等生理功能。

1. 滋养冲脉，维系月经　人体精、血、津、液皆为任脉所司，与肝、脾、肾三经分别交会，三经之精血都汇于此，并得督脉相配，乃使任脉的经气疏通，任脉通盛，可不断供给冲脉以阴血，冲任相资，促使月经按期来潮，维系月经的生理现象。

2. 司化泌泻带液　任脉除秉承阴血、津液化月经妊胞胎外，其所司之阴液的一部分还要转化为带液，这一女性特殊生理，也是在脏腑所产生的阴液协助下完成的。《素问·逆调论》中提到："肾者水脏，主津液。"肾气充沛，开阖有司，则阴液会不断输入任脉，任脉则担当着将一部分阴液司化为生理带下，布露于子宫、阴道，以润泽窍壁，故任脉有司化泌泻带液的生理功能。

3. 任主胞胎　王冰曰："谓之任脉者，女子得以妊养也。"其主胞胎的基础是总司人体精、血、津、液，构成了妊养之本，其又与子宫相连接，所以任脉精气的充盛与流通，为孕育胎儿创造了有利条件。

此外，任冲二脉需相互配合，在脏腑的资助下完成其功能。正如王冰所言："冲脉任脉，皆奇经脉也，肾气全盛，冲任流通，经血渐盈，应时而下。冲为血海，任主胞胎，二者相资，故能有子。"女子冲任二脉皆源于胞中，其循经最主要之处在女性特有生殖器官，故其作用与经、带、胎、产、乳有密切关系。脏腑生理功能正常，肾气充盛，天癸泌至，肝气调和，气血调匀，则任通冲盛，月事依时而下，生理白带津津常润，胎孕得固，乳汁充盛。所以言及女性之生殖功能无不言及冲任二脉。

四、任脉与男性生殖

(一)通行天癸，维系性征

任脉与冲脉共同发挥通天癸、促性发育的作用。任脉对维系性征也起着重要作用。先天冲任不盛，可影响外肾、胡须等性征的发育，损伤冲任二脉还可导致性征的丧失。《灵枢·五音五味》云："其有天宦者，未尝被伤，不脱于血，然其须不生……此天之所不足也，其任冲不盛，宗筋不成，有气无血，唇口不荣，故须不生。""天宦"指的是男子先天性生殖器发育不全者。

(二)化生精液以生育

男子二八任脉通，天癸至，促使精室化生生殖之精。任脉还统摄全身属于阴的精微物质，而这些物质是生殖之精的物质基础。男子任脉充盛，精化有源，精室的生殖之精才能正常产生、充沛和溢泻，才能备具生育能力。

由于任脉具有促进男性外肾与副性征的发育并能化生生殖之精而主生育的特殊功能，故任脉为病可导致外肾发育不良、生育力低下以及性征丧失或出现疝气等疾病。《素问·骨空论》云："任脉为病，男子内结七疝。"

第四节 冲任失调对生殖功能的影响

冲、任二脉皆起于胞中，环绕唇口。"胞中"在女子为子宫，在男子为精室，是生殖之精的藏育之所。"冲为血海"，为"十二经脉之海"，能调节十二经的气血；"任主胞胎"，为"阴脉之海"，与足三阴经肝、脾、肾会于曲骨、中极、关元，因此任脉对人体的阴经有调节作用。天癸对人体的生长、发育与生殖功能的影响，主要通过冲任二脉以实施，因此冲任失调必然导致妇科及男科诸疾。在生殖方面，总体而言，冲、任二脉的病理变化，主要表现在对生殖功能和性征的影响。

女子经期产时，忽视卫生，感染邪毒，搏结胞宫，损伤冲任，可致月经不调、崩漏、带下病、产后发热等。久居湿地，冒雨涉水，或经期游泳，寒湿之邪，侵袭胞宫，客于冲任，血为寒湿凝滞，可致痛经、闭经、癥瘕等。跌仆闪挫，外伤（含宫腔手术创伤），房事不节，或"合之非道"（不洁性交或经期性交），可直接伤及胞宫，冲任失调，可导致月经不调、崩漏、胎动不安、堕胎小产、不孕、带下病、妇人腹痛等疾病。男子先天禀赋不足或久病失养，或思虑过度，或饮食不节，脾气受伤，统摄无权，或情志不畅，肝血失藏等均可致冲任失调，冲任二脉为血、阴之海，冲任失调则血行不畅，滞涩经脉可致乳病、乳癖等病；气滞逆而上行，还可导致冲疝等病。

冲、任二脉起源于胞中，循行于躯体之前，会于咽喉，络于唇口，故对第二性征的发育与成熟也起着重要作用。男女青春期前后出现的乳房、声音、喉结、胡须等两性分化，即是在冲任的作用下完成的。若先天不足，或后天损伤，皆会导致性征异常。《灵枢·五音五味》云："今妇人之生……冲任二脉，不荣口唇，故须不生焉。""士人有伤于阴，阴气绝而不起，阴不用，然其须不去，其故何也？宦者独去，何也？愿闻其故。岐伯曰：宦者去其宗筋，伤其冲脉，血泻不复，皮肤内结，唇口不荣，故须不生。"

冲、任二脉还通过与其他经络的联属，贯穿内外表里，旁通博达，从而与五脏六腑、四肢百骸均有不同程度的联系。冲任二脉通过这些联系，将天癸的作用扩展到全身。

（编者：刘雁峰）

参 考 文 献

1. 肖承悰. 中医妇科临床研究［M］. 北京：人民卫生出版社，2009.
2. 张玉珍. 中医妇科学［M］. 北京：中国中医药出版社，2013.
3. 马宝璋，齐聪. 中医妇科学［M］. 北京：中国中医药出版社，2013.
4. 罗颂平，孙卓君. 中医妇科学：案例版［M］北京：科学出版社，2007.
5. 王琦. 王琦男科［M］. 北京：中国中医药出版社，2012.
6. 徐福松. 徐福松实用中医男科学［M］. 北京：中国中医药出版社，2009.
7. 温景荣，马晓辉. 对"任主胞胎"理论的思考［J］. 天津中医药大学学报，2014（1）：9-10.
8. 邢克欣，尚德阳. 论任督冲三脉与肾关系［J］. 辽宁中医药大学学报，2014（10）：85-87.
9. 胡海燕，杨新鸣，吴效科. 浅谈当代妇科"冲任"名家的学术思想［J］. 世界中西医结合杂志，2011，6（11）：928-930，934.

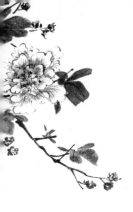

第十章　胞宫为生殖之脏

一、胞宫的概念及名称衍变

胞宫，指女性内生殖器官，与西医学的"子宫"一词相近。

胞宫在 2000 多年前成书的《黄帝内经》中，被称之为"女子胞"。《素问·五脏别论》曰："脑髓骨脉胆女子胞，此六者地气之所生也，皆藏于阴而象于地，故藏而不泻，名曰奇恒之府。"其在《灵枢·五色》中名为"子处"，曰："面王以下者，膀胱子处也……女子在于面王，为膀胱子处之病，散为痛，抟为聚，方员左右，各如其色形。"又被概指为"胞中"，《灵枢·水胀》和《灵枢·五音五味》中均有相关记载。

我国现存最早的药物学专著《神农本草经》，在"紫石英"条下，首见"子宫"一词，谓该药"味甘温。主心腹咳逆，邪气，补不足，女子风寒在子宫，绝孕十年无子"。而在《神农本草经》"槐实"条下，出现"子藏"之称，曰槐实"味苦寒。主五内邪气热，止涎唾，补绝伤，五痔火疮，妇人乳瘕，子藏急痛"。故后世亦称胞宫为"子藏"。

汉代张仲景的《伤寒论》和《金匮要略》论及"热入血室"，系代指胞宫。历代医家有不同解释，明代张介宾在《类经附翼》中云："故子宫者，医家以冲任之脉盛于此，则月事以时下，故名之曰血室。"宋代陈自明、近代陆渊雷亦宗此说。现代中医妇科学泰斗罗元恺先生 1984 年在其点注张介宾《妇人规》时认为："血室即指子宫之说，较为允当。"但此处之子宫，并非西医妇科学解剖意义上的子宫，其广义概念更接近于"胞宫"。

此外，唐代《备急千金要方·妇人方》称胞宫为"儿生处"；北宋《太平惠民和剂局方》《圣济总录》称胞宫为"血脏""胎脏""宫脏"；清代《医宗金鉴》"转胞条"称胞宫为"血胞"。

胞宫作为专有名词出现较晚。北宋朱肱《类证活人书》云："热入胞宫，寒热如疟。"南宋齐仲甫《女科百问》、陈自明《妇人大全良方》，以及元代罗天益《卫生宝鉴·妇人门》均引用该名称。

中华人民共和国国家标准中的《中医临床诊疗术语证候部分》《中医病证分类与代码》，中华人民共和国中医药行业标准《中医病证诊断疗效标准》，以及普通高等教育中医药类规划教材《中医妇科学》均主张以"胞宫"作为女性生殖器官的正名，并描述其病理病证。

《灵枢·水胀》记载："石瘕生于胞中，寒气客于子门……气不得通……"《类经》注释曰："子门，系子宫之门也。"即西医解剖学暴露于阴道部分的子宫颈口。

二、胞宫连属组织名称

（一）胞脉、胞络

胞脉，即隶属于子宫的血脉，可将阴血下注于子宫以维持其功能。《素问·评热病论》曰："……月事不来者，胞脉闭也，胞脉者属心而络于胞中，今气上迫肺，心气不得下通，故月事不来也。"也有学者认为，胞脉指冲任二脉，因同起于胞中而得名。

胞络，是子宫的络脉，具有络属、维系作用。《素问·奇病论》云："胞络者系于肾，少阴之脉，贯肾系舌本……"《罗元恺论医集》指出："女子胞有其附属组织，如输卵管、卵巢、各种韧带等，这是络于胞宫的组织，可以概括为胞络。"张志聪指出胞络为冲脉，曰："胞络者，胞之大络，即冲脉也。"而杨上善、王冰认为胞络为心包络，马莳、张介宾则认为胞络是胞宫络脉。现代妇科后学也以认为胞络为胞宫之络脉者为最多。

（二）前阴、廷孔、篡间、毛际

《素问·厥论》云："前阴者，宗筋之所聚，太阴阳明之所合也。"王冰注释曰："宗筋侠脐，下合于阴器，故云前阴者宗筋之所聚也。"此处之前阴，即生殖器官的外露部分，而阴器，则应是生殖器官的概称。

《素问·骨空论》曰："任脉者，起于中极之下，以上毛际……""……督脉者，起于少腹以下骨中央，女子入系廷孔，其孔，溺孔之端也。其络循阴器合篡间，绕篡后，别绕臀，至少阴与巨阳中络者，合少阴上股内后廉，贯脊属肾……"经文中的"中极之下"和"少腹以下骨中央"乃胞宫所处的部位；廷孔即阴道外口；篡间，王洪图认为指会阴部。王冰注释《素问·气府论》任脉之会阴穴："谓会阴一穴也，自曲骨下至阴，阴之下两阴之间则此穴也，是任脉别络侠督脉者冲脉之会……"

《灵枢·经脉》尚有关于"足少阳胆之脉……绕毛际"和"肝足厥阴之脉……循股阴入毛中"等描述；经文中所言"毛际""毛中"，是阴毛生长之处，即指阴阜。

三、胞宫的解剖位置

中医学经典著作论及的胞宫解剖形态及位置，与西医学基本相近。如元代朱丹溪《格致余论·受胎论》曰："阴阳交媾，胎孕乃凝，所藏之处，名曰子宫。一系在下，上有两歧，一达于左，一达于右。"明代张介宾《类经附翼》中指出子宫"居直肠之前，膀胱之后"；并在《妇人规》中补充丹溪之说，描述子宫"中分为二，形如合钵"。说明胞宫位于下焦，居直肠与膀胱之间，形态中空，是女性承担胎孕的重要生殖器官。

四、胞宫的生理功能

《素问·上古天真论》云："女子七岁，肾气盛，齿更发长。二七而天癸至，任脉通，太冲脉盛，月事以时下，故有子。"胞宫被称为"奇恒之腑"，因其不同于五脏六腑，既有五脏之"藏精气而不泻"的主藏功能，以产生月经、津津成带、种子育胎为主，又有六腑之"传化物而不藏"的主泻功能，包括按月行经、分泌带下、娩出胎儿、排除恶露。作为奇恒之腑，其能藏能泻，而藏泻有序。中医学胞宫的名称概念，比西医解剖学的子宫更为广泛，涵盖了输卵管、卵巢和阴道部分的生理功能，故明代张介宾《类经·藏象类》称："女子之胞……子宫是也，亦以出纳精气而成胎孕者为奇。"

从胞宫名称的衍变可以看出，当以子藏、子处、子宫之"子"命名时，侧重了其"胎产"的生理功能；而当以血室、血脏之"血"命名时，则偏重其"经血"的生理功能。十月怀胎以藏为主，一朝分娩由藏转泻；月经之前以藏为主，月经来潮则以泻为顺。胞宫的藏泻功能是人体动静结合、阴阳转换、气血运行的具体表现。

五、胞宫与脏腑经络的联系

（一）胞宫与五脏

《素问·奇病论》云："胞络者系于肾，少阴之脉，贯肾系舌本……"心开窍于舌，《灵枢·论疾诊尺》云："女子手少阴脉动甚者，妊子。"提示胞宫通过胞络可与少阴心肾密切相关。

《灵枢·经脉》曰："肾足少阴之脉……上股内后廉，贯脊属肾络膀胱；其直者，从肾上贯肝膈，入肺中，循喉咙，挟舌本；其支者，从肺出络心，注胸中。"又曰："肝足厥阴之脉……交出太阴之后，上腘内廉，循股阴入毛中，过阴器，抵小腹，挟胃属肝络胆……"说明胞宫可通过胞络等连属肾经，进而与心、肝、肺经等相连。

（二）胞宫与奇经

《灵枢·忧恚无言》说："足之少阴，上系于舌，络于横骨，终于会厌……会厌之脉，上络任脉……"论述肾经与任脉相通。《灵枢·五音五味》云："冲脉、任脉皆起于胞中，上循背里，为经络之海。"《素问·骨空论》记载督脉"女子入系廷孔……其络循阴器合篡间"及"贯脊属肾……上额交巅上，入络脑……"由此可证，冲任督脉一源三歧，同起于胞中，并与脑和肝肾经等皆有交会。

（三）胞宫与六腑

《素问·痿论》云："阳明者，五脏六腑之海，主润宗筋，宗筋主束骨而利机关也。冲脉者，经脉之海也，主渗灌溪谷，与阳明合于宗筋，阳明揔宗筋之会，会于气街，而阳明为之长，皆属于带脉，而络于督脉。"此即是人体"冲脉隶于阳明"的生理基础，又说明胞宫可借冲脉、带脉、督脉与阳明相联系。《灵枢·本输》论述阳明涵盖了胃与大肠、小肠，其言："胃出于厉兑……复下三里三寸为巨虚上廉，复下上廉三寸为巨虚下廉也，大肠属上，小肠属下，足阳明胃脉也；大肠小肠，皆属于胃，是足阳明也。"胞宫也可凭连属肾、心、肝、肺经而间接与膀胱、大小肠、胆经相连。

《素问·厥论》云："前阴者，宗筋之所聚，太阴阳明之所合也。"《难经·二十八难》云："冲脉者，起于气冲，并足阳明之经……至胸中而散也。"足证，胞宫可经冲任督带与太阴阳明相连；后天脾胃可不断化生气血，储存于血海，供养胞宫。

（四）胞宫与脑髓

肾主骨、生髓，髓通于脑。《灵枢·经脉》曰："足阳明之别，名曰丰隆……别走太阴；其别者……上络头顶，合诸经之气，下络喉嗌。"《灵枢·海论》曰："胃者水谷之海，其输上在气街，下至三里。冲脉者，为十二经之海，其输上在于大杼，下出于巨虚之上下廉……脑为髓之海，其输上在于其盖，下在风府。"《灵枢·本输》云："颈中央之脉，督脉也，名曰风府。"经文所谓"其盖"，即百会穴。

六、胞宫病变举隅

1. 女性因阳明胃肠病变，或心脾病变累及阳明，皆可影响胞宫的功能导致闭经。如《素问·阴阳别论》言："二阳之病发心脾，有不得隐曲，女子不月；其传为风消，其传为息贲者，死不治。"

2. 《素问·评热病论》云："……月事不来者，胞脉闭也，胞脉者属心而络于胞中，今气上迫肺，心气不得下通，故月事不来也。"胞脉与五脏相连，故胞脉阻滞，可影响肺气功能，使治节、肃降失职，并干扰心气下交于肾、下通于胞宫而致闭经。

3. 五脏病变可传及胞宫胞络。例如《灵枢·经脉》说："肝足厥阴之脉……循股阴入毛中，过阴器，抵小腹，挟胃属肝络胆……与督脉会于巅……复从肝别贯膈，上注肺。是动……丈夫㿗疝，妇人少腹肿……"《素问·脉解》也有相同记载："厥阴所谓癫疝，妇人少腹肿者……"病证与肝郁不舒，日久气滞血瘀妇人腹痛相近似。

4.《素问·骨空论》云："任脉为病，男子内结七疝，女子带下瘕聚。冲脉为病，逆气里急。督脉为病，脊强反折。督脉者，起于少腹以下骨中央，女子入系廷孔，其孔，溺孔之端也。其络循阴器合篡间，绕篡后，别绕臀，至少阴与巨阳中络者，合少阴上股内后廉，贯脊属肾，与太阳起于目内眦，上额交巅上，入络脑，还出别下项，循肩髆内，侠脊抵腰中，入循膂络肾；其男子循茎下至篡，与女子等；其少腹直上者，贯脐中央，上贯心入喉，上颐环唇，上系两目之下中央。此生病，从少腹上冲心而痛，不得前后，为冲疝。其女子不孕，癃痔遗溺嗌干。"

5. 摄生不慎或体虚感受外邪者，同样可累及冲脉、阳明或子门，干扰胞宫功能，甚至使体内形成积聚。《灵枢·百病始生》记载："是故虚邪之中人也，始于皮肤……留而不去，传舍于伏冲之脉，在伏冲之时，体重身痛。留而不去，传舍于肠胃，在肠胃之时，贲响腹胀，多寒则肠鸣飧泄，食不化，多热则溏出麋。留而不去，传舍于肠胃之外，募原之间，留著于脉，稽留而不去，息而成积。"《灵枢·水胀》云："石瘕生于胞中，寒气客于子门，子门闭塞，气不得通，恶血当泻不泻，衃以留止，日以益大，状如怀子，月事不以时下。皆生于女子，可导而下。"

6. 对面部形色望诊，可知胞宫气血病变。如《灵枢·五色》有言："女子在于面王，为膀胱子处之病，散为痛，抟为聚，方员左右，各如其色形。"

7. 情志异常可致胞宫病变发生血崩。如《素问·痿论》曰："悲哀太甚则胞络绝，胞络绝则阳气内动，发则心下崩，数溲血也。"

8. 胞宫病变不仅表现为月经异常，也包括不孕、发热、带下诸证，凡外感六淫、内伤七情、禀赋不足、饮食不节、气机不畅、痰浊内阻、瘀血停滞、冲任失调等，皆可导致脏腑经络气血的功能失常，引起胞宫病变。《类证活人书》云："产后伤风，热入胞宫，寒热如疟。"《妇人规》记载："欲绵瓜瓞，当求基址。"《类证治裁》曰："胞宫血涸，胎形不长。"清代张璐在《张氏医通》中曰："带下之证，起于风气寒热所伤，入于胞宫，从带脉而下，故名为带。"

（编者：许 昕）

参 考 文 献

1. 黄照环，卢军. 妊娠脉从"心"说 [J]. 江西中医药，2011，42（347）：6.
2. 薛梅，张建伟. 胞宫源流浅考 [J]. 江苏中医药，2014，46（3）：71-72.
3. 肖成惊. 中医妇科临床研究 [M]. 北京：人民卫生出版社，2009.
4. 徐爱良，王春荣，严暄暄. 论奇恒之腑辨证 [J]. 湖南中医药大学学报，2013，33（1）：61.

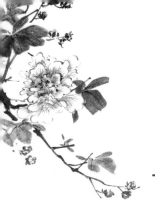

第十一章　中医对卵巢的认识

《素问·上古天真论》曰："女子七岁，肾气盛，齿更发长。二七而天癸至，任脉通，太冲脉盛，月事以时下，故有子……"月经的产生是女子受孕、孕育胎儿的开始。胞宫定期藏泻、月事因时而下，主持女性正常生殖功能。

西医学认为，卵巢周期性排卵是女子受孕的基础。卵巢功能受下丘脑、垂体的调控，应具有规律的周期性。卵巢周期包括卵泡期（卵子的募集、发育）、排卵期（排出卵细胞）、黄体期（排卵后形成黄体生成，使子宫内膜呈分泌相改变以利于孕卵着床）。通俗地讲，卵巢的功能就是周期性的"长"卵与"排"卵。"长"为藏，"排"为泻，故可将卵巢的功能概括为藏与泻两大方面。中医藏象理论中论述的奇恒之腑，多为中空的管腔或囊性器官，其形态似腑而非腑；具有类似于五脏贮藏精气的作用，功能似脏而非脏。《素问·五脏别论》曰："脑髓骨脉胆女子胞，此六者地气之所生也，皆藏于阴而象于地，故藏而不泻，名曰奇恒之府。"除胆属六腑外，都没有和五脏的表里配属关系，但有的与八脉相联系。女子胞，又名胞宫，其范畴包含了西医学的子宫。根据西医学的知识，卵巢与子宫各自互为对方最重要的脏腑。卵巢形态实质似五脏，功能上周期性的生成与排出卵子，藏泻有时。胞宫为奇恒之腑，卵巢与之相对应，可称为"奇恒之脏"。

第一节　从隶属关系看卵巢为奇恒之脏

一、胞脉的隶属关系

古代医家将附于子宫的脉络称为胞脉。《素问·评热病论》曰："胞脉者属心而络于脉中。"又云："月事不来者，胞脉闭也。"胞脉主行月经、养胞胎。胞脉气血冲盛，阴血下注于胞宫，胞宫出纳精气，孕育胞胎以维持正常功能。结合西医学卵巢的功能认识，卵巢属于胞脉范畴，可调控子宫并促使其周期规律性地完成生理功能。

二、解剖的隶属关系

西医学研究表明，子宫为一肌性器官，共有 4 对韧带，分别为圆韧带、阔韧带、主韧带和宫骶韧带。借以维持子宫的正常位置。卵巢为一对扁椭圆形的性腺，位于输卵管的后下方，内由卵巢固有韧带与子宫相连，借卵巢系膜连接于阔韧带后叶。《素问·五脏别论》云："脑髓骨脉胆女子胞，此六者地气之所生也，皆藏于阴而象于地，故藏而不泻，名曰奇恒之府。"子宫属"胞宫"范畴，结合卵巢与子宫功能上的相关性，兼以二者在解剖上的紧密相连，卵巢可称之为"奇恒之脏"。

三、功能的隶属关系

卵巢亦有藏泻功能。《素问·五脏别论》曰："所谓五脏者，藏精气而不泻也，故满而不能实；六腑者，传化物而不藏，故实而不能满也。"奇恒之腑在形态上中空有腔，与六腑相类；功能上储藏精气，与五脏相同。卵巢在卵泡期随着卵泡的生长发育，分泌卵泡液，而在卵子成熟后将其排出。由此可见，卵巢具有藏泻双重功能，亦印证卵巢属于奇恒之脏。

子宫与卵巢的功能，皆非生而显现，二者都是与肾气的盛衰密切相关。以肾气为基础，在天癸的激发推动作用下，逐渐显现出功能，并随着天癸的竭止而终止。子宫与卵巢，可以被认为是一对相互关联的"脏腑"，子宫属胞宫为奇恒之府，卵巢当属"奇恒之脏"。

第二节 从藏泻功能看卵巢为奇恒之脏

一、卵巢藏泻有时

正常月经周期的维持与卵巢功能的周期性息息相关。卵巢自身也存在周期性的变化规律，在月经周期的各个阶段表现不同的藏泻功能。

经后期（卵泡期）卵泡发育，主要表现为"藏"。经水适净，血海空虚，血室已闭，胞宫藏而不泻，通过肾之封藏蓄养阴精。此期卵巢积肾中阴阳，但以阴长为主。

经间期（排卵期）卵子排出，则表现为"泻"。阴精渐充，重阴必阳，阴阳转化之时，加上心肾阳气的鼓动，人之元精泻出，所谓"氤氲期"也，即成熟卵泡卵子排出的过程。

经前期（黄体期）卵泡已排，成熟卵泡破裂后形成黄体，亦表现为"藏"。重阴转阳后，阴充阳旺，冲任充盛，为孕育胎儿做好准备。如胎元已结，则藏而不泻，维持胞胎生长。

行经期（月经期）如未结胞胎，则重阴转阳，血室重开，月经来潮，其表现以泄为主。

二、卵巢藏泻的调节

卵巢藏泻功能的调节主要来自于肾、脾、肝。

《素问·六节藏象论》云："肾者主蛰，封藏之本，精之处也。"肾作为藏精之脏，寓元阴元阳，为天癸之源，冲任之本，是生长、发育、生殖的根本。"胞脉系于肾"，卵巢属胞脉范畴，其功能亦受到肾的调节。只有肾气充盛，肾阴阳平衡，天癸才能泌至，冲任两脉才能通盛，使血海满盈，胞脉精气充盛，卵巢得以蓄积人之元精，适时而泄。

脾为气血生化之源，运化水谷，输布精微。卵巢所藏虽为人之元精，但原始之精的生长成熟与排出都离不开后天水谷的营养支持。

肝藏血，主疏泄，且与肾同处下焦，乙癸同源，相互化生。若肝失疏泄，卵巢则藏泻非时，应藏不藏，当泻不泻，从而导致排卵障碍。通过肝的藏血与疏泄功能调节卵巢周期性藏泻功能并使血海蓄溢有常，月经如期潮至。

此外，肝肾同源，脾肾相资，三脏之间相互关系密切，共同完成对卵巢藏泻功能的调节。

三、卵巢藏泻有时的调节

《格致余论·阳有余阴不足论》云："主闭藏者肾也，司疏泄者肝也。"卵巢藏泻有时主要依靠肾之封藏及肝之疏泄功能的调控。《鬼谷子·捭阖》曰："阳动而行，阴止而藏；阳动而出，阴隐而入。"肾主乎入、主乎静、主乎藏；肝主乎出、主乎动、主乎泻，二者对立统一、相反相成，调节和维持卵巢正常生理功能，月经依时来潮。

第三节　卵巢藏泻失司与排卵功能障碍

卵巢具有生殖与内分泌两个方面的功能。这两个功能归结到底，还是以生殖功能为根。卵巢的生殖功能主要体现在卵巢的正常排卵功能。排卵功能异常，其内分泌会随之而紊乱。卵巢的排卵障碍，即中医学所指的卵巢"藏泻"失司。藏泻失司可表现为封藏异常和疏泄异常。

一、封藏异常

(一) 收藏不足

卵巢蓄积人之元精缓慢，发生在卵泡期则表现为卵泡期延长，多伴有黄体功能不足。

临床主要有以下原因：

1. 肾阴虚，阴精不足，生化乏源，以致卵泡期延长。治以滋补元阴，益肾填精，方用二至丸加减。

2. 脾虚运化不足，阴精无以化生，阴长不足，卵泡发育缓慢，卵泡期延长。治以健脾补气，养血生精。方用归脾汤，酌加黄精、山茱萸等生精之品。

3. 肝疏泄失司，影响卵巢功能，当藏不藏，卵子成熟障碍，卵泡期延长。治以滋阴疏肝，方用一贯煎加减。

此外，卵泡期肾、脾、肝阴虚，阴长不足，势必导致黄体期阳无以充，影响黄体功能。可分别用六味地黄丸、归脾汤、左归丸酌加四物汤对症治疗。

(二) 藏而不泻

卵巢过度蓄积人之元精，"藏"之功能过盛，致当泻不泻，卵子成熟后不能顺利排出，最终形成黄素化未破裂卵泡综合征（LUFS）。

临床主要见于以下几方面：

1. 平素抑郁、情志不遂，肝气郁结，疏泄不及，致卵子不能如期自卵巢排出。治以疏肝解郁，方用逍遥散，酌加行气之品，如玫瑰花、佛手、制香附等。

2. 经期或产后余血未净之际，涉水感寒，或不禁房事，致邪与血结，瘀阻胞脉，血运迟滞，排泄延迟。治以活血化瘀，方用桃红四物汤。

3. 素体肥胖，或嗜食肥甘厚味，或脾虚失运，痰湿内盛，滞于冲任，胞脉瘀阻，水湿内停，致卵泡难以排出。治以利湿化痰，方用桂枝茯苓丸加减。

二、疏泄异常

1. 泻之过早 主要与肝脏有关。卵巢处于收藏阶段，若肝气疏泄太过，可导致小卵泡排卵。治以平肝抑郁，方用丹栀逍遥散。

2. 泻之过迟 主要与脾脏有关。脾虚痰湿滞于冲任，胞脉不通，致排卵延迟，表现为优势卵泡形成后卵泡继续增大而不排出，最终可导致卵泡黄素化。治以利湿化痰通脉，方用启宫丸。

（编者：连 方）

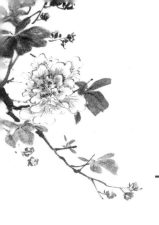

第十二章　中医生殖轴

一、罗元恺提出"肾气-天癸-冲任-子宫"轴的概念

中医学妇科体系中"肾-天癸-冲任-胞宫"生殖轴理论，在最近 30 多年已经得到学界和临床的普遍认可。早在 1982 年全国首届中医妇科学术研讨会上，中医学及妇科名家罗元恺即以"肾气、天癸、冲任与生殖"为题，阐述了"肾气、天癸、冲任的作用；肾气、天癸、冲任与生殖的关系"。罗元恺据《素问·上古天真论》的经典理论，参阅历代医家的相关论述，探讨和归纳肾气、天癸、冲任的内涵及其关系，最终提出"肾气→天癸→冲任→子宫是直接联系并相互协调以调节妇女性周期的一个轴"，从而确立中医学"肾-天癸-冲任-子宫"的生殖轴概念，这是中医学术界首见的中医妇科学生殖轴理论的雏形。继之，妇科后学进一步修定为"肾-天癸-冲任-胞宫"生殖轴，并已被国家规划教材广泛引用。

《素问·上古天真论》记载："女子七岁，肾气盛，齿更发长。二七而天癸至，任脉通，太冲脉盛，月事以时下，故有子……七七，任脉虚，太冲脉衰少，天癸竭，地道不通，故形坏而无子也。"此段经文明确指出，区别于男子与老幼的育龄妇女，其主要生理特点是月经与妊娠，两者均与肾气、天癸、冲任二脉和胞宫密切相关。

二、夏桂成提出"心-肾-子宫轴"的概念

20 世纪 90 年代，夏桂成在长期临床实践与科研中发现心肾对于月经周期节律、生殖节律的主导作用。在继承前人理论基础上，提出：肾属下焦，主泌尿生殖，相当于卵巢的作用；心位于上焦，主神明，涵盖了部分脑之功能，相当于下丘脑、垂体的作用。其援易入医，应用后天太极八卦理论，坎离与心肾关系，创立了女性心-肾-子宫生殖轴理论。夏桂成认为，月经周期的圆运动规律，更多的是与内在的心-肾-子宫生殖生理轴，即心肾交合圈、任督循环圈之间的关系，有如太极图中阴阳两个小圈的活动，联系起来反映外圈大圆运动规律。

据《黄帝内经》理论可知，所谓心（脑）者，君主之官（元神之府），

是躯体脏腑经络的主宰。心主神明，包括脑的功能。脑为髓海，肾者藏精、生髓，髓自精生，髓通于脑，脑养于髓；心肾相交，亦体现在精髓相通方面，心脑通过骨髓与肾关联。心脑为神之所藏，精能生髓，髓能养神，精亦能养神，神亦能驭精，特别是心神能够驾驭生殖之精。

男女精卵的排出及孕育，均与心脑有关。心（脑）主神明，主宰精卵的发育和排出，亦对子宫有主宰作用，在生殖生理中具有主控功能。心、肾、子宫三者间通过冲任督脉及胞脉、胞络发生联系，胞之络脉上通于心，下通于肾，肾与子宫受命于心脑，故排出精卵、行止月经、泌至天癸、孕育子嗣、分娩胎儿，均与心（脑）主神明作用息息相关。女性月经与生殖等周期节律的阴阳消长、阴阳转化，必须依赖心-肾-子宫轴的纵横反馈作用方能完成。

三、肾-天癸-冲任-精室或胞宫构成人体生殖藏象系统

中医学的男女性生殖轴系统，是由肾-天癸-冲任-精室或胞宫这些要素组成的一个有机整体，共同完成精气溢泻、月经和胎产的功能。这个系统是人体整个大系统中一个相对独立的子系统，其所主司的生殖功能也会受到整个人体内外大环境的影响。肾（心脑）、天癸、冲任、精室或胞宫，在生殖轴的功能系统中，各有其不同的生理特点，各司其职，又相互联系、相互协同完成生殖系统的功能。

在此生殖轴系统中，肾起主导作用，为生殖轴之元帅；天癸的作用是发动和行使，为生殖轴之将校；冲任二脉起联系、调节、转输和供养作用，为生殖轴之车驿；精室、胞宫的作用是具体反应与执行，为生殖轴之士卒。五脏六腑，尤其是后天脾胃，通过不断补充气血、化生后天之精，对生殖轴发挥"后天之本"的辅助调节作用。

（一）肾为生殖轴之帅

1. 肾藏精，精化气，肾气主生殖 《周易》曰："天地氤氲，万物化淳；男女媾精，万物化生。"《黄帝内经》对于肾精及其功能有多处记载。如《灵枢·本神》曰："生之来，谓之精。"《灵枢·决气》曰："两神相搏，合而成形，常先身生，是谓精。"《素问·六节藏象论》云："肾者主蛰，封藏之本，精之处也。"肾主生殖的功能，是通过肾藏"生殖之精"化生肾气而实现的。正如《素问·上古天真论》所言：女子七岁肾气盛，"二七而天癸至，任脉通，太冲脉盛，月事以时下，故有子……"；男子八岁肾气实，"二八，肾气盛，天癸至，精气溢泻，阴阳和，故能有子……"而肾藏精中的"生殖之精"，以西医学理论加以诠释，就是生殖细胞——精子和卵子，以及精子与卵子结合后的受精卵。

2. 先天之精与后天之精　肾为先天之本。《灵枢·经脉》曰："人始生，先成精。"肾的生理作用是维系人体生命活动的根本，也是男女生殖功能发育成熟、维持正常以及构成胚胎的原始物质基础。肾藏之"精"，当有"先天之精"与"后天之精"之分。其"先天之精"源于父母，是人类繁殖后代的"生殖之精"。《素问·上古天真论》指出：女子至"五七"，男子至"五八"，肾气作用将逐渐减弱，并以"阳明脉衰"或"三阳脉""阳明之气"衰竭于上为代表，强调若没有后天补充，随着年龄增长肾精储备会消耗减少，生殖功能将消失殆尽。故《经》曰："肾者主水，受五脏六腑之精而藏之，故五脏盛乃能泻。"李东垣《脾胃论·脾胃虚则九窍不通论》曰："真气又名元气，乃先身生之精气也，非胃气不能滋之。"《医宗金鉴·删补名医方论》曰："先天之气在肾，是父母之所赋；后天之气在脾，是水谷之所化。"脾胃为后天之本，其所化生的水谷精微物质，不断下泻滋养于肾，即可称为"后天之精"。无论先天抑或后天之精，其化生肾气，体现男女之生殖功能，均仰仗于人体五脏六腑功能的正常运转，也包括阴阳平衡、气血运行通畅、气机升降调顺。

3. 男精女血与肾相关　宋代齐仲甫《女科百问》曰："男子以精为本，女子以血为源。"《女科经纶·经论男女有子本于肾气之盛实》云："男女有子，本于天癸至，而肾气盛实之候也。"男子的生理特点是生精、排精，女子的生理特点是经、带、胎、产、乳，无不与精血相关。肾藏精，肝藏血，心主血脉，脾主统血；肝肾同源，命门之火温煦脾土，心肾相交，精血的化生无不与肾气相系。精血同源而互生，其又皆由水谷精微化生与充养，同需在脾肾之气作用下，转化精微而成精血，补充后天之精，供养肾气之用。故《女科正宗·广嗣总论》曰："男精壮而女精调，有子之道也。"

（二）天癸为生殖轴之将

1. 天癸的概念及其作用　天癸作为中医学专有名词和术语，最早见于《素问·上古天真论》。天癸，男女皆有，张玉珍的《中医妇科学》谓其"是肾精肾气充盛到一定程度时体内出现的具有促进人体生长发育和生殖的一种精微物质"。古代医家关于天癸的论述颇多，如杨上善注释《黄帝内经太素》和马莳注释《黄帝内经》之"精气""阴精"说，《金匮要略》之"肾间动气"说，陈自明《妇人大全良方》之"天真气降"说，张介宾《景岳全书》及《类经·藏象类》的"元阴元精""先天之元气""天一之阴气"说等，虽不一而足，也不离其宗。这些说明天癸即是客观存在于人体的精微物质，又具有生殖功能。天癸至，男子则精气溢泻，女子月事以时下，而能有子。

罗元恺早在30多年前点注《妇人规》时即指出："天癸不同于精血而是

另一种物质"，"从今天看来，它是肉眼看不见而能促进生殖的一种体液——内分泌激素，可无疑义"。近年来，许多研究者认识到，"肾主生殖"可以指代男女生殖腺，即睾丸和卵巢；而"天癸"则是促进性腺发育的物质，包括"神经细胞"、促卵泡激素（FSH）和黄体生成素（LH）等内分泌激素，以及相关的"生物因子"或"更深层次的分子及基因领域"之功能载体。

2. 天癸的功能特性　近代医家恽铁樵曾在其《妇科大略》中提到：《黄帝内经》所谓"天癸"，即指生殖腺；所谓"天癸至"即指性腺之盛熟。天癸具有以下功能特性：

（1）天癸的时限性：从《素问·上古天真论》可以看出，天癸的至与竭，具有明确的时间节段，在女子由"二七"开始到"七七"终止，男子则由"二八"开始到"八八"终止。男女多在天癸发挥作用的时段内拥有旺盛的性功能和生殖能力。

（2）天癸的周期性：《经》曰：肾气盛，天癸至，月事以时下。《傅青主女科》谓："经本于肾"，"经水出诸肾"，提示依赖于肾气的天癸，其促进生殖的功能同样是"以时而降""按月而至"的。结合西医学精子、卵子产生与发育成熟的过程，即可确认：天癸泌至，既有周期性（吴效科等所谓"节律性"），又有多种神经内分泌激素参与其周期性的调节与反馈。

（3）天癸的特殊性：首先，天癸的特殊性表现在虽为阴精、体液，却不同于精血，后者以储备留存于体内、不轻易耗散丢失为贵，而天癸则以能够定期启用、降至生殖器官发挥效应为顺。其次，天癸对肾气肾精具有依赖性，对冲任、生殖器官具有靶位性，可谓随肾气盛衰而至竭，凭冲任荣通而往来，最终发挥作用而使男子精气溢泻，女子按月行经，故能有子。

（三）冲任为生殖轴之驿

冲任二脉是奇经八脉中与生殖功能密切相关的经脉，在肾气盛、天癸至的前提下，汇聚体内有余之血气而逐渐充盈流通，满溢下注于生殖器官形成精与月经。

《素问·骨空论》曰："任脉者，起于中极之下，以上毛际……""督脉者，起于少腹以下骨中央，女子入系廷孔……其络循阴器合篡间……贯脊属肾"。《灵枢·五音五味》曰："冲脉、任脉皆起于胞中。"《灵枢·动输》曰："冲脉者……循胫骨内廉，并少阴之经。"《灵枢·经筋》曰："足少阴之筋……并太阴之筋而上循阴股，结于阴器。"李时珍《奇经八脉考》曰："督乃阳脉之海，其脉起于肾下胞中。"故中医学历来有"冲任督脉同起于胞中""胞络者系于肾"的论述。

《素问·痿论》言："冲脉者，经脉之海也……与阳明合于宗筋，阳明揔宗筋之会，会于气街，而阳明为之长，皆属于带脉，而络于督脉。"《灵枢·海论》曰："冲脉者，为十二经之海。"此即"冲为血海""冲脉隶于阳明"之说的由来。

任主胞胎。任脉与足三阴经和阴维脉均有交会，总任一身阴经脉气，并与督脉维持人体阴阳脉气之平衡。《难经集注·二十八难》曰："任者，妊也，此是人之生养之本。"《杂病源流犀烛·诸脉主病诗》云："任主天癸，乃天之元气，任脉充，然后冲脉旺，月事时下而有子，故真阴之盛，必由真阳之实。"

从中医学经络体系的作用而言，冲任二脉首先是联系脏腑与生殖器官之间的通路，是输送转运生殖之精、天癸、气血等物质的载体，其功能类似车马；其次，冲任二脉是储存和调节脏腑、十二经脉有余之血的场所，并对生殖器官及胚胎具有濡养作用，其功能类似驿站。男女阴器通过足少阴经筋隶属于肾。赵献可《医贯》曰："八脉俱属肾经。"张介宾《质疑录》曰："男精女血，皆聚于此。"说明奇经八脉皆与肾密切相连，男女之精室或胞宫可通过冲任督脉等隶属于肾，完成精气溢泻、月事以时下、故有子的生理功能。

（四）生殖器官为生殖轴之卒

男女皆通过肾气盛实、天癸泌至、冲任流通，下至精室胞宫，最终完成精气溢泻、月事以时下和孕育胚胎的生殖功能。作为男女生殖器官的精室、胞宫，是体现生殖生理、完成生殖轴功能的终端脏器。生殖轴的任何一个环节发生病变，皆可影响累及精室和胞宫，而精室胞宫的功能病变若不能得到及时复常治疗，也必然干扰和逆向引起生殖轴功能损害。故生殖器官在生殖轴中的作用类似士卒。

四、生殖轴功能是人体精气神统一协调作用的结果

中医学与中国古代哲学对"气"的阐述，可由《庄子·知北游》略见一斑，其言："人之生，气之聚也。聚则为生，散则为死……故万物一也……通天下一气耳。"气，是构成宇宙万物最原始、最基本的物质，其客观存在、不断运动、无形可见却十分活跃。著名哲学家张岱年指出，气"是细微最流动的物质，以气解释宇宙，即以最细微最流动的物质为一切之根本"。根据天人相应理论，肾气、心气、脾胃之气，皆是人体和生殖轴不可或缺的功能物质，发挥主导或辅助作用。

中医学中"精"的基本概念是精微物质，常以"精气"并称。《周易·系辞上》云："精气为物。"人始生，先成精，主要指先天肾精，是生殖之精，包括男女各自的精子、卵子，以及男女之精结合后形成受精卵——即

胚胎的先天之精。

肾精产生肾气，肾气化生肾阴、肾阳，在人体发挥重要作用。肾气盛而天癸至，是肾的生殖功能之重要体现。《灵枢·本神》提出："生之来谓之精，两精相搏谓之神。"《素问·天元纪大论》曰："物生谓之化，物极谓之变，阴阳不测谓之神，神用无方谓之圣。"皆说明由精化气、合阴阳以成胎孕，其变化神秘莫测。

中医生殖轴的功能，复杂而微妙，分工精细、协调统一。在肾气充盛时，可通过心脑作用，御使生殖之肾精启用而化生天癸，天癸经冲任二脉，泌至并下降于精室、胞宫，促进男子精气溢泻，女子月经来潮，并完成种子育胎。先天之精，藏之于肾，受后天水谷精微的滋养，共同构成促进人体生长、发育和生殖的物质。

肾气通过天癸促进生殖之精生成，维持生殖功能，故肾气盛则天癸至而具备生殖能力，肾气衰则天癸竭而丧失生殖能力。女性胞宫与卵巢、男性精室与睾丸，是人体的生殖器官，其生长发育及功能正常有赖于肾之精气、天癸、冲任的通盛。

（编者：许　昕）

参 考 文 献

1. 罗元恺. 罗元恺论医集 [M]. 北京：人民卫生出版社，2012.
2. 李健美. 夏桂成教授心（脑）-肾-子宫生殖轴学说及其临床运用 [J]. 四川中医，2013，31（7）：1-3.
3. 庞聪慧，连方. 试论"卵巢为奇恒之脏" [J]. 江西中医药，2014，45（379）：15-18.
4. 师双斌. "肾藏精"藏象基础理论核心概念诠释 [D]. 沈阳：辽宁中医药大学，2013.
5. 黄琼霞，周安方. 从补肾毓麟汤的作用机制探讨"肾主生殖"的科学内涵 [J]. 湖北中医学院学报，2010，12（1）：61-63.
6. 张海莹，金涛伟. 天癸从精化气论探微 [J]. 长春中医药大学学报，2013，29（2）：374.

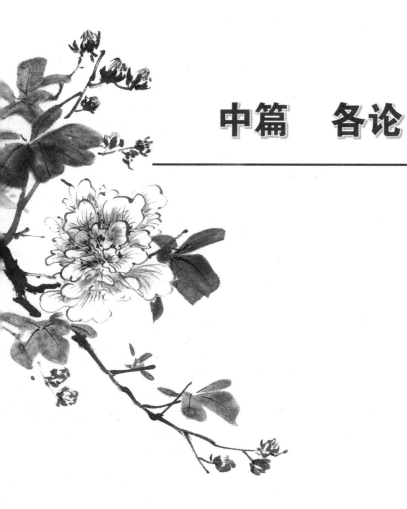

中篇　各论

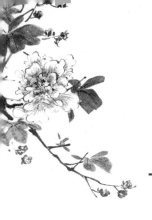

第十三章　男性不育概述

世界卫生组织（WHO）规定，夫妇未采用任何避孕措施同居生活 1 年以上，性生活正常，由于男方因素而致女方不孕者，称为男性不育症。严格意义上讲，男性不育并非是一个独立性疾病，而是男性其他疾病或多种因素最终导致的结果。生殖生理研究证实，男性在正常生育中起着两大作用，一是产生正常的生殖细胞——精子；二是能使精子与卵子正常结合。男性能否正常发挥这两大作用，受诸多因素或疾病的影响。任何能够干扰男性生殖的某一环节，均可导致男性不育。

中医学对男性不育的认识可谓是源远流长。《周易》中有不育之病名。《山海经·中山经》中记载有许多治疗男性不育和增强男性生育能力的药物。《黄帝内经》首次提出了以"肾"为核心的男科学理论，指出肾精的盛衰，天癸的有无，气血是否充盈，脏腑功能是否协调，直接影响着男性生育能力，同时论述了许多可致男性不育的病证。之后，历代医家对男性不育的病因、病机及治疗都进行了比较系统的研究，为男性不育诊治体系的确立，起到了积极促进作用。

一、病因病机

（一）流行病学研究

据 WHO 调查，15％的育龄夫妇存在着不育的问题，而发展中国家的某些地区可高达 30％，男女双方原因各占 50％。我国人口和计划生育委员会科学技术研究所对 1981—1996 年间公开发表的，来源于北京、上海、天津等 39 个市、县 256 份文献共 11726 人的精子分析数据进行研究后发现，我国男性的精液整体质量正以每年 1％的速度下降。但男性精液质量逐年下降这一说法尚存在争议，有研究显示精子浓度有下降趋势，但精子活力变化不大。

（二）西医学研究

1. 先天发育异常　先天性发育异常是导致男性不育的重要原因。主要指睾丸、外生殖器发育异常，输精管道以及其他与生育比较密切的器官的异常。

（1）睾丸发育异常

1）无睾：即睾丸先天缺如。这类患者的染色体大多数为 46XY，表现型为男性，但由于没有睾丸，故至青春期无第二性征出现，无生育能力，血促性腺激素较高。单侧无睾多发生于右侧，并常伴对侧隐睾。双侧无睾异常导致性别异常及合并类宦官症。

2）隐睾：隐睾是常见的睾丸先天性异常。在正常情况下，胎儿在第 7~8 个月时睾丸降入阴囊，但有 3% 足月男婴和 30% 早产男婴发生隐睾。但这些男婴大多在出生后数月，或最长不超过 1 周岁即可降入阴囊。成人隐睾症约为 0.3%~0.7%，双侧隐睾所致不育者为 50%~100%，单侧隐睾为 30%~60%。隐睾根据睾丸所在部位不同可分为腹内高位隐睾、腹股沟隐睾、阴囊高位隐睾和滑动性隐睾 4 种。隐睾要注意和无睾相鉴别。

3）多睾：较罕见，其病因未明，多数认为是生殖嵴内上皮细胞群分裂的结果，多无明显症状，常于无意中发现阴囊中有多个睾丸。多余睾丸一般不能正常发育，因存在恶变可能，应尽早把多余睾丸切除。

4）Kallmann 综合征：它是由于先天性促性腺激素（LH、FSH）缺乏引起性腺发育不全，同时伴嗅觉丧失或减退的先天性隐性遗传性疾病。因性腺发育障碍，故睾丸不能产生精子，而失去生育能力。

5）Klinefelter 综合征：先天性睾丸发育不全综合征，也称睾丸曲细精管发育不良。其主要表现为睾丸小，阴茎小，形体从耻骨到足底距离较长，手臂也比正常人长，乳房女性化，另类阉割体型，尿内促性腺激素高。外周血染色体核型为性染色体非整倍体异常，90% 为 47XXY，10% 为 47XXY/46XY 嵌合型。

6）两性畸形：分假两性畸形和真两性畸形两种。假两性畸形是指患者只有一种性腺存在，但生殖器和（或）第二性征发育异常，具有两性特征。真两性畸形是指这类患者的性腺兼有睾丸和卵巢两种组织，表现型也具有两性性征。

男性假两性畸形外生殖器发育像女性，但性腺是睾丸，男性第二性征不显著，有女性体型，细胞核型分析为 46XY，故本质上是男性。

真两性畸形同一机体存在睾丸和卵巢两种性腺组织，呈现两种性征，外生殖器大多认为是男性，但有周期性血尿（月经）。根据双重性腺的部位，可出现一侧为睾丸或卵巢，而另一侧兼有卵巢和睾丸，或双侧均有睾丸和卵巢组织，或一侧为睾丸而另一侧为卵巢，外表可显示男性或女性。

（2）输精管道发育异常：据统计，输精管道缺陷约占男性不育发病率的 1%~2%，是导致无精子症的重要原因，主要指输精管、附睾、精囊发育异常，以及尿道上裂和尿道下裂。其中尿道下裂是临床较常见的先天性畸形，一般根据尿道开口异常的部位，分阴茎头型、阴茎型、阴茎阴囊型和会阴型，后两种可影响排尿功能和性生活，故可导致不育。

（3）外生殖器发育异常：男性外生殖器发育异常，是指阴茎、阴囊发育异常。无阴茎、阴茎发育不良、双阴茎都较为罕见。小阴茎是指青春期后阴茎长度不足 3cm，因影响性生活从而导致不育。

2. 男性下丘脑-垂体-性腺轴功能紊乱　人类的正常生殖活动有赖于这一性腺轴功能的自然生理调节。无论何种原因引起这一性腺轴功能紊乱，即可引起男性不育。

（1）性腺分泌功能异常：一般分为性腺功能亢进和性腺功能低下两种。

1）性腺分泌功能亢进：常见的为睾丸间质细胞瘤，由于其分泌较多的雄性激素（睾酮）经肝代谢转化为雌激素，使体内雌雄激素比例失调。临床表现为男性女性化，乳房增大，勃起障碍，不育等。

2）性腺分泌功能低下：常见的病因有以下几种。

下丘脑病变：Kallman 综合征（性幼稚-嗅觉丧失综合征）；Laurence-Moon-Biedl 综合征（又称视网膜色素变性多指肥胖生殖器异常综合征）；Prader-Will 综合征（性幼稚低肌张力综合征）、Frohlich 综合征（肥胖生殖无能综合征）、选择性黄体生成素（LH）缺乏症。

垂体原因：如高催乳素血症、青春期后垂体部分或全部衰竭（因肿瘤、放射性、血管畸形等导致）、青春期前垂体衰竭（垂体性侏儒）等。

睾丸原因：如 Klinefelter 综合征、Xyy 综合征、男性 Turner 综合征、唯支持细胞综合征、先天性无睾丸等。

（2）甲状腺疾病：常见为甲状腺功能亢进和低下。前者多伴男性乳房发育、性欲下降等症状，后者常发生程度不等的睾丸合成睾酮减少，精子生成障碍，并发生性功能紊乱。二者均可导致男性不育。

（3）肾上腺疾病

1）先天性肾上腺增生症：因分泌过量睾酮而通过抑制垂体分泌促性腺激素，出现青春期早熟，但睾丸不发育，无精子。

2）女性化肾上腺皮质肿瘤：因分泌过量雌激素而使男性出现女性化，表现乳房发育，睾丸组织萎缩，精子生成障碍。

3）Addison 病：是因肾上腺皮质萎缩或破坏引起皮质醇或醛固酮缺乏，可伴有性欲下降，继发于垂体或下丘脑疾病的肾上腺皮质激素不足者，可致睾酮分泌减少和精子生成障碍，发生少精子症或无精子，从而不育。

4）Cushing 综合征：因肾上腺皮质激素分泌过多所致，可伴有性欲减退和勃起障碍，影响精子生成。

5）醛固酮增多症：男性伴有性欲减退、勃起障碍等。

（4）糖尿病：许多研究表明，葡萄糖对正常生精过程的进行起着重要作用，血糖是生精上皮的主要能源，而睾丸中的非生精上皮（支持细胞和间质细胞）主要依靠脂类代谢供能。糖尿病是人体内胰岛素分泌相对或绝对减少而引起的一种糖代谢紊乱性疾病。由于葡萄糖的利用障碍常伴有性功能障碍和生精功能减退，从而导致男性不育。

3. 免疫功能异常　在正常情况下，睾丸有免疫屏障隔离，即"血睾屏障"。当这种免疫屏障被破坏时，即可发生自身免疫反应。如腮腺炎引起的睾丸炎、附睾炎、前列腺炎、精囊炎；因损伤或感染引起的睾丸萎缩；输精管结扎术，尚有一些不明原因等都可引起免疫反应。生殖道的损伤（如睾丸损伤、输精管结扎）引起的精子自身免疫反应已在动物实验和临床获得证实。为什么身体健康而不育的男性会产生抗精子抗体，其原因未明。其中一种解释是由于生殖道感染引起。许多研究表明，在男性生殖道内存在各种不同的免疫复合物，它们对免疫反应起着托板作用，精液中存在 IgA 和 IgG 的分泌，这些物质可能来自睾丸网和附睾。补体复合物也存在精液中，它们共同完成了在男性生殖道内的抗精子抗体反应。精浆具有免疫抑制及抗补体的特征，可能对上述免疫活性起着调节作用。

精子凝集抗体作用可使精子凝集，精子制动抗体可使精子制动，通过抗精子抗体、细胞毒作用，可以杀死精子，包裹精子的抗体，可降低精子穿透宫颈黏液的能力。抗精子抗体还可妨碍正常生理反应，如精子获能过程，以及抑制精子-卵子融合的过程。精子的自身免疫可以引起精子发生过程的紊乱而致少精子症或无精子症。

女性的同种精子免疫反应，其中以宫颈水平的免疫反应最大，其次为子宫内膜、输精管，抗精子抗体主要为 IgA 和 IgG。局部的抗精子抗体可以从多方面阻碍生殖过程，它可以提高巨噬细胞吞噬精子的作用，可杀死精子或使精子制动、凝集，影响精子通过宫颈黏液，干扰精子获能、受精等，从而导致不育。

4. 生殖系统感染　生殖系统感染包括特异性和非特异性感染两类，它可以影响精子的发生、输送及精子活力和精液状况，从而导致男性不育。尤其近年来随着性病的不断蔓延，生殖系感染对生育的影响尤为明显。

（1）生殖系特异性感染

1）淋球菌感染：淋菌性尿道炎若失治、误治，常并发前列腺炎、精囊炎和附睾炎，它可引起精液质量的改变，或输精管道阻塞，从而导致不育。

2）生殖系结核：多由泌尿系结核发展而来，它可造成输精管和附睾阻塞，从而引发不育。

3）腮腺炎合并睾丸炎：据统计，12～18 岁的男性腮腺炎患者，约 20%

并发睾丸炎，约1/4可因睾丸炎造成不育。若单侧睾丸受损，生育力可能会下降，若双侧睾丸受损，睾丸曲细精管均受到严重破坏，可致少精子症或无精子症，引起不育。

4）支原体、衣原体感染：支原体从形态而言是介于细菌和病毒之间的一种病原微生物，有解脲支原体和人型支原体两种，并认为人类是其唯一宿主。衣原体是类似于革兰阴性细菌的微生物，只能在细胞内繁殖。衣原体、支原体生殖道感染，可致非细菌性尿道炎、附睾炎，影响精子质量，从而导致不育。能否引起前列腺炎，目前尚有争议。

（2）生殖系非特异性感染：细菌感染需氧革兰阴性杆菌、肠道球菌是男性生殖道感染较常见的病原体，它们在尿道炎的发病中不处于重要地位，但可易致前列腺炎、附睾炎、精囊炎。革兰阴性杆菌对精子是否有影响，目前尚无定论。有人发现，大肠杆菌感染的生殖道炎症患者，精子活动度降低。在精子活动异常及精子凝集所致不育的患者中，查出64%有细菌感染。

此外，前列腺炎也可影响生育。据研究，精液液化不良的主要原因即是前列腺炎。精囊腺炎可致精囊腺分泌减少，精液量明显降低，精子活力下降，导致不育。

5. 精索静脉曲张　精索静脉曲张是男性不育的主要原因。据有关资料统计，精索静脉曲张伴不育的发病率为35%～40%。有50%～80%的精索静脉曲张患者有精液异常，睾丸活检可见双侧精子发生障碍。

（1）精索静脉曲张所致的生殖病理改变

1）睾丸、附睾的病理改变：精索静脉曲张可导致单侧和双侧睾丸缩小、变软。对此，20世纪70年代就有人报告。如Cockett报告（1979年）左侧精索静脉曲张者左睾丸比右睾丸容积小3～5ml，精索静脉曲张睾丸体积下降到正常睾丸体积的80%。在国内也有学者以睾丸模型对576例正常生育力男性的睾丸体积测量为（19.8±3.3）ml（范围12～27ml）。同时对58例精索静脉曲张但能生育者的睾丸体积测量，平均体积为（16.3±3.4）ml。另一组精索静脉曲张伴不育86例，平均睾丸容积右侧为16.2ml、左侧为14.5ml。

许多临床和实验研究均证实，精索静脉曲张所引起的睾丸损害是双侧性的。其病理组织活检表明双侧睾丸的病理变化、范围、程度及病变类型基本相似。Mcfadden和Mehan对101例不育伴精索静脉曲张的病例做睾丸活检，发现曲细精管有细胞脱落、基膜增厚、生精阻滞和Leydig细胞增生。病变组织学类型尽管各家报告不一，但均认为精子发生终止在精子细胞阶段。不成熟生精细胞提前释放入管内，曲细精管壁增厚，间质细胞退行性变是精索静脉曲张所致睾丸病变的主要表现。20 世纪 80 年代，开始对精索静脉曲张所致睾丸超微结构变化进行研究，结果表明睾丸支持细胞内质网扩张或空泡样变性，精子细胞也有核膜破裂、顶体畸形等表现，睾丸内毛细血管内皮增厚，动脉痉挛，动脉内皮细胞微丝增多等，以及血睾屏障受损。从临床观察来看，若病程较短，病理变化较轻，做精索内静脉高位结扎术可恢复生育力，获得怀孕。但病理改变较严重的则可造成不可逆的睾丸生精功能损害。近来有人对附睾超微结构也进行了观察，发现附睾柱状上皮结构异常，纤维紊乱和稀少。

2）易诱发生殖道感染：研究表明，精索静脉曲张患者由于局部温度升高，睾丸缺氧，代谢产物积聚，附睾功能紊乱而易合并有生殖道非特异性感染，且感染不易愈合。研究还证实生殖道感染率并不随着精索静脉曲张程度的加重而增加。

3）精液改变：许多研究表明，精索静脉曲张患者，精液中精子数量和活力均降低，尖头或不规则形状的畸形精子增多，自曲细精管脱落的不成熟精子和生精细胞增高。精液中出现原始不成熟精子细胞被认为是精索静脉曲张患者的特征性变化。

（2）精索静脉曲张导致不育的机制：迄今为止，精索静脉曲张所致不育的确切机制尚未明了，为此人们提出了许多假说以阐明其发病机制。主要有：

1）睾丸温度升高：睾丸生精功能得以正常维持，赖于睾丸保持适宜的温度。而曲张的精索蔓状静脉丛包绕睾丸，使精索静脉曲张患者的精索肌筋膜管退化而使提睾肌舒缩障碍，睾丸周围的静脉血液郁滞，精索内静脉血液的反流，使腹腔内较高温度的血液直灌到睾丸而使睾丸温度调节障碍，从而使睾丸温度升高，使睾丸的生精过程发生障碍。

2）血管活性物质及毒性代谢物对睾丸的损伤：精索静脉曲张时，左肾静脉的血液通过左精索内静脉逆流到睾丸，于是肾静脉中含有的来自肾脏和肾上腺的激素物质，如皮质醇、儿茶酚胺，以及毒性代谢产物，如 5-羟色胺和肾分泌的前列腺素都会随精索静脉血逆流进睾丸，进而抑制睾丸生精功能。据研究，精索静脉曲张患者睾丸静脉内的前列腺素 E、前列腺素 F、儿茶酚胺、5-羟色胺的浓度高于外周血中的浓度，但可的松和肾素的测定显示睾丸静脉内该类物质的浓度并不高于外周血浓度。且这些代谢产物除直接损害睾丸外，已证实儿茶酚胺和前列腺素这些血管活性物质能从睾丸静脉向睾丸动脉转移。实验表明，睾丸静脉内注入儿茶酚胺和前列腺素，睾丸动脉内这类物质也增高，使动脉血管收缩而出现睾丸动脉血流减少。故血管活性物质对睾丸生精功能的抑制，可能是通过睾丸动脉收缩而使血供减少实现的。还有学者认为，前列腺素对男性生育力的影响除了减少睾丸血流量，直接抑制生精功能外，尚能直接引起附属性腺的收缩，使精子不易在附睾内成熟。

3）曲张导致下丘脑-垂体-睾丸性腺轴功能紊乱：通过精索静脉曲张睾丸组织学研究表明，睾丸间质细胞出现增生，但有表现为退化者，这可能是病变的不同阶段所致。1978年，Meiss取精索静脉曲张者的睾丸组织，测定间质细胞合成睾酮的含量，结果较正常人明显降低，但外周血中睾酮含量未必下降。这种睾丸及附睾局部的睾酮下降也许是导致睾丸精子发生及精子在附睾内成熟的原因。对周围血中FSH、LH、雌二醇（E_2）、睾酮（T）值的变化，目前研究结果不一，有的报告无变化，有的认为T值有所下降，这可能与选择的病例严重程度有差异相关。有人使用促性腺激素释放激素（GnRH）治疗精索静脉曲张性严重少精子患者，使血清LH和FSH明显增加，与高位结扎后的精索静脉曲张少精子症患者使用人绒毛膜促性腺激素（HCG）治疗进行对比研究，显示HCG治疗后可使精液质量改善，提高妊娠率，其机制可能与HCG刺激睾丸间质细胞使睾酮分泌增加有关。

4）睾丸血流动力学改变影响睾丸代谢：研究表明，精索静脉曲张时，血液瘀积，静脉内压增高，可诱发脊髓交感神经反射使睾丸微小动脉收缩而影响睾丸血供，二氧化碳积聚，进而出现低氧和碳酸升高，造成乳酸的蓄积，从而影响精子的产生。

5）睾丸、附睾微循环障碍：据研究，精索静脉曲张患者的睾丸局部区域、毛细血管和静脉瘀血，动脉血流下降；而另一些区域血供仍正常。这种血供的差异可以用来解释为何精索静脉曲张所致睾丸组织学病变为不均一性、斑点样表现。

6）精索静脉曲张对附睾功能的影响：有人以人工诱发大鼠精索静脉曲张做附睾超微结构检查，发现附睾柱状上皮退化，精液中α-葡萄糖苷酶活性降低，肉毒碱值降低，表明附睾功能受损。由于附睾的血液循环与睾丸同源，故推测精索静脉曲张影响了附睾的血液供应，从而干扰了附睾功能，使精子的成熟发生障碍，精子质量下降。

7）免疫屏障的损坏：精索静脉曲张可致睾丸附睾的免疫屏障损害，从而引起抗精子抗体的产生，导致免疫性不育。但有关这方面的研究较少，有待进一步探索。

8）其他

氧自由基学说：氧自由基主要是有氧代谢时氧的还原不充分而形成，它对精子功能的影响，主要是通过启动脂膜过氧化，对精子细胞膜产生破坏而实现。有实验表明，精索静脉曲张时睾丸组织中过氧化物含量比正常者明显增高，这种高浓度的脂质过氧化物损伤了睾丸生精细胞及亚细胞膜，从而引起生精功能障碍。

遗传学因素：精索静脉曲张通常被认为是非遗传性疾病，但近年有研究表明，精索静脉曲张患者具有某种有缺陷的基因，它可能影响 Leydig 细胞的正常发育，引起睾丸类固醇激素生物合成异常，造成外周血中睾酮水平降低和附属性腺功能紊乱。

总之，尽管有关精索静脉曲张所致不育的机制研究假说较多，但无一种假说能较完整、准确、全面阐述精索静脉曲张不育的发生机制，均存在一定的局限性和片面性。我们认为，精索静脉曲张不育的发生是通过多种途径，诸多因素共同影响的结果。

6. 输精管道梗阻　输精管道梗阻是无精子症的常见原因。梗阻可发生于输精管道的任何部位，从睾丸网、附睾、输精管直到射精管开口。导致输精管道阻塞的病因一般分为先天性和后天性两类。前者是指输精管道发育异常（前面已介绍）。后者多由于输精管道感染（如常见的结核杆菌和淋球菌感染）、创伤（常见为手术或非手术，误伤或损伤输精管等）和肿瘤（如常见的附睾肿瘤）等所引起。

7. 性功能障碍　可以导致男性不育的性功能障碍主要为阴茎勃起障碍（阴茎不能勃起插入阴道）、早泄（阴茎未放入阴道即射精）、逆行射精、不射精等。

8. 精液或精子异常　精液或精子异常是导致男性不育的重要原因。一般而言，除性功能障碍所致不育外，其他引起男性不育的病因最终都要导致精液或精子异常。常见的异常有精液不液化、少精子症、弱精子症、无精子症、死精子症等（详见后面各节）。现仅就常见的精子功能结构异常介绍如下。

（1）顶体异常：精子顶体异常具有多种方式，其中有两种是不育的重要原因。一种为顶体发育不全，另一种为顶体未发育。以上精子顶体未发育（无顶体）、核圆形及染色体不成熟被称为三联征，并已经研究证实。

（2）鞭毛缺陷：精子鞭毛是精子活动的动力所在，鞭毛成分中任何一个结构异常便可导致精子运动障碍。

（3）核异常：由于精子核大部分被顶体覆盖，故常规精液分析无法检测，只有通过电子显微镜才能进行结构评价。精子的异常之一是核内空泡及包涵体过大，造成核及头部明显变形。另一种使生育力下降的核异常是染色质不成熟，并常伴有其他头部缺陷如多核、顶体发育不全及核包涵体等，这种精子的染色质呈粗颗粒状，类似于精子细胞核在早期核伸长阶段的特征，故称为染色质或核不成熟，其最严重的表现为真性核软化。染色质不成熟患者的不育是由其本身异常与其他相关异常如顶体发育不全共同影响所致，后者可单独引起不育。

（4）连接段异常：连接段异常最常见的是精子头尾分离。这种精子无头但鞭毛活动剧烈，精子头很可能是在附睾中获得活动力时分离的。这种异常是先天性的，可能是由于头尾连接错误或因生精的最后阶段鞭毛发育时近端中心位置异常造成。

9. 呼吸道疾病的影响　现代研究表明，男性不育与呼吸道疾病具有一定的相关性。已证实属于该范畴的有纤毛不动综合征、Young 综合征以及囊性纤维化。

（1）纤毛不动综合征：1957 年，Pederson 及 Afzelius 分别发现有些不育症患者的精子是存活的但不能运行，进一步研究发现精子不能运动是由于精子鞭毛中轴丝的结构异常造成，以后又有学者注意到精子轴丝异常者常同时合并有呼吸道等部位的纤毛运动障碍，即不能定向摆动，丧失了转运作用，表现为呼吸道阻塞性疾病、感染等征象。故轴丝异常即可引起精子鞭毛摆动及纤毛运动障碍。据统计，纤毛不动综合征占男性不育的 1.14%。

（2）Young 综合征：这是一种与慢性呼吸道感染有关的男性不育，以反复发作的鼻窦炎及肺部感染并双侧附睾渐进性梗阻致无精子症为特征。1970 年，Young 首次对该综合征进行描述。1978 年，Hendry 在报道中将其正式命名为 Young 综合征。Young 综合征约占男性不育的 3%。在男性梗阻不育中约占 50%。该综合征的主要病理改变之一位于附睾。主要表现三联症——慢性鼻窦炎、支气管扩张和梗阻性无精子症。生精功能正常，但由于浓缩物质阻塞附睾而表现为无精子症。手术重建成功率低。黏稠的黄色液体，其中充满精子及碎片状物。附睾体及其以下部位穿刺抽不出液体及精子。其附睾管的梗阻可能是由于浓缩的分泌物在附睾管中存留造成。

（3）囊性纤维化：属常染色体隐性遗传病。几乎所有囊性纤维化男性患者都伴有先天性双侧输精管缺如（congenital bilateral absence of vas deferens，CBAVD）。主要为外分泌腺功能紊乱，黏液腺增生，分泌液黏稠，引起呼吸道等其他器官被分泌物堵塞的表现，同时伴有生殖道异常引起男性不育。带有隐性基因的杂合子占新生儿的 5%。该病新生儿死亡率高，活到成年的囊性纤维化患者约占 97%～98%，无生育能力。

10. 其他因素

（1）理化因素的影响

1）物理因素：主要包括两大类，即电离辐射和非电离辐射。电离辐射主要指 X 射线和 γ 射线。睾丸受到一定量的放射线照射后，生殖细胞可受到一定影响。其影响程度与射线强度及照射时间有关，并有积累作用。一般而言，支持细胞和间质细胞对放射线的损害并不十分敏感，且这种影响变化是可逆的，通常在照射后几个月至几年才能逆转。生殖细胞受到大剂量放射线照射后，突变率也很高。排出体外的精子，放射线照射对精子质量的影响并不大。非电离辐射是指红外线、微波、紫外线、超声、激光等，对睾丸的生精功能也有一定影响。

2）化学因素：对生育的影响可以是直接的也可以是间接的。直接损害是生殖毒素直接分布于靶器官，阻断该器官正常生殖的物质、能量、信息传递，从而损害生殖功能。间接损害是生殖毒素进入体内后，通过改变内分泌平衡，而间接损害生理功能。对睾丸有损伤作用的化学物质主要包括有机杀虫剂（如有机磷、有机氯衍生物）、除锈剂、杀螨剂、工业化学用品、塑料制品，以及化学元素如铅、锰、镉、铜、铁、硒、钴、氟、溴、砷、汞等。它们通过直接或间接途径破坏睾丸正常组织结构，抑制和干扰生精过程，引起少精子症甚至无精子症，导致不育。

（2）药物影响：许多药物对男性性功能和睾丸生精功能具有不良影响。这种损害作用与用药剂量、用药频率、用药持续时间、用药者的年龄及耐受性密切相关。这些药物主要有化疗药物、某些抗高血压药物、某些利尿药物、激素，以及某些作用于中枢神经系统的药物等。

1）化疗药物：临床研究证实，绝大多数化疗药物可影响睾丸的生精功能。如治疗慢性淋巴细胞性白血病的白消安（马利兰），能抑制精原细胞的分裂。有些抗癌药物对精子发生的后期也有影响，对精子细胞和附睾内的精子也有损害作用。

2）降压药物：如利血平、胍乙啶，可影响下丘脑-垂体功能，抑制精子发生，从而导致不育。

3）作用于中枢神经系统的药物：这些药物常见的有大麻、麻醉剂、乙醇、巴比妥盐酸、苯环己哌啶等。

4）激素和利尿药物：长期大量使用雄性激素以及糖皮质激素如泼尼松、地塞米松等，利尿剂如螺内酯（安体舒通）等，可致男性性腺轴功能紊乱，影响精子生成。

（3）营养缺乏：营养缺乏不但可以造成全身性疾病，还可影响男性性腺功能，从而引起精液或精子质量异常，导致不育。如研究证实，微量元素锌和镁的缺乏会影响精子生成和精子活力；钙、磷缺乏会降低生育能力；维生素 E 缺乏可致睾丸损害，维生素 B 缺乏会影响垂体功能等。

11. Y 染色体微缺失 研究表明，有些无精子症或重度少精子症患者，存在 Y 染色体微缺失。常见的微缺失有 AZFa、AZFb、AZFc，调节生殖细胞减数分裂的 DAZ 基因就位于 AZFc 区域。

（三）中医学认识

中医学认为男性生育功能的正常维持，有赖于脏腑、气血和经络等功能的正常以及它们之间相互关系的协调。肾藏精，主生殖；脾主运化，为气血化生之源，以滋养先天之精；肝藏血，主疏泄，精血互生；心主神志，主血脉，为正常生殖活动之统率。故脏腑之中，与不育关系密切的为肝、脾、心、肾，其中肾尤为重要。导致不育的病理因素主要为湿热、痰浊、瘀血、毒邪等。男性不育常见的病因病机有以下几方面。

1. 肾精亏虚　多因恣情纵欲，肾精耗伐，或先天禀赋不足，肾精不足，生殖之精难以化生，故难生育。若先天生殖系畸形，不能正常交合，或精液不能得以正常运送，也难有子。

2. 肾阳虚衰　手淫无度，或房事失节，致肾阳虚衰不能生育。

3. 肾阴虚衰　多因房劳、手淫日久，或过食辛热燥烈之品，灼伤真阴。肾阴亏虚，冲任二脉不能相资，故可引起男性不育。

4. 脾肾阳虚　多因饮食劳倦、情志所伤或房事失节所致。脾虚气血乏源，生殖之精失于充养；脾虚还可引起痰湿内生，阻塞经络；肾阳虚，肾精不化。脾肾二脏相互影响，从而导致男性不育。

5. 肝气郁滞　忧思恼怒，情志所伤，肝气郁滞，疏泄失司，诱发不育；或郁而化火，灼伤肾水，水不涵木，宗筋拘急，精窍之道被阻，也可致不育。

6. 瘀血内阻　多因跌仆损伤或情志内伤，血运不畅，瘀血内生，阻于冲任二脉或宗筋而发不育。

7. 湿热下注　素食辛辣肥甘厚味，蕴湿生热；或饮食不节，伤及脾胃湿浊内生，日久化热；或外感湿热毒邪，湿热下注宗筋，瘀阻精窍，而致不育。

8. 气血亏虚　思虑过度，劳伤心脾，心血亏虚；或大病久病之后，气血两虚，精不能化生，导致精少不育。

二、临床诊断

（一）辨病诊断

1. 根据世界卫生组织推荐，夫妇婚后同居 1 年以上，有正常性生活，未采取任何避孕措施，因男性方面的原因而致女方不孕者，即可诊断为男性不育。这些患者一般无明显的临床表现，其诊断的第一步就要详问病史，包括工作环境、婚育史、性生活史、既往史、家族史、遗传病史等，以及全面细致的体格检查。

2. 现代仪器诊断

(1) 实验室检查

1) 精液检查：精液分析是男性不育诊断的基础检查，包括精液常规分析、精子 DNA 碎片率及精液生化检查等。

2) 前列腺液检查：是诊断前列腺炎的重要手段。前列腺炎是导致精液不液化、精液量少、弱精子症的重要原因。

3) 射精后尿离心检查：主要针对无精液或精液量少者，根据射精后尿离心检查是否找到精子可以辅助诊断逆行射精或部分逆行射精。

4) 精子-宫颈黏液体内试验：即性交后试验，其目的是测定宫颈黏液中的活动精子数目，以及评估性交几小时后（宫颈黏液的储池作用）精子的存活和精子状态。同时也可以用于评估男性或女性配偶抗精子抗体（AsAb）阳性的意义。特别当男方手淫取精困难，无法进行精液常规检查时，可以通过性交后试验来了解精液的状况。

正常子宫颈功能的最重要指征是黏液中存在前向运动精子。性交后 9~14 小时子宫颈内黏液中存在任何快速前向运动精子，可以排除宫颈因素以及男方或女方的精子自身免疫因素导致不育的可能。如果黏液中没有观察到精子，实验结果为阴性。当观察到非前向运动精子显示颤动现象，提示宫颈黏液中或精子表面可能存在 AsAb。

5) 内分泌检查：主要检测的项目有 T、FSH、LH、催乳素（PRL）、E_2，是了解男性下丘脑-垂体-睾丸轴功能，判定精子质量异常原因的重要手段。或测定血浆中性抑制素 B，来评估睾丸的生精功能。

6) 免疫学检查：是诊断男性免疫性不育的重要方法，其抗精子抗体在精浆和血液中均存在。一般认为，精浆中抗精子抗体阳性的临床价值较血浆中较大。

7) 细胞遗传学检查：当每次射出的精液中精子总数少于 2000 万，睾丸容积小于 10ml 者，尤其睾丸质地又较差者，应做性染色质和核型鉴定，对不育病因诊断和预后判断具有重要意义。染色体异常引起男性不育的常见疾病有克氏综合征、家族性真两性畸形、性颠倒症群、先天性无睾症、隐睾症、家庭性不完全男性假两性畸形、输精管不发育和精囊缺如等。

8) Y 染色体微缺失基因检查：当精子浓度低于每毫升 500 万，或无精子症患者，应做该项检查。

9) 精液支原体、衣原体检测：目前，已有较多研究支持支原体、衣原体感染是导致精子浓度、活力及形态异常的原因之一。因此，对于精液参数异常的患者，尤其是精液白细胞增多、合并尿道分泌物的患者应进行支原体和衣原体检测。

10）仓鼠试验或精子毛细管穿透试验：主要用于评价精子功能，尤其对那些精液常规分析正常的不育症患者，该项检查尤为重要。由于该项检查比较烦琐，目前精子功能的评价，多以测定精子顶体酶活性等来替代。

（2）特殊检查：经过一般检查，仍不能明确男性不育的诊断时，就必须做一些特殊检查。临床上常用的有：

1）诊断性睾丸/附睾取精术：无精子症患者因诊断和治疗需要，可考虑实施诊断性睾丸/附睾取精术。常用的手术方法有：

A. 开放手术活检：切口选在任何一侧睾丸的中线，切开皮肤和被膜、暴露白膜，用刀锋将白膜切开，轻轻挤压睾丸后用小直剪切下组织，标本放入 Bouin 液中而不能使用甲醛。标准的睾丸活检方法应同时做涂片细胞学检查，以了解精子存在情况。

B. 经皮睾丸穿刺活检术：该方法比较简单方便。但该法获取的标本可能因太少而不够做组织学检查，同时还可能出现血肿、附睾的损伤或取不到所需的标本等弊端。

C. 睾丸细针精子抽吸术：有研究认为，睾丸细针精子抽吸术损伤小，且可以进行多点抽吸，而另一些研究则认为该技术不像开放活检那样得到有效的病理诊断。

D. 其他方法：包括经皮附睾穿刺取精（percutaneous epididymal sperm aspiration，PESA）、显微外科附睾穿刺取精（microscopic epididymal sperm aspiration，MESA）、显微外科睾丸切开取精。

任何一种手术方法获得的精子可考虑超低温冷冻保存以备卵母细胞胞质内单精子注射（ICSI）使用。睾丸活检病理结果推荐使用 Johnsen 评分法，见表 13-1。

表 13-1　Johnsen 评分法

评　　分	组织学标准
10	生精功能正常
9	生精功能轻度改变，后期精子细胞较多，上皮细胞排列紊乱
8	每小管小于 5 条精子，后期精子细胞较少
7	无精子或后期精子细胞，初期精子细胞较多
6	无精子或后期精子细胞，初期精子细胞较少
5	无精子或精子细胞，精母细胞较多
4	无精子或精子细胞，精母细胞较少
3	只有精原细胞
2	无生精细胞，只有支持细胞
1	无生精上皮

2）输精管造影：主要用于了解梗阻部位。

3）精索静脉造影：在多普勒听诊、温度记录尚不能明确精索静脉曲张的情况下，应进行精索静脉造影。此外，同位素锝做阴囊血池扫描对隐匿性精索静脉曲张的诊断也有一定价值。

（3）超声波检查：主要用于了解前列腺和精囊腺状况。必要时进行计算机断层成像（CT）和磁共振（MRI）检查。

3. 世界卫生组织（WHO）关于男性不育症的诊断流程

WHO 关于男性不育症的诊断流程

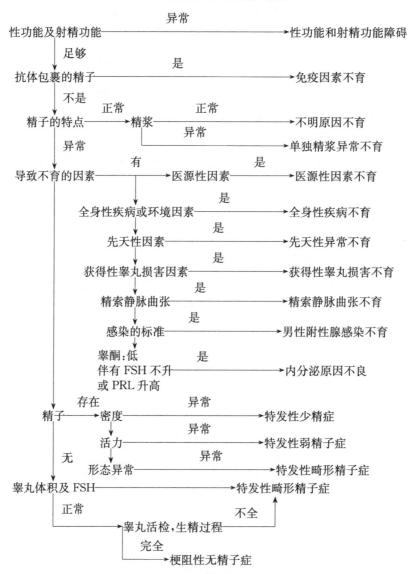

4. 诊断分类　根据 WHO 男性不育诊断流程，把男性不育症简要分为 4 大类 16 小类。

（1）性交和（或）射精功能障碍：主要包括不射精、逆行射精和严重早泄。

（2）精子和精浆生化检查异常与否：①不明原因性不育；②单纯精浆异常；③男性免疫性不育。

（3）病因明确的：①医源性因素；②全身性因素；③先天性异常；④获得性睾丸损伤；⑤精索静脉曲张；⑥附属性腺感染性不育；⑦内分泌原因。

（4）其他病因：①特发性少精子症；②特发性弱精子症；③特发性畸形精子症；④梗阻性无精子症；⑤特发性无精子症。

5. 精液分析各参数参考值　精液的检查一定要严格按照精液采集与分析和质量控制的要求并在标准的实验室进行，只有这样获得的结果才会更有参考价值。关于精液分析的各参数，目前最新有《WHO 人类精液及精子-宫颈粘液相互作用实验室检验手册》（第 5 版，2010 年）。由于缺乏国人精液参数的正常参考值范围，目前，许多单位仍推荐沿用 WHO 第 4 版参考值标准（1999 年）。见表 13-2 和表 13-3。

表 13-2　精液特性的参考值下限（第 5 百分位数，95％可信区间）（第 5 版）

参　　数	参考值下限
精液体积（ml）	1.5（1.4～1.7）
精子总数（10^6/一次射精）	39（33～46）
精子浓度（10^6/ml）	15（12～16）
总活力（PR＋NP，％）	40（38～42）
前向运动（PR，％）	32（31～34）
存活率（活精子，％）	58（55～63）
精子形态学（正常形态，％）	4（3.0～4.0）
其他共识临界点	
pH	≥7.2
过氧化物酶阳性白细胞（10^6/ml）	＜1.0
MAR 试验（与颗粒结合的活动精子，％）	＜50
免疫珠试验（与免疫珠结合的活动精子，％）	＜50
精浆锌（μmol/一次射精）	≥2.4
精浆果糖（μmol/一次射精）	≥13
精浆中性葡萄糖苷酶（mU/一次射精）	≥20

表 13-3 精液分析参考值范围（第 4 版）

参 数	参考值范围
外观	均质、灰白色
量	2.0～6.0ml
pH	7.2～8.0
液化	<60 分钟（一般<15 分钟）
黏稠度	拉丝<2cm
精子浓度	$\geqslant 20 \times 10^6/ml$
精子总数	$\geqslant 40 \times 10^6/$每份精液
活力（采集后 60 分钟内）	A 级$\geqslant 25\%$或（A 级＋B 级）精子比率$\geqslant 50\%$
存活率	$\geqslant 50\%$精子存活（伊红或者伊红-苯胺黑染色法）
形态	$\geqslant 15\%$正常形态（改良巴氏染色法）
白细胞数	$<1 \times 10^6/ml$
圆形细胞数	$<5 \times 10^6/ml$
免疫珠试验	附着珠上的活动精子少于 50%
MAR 试验	附着粒上的活动精子少于 10%
微生物培养	菌落数<1000/ml
精子低渗试验	尾部肿胀精子>50%
精浆锌	$\geqslant 2.4\mu mol/$每份精液
精浆柠檬酸	$\geqslant 2\mu mol/$每份精液
精浆中性 α-葡糖酶	$\geqslant 20U/$每份精液
精浆酸性磷酸酶	$\geqslant 200U/$每份精液
精浆果糖	$\geqslant 13\mu mol/$每份精液或者定性试验阳性

注：由于第 5 版缺乏国人精液参数的正常参考值范围，临床上建议仍沿用 WHO 第 4 版参考值标准（1999 年）。

2. 精子异常的诊断名称（表 13-4）

表 13-4 各种精液状态的诊断名称

无精液症（aspermia）	无精液（梗阻、不射精症或逆行射精）
弱精子症（asthenozoospermia）	前向运动（PR）精子百分率低于参考值下限
畸形精子症（asthenoteratozoospermia）	正常形态精子百分率低于参考值下限
无精子症（azoospermia）	精液中无精子（本手册检测方法未检出）
隐匿精子症（cryptozoospermia）	新鲜精液制备的玻片中没有精子，但在离心沉淀团中可观察到精子
血精症（haemospermia）	精液中有红细胞
白细胞精液症（脓性精液症）［leukospermia（pyospermia）］	精液中的白细胞数超出临界值

续表

死精子症（necrozoospermia）	精液中存活精子百分率低于正常参考值，死亡精子百分率升高
正常精子（normozoospermia）	精子总数（或浓度，取决于报告结果），前向运动（PR）精子百分率和正常形态精子百分率均等于或高于参考值下限
少弱精子症（oligoasthenozoosper-mia）	精子总数（或浓度，取决于报告结果）和前向运动（PR）精子百分率低于参考值下限
少弱畸精子症（oligoasthenotera-tozoospermia）	精子总数（或浓度，取决于报告结果）、前向运动（PR）精子百分率和正常形态精子百分率均低于参考值下限
少畸精子症（oligoteratozoosper-mia）	精子总数（或浓度，取决于报告结果）和正常形态精子百分率低于参考值下限
少精子症（oligozoospermia）	精子总数（或浓度，取决于报告结果）低于参考值下限
畸形精子症（teratozoospermia）	正常形态精子百分率低于参考值下限

（二）辨证诊断

不育症患者常无明显的临床症状。在辨证时要重视精液望诊、切诊检查和问诊，以尽可能收集全面系统的病情信息，从而作出正确的辨证诊断。

1. 肾精亏虚型　不育，头晕耳鸣，腰膝酸软，或外生殖器发育异常，精少，神疲乏力。舌淡，苔薄白，脉沉细。

辨证要点：婚后不育，精液量少，头晕耳鸣，腰膝酸软。舌淡，苔白，脉沉细。

2. 肾阳虚衰型　不育，精液清稀，精子活力差、成活率低下，形寒肢冷，头晕耳鸣，腰膝酸软，精神不振。舌淡，苔白，脉沉细无力。

辨证要点：不育，精液清稀，腰酸畏寒。舌淡，苔白，脉沉细无力。

3. 肾阴亏虚型　不育，精液黏稠，精液不液化，头晕耳鸣，腰膝酸软，潮热盗汗。舌红，苔少，脉细数。

辨证要点：不育，精液黏稠，头晕腰酸，潮热盗汗。舌红，苔少，脉细数。

4. 脾肾阳虚型　不育，精液清稀，纳差腹胀，神疲乏力，形寒肢冷，腰膝酸软，头晕耳鸣。舌淡，苔薄白，脉沉细无力。

辨证要点：不育，精液清冷，纳差腹胀，畏寒腰酸，头晕耳鸣。舌淡，苔白，脉沉细无力。

5. 肝郁气滞型　不育，胸胁胀满，或少腹、睾丸、会阴部坠胀疼痛，情志抑郁，善叹息，急躁易怒。舌淡，苔白，脉弦。

辨证要点：不育，胸胁胀满，善叹息，情志抑郁。舌淡，苔白，脉弦。

6. 瘀阻脉络型 不育，少精子或无精子，睾丸、少腹坠胀疼痛。舌质紫黯，或有瘀点、瘀斑，脉细涩。

辨证要点：不育，少精子或无精子，少腹、睾丸坠胀疼痛。舌黯，有瘀点、瘀斑，脉细涩。

7. 湿热下注型 不育，精液不液化或死精子、畸形精子，阴囊潮湿，口苦，心烦，胸胁胀痛，大便不爽，小便短赤。舌质红，苔黄腻，脉滑数或濡数。

辨证要点：不育，阴囊潮湿，心烦口苦。舌质红，苔黄腻，脉滑数。

三、临床治疗原则

对不育症的治疗，首先要明确病因（如内分泌功能紊乱、精索静脉曲张、免疫功能异常、生殖系感染等所致），治疗原则应以针对病因治疗为主。对在现有条件下，原因未明者，即特发性不育，治疗原则以对症处理为主，通过不同的治疗手段来达到生育之目的。具体治疗方法要根据所致精液或精子的不同改变而有所不同，详见后面各节。

中医治疗男性不育的原则，当是协调脏腑，调畅气血，平衡阴阳。治疗脏腑以肾为主，兼顾心、肝、脾。虚证以补肾为先，但又不仅限于肾。实证则以疏导为主，虚实夹杂者，当攻补兼施。

四、注意事项

1. 首先要诊断明确，若因先天生殖器官发育异常，或一些遗传性疾病等所致者，要放弃药物治疗，积极采用现代辅助生育技术，以达生育之目的。

2. 普及性知识，提高人们生殖保健水平，以避免因性无知而影响生育。

3. 要遵守医嘱，按疗程坚持用药。由于精子的发生过程大约需 3 个月，故不育症疗程较长，尤其是少精子症和无精子症因睾丸因素所致者，更要坚持治疗。

4. 要饮食有节，加强营养，合理调配，禁食辛辣厚味，戒烟酒。

5. 要重视对患者的心理调治，注意疏导。要积极参加一些有益身心健康的文娱活动，以增强体质，陶冶性情。这对不育症患者的早日康复具有积极意义。

五、男性生殖能力评估

1. 男性生育状况的评估应该包括基本项目及特殊项目，前者主要用于一般性的筛查，主要包括病史、体检、精液分析等；后者主要用于确诊和疾病的分类，可根据情况选做内分泌激素测定、精浆生化检查、染色体检查、睾丸穿刺及病理分类等。

2. 近85％的夫妻在12个月内可自然受孕。传统观点认为，过去在12个月经周期或1年未避孕的性生活之后，或35岁以上妇女在6个月经周期或6个月未避孕的正常性生活之后仍未怀孕时，才考虑进行男性不育症的评估。现在的观点是，根据夫妇对于生育的要求，随时就可评估。

3. 通过生殖系体检和精液分析可对男性生育力作一初步判断，但需要强调的是一定要按照精液分析的质量控制要求去做，如有异常要至少再复查1～2次，且不可草率下结论。

4. 男性生育力状况是可以不断波动和变化的，可以由好至坏，也可以由坏至好。不同实验室，不同时点，治疗的不同阶段都可能影响评估的结果。

5. 如近期有手术、感染、发热、劳累者，应考虑到这些因素的影响，需在身体状态恢复后再次复查。发热达39℃以上者，对睾丸生精功能影响较大，建议2个月后复查精液。

（编者：孙自学）

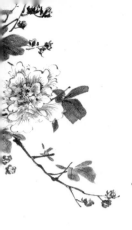

第十四章　精液异常性不育

第一节　无精子症

【概述】　无精子症，是指禁欲 3～7 天后通过体外排精的方法获得精液，连续 3 次以上精液离心镜检，均未查到精子。无精子症是导致男性不育的常见原因之一，据有关资料统计，约占男性不育的 6％～10％。中医学中虽无本病之名，但可概属于"绝育""无子""精冷无子"等范畴。

【病因病机】　中医学认为，肾藏精，主生殖，故无精子与肾精亏虚关系密切；脾为后天之本，气血化生之源，后天不足，先天失养，也影响精子化生；肝主疏泄，调畅全身气血，若情志所伤，气郁血阻，壅塞精道，引起无精子症。可见无精子症在脏以肾为主，同时与肝、脾也有一定关系。具体病因病机如下。

1. 肾气不充　先天禀赋不足或发育不良，肾气不充，肾子体小或缺如，致无精子症。

2. 肾精亏虚　恣情纵欲，房事太过，肾精耗伐，生殖之精无以化生。

3. 气血亏损　大病久病，虚损太过，脾失健运，精血乏源而致无精。

4. 湿毒内侵　饮食不节致湿热内生，或感受疫毒之邪，侵及精室，精子难生，或侵及精道，精阻难出。

【诊断】　无精子症是指禁欲 3～7 天后通过体外排精的方法获得精液，连续 3 次以上精液离心镜检，均未查到精子。

1. 病史　无精子症患者，一般无任何明显症状，性生活正常。有些患者既往有腮腺炎、结核病、睾丸炎、附睾炎、前列腺炎、精囊炎以及食用粗制棉籽油，长期或大量使用某些对生精功能有损伤作用的化学药物等病史。需明确所处的生活和工作环境有无放射性物质，是否接触农药、高温等。

2. 体格检查　重点检查第二性征及外生殖器的发育情况，有些患者第二性征不发育，睾丸极小，或隐睾，无睾丸，或外生殖器异常，或见有严重的精索静脉曲张等体征，要测定睾丸容积。

3. 实验室检查及其他辅助检查

（1）超声检查：以了解前列腺、精囊腺状况，对判断梗阻性无精子症具有一定帮助。

（2）精浆生化分析：主要检查果糖、α-葡萄糖苷酶或肉毒碱、柠檬酸等，通过这些精浆生化因子的检测，不仅可作出梗阻性无精子症的诊断，而且尚可推断出梗阻部位。见表 14-1。

表 14-1　部分精浆生化因子与无精子症的关系

α-葡萄糖苷酶	果糖	柠檬酸	FSH	可能梗阻部位
↓	缺失	正常	正常	射精管阻塞或输精管发育不良
↓	正常	正常	正常	附睾或（和）输精管阻塞
正常	正常	正常	↑	非梗阻性无精子症

（3）内分泌激素及性激素抑制素 B 检查：生殖激素改变与各种常见睾丸性无精子症的关系见表 14-2。

表 14-2 生殖激素改变与各种常见睾丸性无精子症的关系

FSH	LH	T	可能诊断
↓	↓	↓	中枢性性源功能减退型性源功能低下症；高催乳素血症；垂体嫌色细胞瘤等
↑	↑	↓	Klinefelter 综合征；睾丸炎；隐睾等
↑	正常	正常	生精上皮细胞萎缩；唯支持细胞综合征
↓	正常	正常	选择性 FSH 缺陷
↓	↓	↑	雄激素耐受综合征

（4）染色体核型分析以及 Y 染色体微缺失基因检查，排除遗传因素引起的生精功能障碍。

（5）放射线检查：输精管、精囊造影，能确定输精管、射精管是否存在梗阻性病变、梗阻部位、范围及解剖形态学上是否存在异常。

（6）睾丸活检：若通过精浆生化分析、激素测定尚不能判定无精子症原因者，可做睾丸活检。

【鉴别诊断】

1. 不射精症　它是指具有正常的性欲，阴茎勃起坚硬，性交时间长，但达不到情欲高潮和快感，不能在阴道中射精，因而无精液和精子排出。

2. 逆行射精　是指患者勃起正常，有性交快感和射精动作，并能达到性高潮，但无精液自尿道排出，而从尿道逆行流入膀胱的一种病证。

【治疗】 本病临床以虚证多见，且以肾虚为主；实证多为瘀阻精道，湿热毒邪内侵，或虚实兼杂，如肾虚兼瘀证等。

（一）辨证治疗

1. 肾精亏虚型

辨证要点：无精子不育，睾丸偏小，质地较软，头晕耳鸣，性欲低下，头晕耳鸣，腰膝酸软。舌质淡或红，苔薄白，脉细弱。

治法：补肾生精。

方药：生髓育麟丹加减。

人参、麦冬、肉苁蓉、山药、山萸肉、熟地、桑椹子、鹿茸、龟甲胶、枸杞子、当归、鱼鳔胶、菟丝子、北五味子、紫河车、柏子仁、淫羊藿。

中成药：①五子衍宗软胶囊，每次 4 粒，每日 3 次，口服；②百令片，每次 5 片，每日 3 次，口服。

2. 精道瘀阻型

辨证要点：无精子，睾丸大小、质地正常，伴见睾丸、会阴部胀痛。舌质黯，脉涩。

治法：活血化瘀通络。

方药：血府逐瘀汤加减。

桃仁、红花、当归尾、路路通、王不留行、皂角刺、炒山甲、川牛膝、水蛭。

中成药：①血府逐瘀口服液，每次 10ml，每日 3 次，口服；②桂枝茯苓胶囊，每次 4 粒，每日 3 次，口服。

（二）针灸疗法

1. 针刺法 取三阴交、肾俞、关元、次髎、气海、足三里。针刺用补法，每日 1 次，10 次为 1 个疗程。

2. 针灸并用 针刺取任脉、督脉、足少阴、足太阴经穴为主，用补法，并隔姜灸关元、气海，针三阴交；或隔姜灸命门、肾俞，针太溪。每组各灸治 5 天，每天 1 次，10 次为 1 个疗程。

3. 隔药灸法 药用羊藿叶、红花、当归、丹参各等份，合丁香 1~3g，艾炷数根。将上药放文火煎 30 分钟左右，用筷子挑药以有丝为佳，用纱布浸入药内（干湿以不自然滴药为度），盖住肚脐，将艾炷点燃置于其上灸灼，每次 10~15 壮，1 日 1 次。用于气滞血瘀型无精子症的辅助治疗。

4. 耳针疗法 取睾丸、外生殖器、内分泌、皮质下、神门，用耳穴压豆法。即用王不留行贴于 0.5cm×0.5cm 胶布上，然后贴于耳穴，每天嘱患者自行按压 2~3 次，每次 5~10 分钟。

5. 皮针疗法 取肾俞、心俞、志室、夹脊等，局部叩刺，每隔 2~3 天针 1 次，10 次为 1 个疗程。

6. 挑针疗法 取肾俞、次髎。穴位局部麻醉后，用粗针刺入穴位，挑刺组织纤维，挑刺完毕后用消毒棉球敷盖。

（三）饮食治疗

1. 木耳汤 取白木耳 30g，鹿角胶 7.5g，冰糖 15g。把白木耳用温开水发泡，除去杂质，洗净，放砂锅内，加适量水，煎煮，待白木耳熟透时加入鹿角胶和冰糖，使之烊化，和匀，熟透即成。该汤可分次或 1 次食用。具有补肾填精之功效。用于肾虚型无精子症。

2. 鱼胶糯米粥 取鱼鳔胶 30g，糯米 50g。先将糯米煮粥，煮至半熟，放入鱼鳔胶，一同煮熟和匀，不时搅动，以防黏滞锅底，每 2 天服 1 次，连服 10 次。具有补肾填精之功效。用于肾精亏虚型精子缺乏症。

【名家经验】

1. 陈文伯经验 陈文伯认为，不育症病因虽复杂，但其致病之机皆缘精气不足，治当审症求因，辨证论治，先立调理阴阳总则，继可设滋肾生精、温肾生精、益肾生精、增液生精、固肾生精、清肾生精、祛瘀生精、理气生精诸法。且常以基本方淫羊藿、肉苁蓉、山药、枸杞子加减。肾阳不足，加附子、肉桂、巴戟天、菟丝子；阴精匮乏，加制首乌、熟地、女贞子、知母；精室湿热，加黄柏、知母、龙胆草、野菊花；精道瘀阻，加丹参、赤芍、红花。

2. 孙自学经验 孙自学认为，不育症病因复杂，其主要由肾虚、湿热、瘀阻所致，辨证治疗当细审病因，详查病机，工于辨证，精于用药。此病证型虽多，总与肾虚、肝郁、湿热、瘀阻有关，治疗多以补肾益精、清热利湿解毒、活血化瘀为法。补肾益精法以熟地、山药、山茱萸、菟丝子、枸杞子、沙苑子等药物为主。根据辨证，肾阳虚者，加入仙茅、淫羊藿、锁阳、巴戟天、韭菜子等温肾助阳；气血不足者，加入黄芪、红参、当归、白芍等益气养血生精；阴精亏虚者，加入何首乌、黄精、鹿角胶、龟甲胶等血肉有情之品填补肾精。清热利湿解毒法常用金银花、蒲公英、车前子、败酱草、薏苡仁、半枝莲、白花蛇舌草、生甘草等药物；活血化瘀法常用药物有丹参、赤芍、路路通、王不留、穿山甲、当归、川芎、水蛭、桃仁、川牛膝等。同时提倡夫妻同治，并指导受孕。

【诊疗评述】 对无精子症的诊断主要依靠准确的实验室检查，要嘱患者严格按照要求留取精液标本，一般不能少于 3 次精液离心分析。对无精子症患者一定要做全面的生殖系体检，了解双侧睾丸、附睾、输精管和精索等情况；要详细询问病史，如疾病史、手术史、用药史等；可根据情况进行实验室检查，如内分泌检查、染色体检查和 Y 染色体微缺失检查等，以明确病因。对无精子症的治疗，要根据患者的年龄、配偶的年龄、具体病因等因素综合分析而决定采取何种治疗方式，如对年龄较小的先天睾丸发育不良或低促性腺激素无精子症患者，可以采取中西医结合治疗，且疗程要足够长，一般在半年至 2 年以上。对假性无精子症，应在明确梗阻部位、范围和性质的前提下，及时采取药物治疗或手术方案；确因遗传因素所致者，可以考虑辅助生育技术等。

【预防调护】

1. 要做好幼儿时期的预防接种。青少年时，要积极预防流行性腮腺炎，若一旦感染，要及时正确治疗，避免并发睾丸炎。

2. 避免不良因素的刺激，如放射线、高温，以及有毒化学物质和某些对生精功能有影响的化学药物。

3. 饮食有节，不宜过食辛辣厚味，戒烟酒，不食粗制棉籽油。

4. 要及早发现和治疗某些先天发育异常性疾病，使对生育力的影响降低到最低限度。

【现代研究进展】 血清抑制素 B 是来源于睾丸 Sertoli 细胞以及生精细胞的肽类激素，是男性 FSH 进行负反馈调节的主要因素。血清抑制素 B 比精浆抑制素 B 稳定可靠，可以通过血清抑制素 B 了解精子发生的状况，在鉴别诊断梗阻性无精子症与非梗阻性无精子症，以及判断精子发生障碍方面是一个较好的临床测定指标，具有较高的敏感性和特异性。此外，研究显示血清抑制素 B 与睾丸体积大小呈正相关，有可能替代睾丸活检。

Y 染色体的研究成为热点。Y 染色体上定位有睾丸决定因子及系列与精子发生相关的基因，这些基因的异常或突变可导致男性性腺发育低下或生精障碍。其中 Y 染色体长臂上的无精子症因子（azoospermia factor，AZF）的缺失会引起男性生精障碍，进而导致不育。

近年研究显示，睾丸精子发生是局灶性和不均一的，即使大部分生精小管内未找到精子，并不能排除小部分生精小管内存在精子。因此，针对非梗阻性无精子症患者，尤其是睾丸活检证实为无精子症的患者，进行显微外科睾丸取精术，一部分患者可获得形态良好的精子，并可进一步通过卵细胞胞质内单精子注射技术获得后代，但成功率较低，需要与患者进行良好的沟通。

胚胎干细胞（ESC）以及诱导多潜能干细胞（iPSC）诱导精子发生取得了巨大的研究进展，尤其是小鼠和人胚胎干细胞向生殖细胞分化的研究。

第二节　少精子症

【概述】　以《世界卫生组织人类精液及精子-宫颈粘液相互作用实验室检验手册》第 4 版为标准，少精子症也称精子减少症，是指精子计数（浓度）低于 2000 万/ml；或第 5 版标准，浓度低于 1500 万/ml，是导致男性不育的主要原因之一。精子浓度或者说精子数量的多少与男性生育能力呈正相关。判断男性的生育力，不能仅以精子数量的多少来判定，精子数低于最低标准，只能表明睾丸生精功能下降，生育机会减少。中医学文献中，无少精子症的记载，但本病可概属于中医的"精少""精薄"等范畴。

【病因病机】

1. 先天禀赋不足，肾精不充，致精少不育。

2. 手淫过度，或房事不节，恣情纵欲，耗伐肾精，致精少不育。

3. 大病久病，气血亏虚，后天之精乏源，肾精失于充养，致精少不育。

4. 饮食不节，过食辛辣肥甘厚味，酿湿生热，下注精室，灼伤阴精，湿阻精窍，均可致精少不育。

5. 跌仆外伤，瘀血阻络，或久病入络，精道不畅，故精少不育。

【诊断】　少精子症的诊断标准为禁欲 3～7 天后通过体外排精的方法获得精液，连续 3 次以上实验室检查，精子浓度低于 2000 万/ml。或低于 1500 万/ml。

1. 病史　了解患者的生活、工作情况，是否服用某些对生精过程有影响的化学药物，是否接触某些放射物质，是否曾食用粗制棉籽油，有无生殖系外伤史，是否患过病毒性腮腺炎、结核等疾病，并结合体格检查如有无精索静脉曲张、隐睾等，了解全身及生殖器官发育情况。

2. 实验室及其他辅助检查　精液分析检测精液浓度是诊断该病的主要依据，同时可进一步进行相关检查，如精浆生化、性激素、染色体、Y 染色体微缺失基因检查，以及睾丸附睾精索超声检查，了解发病原因。

【鉴别诊断】　少精子症的诊断，主要依靠精液分析，但每次排出精子的多少由于受各种因素，如不同的禁欲天数、取精环境以及检验者的技术水平等影响，其结果也不尽相同，所以对少精子症的判断，应间隔 3～7 天留取标本，连续检验 3 次以上方可作出结论，以免误诊。

【治疗】

（一）辨证治疗

1. 肾精亏虚型

辨证要点：久婚未育，精子稀少，头晕耳鸣，腰膝酸软。舌淡，苔白，脉沉细弱。

治法：补肾填精。

方药：五子衍宗丸（《丹溪心法》）加味。

菟丝子、枸杞子、覆盆子、五味子、制首乌、熟地、山萸肉、生山药、车前子、鹿角胶（烊化）、淫羊藿、巴戟天、陈皮。

中成药：①五子衍宗丸，每次 10 丸，每日 3 次，口服；②百令片，每次 5 片，每日 3 次，口服。

2. 肾阳虚衰型

辨证要点：久婚未育，精液清稀，精子稀少，头晕耳鸣，腰膝酸软，形寒肢冷，小便清长，夜尿频多。舌质淡，脉沉细或脉沉迟。

治法：温肾助阳。

方药：右归丸（《景岳全书》）加减。

熟地黄、菟丝子、枸杞子、鹿角、淫羊藿、巴戟天、锁阳、山萸肉、仙茅、黄芪、陈皮。

中成药：①复方玄驹胶囊，每次 3 粒，每日 3 次，口服；②麒麟丸，每次 6 克，每日 3 次，口服；③还少胶囊，每次 4 粒，每日 3 次，口服。

3. 气血两虚型

辨证要点：久婚未育，精子稀少，神疲乏力，面色不华，心悸气短，失眠多梦。舌淡，苔白，脉细弱无力。

治法：补气养血，佐以补肾填精。

方药：十全大补汤（《太平惠民和剂局方》）加减。

黄芪、党参、白术、红参、茯苓、当归、熟地黄、菟丝子、枸杞子、紫河车、覆盆子、淫羊藿、巴戟天、丹参。

中成药：十全大补丸，每次 6g，每日 3 次，口服。

4. 湿热下注型

辨证要点：久婚未育，精子稀少，精液黏稠，口苦咽干，阴囊潮湿。舌红，苔黄腻，脉濡数或滑数。

治法：清利湿热，兼补肾填精。

方药：程氏萆薢分清饮（《医学心悟》）加减。

萆薢、龙胆草、滑石、车前子、金银花、连翘、菟丝子、熟地黄、山萸肉、生山药、牡丹皮、巴戟天。

中成药：①黄精赞育胶囊，每次 4 粒，每日 3 次，口服；②龙胆泻肝丸，每次 6g，每日 2 次，口服。

5. 瘀阻精道型

辨证要点：久婚未育，精子稀少，精液量少，会阴或睾丸胀痛、刺痛。

舌质黯红或有瘀点、瘀斑，脉涩。

治法：活血通络，化瘀生精。

方药：血府逐瘀汤（《医林改错》）加减。

当归、桃仁、红花、川芎、川牛膝、炒山甲、路路通、王不留行。

中成药：①桂枝茯苓胶囊，每次4粒，每日3次，口服；②血府逐瘀口服液，每次10ml，每日3次，口服。

（二）针灸治疗

1. 针刺法　肾精亏损者，取双侧肾俞、志室、太溪、三阴交；气血亏虚者，取双侧脾俞、胃俞、肾俞、足三里、三阴交。用补法，留针30分钟，每日1次，10次为1个疗程。

2. 灸法　取命门、肾俞、关元、中极等为主穴，隔姜灸，以艾灸3壮为度。有温肾壮阳、益气培元之功，用于命门火衰的少精子症。

3. 针灸结合　关元、中极、气海、命门、肾俞。配穴：蠡沟、次髎。针刺关元、中极、气海时，要求针尖向下斜刺1.5～2寸，然后采用捻转补法，使针感向下传导至阴茎或会阴部为止。留针30分钟，针后加灸关元、命门、肾俞，以局部皮肤潮红为度，隔日1次，20次为1个疗程。

（三）饮食疗法

1. 肉苁蓉粥　肉苁蓉20g，羊肉25g，大米30g。将肉苁蓉切片或切块，与羊肉丁、大米共煮成稠粥，食之。用于肾阳虚型少精子症。

2. 山药汤圆　取山药150g，白糖150g，粳米250g，胡椒面适量。蒸熟山药，去皮放大碗中加白糖、胡椒面，拌匀成馅泥，将粳米粉揉成软料，将山药馅泥包成汤圆，煮熟即可。经常食用。用于肾阴亏虚型少精子症。

3. 杞子苡仁粥　枸杞子100g，生苡仁100g，炒扁豆100g。加适量水，共煎为粥，随意食用。用于湿热蕴结型少精子症。

4. 海参适量，糯米100g。先把海参浸透，剖洗干净，切片煮烂，后加入糯米，煮成稀粥，调味食用。用于肾精亏损型少精子症。

5. 山药大枣粥　红参50g，山药150g，大枣10枚，龙眼肉100g，太子参100g。先小火久煎红参取汁，后三味加适量水共煎为粥，再入红参煎液，稍煮即可食用。用于气血两虚型少精子症。

【名家经验】

1. 王琦经验　王琦对少弱精子症引起的男性不育，提出"肾虚夹湿热瘀毒虫"是男性不育的核心病机，并指出环境污染、电磁辐射、抗肿瘤药物的使用、性传播疾病及微生物的感染等属于"毒""虫"范围的致病因素，在少弱精子症发病中尤为明显，应引起重视。随着时代的进步，生存环境的变化，饮食结构、生活习惯的改变，单纯补肾已不能很好地符合少弱精子症的病理病机，对于"毒""虫"引起的少弱精子症，有炎症反应的，补肾甚至可能导致越补越严重，要掌握好祛邪与扶正的辩证关系。此时，如果在补肾益精的基础上，加以解毒杀虫的药物就会取得比较满意的效果。常用补肾填精药如黄精、菟丝子、枸杞子等；清热解毒杀虫药，如蒲公英、白花蛇舌草、败酱草、金钱草、蛇床子、蜂房等。

2. 李曰庆经验 李曰庆认为，本病的病机较为复杂，归纳起来有虚、实、寒、热、痰、瘀、郁的不同，与五脏有关，但本病病位主要在肾，病机主要是肾阴阳不足。肾阴阳平衡则精气充盛，藏泻适宜，运行有度，阴阳和而有子；肾阴阳失调则精少气衰，藏泻失宜，气化障碍，从而导致男性不育症。李曰庆根据多年经验，在传统补肾治疗的基础上，提出了"以肾虚为本，以补肾生精为则，以微调阴阳为法"的治疗理论，在具体治法上则偏重"补肾生精，调补肾阳"，提倡用药补肾时清补并用，避免峻补、滥用、久服。强调要微调阴阳，充分调动机体自身的调节机制，使阴阳平衡，以达阴阳互根、互用之效能，精气充盛而有子。

3. 郭军经验 郭军认为肾虚、肝郁、脾虚、血瘀是男性不育症的基本病机。治疗上以补肾为基本治法，同时兼以疏肝、健脾。在实践中，按照传统的辨证方法常无证可辨，此时，加活血通络的水蛭、地龙、王不留行等治之，常能明显提高疗效，缩短疗程。男性不育和其他疾病有着很大的区别，病情的缓解与加重主要依据精液分析等实验室检测的结果，这就需要微观辨精。根据"阳化气，阴成形"等理论，精子量少，或伴有精液稠黏，液化不良或不液化主要责之于肾阴/肾精不足，治当滋肾填精。而精子成活率低，精子活动力差，伴有精液清稀，主要责之于肾阳虚衰，治疗原则为温补肾阳。对于精子畸形，根据"阴中求阳，阳中求阴"的理论，运用阴阳双补的治法，往往能得到事半功倍的效果。

4. 李海松经验 李海松认为，男性不育症的发病主要责之于肾、脾、肝三脏，但痰贯穿于其中，影响精液的正常分泌、输布及液化。治疗时在首重病机的基础上，把化痰祛瘀贯穿治疗始终，临床上分4型辨证论治：湿热蕴脾证，燥湿健脾以化痰，常选用生麦芽、陈皮、鸡内金、炒白术、土茯苓、茯苓、益母草等；肾阴不足证，养阴生津以化痰，多选用熟地黄、山萸肉、枸杞子、五味子、茯苓、白术等；肝郁气滞证，疏肝理气以化痰，如青皮、陈皮、柴胡、郁金、百合等；肾阳不足证，温阳化气以祛痰，多用茯苓、姜半夏、桂枝、白果、炒白术等。

5. 李广文经验 李广文治疗男性不育症主张辨证与辨精相结合，注重养精求育及心理调治，认为精子数减少、精液量少，表明肾精亏虚，气血不足。治疗重在补肾填精，益气养血。常用生精种玉汤治疗。基本方：黄芪 30g，淫羊藿 15g，川断 15g，首乌 12g，当归 12g，桑椹子 9g，枸杞子 9g，菟丝子 9g，五味子 9g，覆盆子 9g，车前子 9g。腹胀纳差，加木香、陈皮各 9g；性欲低下、射精无力，加阳起石 30g、巴戟天 9g；气虚，加党参 30g；失眠多梦，加炒枣仁 15g、合欢花 9g。

6. 谢海洲经验　谢海洲治疗少精不育，法则以补为主，用药多选温肾壮阳、血肉有情之品，如五子衍宗丸、参鹿三肾丸、河车大造丸、千金韭子丸等类。然需依情辨证，灵活施治，务求以药纠偏，以达阴阳气血调和。并指出临证时应注意以下几点：①补肾之法，需宜阴阳并补，遣方用药，于温肾壮阳之中重用养阴益精之品。②虚损之证，早宜培补，但尤易壅滞。故每少佐活血通络、辛香行滞之品，意在静中有动，阴中寓阳，使补而不滞，生化无穷，且常用羌活，借其辛香走窜，宣畅阳气，使于补益之中善散其壅，通行其滞，颇多建功。③不育之根虽在于肾，以精气虚衰居多，但下焦湿热、败精瘀阻之实证，或虚中夹实之证，亦间或有之，临证应详察。

【诊疗评述】　少精子症的诊断主要依靠实验室精液分析。对其治疗要根据其病因、患者年龄和配偶年龄等因素综合分析而定。对伴有精索静脉曲张者，建议首先手术，术后再联合中西药物治疗；对睾丸生精功能低下者，可采用中西医结合治疗；对重度少精子症（浓度低于每毫升 500 万者），根据患者年龄、配偶年龄和意愿，可以采用辅助生育技术等。少精子症的治疗周期较长，一定要让患者坚持治疗，不要频繁更换医生和做精液分析，一般以 3 个月为 1 个疗程。如夫妻双方不存在影响优生的不良因素，建议在治疗期间不要避孕，并指导受孕，以提高受孕率。

【预防调护】

1. 避免不良因素刺激，积极治疗原发病。如及早发现和治疗精索静脉曲张、隐睾、泌尿生殖系疾病，避免放射性、电辐射、长期洗桑拿以及某些药物的影响。

2. 饮食有节，忌食辛辣肥甘厚味，宜既清淡又富有营养，不食用对生精功能有损害作用的食物，如粗制棉籽油、芹菜等。

3. 树立良好性观念，手淫有度，房事有节，忌恣情纵欲。

4. 要加强体育锻炼，以增强体质。

【现代研究进展】　目前，可确定的造成少精子症的因素有内分泌疾病、精索静脉曲张、免疫因素、生殖系感染、Y 染色体微缺失、隐睾、辐射、化学药品以及药物等。随着生物技术的发展，越来越多的研究深入到基因水平，为我们进一步认识特发性少、无精子症提供新的途径。

国外研究认为，Pygo2 基因在染色质重塑的伸长精细胞中表达，其功能受损会导致精子形成阻滞和精子生成减少而引发不育。国内一项实验亦证实，Pygo2 基因蛋白质编码序列区 SNPs 可能是特发性少精子症和无精子症的诱发因素之一。吴齐飞等通过研究谷胱甘肽 S-转移酶 T1 基因多态性（GSTT1）与特发性无精子症和少精子症的关系，认为 GSTT1 缺失基因型是特发性无精子症和少精子症发病的危险因素。李建波等研究认为，H19 的 DNA 甲基化程度的降低与少精子症密切相关，且降低程度与精子浓度呈显著负相关，而与精子活力无关。

人类 miRNA 控制并影响人类约 1/3 的基因表达，使机体内各种蛋白质处在一个恰当的水平，保障机体各器官的正常功能。国外学者发现，MicroRNA34-b（miR-34b）基因家族参与细胞周期、凋亡的调控，与精子的发生、凋亡关系密切。国内一项实验亦证实，miR-34b 与精子密度存在密切关系。

刘琼东利用双色荧光原位杂交（FISH）技术分析特发性少精子症患者精子 X 和 Y 染色体畸变，研究表明特发性少精子症患者的精子染色体非整倍体率较高。对于少精子症不育患者 ICSI 前进行精液 FISH 分析，并结合外周血淋巴细胞核型分析，有助于医疗工作者从分子角度了解患者精子染色体的完整性。术前进行更为准确的遗传咨询，从而避免部分染色体缺陷患者不必要进行 ICSI 而导致的身体伤害和经济负担。

随着男性不育研究的深入，单纯的精液常规检查已不能满足临床诊断和治疗的需要。精液脱落细胞学越来越受到国内外学者的重视，精液脱落细胞学的检测可以反映睾丸生精功能的变化，根据脱落细胞的检出可衡量睾丸生殖功能，亦可以动态观察其发生、发展的各阶段规律，来预测睾丸功能障碍的发展趋势并进行评估，为临床提供诊疗依据、观察临床疗效，同时用无创伤的精液脱落细胞学代替有创伤的睾丸活检将是学科发展的必然趋势。

第三节 弱 精 子 症

【概述】 弱精子症也称精子活力低下症，依《世界卫生组织人类精液及精子-宫颈粘液相互作用实验室检验手册》第 4 版标准，是指在适宜温度（25～37℃）下，精液离体 1 小时后进行检查，快速直线运动精子低于 25%，或直线前向运动精子不及 50%者，或精子活动率低于 60%者。或以第 5 版标准，精子总活力低于 40%，或前向运动精子率低于 32%。弱精子症常与其他精液异常症同时存在，是引起男性不育的主要原因之一。本病通过实验室检查进行诊断，中医学无弱精子症之名，但弱精子症属"精寒"

"精冷"等范畴。

【病因病机】　弱精子症的发生，多因先天禀赋不足，或房事无度，或久病体虚，致肾精亏乏或气血亏虚；或嗜辛辣肥甘厚味，湿热下注，扰乱精室所致。

1. 肾精亏虚　先天禀赋不足，或手淫过度，或房事不节，致肾精亏虚，生殖之精失于濡养；或病情进一步发展，而致命门火衰，精子失于温养和鼓动，从而引起弱精子症。

2. 气血亏虚　久病体虚，或脾胃功能不健，气血不足，精失所养，而致弱精子症。

3. 湿热下注　嗜食辛辣肥甘，蕴湿生热，湿热下注，或湿热毒邪内侵，败精浊瘀结于精室，从而引起弱精子症。

【诊断】

1. 病史　详细了解病史，对该病的诊断具有重要指导价值。了解患者是否有生殖道感染史，有无腮腺炎病史，是否用过对精子有影响的药物以及生活和工作环境等情况。

2. 症状　弱精子症患者，可伴有阴囊潮湿，神疲乏力，头晕耳鸣，腰膝酸软，形寒肢冷等症状。但多无明显临床表现。

3. 体格检查　要重点检查睾丸、附睾和精索静脉等情况，如有无隐睾以及附睾炎和精索静脉曲张等。

4. 实验室检查及辅助检查

(1) 精液分析：是诊断本病的主要依据。在室温下，精液离体 1 小时后，若快速直线运动精子低于 25%，或前向运动精子低于 50%，或精子活动率低于 60% 者。或以第 5 版标准，精子总活力低于 40%，或前向运动精子率低于 32%。即可诊断。但一般要做 2~3 次精液分析。

(2) 超声检查：主要了解睾丸、附睾及精索静脉曲张情况。

(3) 其他辅助检查：可做前列腺液、微量元素、精浆生化、精液支原体、衣原体等检查，以了解影响精子活力的影响因素。

【鉴别诊断】　死精子症　死精子症是指存活精子减少，需通过染色来判断，以便与不动精子相区别。

【治疗】

(一) 辨证治疗

1. 肾精亏虚型

辨证要点：久婚未育，精子活力低下，头晕耳鸣，腰膝酸软。舌淡，苔白，脉沉细。

治法：补肾填精。

方药：五子衍宗丸（《丹溪心法》）加减。

菟丝子、枸杞子、覆盆子、五味子、车前子、鹿角胶、熟地黄、山萸肉、巴戟天、陈皮。

中成药：①五子衍宗丸，每次 10 丸，每日 3 次，口服；②百令片，每次 5 片，每日 3 次，口服。

2. 命门火衰型

辨证要点：久婚未育，精子活力低下，头晕腰酸，形寒肢冷，小便清长，夜尿频多。舌淡，苔白，脉沉迟无力。

治法：温补命门。

方药：右归丸（《景岳全书》）加减。

熟地、山药、山萸肉、菟丝子、淫羊藿、仙茅、巴戟天、紫河车、肉桂、鹿角胶、陈皮。

中成药：①复方玄驹胶囊，每次 3 粒，每日 3 次，口服；②还少胶囊，每次 4 粒，每日 3 次，口服。

3. 气血亏虚型

辨证要点：久婚未育，精子活力低下，神疲乏力，头晕耳鸣，少气懒言，面色萎黄。舌淡，苔白，脉细弱。

治法：益气养血，补肾填精。

方药：十全大补汤（《太平惠民和剂局方》）加减。

红参、当归、白芍、熟地黄、川芎、黄芪、白术、菟丝子、茯苓、大枣。

中成药：十全大补丸，每次 10 丸，每日 3 次，口服。

4. 湿热下注型

辨证要点：久婚未育，精子活力低下，阴囊潮湿。舌红，苔黄腻，脉滑数。

治法：清利湿热。

方药：三仁汤（《温病条辨》）加减。

生苡仁、白蔻仁、竹叶、龙胆草、栀子、黄芩、车前子、通草、滑石、荔枝核、草薢。

中成药：龙胆泻肝丸，每次 6g，每日 2 次，口服。

5. 瘀血阻滞型

辨证要点：久婚未育，精子活力低下，少腹或会阴、睾丸、腹股沟处疼痛。舌黯有瘀点，脉涩。

治法：活血化瘀通络。

方药：血府逐瘀汤（《医林改错》）加减。

当归、红花、路路通、川牛膝、丹参、柴胡、黄芪、水蛭、桃仁。

中成药：①桂枝茯苓胶囊，每次4粒，每日3次，口服；②血府逐瘀口服液，每次10ml，每日3次，口服。

（二）外治疗法

灌肠疗法　苦参、黄柏、地龙、蛇床子、蒲公英、败酱草各30g。水煎取汁100～150ml，温度控制在40℃左右，行保留灌肠。用于湿热瘀阻型慢性前列腺炎所致精子活力下降者。

（三）针灸疗法

1. 针刺三阴交、曲骨、大赫，灸关元、中极或针八髎、肾俞，灸肾俞、命门。先针刺，取补法，捻转得气后，隔姜艾灸3壮为度。隔日交替针灸1次。15次为1个疗程。

2. 取穴关元、大赫、三阴交、肾俞。针关元、大赫，要求针感直达茎中，以平补平泻为主，针灸并用。使局部发红，针下有热感，留针30分钟，隔日1次，15次为1个疗程。

3. 取穴命门、中极、肾俞、脾俞、关元、气海等，针刺用补法，每日1次，每10次为1个疗程。

（四）饮食疗法

许多食品具有一定的补益作用，可提高精子活动力，如核桃仁、杞子、韭菜、松仁、甲鱼、大虾等，但有些食品可影响精子生成及活动能力，应避免食用，如芹菜、棉籽油等。

1. 扁豆薏仁粥　扁豆30～50g，薏苡仁30～50g，加适量水；先浸泡，后同煮为粥，早、晚各食1次。具有健脾、清热利湿之效。用于湿热下注所致弱精子症。

2. 羊脊粥　羊脊骨1具（洗净，剁碎），肉苁蓉、菟丝子各30g以纱布包扎，加适量水，共煮炖4小时，取汤加大米适量，煮粥。粥熟后加入调料，即可食用。用于肾精亏虚型弱精子症。

3. 青虾炒韭菜　青虾250g洗净，韭菜100g洗净，切段，先以素油炒青虾，加入调料，再加入韭菜煸炒，嫩熟即可食用。用于肾阳虚型弱精子症。

【名家经验】

1. 罗元恺经验　罗元恺对弱精子症的治疗，主张"当温阳益气"，并创温肾益精汤（天雄6～9g，熟地、菟丝子、怀牛膝、枸杞子各20g，炙甘草6g，淫羊藿10g）。

2. 王琦经验　王琦认为瘀血、肾虚、湿热三者构成不育症病变核心，它们单独为病或相互作用导致了疾病的发生、发展。用药以"补肾填精、活血化瘀、兼清湿热"为指导思想。组方以"阴阳并调、补中有通、补中有清"为特色。肾阳不足者，治以温补肾阳、温肾填精，常用方为金匮肾气丸、右归饮；肾精不足、虚火亢盛者，治以滋阴降火、补肾填精，常用六味地黄丸、大补阴丸；肾精亏虚者，治以阴中求阳、阳中求阴、补益肾精，常用方为五子衍宗丸；气血亏虚者，以益气养血种子，常用补中益气汤。此外，根据药理研究成果选用相应药物，如对精子有影响的有促进病理性精子膜结构改变的淫羊藿、黄精、当归、丹参、枸杞子等（主要是头部、中段线粒体及尾部），有促进 DNA 合成的补中益气汤（增强 DNA、RNA、合成、蛋白质合成），有调节微量元素的枸杞子、女贞子、菟丝子、巴戟天、沙苑子、韭菜子、蛇床子、仙茅、黄芪、当归（提高精子浓度、运动力、运动速度）。

3. 徐福松经验 徐福松认为，本病的辨证要点首辨虚实。精子动力异常为不足之症。其不足者，有肾阴亏虚、肾阳不足以及气血两虚之分，此为本虚；亦有肝经湿热所致者，此乃因实致虚。治疗当以扶正为本，以恢复精子活力。"阴为体，阳为用。"中医学认为，弱精子症不仅以虚证为主，故温补肾阳是治疗弱精子症常用的方法，但临床运用时不能忽视滋阴，所以善补阴者必于阳中求阴是也。同时精血喜动恶滞，运用补法时还应注意补中有通，使补而不滞，增强疗效。同时经过 20 年的研究，开发研制了聚精丸，研究发现该方对精子数量、活力、顶体酶完整率、精子向前运动速度及精子形态学等都有明显的改善。

4. 孙自学经验 孙自学认为，治疗弱精子症在临床上应首先明确病因，如生殖道感染、精索静脉曲张、内分泌因素，以及其他不良生活习惯、营养情况、服用药物，并针对这些因素治疗，如静脉曲张严重者建议其尽快手术治疗。对于原因不明的特发性弱精子症，临床以中医辨证为主。弱精子症的发生，多因先天禀赋不足，或房事无度，命门火衰，致使精子活力下降；或久病体弱，气血亏虚，先天之精失于濡养；或嗜食辛辣肥甘厚味，蕴湿生热，下注精室所致。临床辨证有虚、实之别，虚者以肾精亏虚，命门火衰，气血不足最为常见；实者多责之于瘀血内阻，湿热下注。虚者当益肾为主，兼顾肺和脾；实者重在调肝，当以解毒清热利湿、活血通络为主。治法主要有补肾填精，方以五子衍宗丸加减；温肾助阳，方以右归丸加减；益气养血，方以八珍汤加减；清热利湿，方以三仁汤加减。

5. 陈德宁经验 陈德宁认为，男性中青年时期喜怒忧思不定，情绪波动频繁，易致肝失条达，疏泄失常，气机郁滞，血行不畅。肝藏血，血生精，精血同源，若气滞血瘀，则精无气血之充养和滋润则形成少、弱精。并据此病机特点，从肝论治少、弱精子症，选用经方橘核丸为主方。

6. 宾彬经验　宾彬认为，本病多为本虚标实，以脾肾两虚为本，以湿热瘀阻或虫毒所染为标。治疗以补虚泻实立法。补虚，必须脾肾兼顾，既要补肾生精，又要健脾养血；泻实，则应清热化湿，活血祛瘀，甚或杀虫解毒。多数患者标实易泻，本虚难补，故临证时多应以持续补虚为主轴，以泻实为辅助，方能取得良效。补虚时不宜过用滋腻之品，妨碍脾胃，亦不能偏于燥热，致耗伤真阴；同时，泻实也不宜过用苦寒，恐伤阳抑精。并创制了以脾肾双补兼以清热化湿、活血化瘀为主要功效的验方——强精煎，由菟丝子、枸杞子、党参、黄芪、当归、牡蛎、益母草等 12 味中药组成。

7. 赵锡武经验　赵锡武认为，弱精子症责之于精气清冷，阳气亏虚，其病变脏腑以脾、肾为主。治疗常用《金匮要略》中的天雄散加味（天雄、桂枝、白术、生龙骨），加用药物多为肉苁蓉、枸杞子、巴戟天、淫羊藿、冬虫夏草、当归、党参等，并强调在使用时注意坚持服用，持之以恒；加强营养，添食饵补益之功；调畅情志，节制房事。

【诊疗述评】　弱精子症的诊断主要依靠精液分析，多数患者并无明显症状，这就为正确辨证带来了一定困难。临证时要辨证、辨体质与辨精液的色、质等结合起来综合分析；要通过相关检查尽可能明确病因，使治疗更具针对性，如伴有感染者，可抗感染治疗；对伴有二度以上精索静脉曲张的患者，可首选微创治疗后再联合中药治疗；对低促性腺激素不育者，可在补充激素治疗的同时辨证使用中药；对特发性弱精子症，多以经验性治疗为主；若经一段时间（半年或 1 年）治疗后，精子活力仍未改善，根据患者意愿，可以采取辅助生育技术。另外，为提高受孕率，如果夫妻双方不存在影响优生的不良因素，我们建议治疗期间不要避孕，并指导受孕。

【预防调护】

1. 饮食有节，戒烟酒。

2. 预防和积极治疗泌尿生殖系感染。

3. 避免不良因素的影响，如不穿紧身裤、牛仔裤，不洗桑拿浴、蒸汽浴等。

4. 避免接触对睾丸生精功能有影响的化学物品等。

5. 睾丸下降不完全者，应在 2 岁以前做处理。

6. 饮食有节，起居有常，加强锻炼，增强体质。

【现代研究进展】　近年来，哇巴因与精子活力的关系引起了人们的关注。哇巴因又名苦毒毛旋花子苷，是一种具有排尿、利钠和强心作用的甾体化合物。哇巴因是 Na^+-K^+-ATP 酶的特异性抑制剂，能特异性抑制 NKA 的生物学活性，从而发挥其一系列的生物学功能。人体成熟睾丸组织和成熟的精子中均特异存在 Na$^+$-K$^+$-ATP 酶的 α4 亚型（Na$^+$-K$^+$-ATPaseα4 Isoform，NKA4）。NKA4 是影响精子活动力的重要因素之一，而且对哇巴因的抑制具有高度敏感性。哇巴因可由人体内源性分泌，而且有资料表明其在精液中的浓度要高于在血清中的浓度。NKA4 及其特异性抑制剂哇巴因的发现，为研究弱精子症的发生发展机制提供了新的突破口。目前，有学者通过哇巴因诱导建立了大鼠的弱精子症模型，这一成果为我们研究哇巴因的作用机制提供了一个重要的手段。

研究表明，附睾组织、精浆和精子中含有体内最高浓度的游离左卡尼汀，其中附睾是精浆中游离左卡尼汀的主要来源。附睾是精子完全成熟与贮存的场所，附睾中左卡尼汀的浓度直接影响精子的成熟和代谢过程，与精子运动及受精能力直接相关。近年来，采用口服左卡尼汀口服液治疗弱精子、死精子症不育，取得了一定效果。

线粒体的研究在生殖领域逐步开展，mtDNA 与人类男性不育症的相关性研究已成热点。一系列研究发现，线粒体基因片段缺失如 4977bp 等以及发生在 POLG、ND4、tRNA、ATPase6 等线粒体基因上的点突变与弱精子症存在相关性。线粒体是为精子活动提供能量的重要细胞器，同时也是精子中唯一有自身基因的细胞器。据文献报道，线粒体基因的点突变和片段缺失与人类精子的活力减低和数量减少密切相关。大量的缺失会导致一些结构基因和线粒体基因中的 tRNA 基因完全移除和部分截断。缺失的 mtDNA 编码有缺陷的蛋白质亚基组装成的 nDNA 编码的亚基产生受损的呼吸酶，进一步提高活性氧和自由基数量，导致线粒体供应能量功能的进行性减退，进而导致精子活力减低。研究发现，线粒体 DNA 的突变与精子质量减低密切相关，有报道称在弱精子症患者中发现线粒体 DNA 的缺失或异常。

精子头部及鞭毛结构的异常都可能影响精子鞭毛的运动，导致精子运动能力下降，最终导致弱精子症的发生。鞭毛上的一些基因（如 ejin-2、DNAI1、DNAH5、DNAH11、AKAP4、SEPT4、Smcp 和 CRISP2）和蛋白（如精子蛋白 ACTB、ANXA5、PRM1、PRM2、SABP、CRISP2、Trx-3 等和精原蛋白 Tf、PSA、PAP、Fractalkine 等）被证实与弱精子症的发生有关。

第四节　畸形精子症

【概述】　依照世界卫生组织（WHO）编写的第 4 版《世界卫生组织人类精液及精子-宫颈粘液相互作用实验室检验手册》，畸形精子症是指精液中正常形态精子低于15％的一种病症。或以第5版标准，精子正常形态率低于4％。本病常同时伴有弱精子症及少精子症等，是引起男性不育的常见原因之一。中医学中无此病名，可归属于"精清""精寒""精冷"等范畴。

【病因病机】

1. 婚后房事失节，婚前手淫过度，或大病久病之后，肾精亏虚，精失所养，致畸形精子增高。

2. 饮食失节，素食辛辣厚味，蕴湿生热，湿热下注精室，或湿热毒邪内侵，蕴结精室而致畸形精子增多。

【诊断】

1. 畸形精子症　多无临床表现，或伴有腰膝酸软，头晕耳鸣，阴囊潮湿，或睾丸坠胀疼痛等。要详细询问病史，如有无接触放射性物质，有无腮腺炎病史等；要认真体检，了解有无精索静脉曲张，有无隐睾、睾丸炎或附睾炎、前列腺炎等。

2. 实验室检查

（1）精液分析：若通过精子染色，镜下正常形态精子低于15％者；或低于4％者。即可诊断。

（2）其他辅助检查：如精液支原体、衣原体、精浆生化分析、精浆弹性硬蛋白酶测定等。

【鉴别诊断】　精子凝集　精子凝集是因精子抗原和精子抗体的抗原抗体反应，造成精子头对头，或尾对尾，或头对尾集结在一起。而精子畸形则是指单个精子的形态异常，精液中形态异常精子数目增多。

【治疗】

（一）辨证治疗

1. 肾阳不足型

辨证要点：久婚未育，精子畸形率较高，形寒肢冷，腰膝酸软，头晕耳鸣。舌质淡胖，脉沉细无力。

治法：温肾助阳，益气填精。

方药：赞育丹加减。

熟地、枸杞子、山萸肉、鹿茸、淫羊藿、仙茅、杜仲、巴戟天、肉苁蓉、韭菜子、蛇床子、当归、红参、白术。

中成药：①复方玄驹胶囊，每次3粒，每日3次，口服；②还少胶囊；每次4粒，每日3次，口服。

2. 肾阴亏虚型

辨证要点：久婚未育，精子畸形率增高，五心烦热，腰膝酸软，头晕耳鸣。舌红，少苔，脉细数。

治法：滋肾养阴填精。

方药：六味地黄丸合五子衍宗丸（《丹溪心法》）加减。

生地、熟地、山萸肉、生山药、菟丝子、枸杞子、覆盆子、五味子、牡丹皮、车前子、巴戟天。

中成药：①六味地黄丸，每次 10 粒，每日 3 次，口服；②五子衍宗软胶囊，每次 4 粒，每日 3 次，口服。

3. 湿热蕴结型

辨证要点：久婚未育，精子畸形率升高，精液黏稠不液化，口苦，口黏，阴囊潮湿，大便不爽。舌红苔腻，脉濡数。

治法：清热化湿。

方药：程氏萆薢分清饮（《医学心悟》）加减。

萆薢、滑石、车前子、生苡仁、川牛膝、丹参、菟丝子、白术。

中成药：龙胆泻肝丸，每次 6g，每日 2 次，口服。

（二）外治疗法

1. 按摩疗法　选用关元、肾俞、命门、足三里、次髎、志室等穴位进行按摩，适用于肾阳虚弱证。

2. 气功疗法　强壮功：本功乃儒、道、佛三家的练功方法综合而成。具体练法：取站立或坐式（自然坐或盘膝坐），以自然呼吸或深呼吸法。意念：可意守外景，也可意守丹田。每日做 2～3 次，每次半小时至 1 小时。

（三）针灸疗法

1. 取气海、命门、三阴交、地机。肾阳虚，配关元、肾俞；肾阴虚，配太溪、曲泉；气血亏虚，配足三里、照海；湿热，配中都、阴陵泉。据虚实采用补泻手法。肾阳虚者，可针灸并用。间日 1 次，7 次为 1 个疗程。

2. 第一组穴以背部俞穴、足少阴经穴为主，兼取足厥阴、手少阴经穴，如太冲、侠溪、风池、肝俞、胆俞、鱼际等穴。第二组选肾俞及任督脉穴，如肾俞、命门、三阴交、关元等。第一组穴针刺用补法或平补平泻，不施灸。第二组穴针刺时用补法，加灸，并以灸为主。

3. 取第一组穴有太溪、三阴交、关元、肾俞、复溜；第二组穴有照海、阴陵泉、气海、志室、地机。如失眠，加百会、内关；脾胃虚弱，加足三里；阳痿，加次髎、命门（灸）。采用提插和捻转手法，得气后留针 15～20 分钟，加艾灸。刺气海、关元时一定要使针感反射至前阴部，有胀、热、勃动感为佳。以上两组穴位隔日交替使用，10 天为 1 个疗程，2 个疗程之间休息 1 周。

（四）饮食治疗

1. 清炒虾仁　取河虾肉 500g，鸡蛋清 2 只，以及干淀粉等调料，先将虾肉洗净，用食盐拌合，再加入蛋白，搅拌，加干淀粉，和匀。另用油滑锅后，加入熟猪油，烧至四成熟，加入拌好的虾肉，熟之前加入调料后取锅，即可食用。具有温肾壮阳之功。用于肾阳虚型畸形精子症的辅助治疗。

2. 核桃仁炒韭菜　核桃仁 50g，韭菜适量。先以香油将核桃仁炸黄，后入洗净切成段的韭菜，翻炒，调以食盐，佐餐随量食用。有温补肾阳之功。用于肾阳虚型畸形精子症的辅助治疗。

3. 枸杞羊肾粥　鲜枸杞子叶 500g，羊肾 1 对，大米 250g。将鲜枸杞子叶切碎，羊肾洗净，去筋膜臊腺，切碎，再加大米并加水适量。用小火煨烂成粥，分顿长期食用。

4. 枸杞子 15g，鹿角胶 30g，鱼鳔胶 30g，黑豆 200g，猪骨髓 200g，牛鞭 100g，盐、味精适量。用水将牛鞭发胀，去净表皮；黑豆用温水泡开。然后将牛鞭、黑豆、猪骨髓入锅加清水，以武火煮沸，文火煨软烂，再将杞子、鹿角胶、鱼鳔胶、盐放入，煮 10 分钟后，放入味精，吃肉和黑豆，并喝汤。用于肾阴虚型畸形精子症的辅助治疗。

5. 枸杞粥　枸杞子 60g，粳米 120g。将枸杞子洗净后与粳米同煮成粥，即可食用。

【名家经验】

1. 王琦经验　王琦认为，本病的主要病因是肾虚和湿热之邪下注所致，治宜补肾益精，清热利湿解毒。肾阳虚证，治宜温肾壮阳，生精助孕，以赞育丹加减，药用附子、肉桂、巴戟天、仙茅、淫羊藿、蛇床子，韭菜子、肉苁蓉等；肾阴不足证，治宜滋阴补肾，降火益精，以六味地黄丸合五子衍宗丸加减，药用熟地黄、山药、山茱萸、泽泻、茯苓、牡丹皮、菟丝子、覆盆子、枸杞子、车前子等；湿热下注证，治宜清热利湿，解毒生精，以利湿益肾汤加减，药用萆薢、薏苡仁、土茯苓、车前子、山药、肉苁蓉等。

2. 徐福松经验　徐福松常用的治疗思路有健脾补肾、补肾导浊、活血化瘀、清热利湿等。此类患者往往无证可辨，徐福松常常从痰瘀入手，也曾经用温胆汤加减和红白皂龙汤加减治疗多例，亦收效明显。另外多用子类药，因子类药入肾，而且富含脂类及微量元素，对于精子的发生、成熟、获能、酶活性都有帮助。另外，还要让患者改变自己的不良生活习惯，如吸烟、酗酒、洗桑拿等；避免在高温、有毒以及放射性污染的环境中工作。

【诊疗述评】　对畸形精子症的诊断，要按照世界卫生组织推荐的精子染色方法染色后镜检，如果正常形态精子率在 15% 以下；或低于 4%，即可诊断。对其治疗，首先要详查病因，针对性治疗往往可以获得较好效果。多数畸形精子症常与精液液化不良、弱精子症等并存，治疗时一定要统筹考虑，综合施治。

【预防调护】

1. 饮食有节，戒烟酒。

2. 积极预防和治疗睾丸疾病。如病毒性睾丸炎、睾丸结核、睾丸鞘膜积液以及前列腺炎、附睾炎等。

3. 注意保护睾丸免受外伤、高温，以及 X 线照射等。

4. 房事有节，加强锻炼。

【现代研究进展】 研究表明，各种物理（如高温、电磁辐射等）、化学（如杀虫剂等）、药物（如化疗药物、麻醉剂等）的刺激以及内分泌低雄性激素、睾丸损伤、睾丸感染、吸烟过度和饮酒过多等因素，均可影响精子发生过程，造成精子发育不良，形成畸形精子。

第五节 死 精 子 症

【概述】 死精子症是指精子的存活率下降，死亡精子超过 50％的病症，是导致男性不育的常见原因之一。世界卫生组织编写的第 4 版《世界卫生组织人类精液及精子-宫颈粘液相互作用实验室检验手册》中的不育症 16 类分类中，并没有将死精子症单独列出，而是将其归于特发性弱精子症中进行分析。据国外有关资料统计，死精子症导致男性不育的发生率约为 1.3％。中医学并无"死精子症"的病名，但其症状可见于中医的"肾寒""精寒难嗣"等病证。

【病因病机】

1. 肾气亏虚，生精障碍 先天禀赋不足，或手淫过度、房事不节，肾精亏乏，肾气虚衰，不能正常化生精子而见死精子；或素体阴血不足，或过用温燥伤阴之品，导致肾阴亏虚，虚火内生，热灼肾精，致死精增多。

2. 湿毒内侵，扰及精宫 湿热毒邪内侵，或过食辛辣厚味，蕴湿生热，内扰精宫，肾精受伐，故见死精增多。

【诊断】

1. 死精子症患者，一般无明显特殊表现，或伴有睾丸坠胀，阴囊潮湿，腰膝酸软，形寒肢冷等，要详问病史，严格体检。

2. 实验室检查及辅助检查

（1）精液分析：这是诊断死精子症的主要依据，通过精子染色检查，若死精子超过 50％，即可确诊。

（2）其他检查：应依据具体情况，进行性激素测定，前列腺液常规分析，彩超检查以了解精索静脉情况和精囊、附睾是否伴有炎症等，以明确病因。

【鉴别诊断】　假死精子症　假死精子症一是指检查方法不当或操作不规范造成的人为死精子增多；二是将一些活动力差或不活动的精子，误认为死精子。鉴别假死精子症，一要正确收集标本，进行科学检测；二要对不动精子进行染色，以助鉴别。一般用伊红染色法，活精子不被染色，死精子染成红色。

【治疗】

（一）辨证治疗

1. 肾气亏虚型

辨证要点：死精过多，不育，头晕耳鸣，腰膝酸软。舌淡，苔薄白，脉沉细。

治法：补肾填精。

方药：生精种玉汤加减。

菟丝子、枸杞子、覆盆子、制首乌、黄芪、当归、淫羊藿、川断、紫河车、桑椹子。

中成药：百令片，每次 5 片，每日 3 次，口服。

2. 阴虚火旺型

辨证要点：死精子过多，腰膝酸软，头晕耳鸣，潮热盗汗，五心烦热。舌红，少苔，脉细数。

治法：滋阴清热。

方药：知柏地黄汤加减。

知母、生地、白芍、黄柏、金银花、蒲公英、川断、当归、赤芍、丹参、甘草、红藤。

中成药：知柏地黄丸，每次 10 丸，每日 3 次，口服。

3. 肾阳虚弱型

辨证要点：死精子过多，腰膝酸软，头晕耳鸣，形寒肢冷，舌体胖大。舌淡，苔薄白，脉沉细无力。

治法：温肾壮阳。

方药：赞育丹加减。

熟地黄、巴戟天、淫羊藿、肉苁蓉、蛇床子、当归、杜仲、肉桂、白术、枸杞子、仙茅、山萸肉、韭菜子。

中成药：右归胶囊，每次 4 粒，每日 3 次，口服。

4. 肝郁血瘀型

辨证要点：死精子过多，少腹、睾丸胀痛。舌黯红或有瘀点，脉涩。

治法：疏肝理气，活血通精。

方药：逍遥丸加减。

当归、柴胡、茯苓、炒白术、乌药、橘核、路路通、王不留行、荔枝核、赤芍、丹参、淫羊藿。

中成药：逍遥丸，每次 10 丸，每日 3 次，口服。

5. 湿热蕴结型

辨证要点：死精子过多，阴囊潮湿，溲黄尿热。舌红，苔黄腻，脉弦数。

治法：清泻湿热。

方药：龙胆泻肝汤加减。

龙胆草、栀子、黄芩、生苡仁、萆薢、瞿麦、滑石、车前子、菟丝子、淫羊藿、巴戟天。

中成药：龙胆泻肝丸，每次 6g，每日 2 次，口服。

（二）针灸疗法

1. 体针 取气海、关元、三阴交，或肾俞、太溪、次髎。每次选一组穴位，交替使用，隔天治疗 1 次，10 次为 1 个疗程。属肝气郁结、气滞血瘀、痰湿内蕴型，用提插结合提转，泻法并加丰隆、阴陵泉、太冲、曲骨及精宫穴，另加梅花针，温针关元、命门、足三里等。

2. 艾灸疗法 取关元、气海、足三里、三阴交。艾条灸上列穴位，使其红润有灼热感为度。每次 20 分钟，每日或隔日 1 次，3 个月为 1 个疗程。

3. 天灸疗法 取关元，外敷白芥子、毛茛等药物，使穴位处皮肤潮红、起疱，然后揭去药物。每 5 天 1 次，10 次为 1 个疗程。

（三）饮食疗法

1. 山药粥 生山药 50g，枸杞子 10g，桑椹子 15g，粳米 30g。如精液有红细胞，加土茯苓 15g。每日煮粥温服。用于肾阴亏虚型死精子症。

2. 蒸羊睾 取羊睾 1 对，仙茅、巴戟天各 10g。将睾丸切开，二药研末放入睾丸内合好，置锅内蒸熟，分 4～6 次服完。用于肾阳虚弱型死精子症。

3. 羊睾炖母鸡 大枣 20g，生山药 30g，黄精 20g，羊睾丸 1 对，母鸡 1 只。将母鸡去毛及肠杂，洗净，药物装入鸡膛，大枣去核切成小块，置锅加适量水，文火煮烂，去药，食鸡、羊睾和大枣，2～3 天内吃完，连食 3～5 只鸡为 1 个疗程。

4. 羊肉粥 羊肉 600g，黄芪 20g，人参、白茯苓各 10g，大枣 5 枚，粳米 100g。先取精羊肉 120g，切细，余下羊肉与 4 味药物同煮，取汁 300ml，入洗净的粳米煮粥，待粥临熟时入切细的羊肉，调和，加调料即可食用。用于肾气虚弱型死精子症。

【名家经验】

1. 李广文经验 李广文认为，死精子症的原因一般可分为两类，一为肾火偏旺，多伴有生殖系统炎症；一为肾气不足，患者健康状况不佳，生殖功能低下。对前列腺炎或精囊炎所致死精症，治宜滋阴清热，活血化瘀。方用金银花 30g，丹参 30g，蒲公英 15g，生地 15g，续断 15g，当归 12g，知母 9g，黄柏 9g，赤芍 9g，白芍 9g，生甘草 9g。对肾气不足，生殖功能低下，无前列腺炎和精囊炎病变者，方用生精种玉汤（见前），方中当归、续断两味药的用量宜加大。

2. 班秀文经验　引起死精子症的原因，虽然复杂，但总不外乎先天不足，或后天失养，以致真阴亏损，虚火内炽，或命门火衰，阴盛于内，寒湿过重所致。如肝肾阴虚，精血亏损，水不能济火，虚阳浮动，冲任伏火内炽，煎熬津血，真阴耗竭愈甚，则精液的液化功能失常，精子无法生存而死之。治当用柔养之品，如首乌、桑椹子、枸杞子等以治肝体；用调舒之剂，如合欢花、素馨花、玉兰花以治肝用；用滋补之方，如六味地黄汤、八仙长寿丸以补肾。依病情轻重缓急，一般选用六味地黄汤或八仙长寿丸加当归、白芍，如阴虚较甚加二至丸、甘麦大枣汤、首乌、枸杞子，并酌加芳香平淡的素馨花、合欢花、玉兰花加减论治。终用五子衍宗丸加当归、白芍、太子参、山药、山萸肉、女贞子之类以平补阴阳，善其后而巩固疗效。

3. 徐福松经验　徐福松认为，死精子症多为虚实夹杂之证，以肾虚为本，邪实为标；治宜补肾填精，兼以祛邪。一方面在补虚时不忘祛邪，使补而不滞，以免助纣为虐，邪毒更甚；另一方面祛邪时也不忘扶正，以免戕伐太过。在治疗本病时应辨证与辨病结合，在辨证施治的基础上，如患者睾酮水平低于正常，多用温肾壮阳之品；生殖系统炎症明显者，常加清热利湿解毒之品；精索静脉曲张者，多用活血化瘀之品。精子的质量优劣是能否与卵子结合的关键，故精子异常的治疗中，以精子质量为主。提高精子活动率的治疗要点有四：一为滋阴降火，改善全身情况；二为清热化湿，控制感染；三为温补肾气，调整内分泌；四为疏肝理气，改善局部血运。

4. 莫矜耀经验　莫矜耀认为，肾为生殖之本，精室为肝脉所系，先天不足，肾气衰微；或房劳过度，肾阴亏耗；或后天罹病，精失涵养；或素嗜辛辣酒醴厚味，湿热内生，熏蒸精室，肾精灼伤；或精神抑郁，肝郁化火，肝失疏泄，反侮肾水，肾精受伤等，皆可引起死精子症。故本病与肾、肝、脾有关，病机为肾虚脾弱、湿热和肝郁。提出肾虚脾弱为本，治以补肾顾脾为原则，但需详辨阴阳；在正虚的同时常见肝郁、湿热，故临床中理气活血、清热利湿也尤为常用。常以补肾活精汤为基础方，药用仙茅、淫羊藿、巴戟天、续断、菟丝子、桑椹子、覆盆子、女贞子、枸杞子、黄芪、白术、当归。肾阴不足者，加生地黄、沙参、麦冬、杭白芍滋养阴液；阴虚火旺者，加知母、黄柏、牡丹皮清热，以降虚火。湿热者，先以大青叶、金银花、赤芍、牡丹皮、黄柏、川萆薢、石菖蒲、薏苡仁、茯苓、川牛膝、车前草、台乌药等清利湿热，再用补肾活精汤治疗。气滞血瘀者，在补肾活精汤基础上，加柴胡、郁金、益母草、路路通、甲珠、王不留行、牡丹皮等。

【诊疗述评】 关于死精子症的诊断，目前尚无统一标准。有医者将死精子率在 90％以上者，诊断为死精子症；也有学者认为，全部是死精子者，才可诊断为死精子症。对其治疗，在针对病因或辨证治疗，或中西医结合治疗的同时，务要坚持锻炼、改变不良生活习惯等，如戒烟酒、不洗桑拿、不久坐、远离各种辐射等，这对提高疗效至关重要。

【预防调护】

1. 积极治疗原发病，如生殖系感染、精索静脉曲张、隐睾等。
2. 养成良好的生活习惯，不抽烟，不酗酒。
3. 避免经常洗桑拿和接触化学物品，远离各种辐射。
4. 性生活应有规律，既不禁欲，又不纵欲。
5. 禁食粗制棉籽油。

第六节 白细胞精子症

【概述】 按照《世界卫生组织人类精液检查与处理实验室手册》（第 5 版）标准，每毫升精液中白细胞计数≥100 万者，即可诊断为白细胞精子症，或精液白细胞过多症。本病亦称"脓精症"，是引起男性不育的重要原因之一。中医学无此病名记载，但可概属于"精浊""淋证""精热"等范畴。

【病因病机】

1. 湿热下注 嗜食辛辣肥甘厚味，蕴湿积热，或感染毒邪，内侵精室，日久化腐成脓，而为本病。

2. 阴虚火旺 手淫过度，或恣情纵欲，或过食温燥之品，致肾阴亏耗，虚火内生，灼精炼液，化腐为脓，而发本病。

【诊断】

1. 病史 患者多伴有阴囊潮湿、口苦黏腻或腰膝酸软、潮热盗汗等。

2. 实验室检查 精液分析提示每毫升精液白细胞计数≥100 万就可确诊。

【治疗】

（一）辨证治疗

1. 湿热下注型

辨证要点：婚后不育，精液浓稠有腥臭，口苦黏腻，少腹或会阴部不适，阴囊潮湿。舌红，苔黄腻，脉濡数或滑数。

治法：清利湿热，解毒化脓。

方药：程氏萆薢分清饮（《医学心悟》）合五味消毒饮加减。

萆薢、黄柏、车前子、生苡仁、败酱草、金银花、蒲公英、野菊花、生甘草、红藤。

中成药：①萆薢分清丸，每次 6g，每日 3 次，口服；②龙胆泻肝丸，每次 6g，每日 3 次，口服。

2. 阴虚火旺型

辨证要点：婚后不育，精液黏稠色黄，五心烦热，盗汗，腰膝酸软，头晕耳鸣。舌红，少苔，脉细数。

治法：滋阴清热。

方药：知柏地黄汤加味。

生地、熟地、山萸肉、生山药、女贞子、墨旱莲、制首乌、茯苓、泽泻、牡丹皮、金银花、败酱草、知母、黄柏、龟甲。

中成药：知柏地黄丸，每次 10 丸，每日 3 次，口服。

（二）外治疗法

1. 按摩疗法　于饭前或饭后 2～3 小时空腹时，按摩小腹部 15 分钟左右，或用指压法按摩中极、关元、三阴交。适用于慢性前列腺炎、精囊炎所致者。

2. 中药坐浴　紫草 50g，苦参 30g，大黄 30g，黄柏 30g，蛇床子 30g，莪术 20g，红花 15g，生甘草 10g。每日 1 剂，煎汤坐浴。但治疗时间不宜过长，最好不要超过半月。

（三）针灸治疗

针刺疗法　取中极、肾俞、三阴交、次髎。精子活力低下及畸形精子者，加命门、太溪；精子计数少者，加蠡沟；湿热下注或阴虚火旺者，加大敦、然谷、曲泉，以泻法为主。

（四）饮食治疗

1. 薏苡仁 200g，银耳 50g。文火煮粥，加少许白糖，每日食用 2 次。或用薏苡仁 150g、车前草 30g、白茅根 30g，文火煮 1 小时，取汁加白糖少许，凉后随意饮用。适用于湿热型。

2. 山药小豆粥　生鲜山药 200g（切片），山萸肉 50g，赤小豆 50g，大枣 5 枚（切片）。加适量水先煎后三味药，之后再入生山药，待山药熟烂后即成，随意食用。适用于阴虚型。

【诊疗述评】 白细胞精子症的诊断主要依靠实验室检查，所以外阴是否清洁、禁欲时间是否符合要求等，对正确诊断至关重要。对其发生原因，要做相关检查，如精液支原体检查、衣原体检查、精液的培养等。西医学以抗感染、抗炎为主，或中西医结合施治，多数可获良好效果。

【预防调护】

1. 积极预防和治疗生殖系炎症。
2. 养成良好的生活习惯，饮食有节，起居有常。
3. 禁食辛辣厚味，戒烟酒，加强锻炼，增强体质。
4. 房事有度，既不纵欲，也不禁欲。

【现代研究进展】 精液中过多的白细胞可对精液的主要参数造成影响，主要包括液化时间、精子总数、精子密度、精子活力以及精子活率。目前研究认为，精液白细胞主要来于不同类型感染，包括：①非特异性感染，如细菌性或非细菌性前列腺炎、附睾炎、睾丸炎及精囊炎等；②非性传播性感染，如结核和腮腺炎引起的睾丸炎等；③性传播性感染，如淋病、衣原体、支原体感染等。但是一些亚临床型生殖道感染的精液中也可检测到一定数目的白细胞，精液细菌培养显示一部分患者为阴性，这表明感染仅是白细胞精子症的原因之一。吸烟、吸食大麻、酗酒者的精液白细胞也会增多。

国内外学者研究发现，精液中白细胞可直接或间接刺激内皮细胞分泌不同类型的炎症因子。炎症因子通过抑制细胞内蛋白的合成及趋化作用影响精子的发育及成熟。大量白细胞在生殖道上皮浸润，可引起附属腺体分泌功能紊乱，逐渐妨碍精子在生殖道中的运行过程，导致精子密度、活力以及形态下降，精子获能和顶体反应也会受到影响，甚至损伤精子的 DNA，从而引起男性不育。

以往认为白细胞精子症是影响临床妊娠的一个主要因素，但国外学者 Barraud-Lange 等观察了 3508 个体外受精周期发现，白细胞精子症患者妊娠明显高于对照组。此外，国内学者靖涛等观察了 628 个宫内人工授精周期得出的结果与其相似。这说明白细胞精子症可能不会对妊娠造成影响。总之，精液中白细胞的产生机制、对精液质量的影响以及对妊娠的影响有待进一步研究。

第七节　精液不液化

【概述】 正常情况下，在 25～37℃室温条件下，精液排出体外约 15～

20 分钟后逐渐液化，若精液液化时间超过 1 小时以上，称为精液不液化，或精液液化不良。本病是引起男性不育的常见原因，因为精液凝固不化，使精子发生凝集或制动，减缓或抑制精子的正常运动，使精子不易透过子宫颈。据有关资料统计，因精液不液化而致男性不育的发生率为 2.51％～42.65％。中医文献中，没有精液不液化的类似记载，但与淋浊、精寒、精热有关。当代中医称精液不液化为"精滞"。

【病因病机】　中医学认为，精液的正常液化有赖于阳气的气化作用。肾主生殖，精液为肾所属，故与肾的气化功能直接相关。凡肾阳不足，阴阳失调，或湿热郁滞，痰凝瘀阻等，均可引起气化失常，出现精液不液化。

1. 阴虚火旺　手淫过度，或恣情纵欲，或五志过极化火，灼耗肾阴，虚火内炽精室，精液黏稠不化。

2. 肾阳虚弱　先天禀赋不足，后天失养，或大病久病及肾，致肾阳不足，气化失司，引起精液不液化。

3. 湿热下注　嗜食辛辣肥甘厚味，蕴湿生热，下注精室，或外感湿热毒邪，熏蒸精室。

4. 痰瘀交阻　素体肥胖，或素食肥甘厚味，痰浊内生，或久病入络，或忍精不射，败精瘀阻，痰瘀交阻，致精不液化。

【诊断】　实验室检查为主要依据。在 25～37℃室温条件下，精液排出体外 1 小时以上不液化，或不完全液化者，即可确诊。

【鉴别诊断】　首先要与生理性精液黏度增加相鉴别。这种情况多见于长期禁欲，贮精不泄者，其液化时间虽然相对延长，但不超过 1 小时，仍属正常范围。其次，要注意与慢性前列腺炎相鉴别。慢性前列腺炎是导致精液不液化的主要原因，但精液不液化并非均由前列腺炎引起。要注意寻找其他病因。

【治疗】

（一）辨证治疗

1. 肾阳虚弱型

辨证要点：久婚未育，精液不液化，腰膝酸软，形寒肢冷，头晕耳鸣。舌质淡，苔薄白，脉细弱。

治法：温肾壮阳填精。

方药：右归丸加减。

菟丝子、鹿角胶、枸杞子、杜仲、淫羊藿、仙茅、熟地、制首乌、当归、丹参。

中成药：①金匮肾气丸，每次 10 丸，每日 3 次，口服；②麒麟丸，每次 6 丸，每日 2 次，口服。

2. 阴虚火旺型

辨证要点：久婚未育，精液不液化，潮热盗汗，头晕耳鸣，腰膝酸软。舌红，少苔或无苔，脉细数。

治法：滋阴降火。

方药：知柏地黄汤加减。

生地、熟地、生山药、山萸肉、牡丹皮、川牛膝、女贞子、墨旱莲、知母、黄柏、乌梅。

中成药：知柏地黄丸，每次 10 丸，每日 3 次，口服。

3. 湿热下注型

辨证要点：久婚未育，精液不液化，阴囊潮湿。舌红，苔黄腻，脉滑数或濡数。

治法：清利湿热。

方药：萆薢分清饮加减。

萆薢、益智仁、石菖蒲、龙胆草、栀子、黄芩、车前子、滑石、生苡仁、败酱草、金银花、牡丹皮、赤芍。

中成药：①清浊祛毒丸，每次 6g，每日 3 次，口服；②翁沥通胶囊，每次 3 粒，每日 2 次，口服。

4. 痰瘀交阻型

辨证要点：久婚未育，精液不液化，形体肥胖，少腹、睾丸、会阴胀痛。舌质黯红，有瘀斑、瘀点，苔腻，脉涩。

治法：化痰除湿，活血通络。

方药：桃红四物汤合二陈汤加减。

当归、桃仁、红花、陈皮、茯苓、白芥子、皂角刺、路路通、丹参、生苡仁。

中成药：翁沥通胶囊，每次 3 粒，每日 2 次，口服。

（二）针灸疗法

取气海、中极、关元、三阴交、肾俞、次髎、照海、阴陵泉。分为两组，每日一组，交替进行，平补平泻，每次留针 30 分钟。肾阳虚型，可加灸关元、肾俞、命门；湿热下注型，加太冲、中都、然谷；瘀阻者，配血海。

（三）饮食疗法

精液不液化患者饮食宜忌辛辣厚味，如辣椒、羊肉、酒等，可多食一些草莓、苹果、麦芽糖、饴糖等促使精液液化。

1. 山药粥 生山药 150g，王不留行 50g。白面适量，先将王不留行加适量水煎煮取汁，把山药切薄片，放入药汁中煮沸，再变小火慢煎，待山药熟透后，搅拌适量面粉为粥，即可随意食用。用于肾阴亏虚型精液不液化。

2. 灯心薏仁粥　灯心草 10g，生苡仁 100g，赤小豆 100g。先将灯心草水煎取汁，再入薏苡仁、赤小豆共煎，待其熟透后即可食用。用于湿热下注型精液不液化症。

3. 山楂汤　取山楂 50g，加适量水煎煮取汁，加饴糖少许，当茶饮。

【名家经验】

1. 王琦经验　王琦认为，本病多为湿热蕴结下焦，湿热蕴蒸，阴津亏损，气化失常致精稠不化；或为肾阴不足，相火偏亢，热炼精稠。湿热蕴结者，易阻碍气机，灼伤阴液，故治疗当以清热、利湿、通络、养阴为法。药用黄柏、虎杖草、土茯苓、车前子、茯苓、薏苡仁等清热利湿，王不留行、地龙、泽兰叶等通络，天花粉、知母等清热养阴。若肝经湿热盛者，加龙胆草、栀子、夏枯草；瘀血明显者，加水蛭、赤芍、牡丹皮。阴虚火旺者，治宜滋阴清热，盖火旺由于阴亏，肾阴充盈，则相火自息，精液得化。药用黄精、生熟地、山茱萸、枸杞子滋肝肾之阴；天花粉、女贞子、知母滋阴清热；黄柏、夏枯草、泽泻清泻相火；泽兰、牡丹皮活血通络；川续断补肝肾，川牛膝行血脉，补而不滞，防苦寒伤阳。清滋并行，滋补肾水、益精气，清相火、散瘀血，用药重甘寒、甘润而慎苦寒，常获效机。此外，在辨证用药时，还针对精液不液化病症加入溶酶之物，如鸡内金、麦芽、谷芽、山楂、乌梅、地龙等，尤其是助脾胃化生之品，可以调节全身的酶活性，有利于精液液化物质补充及功能的恢复。

2. 门成福经验　门成福认为，该病病机为肾虚血瘀，以肾虚为本，血瘀为标，总属本虚标实之证。以滋阴降火、活血化瘀、清热利湿化痰为主要治则，使阳气得以生化，阴液得以滋补，瘀血得以运行，湿热得以消除，从而达到阴阳平衡。治疗常用自拟益肾利湿汤，基本药物为熟地黄 25g，炒山药 25g，山茱萸 15g，丹参 15g，赤芍 15g，炒水蛭 10g，牡丹皮 15g，金银花 25g，栀子 15g，薏苡仁 30g，泽泻 15g，菟丝子 25g，茯苓 15g，炒杜仲 15g，连翘 15g。用栀子、薏苡仁等清利湿热；丹参、赤芍、水蛭活血化瘀，可以改善精室循环和精子生成的环境；水蛭味咸苦，性平，入肝、膀胱经，宜生用，不仅能阻滞血凝，也同样善破冲任之瘀，有液化精液之功效。

3. 莫矜耀经验　莫矜耀认为，精液属阴津之类，且为肾所属，与肾的气化功能有直接的关系。精液液化不良以阴虚为本，火热为标，阴虚火旺为基本病机。治疗以滋阴降火为大法。此外，阴虚常与湿热相兼为病，故在治疗上，清利和养阴常同时应用；若肾阳虚，气化失常，不能单纯温补，宜求保持阴阳平衡，所以常用具有滋阴降火作用的液化汤为基础方进行加减（生地黄、牡丹皮、沙参、麦冬、首乌、枸杞子、女贞子、桑椹子、菟丝子、黄柏、知母）。方中菟丝子乃为阳中求阴之意，阴得阳助则生化无穷。湿热下注者，常加川萆薢、薏苡仁、车前草、石菖蒲、川牛膝、大青叶、虎杖草、土茯苓等清利下焦湿热。阳虚寒凝者，药用仙茅、巴戟天、淫羊藿、鹿角霜、杜仲、覆盆子等以温肾助阳，补肾摄精，达到"阳中求阴，阴中求阳"之功效。

4. 李广文经验　李广文认为，精液液化不良乃属肾火偏旺，热灼津液，致精液黏稠难化。临床见症，病程短者，常有性欲亢进，交媾过频；病程长者，每多性欲减退。治当滋阴泻火。用液化汤（自拟）加减施治。基本药物为知母9g，黄柏9g，生地9g，熟地9g，赤芍9g，白芍9g，牡丹皮9g，天冬9g，天花粉9g，茯苓9g，车前子9g，连翘12g，淫羊藿15g，生甘草6g。全方具有滋阴降火、祛瘀利湿之功。其中知、柏二味能降低性神经系统兴奋性，减少性活动次数，缓解生殖器官充血水肿。淫羊藿能提高性欲并增加精液量，可防止知、柏抑制过度。性欲下降者，淫羊藿可增15～30g。

5. 金维新经验　金维新以自拟液化升精汤治疗精液不液化，取得了较好效果。其药物组成为生地12g，熟地12g，赤芍9g，白芍9g，牡丹皮9g，丹参30g，玄参9g，车前子15g，瓜蒌24g，金银花18g，淫羊藿15g，巴戟天12g，桑椹子30g，枸杞子30g，生甘草6g。全方清补结合，寒温并用，既能促使精液液化，又能提高精子数量和质量。该方一则能消除前列腺的炎症，促进其血运以利炎症的吸收，二则可能促进某些酶类的分泌。

【诊疗述评】　临床上，精液不液化常与弱精子症或畸形精子症等同时存在而致不育，治疗时要统筹兼顾，综合考虑，主次明晰，且勿本末倒置。寒凉或苦寒的中药，如知母、黄柏、龙胆草、败酱草等，不宜使用时间过长，或进行适当配伍。要做好摄生调护，绝大多数患者均能获得理想效果，预后良好。

【预防调护】

1. 普及性常识，婚前戒手淫，婚后勿纵欲。

2. 养成良好的生活习惯，饮食有节，禁食辛。

3. 积极防治泌尿生殖系感染，不要久坐。

4. 适度锻炼，增强体质。

【现代研究进展】　精液中存在精囊分泌的凝固因子及前列腺分泌的液化因子。研究证实，参与或影响精液液化的因子中，以蛋白酶系统最为重要。当前列腺感染，或其他因素，可引起前列腺的分泌活动降低，蛋白溶解酶的分泌量或酶的活性下降，从而导致精液液化不良。精液不液化采用抗生素治疗有一定疗效。亦有用透明质酸酶1500U，每日1次肌内注射；或α-糜蛋白酶5mg，隔日1次肌内注射，3周为1个疗程。也可稀释后排卵期性生活时外用。此外，对于难治性不液化者可采取物理治疗，进行人工授精。

第八节　精液量过少

【概述】　根据世界卫生组织（WHO）第4版男性不育的诊断标准，若1次排出精液量小于2ml，或第5版标准低于1.5ml者，即为精液量过少。本病属中医学"少精""精少"等范畴，是导致男性不育的原因之一。

【病因病机】　中医学认为，肾藏精、主生殖，先天之精需赖后天之精的不断滋养，肝肾同源，精血互生，且肝主疏泄，调畅气机，与气血正常运行关系密切，故精液量过少之症，在脏以肾为主，且与肝、脾、胃相关。

1. 肾精亏虚　先天禀赋不足，或手淫过度，或恣情纵欲，或久病大病之后，耗伐肾精，故精液量过少。

2. 气血亏虚　思虑过度，劳伤心脾，或饮食不节，损伤脾胃，气血乏源，先天失养，或大病久病，气血亏虚。

3. 湿热下注　素食辛辣肥甘厚味，蕴湿生热，或湿热毒邪内侵，恋于精室，蒸化精液，故精液量少。

4. 瘀阻精道　房事忍精不泄，日久败精瘀阻精道，或湿热之邪，熏蒸精道，久而为瘀；或跌仆损伤，瘀血内阻，均可导致精液量过少。

【诊断】

1. 要详问病史，尤其是性生活史和泌尿生殖系感染、手术、外伤史。

2. 实验室检查

（1）精液分析：若禁欲3～7天，连续2次精液化验，精液量均在2ml或1.5ml以下者，即可确诊。

（2）辅助检查：精液生化分析、前列腺、精囊腺超声检查以了解精囊腺、前列腺功能状况。怀疑激素水平异常者，可行内分泌检查，明确病因。

【鉴别诊断】　精液量过少应与性生活过频、遗精过频，以及久病初愈而出现的精液量过少相鉴别。后几种情况一般通过节制性事，加强营养调治，即可获得改善。

【治疗】

（一）辨证治疗

1. 肾精亏虚型

辨证要点：久婚未育，精液量少，腰膝酸软，头晕耳鸣。舌淡，苔薄白，脉沉细无力。

治法：补肾填精。

方药：生精育麟丹加减。

熟地、山萸肉、制首乌、生山药、鹿角胶、龟甲胶、菟丝子、枸杞子、人参、巴戟天。

中成药：①麒麟丸，每次 6 丸，每日 2 次，口服；②龟龄集胶囊，每次 2 粒，每日 1 次，口服。

2. 气血亏虚型

辨证要点：久婚未育，精液量少，头晕目眩，形体消瘦，精神不振，神疲乏力，面色不华，心悸气短。舌淡，苔薄白，脉细弱。

治法：益气养血，补肾填精。

方药：十全大补汤合五子衍宗丸（《丹溪心法》）加减。

人参、白术、茯苓、黄芪、当归、熟地、白芍、川芎、菟丝子、枸杞子、覆盆子、鹿角胶、五味子、巴戟天。

中成药：①归脾丸，每次 8 粒，每日 3 次，口服；②麒麟丸，每次 6g，每日 2 次，口服。

3. 湿热下注型

辨证要点：婚后不育，精液量少，尿道灼热，小便黄赤，口苦黄腻，大便不爽，阴囊潮湿。舌质红，苔黄腻，脉濡数或滑数。

治法：清利湿热，疏通精道。

方药：程氏萆薢分清饮（《医学心悟》）加减。

萆薢、车前子、滑石、黄柏、冬葵子、瞿麦、萹蓄、赤芍、川牛膝、路路通。

中成药：①龙胆泻肝丸，每次 6g，每日 2 次，口服；②清浊祛毒丸，每次 6g，每日 3 次，口服。

4. 瘀阻精道型

辨证要点：久婚未育，精液量少，排精不畅，或射精疼痛，或睾丸、少腹坠胀疼痛。舌质黯有瘀点，脉细涩。

治法：活血化瘀，通络生精。

方药：少腹逐瘀汤加减。

当归尾、桃仁、赤芍、红花、乳香、没药，路路通、炒山甲、王不留行、川牛膝、丹参。

中成药：血府逐瘀胶囊，每次 4 粒，每日 3 次，口服。

（二）外治疗法

药浴疗法　取生大黄 30g，败酱草 40g，红藤 30g，苏木 40g，红花

30g。加水适量煎煮，倒入大盆中坐浴，水温控制在 41℃左右，每日 1～2 次，每次 15～20 分钟。但使用时间以 1 个月为宜。

（三）针灸疗法

1. 肾精亏虚型　主穴：肾俞、志室、关元、精宫。配穴：足三里、三阴交、委中。主穴中刺激，配穴用补法。隔日针刺 1 次，每次选 3～5 穴。15 天为 1 个疗程。

2. 气血亏虚型　主穴：血海、肾俞、肝俞、脾俞、胃俞、气海。配穴：上巨虚、梁丘、伏兔。主穴中刺激，配穴用补法，每日 1 次，1 次选用 3～5 穴。15 天为 1 个疗程。

3. 湿热下注型　主穴：脾俞、肝俞、三焦俞、气海俞、精宫。配穴三阴交、委中、足三里。主穴中、重度刺激，留针约 10～15 分钟，配穴采用平补平泻手法，1 日 1 次。15 天为 1 个疗程。

（四）饮食疗法

1. 人参、白术、茯苓、熟地、当归、川芎、白芍、甘草各 5g，银耳 50g，海参 50g，青盐少许。用温水发泡海参，除去杂质，洗净，切片，将上药用纱布袋装好，一同放入砂锅，加水适量，放青盐少许，用文火煎熬。待银耳、海参熟透，将中药纱袋去掉，即可食用，一般每周服 1 次。用于气血亏虚者。

2. 鳔五子汤　鱼鳔 15g，沙苑子 10g，菟丝子 12g，女贞子 15g，枸杞子 15g，五味子 9g。水煎，水沸 1 小时后，取汤饮用。每日 1 次。适用于肾精亏虚型。

3. 桑椹冰糖汤　鲜熟桑椹 50～75g，用清水煎熟，加入适量冰糖，取汤饮用，1 日 2 次，可作茶饮。用于肾精亏虚，阴虚内热型。

4. 白鸽 1 只（去毛及内脏），枸杞子 24g，黄精 50g。共炖或蒸熟食。或用鸽蛋 2 枚（去壳），加龙眼肉、枸杞子各 15g，放于碗内，加水蒸熟，加糖食。适用于肾精亏虚型精液量过少。

5. 生苡仁 50g，赤小豆 50g，车前子 30g，王不留行 20g。后两味药共煎取汁，再入生苡仁、赤小豆共煎为粥，随意食用。用于湿热内恋精室型精液量过少。

【名家经验】　徐福松经验　本病应先辨虚实。虚证以肾虚为主，又有肾精亏虚、肾气不足、命门火衰之别。实证者分瘀血阻滞、湿热蕴阻。治疗原则虚者补之，实者泻之，瘀者通之。肾阴虚者，当补肾填精、益气养血、滋阴清热；肾气不固者，当益气固精收涩；湿热蕴阻精道者，应根据瘀血和湿热多寡，采用活血化瘀和清热利湿之法以疏通精道。补精或偏于温或偏于凉，常于阴阳偏胜中取事，常用之方多取六味等辈，加紫河车、鹿角胶、龟甲胶等血肉有情之品。补气血或急或缓，要看脾胃强弱。精窍精道阻塞，精泄不畅，加穿山甲、急性子、路路通。

【诊疗述评】 临床上精液量过少不育，常与弱精子症、少精子症等同时存在。明确病因对指导治疗非常重要。如因性腺功能减退所致精液量过少者，可用 HCG、或人类绝经期促性腺激素（HMG）或十一酸睾酮治疗；可联合中医疗法施治；因附属性腺感染引起的应积极抗感染治疗。因射精管阻塞、输精管阻塞、尿道狭窄、尿道憩室所致者，宜手术治疗，或行单精子卵细胞内穿刺术；因手淫过度或房事过频导致者，在中医辨证治疗或中西医结合治疗的同时，务要加强营养，适度禁欲等，以提高疗效。一般而言，病因明确，治疗及时，措施得当的精液量过少，多能获得满意疗效。反之，对病程较长，病因未明且又不坚持治疗者，预后较差。

【预防调护】

1. 饮食有节，忌食辛辣，戒烟酒。
2. 房事有度，既不纵欲，又不禁欲。
3. 避免不良因素的影响，如放射线、高温、久坐等。
4. 调畅情志，保持一个良好心态。
5. 适度锻炼，增强体质。
6. 遵守医嘱，坚持治疗。
7. 附属性腺先天性异常，宜采用供者精液人工授精，或 ICSI。

（编者：孙自学）

参 考 文 献

1. 王劲松，王心恒，徐福松．从虚浊瘀论治无精子症［J］．四川中医，2013，31（1）：123.

2. 刘睿智．无精子症因子缺失与男性不育相关性研究进展［J］．中华男科学杂志，2012，18（11）：963-968.

3. 邵生声，吴晓云，朱玉蓉，等．无精子症患者 Y 染色体微缺失及细胞遗传学研究［J］．中国优生与遗传杂志，2014，22（9）：87-88.

4. 王瑞雪．Y 染色体异常对男性生育的影响［D］．长春：吉林大学，2011.

5. 孙宝刚，梁鲁南，房姣，等．大（小）Y 染色体患者 AZF 微缺失分析与临床疾病关系的探讨［J］．临床医学，2013，33（2）：1-3.

6. 朱文雄，贺哲淳，张熙，等．贺菊乔教授治疗无精子症验案举隅［J］．新中医，2014，46（11）：244-245.

7. 于文俊．孙自学教授治疗男性不育症经验［J］．中医临床研究，2014，6（1）：77-81.

8. 孙捷等．显微外科技术在非梗阻性无精子症中的应用初探［J］．江西医药，2015，50

(9)：912-913.

9. 方芳，倪柯，熊承良．诱导多潜能干细胞在精子发生过程中的研究进展［J］．中华男科学杂志，2015，21（10）：925-930.

10. 宣志华，王彬．李曰庆教授治疗男性不育症临床经验［J］．中国性科学，2014，23（2）：84-86.

11. 赵冰，李海松，王彬，等．李海松教授从痰论治男性不育症经验［J］．中国性科学，2014，23（7）：56-57.

12. 郭军，宋春生，耿强，等．男性不育症辨证论治思路与方法总结［J］．北京中医药，2012，31（1）：65-66.

13. 关立军，胡一珍，高媛，等．邢台地区146例极重度少精子症、无精子症患者遗传学检查数据统计与意义分析［J］．中国计划生育和妇产科，2015，7（12）：58-62.

14. 王荣香，毛金观．男性不育患者精子质量与生殖激素关系的研究［J］．中国卫生检验杂志，2014，24（23）：3470-3472.

15. 袁长巍．精液脱落细胞学在少、无精子症中的应用［J］．中国性科学，2015，24（1）：8-10.

16. 娄江涛，魏任雄，余亮亮，等．精浆游离 MicroRNA34-b 在特发性少精子症及无精子症中的表达和临床应用［J］．中国现代医生，2015，53（25）：4-7.

17. 葛少钦．特发性少精子症和无精子症与 Pygo2 基因蛋白编码区 SNPs 的相关性［J］．遗传，2013，35（5）：616-622.

18. 王琦．王琦男科学［M］．第2版．郑州：河南科学技术出版社，2007.

19. 林谦，白文俊，郑姝颖，等．重度特发性弱精子症患者精子鞭毛超微结构的研究［J］．中华男科学杂志，2014，20（2）：156-159.

20. 孙自学．中西医结合治疗弱精子症体会［J］．中国中西医结合杂志，2007，27（11）：970-971.

21. 门波，孙自学，王祖龙，等．益肾通络方治疗特发性弱精子症80例［J］．中医研究，2014，27（3）：22-24.

22. 宾彬，王杰．从"脾肾两虚兼湿热瘀毒"论治少弱精子症［J］．甘肃中医，2010，23（7）：36-37.

23. 周晔，黄引平，王妮．内源性哇巴因和醛固酮与晚发型子痫前期发病的相关性［J］．中华围产医学杂志，2014（7）：485-487.

24. 娄欢，万艳，沈小力，等．Ouabain 诱导建立大鼠弱精子症模型［J］．生殖与避孕，2010，30（10）：653-658.

25. 唐志安，景涛，欧桌荣，等．徐福松教授治疗精子形态异常不育的临床经验［J］．南京中医药大学学报，2013，29（6）：588-589.

26. 闫朋宣．畸形精子症中医辨治心得［J］．中医杂志，2013，54（18）：1605-1607.

27. Kordan W, Lecewicz M, Strzezek R, et al. Effect of platelet activating factor（PAF）supplementation in semen extender on viability and ATP content of cryopreserved canine spermatozoa［J］. Pol J Vet Sci, 2010, 13（4）：571-579.

28. 王咸钟，刘朝东，孙鑫波. TNF-α、PAF 在白细胞精子症患者中的表达及相关性研究 [J]. 中国现代医学杂志，2011，21（24）：2981-2984.

29. Barraud-Lang V，Pont J C，Pocate K，et al. Seminal leukocytes and clinical outcomes with donor sperm insemination [J]. Fertil Steril，2011，96（6）：1320-1324.

30. 靖涛，王保平，陈海霞，等. 白细胞精子症与空腔内人工授精结局的关系 [J]. 新乡医学院学报，2013，30（7）：570-571.

31. 郭名和，郭春晓，邵永. 精液白细胞浓度与精子顶体完整率的相关性探讨 [J]. 国际检验医学杂志，2011，32（19）：2265-2267.

32. 韩茜. 精液白细胞含量与精液质量主要参数的关系 [J]. 中国优生与遗传杂志，2010，18（7）：121，132.

33. 秦国政. 男科病特色专科实用手册 [M]. 北京：中国中医药出版社，2007.

34. 孙自学. 实用中西医诊疗男科学 [M]. 呼和浩特：内蒙古大学出版社，2003.

35. 戴继灿，王天芳，裴晓华，等. 基于现代文献报道的精液不液化所致男性不育的中医证治规律分析 [J]. 世界中医药，2014，9（3）：374-381.

36. 孙自学，陈鹏飞，门波，等. 门成福教授运用益肾利湿汤治疗精液不液化之不育症经验 [J]. 中医研究，2009，22（10）：55-56.

37. 黄震洲. 黄海波教授治疗精液不液化症经验介绍 [J]. 南京中医药大学学报，2011，27（6）：577-578.

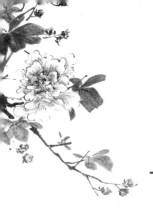

第十五章 免疫性不孕不育

第一节 女性免疫性不孕

【概述】 免疫性不孕是指排除宫颈性、子宫性、卵巢性、输卵管性、内分泌性、遗传性不孕及男方因素，检查发现存在抗生育免疫证据，单纯由免疫性因素引起的不孕。

目前发现的免疫性抗体主要包括抗精子抗体（anti-sperm antibody，AsAb）、抗卵巢抗体（anti-ovary antibody，AoAb）、抗子宫内膜抗体（anti-endometria antibody，EMAb），以及抗绒毛膜促性腺激素抗体（anti-hCG antibody，hCGAb）、抗透明带抗体（antizona pellucida antibody，AzpAb）、抗心磷脂抗体（anticardiolipin antibody，ACAb）等。

其发病率各有差异，文献所报道的发病率占不明原因不孕的 10％～50％不等，如抗精子抗体的发病率为 25.5％，抗透明带抗体在不孕患者中约占 19.62％；原发不孕抗卵巢抗体阳性率为 21.74％，继发不孕抗卵巢抗体阳性率为 20.15％。抗磷脂抗体在不孕症中占 24％，抗绒毛膜促性腺激素抗体在原发性不孕中阳性率为 9.1％、继发性不孕中阳性率为 33.6％。

【病因病机】 一般认为，肾气不足、肾阳虚或肾阴亏虚是免疫性不孕之本，热灼精血、精血凝聚、精失常道、瘀痰内结胞中是病之标。本病或因后天伤及脾胃，脾肾两虚，冲任功能失调所致；或经行产后，人工流产堕胎后，房事不节，邪热内侵，冲任阻滞，精不循常道，反变为邪，内扰气血而致。肝肾亏虚是其本，瘀血、湿热为其标，阴虚火旺是免疫性不孕的主要病机。

【诊断】 首先排除不孕症的其他已知因素，包括解剖、输卵管、内分泌等以及男方因素；其次，通过相关检查证实血清内或生殖道局部（尤其是宫颈黏液）存在抗生育免疫。

【鉴别诊断】

1. 排卵障碍性不孕 由下丘脑-垂体-卵巢功能轴功能异常或卵巢病变引起。中枢性多见于下丘脑、垂体器质性病变，外周性多见于多囊卵巢综合征、卵巢早衰等疾病。

2. 输卵管炎性不孕 慢性输卵管炎症引起的输卵管阻塞或输卵管通而不畅。子宫输卵管造影术、或宫（腹）腔镜下通液术等可以证实相应的输卵管病变。

3. 宫腔粘连性不孕 既往有流产或宫腔手术病史，术后月经量少、经行不畅，宫腔镜检查可以证实宫腔粘连的存在。

4. 子宫内膜异位症及子宫腺肌病所致不孕 进行性痛经加重、不孕，子宫增大，超声或腹腔镜检查可见异位灶，血液化验可见 CA125 升高。

5. 男方因素 因男方因素所致不孕。

【治疗】

（一）辨证论治

1. 肾阴虚证

辨证要点：婚后多年不孕，月经正常或先期，量偏少或多，色红或夹小血块，头晕耳鸣，腰膝酸痛，潮热盗汗，五心烦热，口干咽燥，失眠健忘，舌质红少津，脉细数。

治法：滋阴降火。

方药：六味地黄汤（《小儿药证直诀》）加减。

生地、山药、萸肉、茯苓、泽泻、牡丹皮、知母、黄柏、赤芍、丹参等。

中成药：①六味地黄丸，每次 10g，每日 3 次，口服；②知柏地黄丸，每次 10g，每日 3 次，口服。

2. 肾阳虚证

辨证要点：婚后多年不孕，神疲乏力，头晕耳鸣，腰膝酸软，性欲淡漠，四肢不温，小腹尤冷，月经不调，经量少，经色淡，舌淡苔薄，脉细。

治法：补肾温阳。

方药：右归丸（《景岳全书》）加减。

熟地、山药、山茱萸、枸杞子、菟丝子、鹿角胶、杜仲、肉桂、当归、紫石英、鹿角霜等。

中成药：①右归胶囊，每次 4 粒，每日 3 次，口服；②麒麟丸，每次 6g，每日 2 次，口服。

3. 湿热证

辨证要点：婚后不孕，带下量多，质黏，少腹疼痛，大便不爽，口干黏腻，苔黄腻，脉濡数。

治法：清热利湿。

方药：清热利湿汤（《刘奉五妇科经验》）加减。

瞿麦、萹蓄、通草、车前子、滑石、延胡索、连翘、蒲公英等。

中成药：①龙胆泻肝丸，每次 6g，每日 2 次，口服；②清浊祛毒丸，每次 6g，每日 3 次，口服。

4. 气滞血瘀证

辨证要点：不孕，胸闷作胀，太息频作，精神抑郁，眠少多梦，月经延期，量或多或少，色黯有块，经行腹痛，经后自缓，肢怠易倦，舌质黯，见瘀斑瘀点，苔薄白，脉沉弦或沉涩。

治法：理气活血。

方药：血府逐瘀汤（《医林改错》）合逍遥散（《太平惠民和剂局方》）加减。

生地、桃仁、红花、枳壳、赤芍、川芎、牛膝、柴胡、当归、白芍、茯苓、白术。

中成药：①血府逐瘀丸，每次 1 丸，每日 3 次，口服；②桂枝茯苓胶囊，每次 4 粒，每日 3 次，口服。

（二）中医外治

中药敷贴　炒桃仁 30g，红花 30g，制乳香 30g，制没药 30g，炒穿山甲 30g，川芎 30g，香附 30g，忍冬藤 30g，生黄芪 40g。上药共研细末，瓶装备用。临用时取药末 10g，以温开水调和成团，涂神阙穴，外盖纱布，胶布固定，3 天换药 1 次。治疗血瘀型免疫性不孕。

（三）饮食治疗

1. 饮食宜清淡，忌辛辣。

2. 宜药食两用蔬菜水果。如山药、核桃、冬虫夏草熬粥食用以补肾，米仁熬粥以祛湿。

【名家经验】

1. 夏桂成经验　夏桂成认为，免疫性不孕既有局部的血瘀湿热原因，又有整体的肝肾阴阳气血失调的因素，但整体的气血阴阳失调尤为重要。阴虚火旺是免疫性不孕症发生发展的主要方面，阴虚与肝肾有关，其中天癸的不足是主要的内涵。因此，夏桂成在治疗免疫性不孕时，采用燮理阴阳，调周助孕，结合心理疏导促进早日受孕。

2. 刘敏如经验　刘敏如认为，肾阳虚或肾阴不足是病之本，热灼精血、精血凝聚、精失常道、瘀痰内结胞中是病之标。

3. 许润三经验　许润三认为，肾虚为免疫性不孕发病之本，肝郁为免疫性不孕发病之标。

4. 褚玉霞经验　褚玉霞认为，免疫性不孕多由房事不节、经期、产后、人工流产术后等感染湿热邪气，导致冲任损伤所致。冲任之本在肾，肾虚为免疫性不孕的主要病机。该病的病位在肾，其病机关键是肾虚，湿热为标，血瘀则为其变。

【诊疗述评】 对免疫性不孕的治疗，西医学常采用免疫疗法，但效果并不理想。中医治疗，临床辨证多以肾阴虚、湿热、血瘀多见，且多为兼证。治疗上采用滋阴、清热、化湿、活血，多数可获较好疗效。

【预防调护】

1. 避免流产。研究表明，无论是自然流产还是人工流产均可引起免疫性抗体的产生，所以一定要做好避孕措施，避免怀孕。

2. 注意卫生。经期、流产后要严格遵守医嘱，不要过早房事；做好日常保健，提高免疫力，积极治疗慢性炎症。

3. 避免过多的医源性创伤，在宫腹腔镜手术操作过程中务必谨慎，减少不必要的创伤，以保护女性生殖功能。

4. 调整心态，乐观向上。

【古代文献精选】

《傅青主女科》："妇人受妊，本于肾气旺也，肾旺是以摄精。"

《备急千金要方》： "凡人无子，当为夫妻俱有五劳七伤，虚羸百病所致。"

《诸病源候论》："积气结搏于子脏，至阴阳血气不调和，故病结积而无子。"

《养生方》："月水未绝，以合阴阳，精气入内，令脉不节，内生积聚，令绝子。"

【现代研究进展】 免疫性抗体种类繁多，有可靠明确的检测手段方法，但西医学对于其治疗并未取得很大的进展，主要依靠免疫疗法。目前，以抗精子抗体研究较为透彻。以下简要介绍几种常见免疫性抗体的产生原因、致不孕的机制及治疗方法。

1. 抗精子抗体 一般认为 AsAb 导致不孕的机制有以下 5 个方面：①AsAb 抑制精子穿透宫颈黏液；②补体激活正常精子表面的抗精子抗体，可以造成精子活动明显下降，也可以造成精子形态改变，继而精子发生裂解；③AsAb 抑制精子获能和顶体反应；④抗精子抗体可以干预精子对透明带结合部位的识别；⑤AsAb 影响胚胎发育、着床，可致自然流产。

抗精子抗体治疗主要有免疫抑制治疗，即糖皮质激素治疗、实验室技术处理和辅助生育技术等。

2. 抗透明带抗体 透明带（ZP）是一层包绕卵母细胞及着床前孕卵的非细胞性明胶样酸性糖蛋白膜，主要由 3 种糖蛋白组成的内含特异性精子受体，在诱发精子顶体反应、精卵识别、结合、穿透和阻止多精子入卵的过程中起着重要作用。

AzpAb 导致不孕的机制：①AzpAb 与 ZP 上的精子受体结合，使精子无法识别卵子，阻止精卵结合；②AzpAb 能使 ZP 结构加固，即使精卵结合，受精卵被包裹在坚固的 ZP 内，不能"脱壳"着床；③由于抗原抗体反应，阻止精子通过 ZP 等多方面的因素。

3. 抗卵巢抗体　抗卵巢抗体产生的原因目前有以下几种认识：①自身免疫功能异常所致；②感染、手术等原因所致；③与辅助生殖技术多次穿刺取卵有关。正常妇女体内存在一定量的非致病性抗卵巢抗体，这可能与清除体内衰老组织细胞有关。

在林建华的动物实验中，AoAb 可导致小鼠卵巢中卵泡发育障碍，生长卵泡、成熟卵泡减少，透明带厚薄不均匀，增厚、扭曲甚至断裂，颗粒细胞变性、坏死、脱落，黄体数量减少。颗粒细胞变性、坏死，卵泡膜内层细胞和黄体细胞内固醇类物质代谢障碍可影响雌、孕激素的产生。

4. 抗绒毛膜促性腺激素抗体　女性体内产生的 AhCGAb 可与 HCG 发生特异性反应，导致 HCG 被特异性灭活，导致配子停止发育，因此 AhCGAb 阳性有肯定的致不育的作用。又 HCG 的化学结构和生物学活性与黄体生成素（luteinizing hormone，LH）类似，故部分 AhCGAb 可与 LH 发生交叉反应，从而降低了血中 LH 水平，干扰了正常生殖内分泌功能，造成不孕或流产。

AhCGAb 产生的可能机制：①性腺功能减退并接受过 HCG 注射的妇女体内可产生 AhCGAb；②生化妊娠可诱导 AhCGAb 的产生；③AhCGAb 阳性和流产史有显著关系，具有流产史的患者比无流产史的不孕不育患者 AhCGAb 阳性率高 67%，任何方式的流产对于 AhCGAb 产生的影响都是极大的，但与妇科炎症无关。

5. 抗心磷脂抗体　抗磷脂抗体是能够与体内多种含有磷脂结构的抗原物质发生反应的自身免疫性抗体，其中主要以抗心磷脂抗体研究最为广泛，其主要通过结合到卵巢、子宫内膜、精子等组织的磷脂成分，结合形成复合物，凝集精子、干扰卵子排出、破坏受精卵着床，能使母体血液高凝，血栓从而在胎盘微小血管处逐渐形成，甚至有时候会产生梗死，造成母胎间不能够正常进行血液循环。

各类免疫性抗体的产生和致不孕的机制有很大的不同，西医学治疗主要依靠免疫疗法，有一定疗效。

（编者：丁彩飞）

第二节　男性免疫性不育

【概述】　男性免疫性不育是指结婚1年以上的夫妻，有正常性生活且未采用避孕措施，女方生育能力正常，男方性功能正常，由于血清或精浆中抗原抗体阳性而致不育者。目前，据WHO统计，原因不明的不育夫妇中，约10％为免疫因素所致。不育男性中有6％～10％可在血或精液中查到抗精子抗体。对于男性免疫性不育而言，尚无特效治疗，中医学中亦无此病名的记载，但可属中医"无子""无嗣"的范畴。近年来，国内开展了较多中医药治疗男性免疫性不育症的研究，方法多样，疗效显著。

【病因病机】　中医认为，"肾藏精，主生殖"，肾为先天之本，与人体免疫功能密切相关。男性免疫性不育与肾、心、肝、脾等脏有关，而其中与肾脏关系最为密切。本病以脾肾亏虚为本，机体正气亏虚，外邪乘机侵袭人体，不能驱邪外出，致使湿浊邪毒内蕴，日久形成血瘀，化生热毒，影响生育，湿热血瘀日久又会损伤人体正气，终致脾肾亏虚、湿热血瘀兼杂的虚实夹杂之证。

1. 脾肾亏虚　先天禀赋不足，后天失养，肾气虚弱，脾气不足，命门火衰，精失温煦而凝集，导致不育。

2. 肾虚血瘀　跌仆损伤、手术外伤、子系筋痈、血精子痈均可导致瘀血内停，耗伤肾气，冲任不和，精窍被阻，精凝而不育；肾虚不能行血，血行迟滞，脉涩不畅，可形成血瘀，瘀血内积而致精凝不育。

3. 湿热瘀阻　素食肥甘厚腻、辛辣之品，损伤脾胃，痰湿内生，蕴湿成热，湿热下注精室精窍，蕴久化热化毒，精稠易凝，而致免疫性不育。

【诊断】

1. 询问病史　详细询问患者现病史、既往史、个人史、婚姻史、性生活史，询问患者是否有多次辅助生殖失败病史、其妻是否有习惯性流产史，询问患者已有的精液检查结果并详细记录。

2. 临床表现　可有原发病变的症状和体征，或无临床症状。

3. 实验室检查　WHO推荐的抗精子抗体检测方法：混合抗球白蛋白反应实验（MAR）和免疫珠实验（IBT）。至少在一份精液样本中，发现有50％或以上的活动精子包被有抗体才可以诊断。同时，这一诊断必须经过精子-宫颈黏液接触实验加以证实。

【治疗】

（一）辨证论治

1. 脾肾气（阳）虚证

辨证要点：婚久不育，性欲减退，阳痿早泄，精子数少、活动率低、或射精无力；腰酸腿软、疲乏无力、食少纳呆、小便清长、大便稀。舌质淡、苔薄白，脉沉细。

治法：补肾健脾，养血填精。

方药：右归丸（《景岳全书》）合五子衍宗丸（《丹溪心法》）加减。

熟地、炒山药、山茱萸、枸杞、鹿角胶、菟丝子、杜仲、肉桂、制附子、五味子、覆盆子、白术、茯苓、车前子。

中成药：①复方玄驹胶囊，每次 3 粒，每日 3 次，口服；②右归胶囊，每次 4 粒，每日 3 次，口服。

2. 肾虚血瘀证

辨证要点：婚久不育，阳痿早泄，精子数少、活动率低或射精无力；小腹部、会阴、睾丸及腰骶部疼痛不适。舌质黯或有瘀斑、苔薄白，脉沉涩。

治法：补肾益精，活血通络。

方药：王不留行散（《太平圣惠方》）合五子衍宗丸（《丹溪心法》）加减。

王不留行、赤芍、牡丹皮、木通、当归、黄芩、地黄、菟丝子、枸杞子、车前子、五味子、覆盆子。

中成药：桂枝茯苓胶囊，每次 4 粒，每日 3 次，口服。

3. 湿热瘀阻证

辨证要点：婚久不育，阳痿早泄，精子数少、活动率低或死精明显增多；小腹急满，小便短赤。舌苔薄黄，脉弦滑。

治法：清热利湿。

方药：程氏萆薢分清饮（《医学心悟》）加减。

萆薢、车前子、滑石、黄柏、冬葵子、瞿麦、萹蓄、赤芍、川牛膝、路路通。

中成药：①翁沥通胶囊，每次 3 粒，每日 2 次，口服；②宁泌泰胶囊，每次 4 粒，每日 3 次，口服。

（二）针灸治疗

以俞募配穴埋线法为主。取穴：肾俞、京门；肝俞、期门；脾俞、章门。每次 1 组穴位，均取双侧，3 组交替使用。

（三）饮食治疗

饮食上忌吃香菜、芹菜、苦瓜等杀精食物，多吃虾、核桃仁等海鲜及坚果类食物。

【名家经验】　徐福松经验　徐福松认为，男性免疫性不育的病机在于

133

先天不足，同时后天失养，以致肝肾亏虚，日久引动下焦湿热，湿热循肝经结于精道，气血运行不畅，日久精血瘀滞；或有局部损伤，伤及先天屏障，与湿热互结，精血瘀滞；或肺脾气虚，易于外感，邪热入于营血，归于精室，阻滞精道。徐福松指出，本病的病理基础是免疫功能紊乱，其中以细胞免疫低下为主，体液免疫亢进为次，符合中医肝肾肺脾之虚为本、湿热瘀血之实为标的病机。临床治疗方面，对于肝肾阴虚湿热型患者，多以滋阴降火、清利湿热的六味二碧散加减为主；肺脾气虚易感型，多以补肺健脾、理气清肠的参苓香连汤加减为主。徐福松还认为要将"未病先防，既病防变"的思想，贯穿于治疗男性免疫性不育的全过程，重视日常生活习惯；同时，告诫患者积极治疗可能导致免疫性不育的泌尿生殖系疾患。在治疗期间，嘱患者忌烟酒、辛辣刺激等食物，预防感冒腹泻等，均不可忽视。

【诊疗述评】　对男性免疫性不育的诊断，首先要详细询问病史，并要了解配偶的生殖能力状况；在实验室检查方面，要采用 WHO 推荐的抗精子抗体检测方法即混合抗球白蛋白反应实验（MAR）和免疫珠实验（IBT），二者选一即可。在治疗上，要辨证、辨精、辨体质三者做到有机结合。对有明确外伤史者，可加入活血化瘀之品，如赤芍、丹参、三棱等。对生殖道感染者，可同时配合抗生素治疗。对原因不明者，也可同时采用免疫抑制剂如糖皮质激素治疗。

【预防调护】

1. 积极防治可能导致男性免疫性不育的泌尿生殖系统疾病，诸如急慢性前列腺炎、精囊炎、急慢性睾丸附睾炎、睾丸鞘膜积液、精索静脉曲张等疾病。

2. 避免服用具有生殖毒性的食物和药物，如棉籽油、香菜、芹菜、苦瓜等杀精食物，以及皮质激素、雌激素、雷公藤、西咪替丁、庆大霉素等药物。

3. 保持积极健康的生活方式，如不饮酒、少食肥甘厚腻、不久坐、不桑拿、不穿紧内裤，多饮水等。

4. 规避可能导致男性免疫性不育的物理因素和化学因素。物理因素主要有热、电磁辐射、放射线等；化学因素主要有各类重金属，以及各种有害食品添加剂和食品染色剂等。

【古代文献精选】

《千金方求子论》："凡人无子当为夫妻俱有五劳七伤、虚羸百病所致，故有绝嗣之患。"

《医方集解》："无子皆由肾冷精衰造成。"

《石室秘录》："男子不能生子有六病：一精寒也，一气衰也，一痰多也，一相火盛也，一精少也，一气郁也。"

【现代研究进展】　目前，对于男性免疫性不育的发病机制研究表明，在正常男性体内，精子具有抗原性，但是因为精子抗原受血-睾屏障、男性生殖道内的一系列的精子包裹抗原、精液中的免疫抑制物质等3种免疫屏障保护，将精子与抗精子抗体隔离，从而不产生免疫反应。然而，当发生泌尿系统感染或泌尿生殖系统外伤时，有可能导致体内抗精子抗体产生，从而抑制精子的产生，降低精子的活力及干扰精子和卵子的相互作用等。抗精子抗体不仅可以造成男性自身免疫性不育，也可引起女方免疫性不孕或习惯性流产。

（编者：李海松）

参 考 文 献

1. 邰都，崔云．崔云教授治疗男性免疫性不育症经验撷菁［J］．中华中医药学刊，2014，32（2）：365-367.

2. 崔云，邰都，张端军．男性免疫性不育现代中医研究近况［J］．中华中医药学刊，2014，32（1）：7-9.

3. 孙小勇，秦国政，袁卓珺，等．秦国政教授治疗男性免疫性不育症经验总结［J］．广西中医药，2012，35（4）：42-44.

4. 庄国宾，张振宇，庄田畋．庄田畋教授治疗男性免疫性不育经验总结［J］．贵阳中医学院学报，2009，31（3）：74-76.

5. 李元文，刘春英．中医性学［M］．北京：北京科学技术出版社，2013.

第十六章　与男性不育相关的常见疾病

第一节　阳　痿

【概述】　阳痿又称"阴痿""阴茎不举""筋痿""阴器不用""不起""阳事不用"等，是指男性除未发育成熟或已到性欲衰退时期外，性交时阴茎不能勃起，或虽勃起但勃起不坚，或勃起不能维持，以致不能完成性交全过程的一种病症。阳痿分为原发型和继发性两种，原发型阳痿是指阴茎从未能坚硬勃起进入阴道而进行房事；继发性阳痿则是曾有过成功的同房，但后来性生活障碍者。

阳痿的发病，古代多责之于肾，但现代临床研究发现，情志因素所致肝气郁结、肝失疏泄以及湿热下注、瘀血阻络亦为阳痿发病之主要病机。因此，本病与肝肾关系密切，与心脾相关。治疗当分虚实，主要从肝肾着手，兼及心脾，反对滥用燥烈温补。

目前，西医将阳痿改称为勃起功能障碍（ED），估计我国的发病率为5%～10%。按其程度可分为轻、中、重三度，按病因分为心理性、器质性和混合性三大类。

【病因病机】　阳痿的病因病机比较复杂，但总与肝、肾、心、脾功能失调密切相关。年龄较小，或体质强壮者，其病多与心肝相关，是心神与情志之变；年龄较大，或体质衰弱者，又多与脾肾相联系，是虚损之疾。其基本病理变化多为肝郁、肾虚、瘀血。

1. 情志所伤　忧郁不舒，哀愁缠绵，情志不遂，致肝失条达，疏泄不利，气机不畅，阳气不伸，宗筋弛缓，则病阳痿；猝受惊恐，突遭不测，心肾受伤，茎失所主，也痿软不用。忧思气结，伤及脾胃，水谷不化，精微不布，无以"散精于肝，淫气于筋"，致宗筋失养，也发阳痿。

2. 湿热伤筋　外感湿热郁之肝胆，或嗜食辛辣及醇酒厚味致脾胃湿热内生，终致湿热流注下焦，灼伤宗筋，阴茎弛纵，故阳事不举。《景岳全书》谓："有湿热炽盛，以致宗筋弛缓而萎弱者。"《类证治裁》谓："湿热下注，宗筋弛纵而致阳痿。"

3. 心脾两伤　用脑过度，思虑过多，或幻想连连所愿不遂，以致劳伤心脾，心脾虚弱，气血不旺。心虚神不守舍，阳不下煦外肾；脾虚不运，精微不能下养于茎，故而阳事不举。《类证治裁》也云："阳痿或思虑伤脾。"

4. 气滞血瘀　宗筋之振，非血液充足不可为，血液运行正常，则宗筋受血而振奋，阳兴用事。若气郁不畅，疏泄不及，或久病不愈，或外肾、玉茎外伤，气血滞缓，终致血液滞涩，运行障碍，则宗筋受血不足而不振。

5. 脾胃不足　大病久病失却调养，或饥饱失调损伤脾胃，致脾胃虚弱，运化无力，气血生化不足，不能输布精微以养宗筋，则宗筋不举而痿软。《临证指南医案》云："阳明虚则宗筋纵。盖胃为水谷之海，纳食不旺，精气必虚。况男子外肾，其名为势，若谷气不充，欲求其势之雄壮坚举，不亦难乎？"

6. 药病损伤　久用或过用苦寒攻伐之剂，或大量使用镇静剂、抗高血压药、雌激素等药物，损伤肝肾，宗筋失养，阳道不兴而阳痿。某些疾病，如慢性肝病、糖尿病、一氧化碳中毒以及泌尿生殖系慢性炎症长期不愈，也可损伤心肾而致阳痿。

7. 色欲过度　少年累犯手淫，戕害太早，或婚后恣情纵欲，不节房事，以致肾气亏损，命门火衰，宗筋失于温养，故痿软不兴。《素问·痿论》云："入房太甚，宗筋弛纵，发为筋痿。"或肾阴损伤太过，相火偏亢，火热内生，灼伤宗筋，也可导致阴茎痿软不用。

【诊断】

1. 临床表现　成年男子虽有性的要求，但临房阴茎不能勃起，或虽能勃起但举而不坚，或不能保持足够的勃起时间，阴茎不能进入阴道完成性交。可伴有头晕、心悸、精神不振、夜寐不安等症状。患者多思虑无穷，多疑善感，精神压力大。持续时间应在3个月以上。

2. 实验室及其他辅助检查　必要时，可做阴茎夜间勃起测定、性激素水平测定、阴茎血压测定及血管系统检查、盆腔血管同位素扫描、盆腔窃血试验、血管活性药物试验、阴茎海绵体造影、盆腔和阴部内动脉造影、阴茎血管彩色超声检查、神经系统检查、心理学检查等，以鉴别功能性和器质性阳痿。

诊断阳痿首先要详细询问病史，了解阳痿的病程、发病和进展情况，是逐渐发生还是突然发生，是间断还是持续性发作；在什么情况下能勃起，勃起角度如何，能维持多长时间；有无夜间勃起或清晨清醒前勃起；了解有无手淫习惯、吸烟或嗜酒嗜好，与配偶的感情如何。二是要了解既往有无精神创伤，是否患有糖尿病、动脉粥样硬化、高血压、高脂血症、慢性前列腺炎或精囊炎；有无施行过前列腺摘除术、绝育手术、下腹部手术史；

有无外伤史；服用过何种药物。三是体格检查除全身范围外，应突出乳房、神经系统、睾丸及外生殖器方面的检查。注意患者的第二性征发育情况及有无男性乳房发育和乳头分泌；注意肛门括约肌的张力，了解球海绵体反射是否正常，有无前列腺疾病；注意下肢有无感觉丧失、运动障碍、异常深腱反射或异常巴宾斯基（Babinski）反射，以排除任何明显的神经异常；重点检查生殖器，如有无睾丸、睾丸的大小和质地；阴囊及阴囊内异常；阴茎有无畸形、包茎、龟头炎、包皮炎；是否做过包皮手术；观察尿道外口的位置，仔细扪摸阴茎干有无阴茎硬结或阴茎弯曲等。

目前，根据通用的勃起功能问卷国际问卷（IIEF-5），对患者过去 6 个月的情况进行评分来诊断是否阳痿和区分阳痿病情程度。问卷评分 21 分以上为无勃起功能障碍；≤21 分提示患者有阳痿，其敏感度为 98%，特异性为 88%。同时，根据得分情况将阳痿病情程度分为轻、中、重三度，其中 12～21 分者为轻度、8～11 分者为中度、5～7 分者为重度。

据病史可初步获得鉴别功能性和器质性阳痿的印象。功能性阳痿往往有精神心理诱因，表现为突发性或间断性，而非性交时如夜间、清晨、手淫等可有正常勃起，性欲与射精功能多无变化，无影响勃起的外伤、手术史，未患过可能会影响勃起的各种疾病及未服用影响勃起的药物，吸烟与酗酒比例低等，这些特点有助于与器质性阳痿（神经性、血管性、内分泌性、海绵体性等）的鉴别。

器质性阳痿往往有糖尿病、动脉粥样硬化、高血压、高脂血症、慢性前列腺炎或精囊炎、外伤、前列腺摘除术、绝育手术、下腹部手术史，长期嗜好烟酒史，表现为渐进性或持续性，多无夜间或清晨自发勃起。从临床来看，混合性 ED 比较多见。

【鉴别诊断】

1. 早泄　早泄是同房时阴茎能正常勃起，但过早射精，而妨碍性生活的正常进行。

2. 假性阳痿　这是患者的自我意识，即阴茎能正常勃起进入阴道进行性交，很快达到高潮而射精并获得快感，但因不能满足配偶而遭到非议，便自以为是阳痿而求治者。这种情况不属于阳痿。

【治疗】

（一）辨证论治

1. 肝气郁结证

辨证要点：阴茎逐渐痿软，或阳痿突生，伴精神不畅，情志抑郁，胸胁胀满，善太息，纳食不香，舌淡或红，苔薄，脉弦或细弦。

治法：疏肝解郁。

方药：逍遥散（《太平惠民和剂局方》）加减。

柴胡、枳实、薄荷、当归、白芍、炙甘草、白蒺藜、紫梢花、川楝子、醋延胡索、丹参、蜈蚣。

中成药：①疏肝益阳胶囊，每次 3 粒，每日 3 次，口服；②逍遥丸，每次 10 丸，每日 3 次，口服。

2. 湿热蕴结证

辨证要点：阳事不举，或阴茎易举而不坚，伴胸胁胀痛灼热，阴部潮湿臊臭，两腿酸重，体困乏力，大便不调，小便短赤，舌红，苔黄腻，脉滑数或沉滑。

治法：清热利湿。

方药：龙胆泻肝汤（《医方集解》）加减。

龙胆草、柴胡、甘草、茯苓、栀子、木通、泽泻、车前子、蛇床子、当归、生地、蜈蚣、丹参。

中成药：①龙胆泻肝丸，每次 1 袋，每日 2 次，口服；②宁泌泰胶囊，每次 4 粒，每日 3 次，口服。

3. 心脾两虚证

辨证要点：阴茎临房不举，或举而不坚，或坚而不久，伴心悸不宁，精神不振，夜寐多梦，不思饮食，倦怠乏力，面色不华，舌质淡，苔薄白，脉细。

治法：补益心脾。

方药：归脾汤（《济生方》）加减。

党参、黄芪、白术、甘草、当归、生地、茯神、枣仁、木香、肉苁蓉、淫羊藿、补骨脂、菟丝子、白蒺藜、丹参、蜈蚣。

中成药：归脾丸，每次 10 丸，每日 3 次，口服。

4. 气滞血瘀证

辨证要点：阴茎临举不坚，经久不愈，或服滋补反甚，伴会阴胀感，睾丸刺痛，或少腹抽痛，舌质黯，有瘀点或瘀斑，脉沉涩。

治法：理气活血，化瘀通络。

方药：血府逐瘀汤（《医林改错》）加减。

当归、生地、红花、桃仁、枳壳、赤芍、柴胡、桔梗、川芎、牛膝、韭菜子、紫石英、蛇床子、丹参、蜈蚣。

中成药：血府逐瘀口服液，每次 1 支，每日 3 次，口服。

5. 脾胃虚弱证

辨证要点：临房阴茎举而不坚，伴纳食减少，胸腹饱闷，身体倦怠，四肢乏力，面色萎黄，舌淡，苔薄，脉沉弱。

治法：补益脾胃。

方药：参苓白术散（《太平惠民和剂局方》）加减。

扁豆、党参、白术、茯苓、甘草、山药、莲子、桔梗、薏苡仁、砂仁、淫羊藿、韭菜子、枸杞、补骨脂、白蒺藜、蜈蚣、丹参。

中成药：①参苓白术散，每次 1 袋，每日 3 次，口服；②香砂六君子丸，每次 6g，每日 3 次，口服。

6. 心肾惊恐证

辨证要点：阴茎不举，凡有性欲要求时则心悸，伴精神苦闷，胆怯多疑，失眠多梦，腰膝酸软无力，舌淡，苔薄白，脉弦细或细弱无力。

治法：宁神益肾。

方药：天王补心丹（《世医得效方》）或启阳娱心丹（《辨证录》）加减。

人参、五味子、天冬、麦冬、柏子仁、玄参、丹参、桔梗、菟丝子、当归、远志、茯神、石菖蒲、生枣仁、巴戟天、枸杞子、淫羊藿、蜈蚣。

7. 肾阴亏虚证

辨证要点：阳事不举，或举而不坚，多由正常而逐渐不举，终至痿软不起，伴腰膝酸软，眩晕耳鸣，失眠多梦，遗精，形体消瘦，舌红少津，脉细数。

治法：滋阴补肾。

方药：左归丸（《景岳全书》）或二地鳖甲煎（《男科纲目》）加减。

熟地、枸杞子、山萸肉、龟甲胶、鹿角胶、菟丝子、牛膝、山药、丹参、蜈蚣。

中成药：①左归丸，每次 10 丸，每日 3 次，口服；②六味地黄丸，每次 10 丸，每日 3 次，口服。

8. 肾阳亏虚证

辨证要点：阳事不举，或举而不久，多由正常而逐渐不举，终至痿软不起，伴阴部冷凉，形寒肢冷，腰膝酸软，头晕耳鸣，面色㿠白，精神萎靡，舌质淡润，苔薄白，脉沉细。

治法：补肾壮阳。

方药：右归丸（《景岳全书》）加减。

熟地、山药、山茱萸、枸杞子、杜仲、菟丝子、附子、肉桂、当归、鹿角胶、丹参、蜈蚣。

中成药：①复方玄驹胶囊，每次 4 粒，每日 3 次，口服；②麒麟丸，每次 6g，每日 2 次，口服；③龟龄集胶囊，每次 2 粒，每日 1～2 次。

（二）中医外治

1. 露蜂房适量烧灰，于临睡时用水涂敷阴茎。

2. 肾虚者，用蛇床子、韭菜子、淫羊藿、蜂房各等量，煎水候温浸泡阴茎，每晚1次，每次15～20分钟。

3. 湿热者，用蛇床子、千里光、土茯苓、苦参、马鞭草适量，煎水候温浸洗阴茎，每晚1次，每次10～15分钟。

（三）针灸疗法

1. 体针　选中极、关元、气海、肾俞、命门、三阴交、会阴、阳痿穴等，每次3～5穴针刺，或加灸。

2. 耳针　选精宫、外生殖器、睾丸、内分泌等耳穴，留针10～30分钟，隔日1次或埋针3～5天。

3. 穴位注射　鹿茸精注射液4ml，注入气海、关元、中极、曲骨、足三里各0.5ml，命门1ml，隔日1次。也可用维生素 B_1 50ml 注射关元、中极、肾俞，每隔2～3天1次。

【名家经验】

1. 王琦经验　王琦在临床实践的基础上，于1985年首先提出"勃起障碍从肝论治"的观点，治疗上要抓住肝郁致气血不畅、宗筋失充这一病机特点，临证或疏肝调肝，或暖肝散寒，或清利肝胆等，成药疏肝益阳胶囊已经应用于临床。此外，还要特别注意情志疏导。

2. 徐福松经验　勃起障碍病机，不外虚实两端。实者责之于肝，虚者责之于肾；其中肝郁不舒、湿热下注、血脉瘀滞为肝实勃起障碍的常见证型。

3. 石春荣经验　石春荣治疗勃起障碍善用有情之品和虫蚁之方。蜻蜓入肾经、督脉，能补肾壮阳，以强养阴器，且活而不滞，补中有行，是治疗肾虚勃起障碍之妙药。蚕蛾，补养肝肾，尤以强养宗筋见长，故阴器痿弱，阳道难兴而源于肝肾亏虚者，必当选用，且常和大蜻蜓并投。大蚂蚁味咸酸，可入少阴、厥阴两经而峻补，最能生精壮力，扶虚益损。其入药以黑大者为上品。并指出蜻蜓、蚕蛾、大蚂蚁三者，为通补并行之上品，于补益之中，尤具活泼之性，皆可入肾、督、肝脉，用其血肉有情之体峻补肾督肝脉之虚，以壮阳展势起痿。又虫药善行，习升走窜，无微不至，使补益之力得以淋漓发挥，尤可带动滋腻壅补药物，畅行经脉，灌养宗筋，使痿弱自强。此外，疏达肝脉，多求蜈蚣；通阳利尿，常选蝼蛄、蟋蟀；痰浊阻滞勃起功能障碍，首选白僵蚕；对阳明虚所致勃起障碍，调补阳明，常选九香虫、露蜂房；对精瘀血滞者，必用水蛭研末冲服。

4. 方药中经验　勃起障碍阴虚者多为青壮年，阳虚者多为老年。前者性欲亢进，后者性欲减退。阴虚者全身情况良好，阳虚者则较为衰弱。治疗上常用滋阴而略偏于温的五子衍宗丸，少加一二味补阳药物，以期阴中求阳。

5. 孙自学经验　在临床实践的基础上，孙自学认为该病的病机特点为虚实兼杂，所涉脏腑以肝肾为主，兼及其他脏腑；最基本的病理变化是肝郁肾虚血瘀，其中肝郁是主要病理特点，肾虚是主要病理趋势，血瘀是最终病理结局，而且三者有机联系，互为因果，共同作用。因此，疏肝解郁、补肾益阳、活血通络应是其基本治法。

【诊疗述评】　首先要做到科学诊断，在现有技术条件下，尽可能明确病因，从而针对性治疗。中医基本病理变化多为肝郁、肾虚、瘀血。在注重肝肾的同时，也应该关注心与脾。心主血脉，心血虚衰、心气不足、脉络瘀阻，可以直接导致阴茎供血障碍、阴茎充血不足而致阳痿；心藏神，具有主宰人体五脏六腑、形体九窍的一切生理活动和人体精神意识思维活动的功能，心理因素导致的阳痿可能和心的关系更为密切。脾胃为后天之本，气血生化之源，脾胃虚弱，气血生化乏源，会直接影响到肾藏精、肝藏血、心主血脉的功能而致阳痿。临床上，脾胃虚弱、心脾两虚、肝郁脾虚、脾肾两虚为阳痿的常见证型。

阳痿的中医治疗要首辨虚实。新病或青壮年患者多为实证，病程较长者或老年患者多为虚证或虚实夹杂证。再辨病位。因忧思、郁怒者，多病于肝；因饮食不节者，多病于脾胃；思虑过度者，多病于心脾；因惊恐致病者，多病于肾；湿热外袭者，病位多在肝；湿热内蕴者，病位多在脾胃；房劳过度致病者，病位多在肾。

治疗总的原则当疏肝、补肾、活血，兼顾脾胃。年轻而体壮者，病多在心肝，实证居多，治以调和心肝为主；年老而体弱者，病多在脾肾，虚证或虚实夹杂证居多，治以调补脾肾为先。因郁致痿者或因痿致郁均有肝郁的存在，阴茎之举全靠血充，不论何因、何证或病程新久，均可适当加入解郁和活血之品。单纯由肾阳亏损或命门火衰所致者不多，不能一见阳痿便施温补之法。

5 型磷酸二酯酶（PDE5）抑制剂是目前治疗阳痿的有效药物，可在中医调治的基础上，配合使用，以提高疗效，缩短疗程。

【预防调护】

1. 畅情怀，调饮食，节房劳，适劳逸，勤锻炼，增强体质，提高抗病能力。

2. 学习必要的性知识，正确对待性的自然生理功能，减轻对房事的焦虑心理，消除不必要的思想顾虑。

3. 积极治疗全身性疾病和泌尿生殖系疾病，慎用对性功能有抑制作用的药物。

4. 早诊断早治疗，切忌讳疾忌医，隐瞒病情，贻误治疗时机。

5. 切勿恣情纵欲，或手淫过度。

6. 叮嘱女方要体贴、谅解男方，帮助男方树立战胜疾病的勇气。不可指责或轻视男方，使患者在谅解和温暖的气氛中增强信心，以有益于精神调养和疾病的康复。

【古代文献精选】

《黄帝内经》曰："思想无穷，所愿不得，意淫于外，入房太甚……发为筋痿。"

《医镜》曰："阳痿有因志意不遂所致者。"

《景岳全书》曰："凡惊恐不释者，亦致阳痿。""凡惊恐不释者，亦致阳痿。经曰：恐伤肾，即此谓也。又或于阳旺之时，忽有惊恐，则阳道立萎，亦其验也。""凡思虑焦劳忧郁太过者，多致阳痿。盖阳明总宗筋之会，若以忧思太过，抑损心脾，则病及阳明冲脉，气血亏而阳道斯不振矣。"

《类证治裁》曰："湿热下注，宗筋弛纵而致阳痿。""阴之萎，或恐惧伤肾。"

《临证指南医案》云："阳明虚则宗筋纵。盖胃为水谷之海，纳食不旺，精气必虚。况男子外肾，其名为势，若谷气不充，欲求其势之雄壮坚举，不亦难乎？"

【现代研究进展】 关于诊断，目前彩色多普勒超声被广泛认为是诊断动脉性 ED 的一线方法，但是对于静脉性 ED 的诊断，阴茎海绵体造影仍是金标准，但其创伤性以及费时等因素制约了临床的广泛应用。近年相关学者通过对阴茎背深静脉的测量，并与海绵体照影结果进行对比研究，发现超声深静脉的检查与海绵体造影有较好的一致性。

ED 药物治疗的研究仍主要为 PDE5 抑制剂以及中药，但由于 ED 发病因素的多样性，此类研究已不能满足临床需求，约有 20％的患者经保守药物治疗仍不能获得满意的勃起。新的类型的药物亟待研究开发。槲皮素是沙棘总黄酮的主要单体之一，对人体血管系统起着重要保护作用，包括抗氧化、扩血管、降压、抗凝和保护内皮功能以及能提高体外重组人内皮细胞一氧化氮含量。实验研究，槲皮素能明显改善因缺血缺氧造成的勃起功能障碍大鼠勃起功能。此外，实验室研究发现干细胞对阴茎勃起神经和海绵体内皮细胞具有修复和保护作用，早期的研究显示干细胞或基因修饰的干细胞对 ED 治疗持久有效，并有可能成功治愈 ED。

自体组织移植修复海绵体神经损伤是治疗 ED 的另一方向，国内学者采用大鼠小肠黏膜下层移植可成功修复大鼠海绵体神经损伤，因取材广泛，操作简便易行，值得临床进一步研究。

第二节 不 射 精

【概述】 不射精是指成年男子在性活动中阴茎可正常勃起，且性交能持续足够时间，但无性高潮，不能在阴道内射精的病证。本病又称"精闭"，是引起男性不育的原因之一。

古籍中曾对此有"射精不出""精瘀""能交接而不施泄"等记载。如巢元方《诸病源候论·虚劳无子候》言："泄精，精不射出，但聚于阴头，亦无子。"

【病因病机】 精闭病位在心、肝、肾；病因多为七情内伤、败浊内停、劳欲过度、久病体虚、禀赋不足；病机为肾精虚损、精道不通、精关开合失司，且多为虚实夹杂。

1. 湿热下注 饮食不节，多食肥甘厚腻，聚湿生热，湿热蕴积；或感受湿热之邪；或外阴不洁，湿热侵袭，下注肝经。

2. 肝郁气滞，开合失司 郁怒伤肝，肝失疏泄，气机不畅，疏泄不及，肾气不通，开合失司而致射精困难。

3. 败浊瘀阻，精道不通 忍精不泄，或相火妄动，所愿不遂；饮食所伤，瘀湿内生或外感湿热，阻滞精窍；或久患遗泄，离位之败精停滞，日久精道瘀阻，而致不射精，或精泄不出。

4. 肾精亏虚 房事不节，劳欲过度，手淫过度，导致肾精亏损，精源枯竭而无精可射。

【诊断】

1. 临床表现

(1) 原发性不射精：在正常性交状态下从未在阴道内射精，为原发性不射精。

(2) 继发性不射精：在正常性交状态下，至少有1次及以上在阴道内射精，但以后未能在阴道内射精，为继发性不射精。

(3) 功能性不射精：与配偶阴道内性交时不能射精，但其他方式的性刺激或其他性生活有射精或有遗精，为功能性不射精。

(4) 器质性不射精：无论阴道内性交还是其他方式性刺激均不能射精，且从未遗精，为器质性不射精。

2. 病史及辅助检查 了解有无生殖系统先天解剖异常、糖尿病、脊髓受伤等神经病史，有无经尿道介入治疗操作史，或其他有可能影响射精功能的手术史，有无使用影响性高潮的疾病或用药史。

体检外生殖器官发育是否正常，检查前列腺液常规、尿常规，B超检查精囊、前列腺，怀疑颅内病变者应做颅脑部 CT 或 MRI 检查。

【鉴别诊断】

1. 射精无力　不射精者无精液排出，也无射精动作和快感；射精无力者有精液排出，但射精的动作和快感不强烈，而是精液缓慢流出。

2. 阴茎异常勃起　不射精者性兴奋时阴茎能正常勃起，而阴茎异常勃起一般不因性刺激引起；不射精者性兴奋时没有精液射出，而阴茎异常勃起者射精后仍然持续勃起。

3. 逆行射精　二者均为性生活时无精液排出。但不射精是性生活时无快感、无性高潮、无精液射出；逆行射精是性生活时有性高潮、有射精的感觉，但无精液排出体外，为精液逆行射入膀胱的一种病症。

【治疗】　不射精临床有虚实两端，按"实则泻之，虚则补之"的原则治疗。实证疏肝行气、祛瘀通窍、清热利湿；虚证补脾益肾、养血益精。

(一) 辨证论治

1. 湿热下注证

辨证要点：阴茎勃起正常，行房无性高潮、无精液射出，阴部湿痒，尿黄赤，下肢酸沉。舌稍红，苔黄腻，脉弦滑。

治法：清热利湿，利窍通精。

方药：程氏萆薢分清饮（《医学心悟》）加减。

川萆薢、黄柏、石菖蒲、茯苓、白术、莲子心、丹参、车前子。

2. 肝郁气滞证

辨证要点：性交不射精，情志抑郁，小腹睾丸坠胀，胸胁胀痛，嗳气，善太息，舌质黯红，苔薄白，脉弦。

治法：疏肝解郁，行气通精。

方药：柴胡疏肝散加减。

陈皮、柴胡、川芎、香附、枳壳、芍药、甘草。

3. 败浊瘀阻证

辨证要点：阴茎勃起而胀甚，无性高潮及射精感，无精液射出，心烦易怒，或有小腹疼痛，腰痛，舌质黯红，或有瘀点瘀斑，脉象弦或沉涩。

治法：行气活血，祛瘀通精。

方药：少腹逐瘀汤加减。

小茴香、干姜、延胡索、当归、川芎、官桂、赤芍、蒲黄、五灵脂。

4. 肾精亏虚证

辨证要点：阴茎勃起欠坚，行房无性高潮及射精感，无精液射出，腰酸腿软，夜尿清长，舌淡苔白，脉细。

治法：补肾温阳，化气通精。

方药：右归丸加减。

山药、熟地、山茱萸、枸杞子、菟丝子、杜仲、附子、肉桂、当归、鹿角胶。

（二）中医外治

麝香0.3g，敷脐心，外用麝香追风膏固定，适用于各种类型不射精。

（三）针灸治疗

1. 体针　选取八髎、肾俞、关元、中极、曲骨、三阴交、太冲等穴，每日针刺1次，每次20分钟，虚寒者可加灸。

2. 耳针　选取内分泌、皮质下、肝、肾、神门、精宫等穴，按压或针刺。

【名家经验】

1. 王琦经验　王琦认为，不射精的病机可概括为两个方面：一是湿热瘀血等病邪闭阻精窍，以致精道瘀阻，不能射精；二是肝肾亏虚，精关开合失调，而致不能射精。无论虚证还是实证，其根本又都是由于精道阻滞，精窍不开，以致精液不能外泄。

2. 徐福松经验　徐福松认为，不射精是由于肾水不足，心火亢盛，心肾不交。因心主神明，肾主封藏，肾水不足，心火亢盛，心肾不交。应补肾水，降心火，交泰阴阳，使心肾相交，水火既济，作强行令而能射精。药用交泰丸加黄芩、山栀子、淡竹叶、生地、枸杞、远志、枣仁之品，以使患者射精。

3. 郭军经验　郭军认为，功能性不射精的主要病机为肝郁肾虚，治疗当以疏肝补肾为重，而疏肝解郁、通利精关是治疗本病的关键。其次，不论功能性不射精辨证为何种证型，都有精窍郁阻的病理存在，因此在治疗中开窍贯彻始终，常选药物有石菖蒲、远志、路路通、王不留行、牛膝等。在辨证治疗功能性不射精症的基础上，同时配合虫类药物，从而达到标本兼治的目的。

4. 曹开镛经验　曹开镛认为，肾阴亏损，阴虚火旺、肝失条达，郁而化火、湿热阻塞，郁闭精窍、心脾两虚，精源不足，肾阳不足，瘀血阻滞，精道不畅是主要病机。

5. 郭连澍经验　郭连澍认为，心窍郁闭则神昏不清，精窍郁闭则射精中枢不能兴奋而不能射精；开窍法是治疗神志昏迷的经典治法，治疗不射精同样可以取得良好疗效。郭连澍使用开窍法治疗不射精不是采用石菖蒲、冰片、麻黄等经典之味，而是广义开窍，指出祛邪就是开窍。寒湿阻滞者，采用温经开窍法，常用药有桂枝、吴茱萸、细辛、乌药、小茴香、炮姜等；瘀血阻滞者，采用活血开窍法，常用药有路路通、川芎、苏木、桃仁、红花、蜈蚣、五灵脂等；湿热阻滞者，采用化湿开窍法，常用药有龙胆草、泽泻、车前子、黄柏、地龙等。

【诊疗述评】　不射精的治疗，首先要分清虚实、辨明部位。本病早期多实证，后期多为虚证或虚实夹杂；病位多在心、肝、肾；病机要点为精关阻滞不通或开启失司。其次，要中西结合、优势互补。本病有功能性和器质性之别，中西医治疗各有优势，功能性的可采用中医治疗，器质性的可以考虑手术。再次，重视心理、加强疏导，进行性知识教育及行为治疗。第四，针刺对不射精具有较好效果，可在中药治疗的同时，联合针刺疗法。第五，不射精性不育症可以借助辅助生育，对于可以手淫排精的患者，可以排精后进行人工授精。

【预防调护】

1. 加强婚前性教育，重视有关性知识的学习。

2. 生活规律，劳逸结合，养心健体，避免久坐及长时间骑车。

3. 避免使用可能抑制射精反射的药物。

4. 改善夫妻关系，营造良好性爱氛围，夫妻双方共同参与治疗。

【古代文献精选】

《诸病源候论》曰："丈夫无子者……精不射出，但聚于阴头，亦无子。"

《辨证录》曰："血藏于肝，精函肾内，若肝气不开则精不能泄。"

第三节　逆行射精

【概述】　逆行射精是指阴茎勃起功能正常，性交时能达到性高潮，有射精的感觉，但无精液或仅有少量精液从尿道外口射出，部分或全部精液从后尿道逆行射入膀胱的一种病证。本病亦是引起男性不育的常见原因之一。本病常归属于中医学的"不育""少精"等范畴。

【病因病机】　本病主要为肾气亏虚，阴阳失调，推动无力，以致精液无力射出，反而逆行流入膀胱；或为气滞血瘀、湿浊内阻精道，致使精液不循常道，逆行泄入膀胱。前者属虚，后者属实，但二者常相互影响。肾气亏虚，推摄无力，则可致败精、瘀血等阻滞；精道瘀阻，日久不通，亦可损伤肾气而出现虚实夹杂之象。

【诊断】

1. 症状　性交或手淫时有性高潮及射精快感出现，但尿道口无精液射出。性交后第 1 次小便混浊。

2. 病史　患者一般有会阴部及尿道外伤史、下腹部和盆腔手术史、长期服用降压药史以及糖尿病史等。

3. 现代仪器诊断

（1）果糖测定：性交后第 1 次尿液离心沉淀后涂薄片镜检，可发现大量精子。果糖定性检查阳性。

（2）膀胱造影：膀胱造影检查可以观察膀胱收缩时膀胱颈部的功能。排尿时用手捏住尿道口，阻滞造影剂流出，摄取前后位及左、右斜位的 X 射片，可更好地显示后尿道。逆行尿道造影适用于前尿道有狭窄病变者。膀胱镜检查可发现膀胱颈口松弛、扩大，精阜与膀胱颈的距离缩短。

【鉴别诊断】 逆行射精当与不射精相鉴别（详见"不射精"篇）。

【治疗】

（一）辨证论治

1. 肾气亏虚型

辨证要点：性交不射精，有性高潮和射精感觉，随即阴茎即痿软，性交后小便混浊，伴性欲低下或勃起不坚，腰膝酸软，头晕耳鸣。舌淡，苔薄白，脉沉细无力。

治法：温补肾气，填精益髓。

方药：金匮肾气丸加减。

熟地、山药、山萸肉、云苓、泽泻、牡丹皮、制附子、肉桂、蜈蚣、鹿角胶、露蜂房。

中成药：①还少胶囊，每次 4 粒，每日 3 次，口服；②龟龄集胶囊，每次 2 粒，每日 1～2 次。

2. 气滞血瘀型

辨证要点：性交不射精，有射精快感，阴茎勃起色紫黯，或有会阴外伤手术史，伴少腹、胁肋胀痛。舌质紫黯，脉沉涩。

治法：活血行气，通络开窍。

方药：血府逐瘀汤加减。

当归、生地、桃仁、红花、桔梗、赤芍、柴胡、川芎、枳壳、川牛膝。寒象偏重者，加乌药、小茴香。

中成药：①桂枝茯苓胶囊，每次 4 粒，每日 3 次，口服；②血府逐瘀口服液，每次 10ml，每日 3 次，口服。

3. 湿浊阻滞型

辨证要点：性交有快感但无精液射出，伴阴囊潮湿，小便混浊，淋漓不畅。舌红，苔黄腻，脉濡数。

治法：清热利湿，通关化浊。

方药：四妙散加减。

苍术、黄柏、川牛膝、生苡仁、龙胆草、车前子、茯苓、石菖蒲。

中成药：翁沥通胶囊，每次 3 粒，每日 2 次，口服。

（二）针灸疗法

基础穴：八髎、中极、关元、三阴交、阳陵泉。肾气亏虚证，加气海、足三里；气滞血瘀证，加肝俞、秩边；湿热阻滞证，加阳陵泉、丰隆。均采用平补平泻法，每次留针 15～20 分钟，每日 1 次，15 天为 1 个疗程。

【诊疗评述】 原发性逆行射精在临床上较为少见，多数患者常因不育症检查时偶然发现。对于继发性逆行射精，要考虑骨盆骨折、尿道外伤或膀胱颈部手术（如前列腺摘除）等，以及有无糖尿病史，有无服过肾上腺素能阻滞剂史等情况，以明确发病原因，从而针对治疗。选择适当药物治疗、手术治疗及其他简单的辅助生殖技术绝大多数可解决生育问题。由于心理上的因素导致勃起功能障碍者，经心理疏导配以药物疗法，预后良好。此外，治疗逆行射精的一个重要目的是为了生育，所以在男方治疗的同时，应检查女方生育力，如宫腔镜检查、排卵检测、输卵管检查等

【预防调护】

1. 注意防治膀胱炎、尿道炎、糖尿病等，以减少引起膀胱颈部内括约肌功能紊乱的因素，防止加重逆行射精。

2. 调畅情志，保持心情舒畅，加强体育锻炼，切忌房事过频。

3. 禁服肾上腺素能阻滞剂，如胍乙啶、利血平等药物。

第四节　遗　精

【概述】 遗精是指不因性活动而精液自行频繁射出的病症。有梦而遗者，名为"梦遗"；无梦而遗，甚至清醒时精液流出者，名为"滑精"。

《灵枢·本神》称本病为"精时自下"，并为其病因证治作了论述；《金匮要略·血痹虚劳病脉证并治》对虚劳失精症状等进行了描述。《备急千金要方·肾藏》篇首先对本病主症、治疗进行论述，对"失精羸瘦""梦泄精""虚劳失精"等分列了方治与灸法。《济生方·白浊赤浊遗精论治》更明确了本病病机中"心肾不交"占绝大多数。《景岳全书·遗精》篇论述了生理性遗精与病理性遗精的区别。

【病因病机】 遗精的病位在精室，与心、肝、脾、肾等脏关系密切，总由精室被扰，精关不固所致。初起多实，日久多虚，或见虚实夹杂。初起火旺为主，日久肾阴亏虚，甚至阴阳两虚、肾阳衰惫等各种虚证。其主要原因有：

1. 君相火动　情志不调，劳神太过，意淫于外，心阳独亢，心阴灼伤，伤及肾水，水不济火，相火妄动，精室被扰，精泄于外。

2. 湿热下注 肥甘厚味，损伤脾胃，湿浊内生，蕴久化热，湿热下注，扰动精室；或流注肝经，疏泄失调，而至精失于外。

3. 劳心伤脾 劳倦太过，中气受损，气虚失摄，精泄于外；思虑过度，忧思伤脾，气不摄精而精失于外。

4. 肾气亏虚 房事不节，频繁手淫；或先天不足，精关失约；或阴虚火旺，扰动精室；或肾失固摄，而导致梦中精泄，甚至精自滑脱。

【诊断】

1. 临床表现 已婚男子在每周已有 1 次以上性生活状态下，无人为刺激时仍出现精液自行遗泄；或未婚成年男子频繁发生精液遗泄，每周多于 2 次，并伴有其他不适症状，病情持续 1 个月以上者，可诊断为遗精。常伴随的症状有头晕、耳鸣、健忘、心悸、失眠、腰酸、精神萎靡等。

2. 辅助检查 直肠指诊、前列腺 B 超、前列腺液常规、精液常规。

【鉴别诊断】

1. 溢精 溢精为生理现象，遗精为病理表现。成年未婚男子及已婚夫妻分居者，每月遗精 1～2 次为正常生理现象，不需要治疗。遗精是不因性活动而精液频繁泄出。

2. 尿道旁腺分泌物 成年男子性兴奋后会有少许清澈黏液从尿道口溢出，可拉成丝状，多在阴茎勃起后出现，此为尿道旁腺和球腺的分泌物，并非遗精。

【治疗】 遗精常虚实夹杂，治疗当攻补兼施。实证施以清热利湿、清心安神、疏泄相火等法；虚证施以补肾固精、益气摄精等法。上以清心安神；中则调理脾胃，升举阳气；下则益肾固精或清利湿热。

（一）辨证论治

1. 阴虚火旺证

辨证要点：遗精频作，性欲亢进，易举易泄，潮热颧红，腰酸耳鸣，口干多饮，溲黄便结，舌红苔少或薄黄，脉细数。

治法：滋阴降火，潜阳秘精。

方药：大补阴丸（《丹溪心法》）加减。

知母、黄柏、熟地黄、龟甲、猪脊髓。

中成药：①知柏地黄丸，每次 9g，每日 2 次，口服；②左归丸，每次 6g，每日 3 次，口服。

2. 心肾不交证

辨证要点：少寐多梦，梦则遗精，心烦多梦，头晕目眩，精神不振，倦怠乏力，善恐健忘，口干溲赤，舌质红，脉细数。

治法：滋阴清热，交通心肾。

方药：黄连清心饮（《增补内经拾遗方论》）合三才封髓丹（《医学发明》）加减。

黄连、生地、当归、甘草、酸枣仁、茯神、远志、人参、莲子、天冬、黄柏、砂仁等。

中成药：交泰丸，每次 9g，每日 2 次，口服。

3. 湿热下注证

辨证要点：遗精频作或尿时少量精液外流，小便赤热混浊，或尿涩不爽，口苦或渴，心烦少寐，口舌生疮，便臭秘结或黏滞不爽，或见脘腹痞满，恶心，舌红苔黄腻，脉濡数或滑数。

治法：清热利湿。

方药：程氏萆薢分清饮（《医学心悟》）加减。

萆薢、黄柏、茯苓、石菖蒲、莲子、丹参、车前子、白术、牡丹皮。

中成药：①龙胆泻肝丸，每次 6g，每日 2 次，口服；②翁沥通胶囊，每次 3 粒，每日 2 次，口服。

4. 心脾两虚证

辨证要点：劳则遗精，心悸不宁，失眠健忘，面色萎黄，四肢倦怠，食少便溏，舌质淡，苔薄，脉细弱。

治法：调补心肾，益气摄精。

方药：归脾汤（《严氏济生方》）加减。

人参、白术、当归、茯苓、黄芪、龙眼肉、远志、酸枣仁、木香、炙甘草、生姜、大枣。

中成药：归脾丸，每次 9g，每日 3 次，口服。

5. 肾气亏虚证

辨证要点：梦遗频作，甚至滑精。偏阴虚者见腰膝酸软，心烦，咽干，眩晕耳鸣，失眠健忘，低热颧赤，形瘦盗汗，发落齿摇，舌红少苔，脉细数；偏阳虚者见形寒肢冷，阳痿早泄，精冷，夜尿频，面色白，舌质淡嫩有齿痕，苔白滑，脉沉细。

治法：补肾益精，固涩止遗。

方药：右归饮（《景岳全书》）合金锁固精丸（《医方集解》）加减。

熟地、山药、山茱萸、枸杞子、炙甘草、杜仲、肉桂、制附子、沙苑子、芡实、莲须、煅龙骨、煅牡蛎等。

中成药：①龟龄集胶囊，每次 2 粒，每晚 1 次，口服；②麒麟丸，每次 6g，每日 2 次，口服；②金匮肾气丸，每次 9g，每日 2 次，口服。

6. 精道瘀阻证

辨证要点：遗精日久，泄精不畅，少腹、会阴、腰骶部或耻骨部胀痛，或兼胸胁胀痛，舌质黯红或紫黯，或有瘀斑瘀点，脉细涩。

治法：行气活血，化瘀通精。

方药：血府逐瘀汤（《医林改错》）加减。

当归、生地、桃仁、红花、枳壳、赤芍、柴胡、甘草、桔梗、川芎、牛膝。

中成药：①血府逐瘀口服液，每次 10ml，每日 2 次，口服；②大黄䗪虫丸，每次 6g，每日 2 次，口服。

（二）中医外治

1. 敷脐法　生五倍子粉 3g，加米醋调成膏状，临睡前敷于神阙穴，用纱布覆盖，胶布固定，晨起取下，连敷 5 日。

2. 熏洗法　仙鹤草 30g，黄芩、牡丹皮各 9g。水煎后熏洗会阴部，每晚临睡前 1 次。

（三）针灸治疗

1. 体针　选取关元、中极、太冲、大赫、肾俞等穴。隔日针 1 次，留针 20 分钟，虚证可加灸。

2. 耳针　选取肾、精宫、盆腔、尿道、神门等穴，中刺激，留针 15 分钟，隔日 1 次，7 次为 1 个疗程。

（四）饮食治疗

1. 阴虚火旺证

牡蛎知母莲子汤　生牡蛎 20g，知母 6g，莲子 30g，白糖适量。将生牡蛎、知母放砂锅内，加适量清水，小火煎半小时，滤汁，弃渣，洗净莲子，热水浸泡 1 小时，将药汁与莲子连同浸液一起放锅内，小火炖至莲子熟烂，加白糖食用。

2. 肝火偏旺证

栀仁莲子粥　栀子仁 3～5g，莲子心 10g，粳米 50～100g。将栀仁碾末，先煮粳米、莲子心，待粥将成时，调入栀仁末，稍煮即可，或加白糖适量服。

3. 湿热下注证

苡仁萆薢粥　薏苡仁 30g，萆薢 6～10g，粳米 100g，冰糖适量。先将萆薢煎取汁，再与薏苡仁、粳米同煮粥，粥熟入冰糖，稍煮片刻即可，随意服食。

4. 心脾两虚证

桂圆莲子粥　莲子 10～15g，桂圆 10g，大枣 10 枚，粳米或糯米 100g。先煮桂圆、大枣，取浓汁两份，分别与粳米或糯米、莲子煮成粥。日服 1～2 次。

5. 肾虚不固证

猪腰核桃　猪腰 1 对，杜仲 30g，核桃肉 30g。三者同炖熟后，蘸少许细盐食用。

【名家经验】

1. 施今墨经验　遗精虽分有梦而遗与无梦自泄者，然其精关不固则同。此病的发生不离肝肾，当求其因而论治之。其斫伤肾精，遗精频频者，正治之法是填精益肾，关键在于分清阴阳。肾气固涩无力，多偏补阳；见色欲念即动，则宜补阴。若阴阳俱虚者则应阴阳双补，注意不可过燥，燥则遗精；不可过寒，寒则伤肾，最宜平补之剂。若少年情窦初开，欲急时起，是相火妄动，肾气不固所致，当抑相火、固肾精。

2. 王琦经验　王琦认为，精神紧张性遗精是由于心神浮越，心肾不交所致，治当安神定志，滋养心肾。既非相火妄动亦非肾虚不固，而是由于精神紧张，致心神浮越、心肾不交。治疗以安神定志，辅以滋养心肾。三才封髓丹出自《医学发明》，是治遗精名方。王琦常言，古人的名方是历经时间锤炼而成，要继承，但不要墨守成规。心神浮越可伤心气，遗精日久亦伤肾阴。是以用龙骨、牡蛎安神定志，三才封髓丹滋养心肾，加鸡内金以止遗。

3. 徐福松经验　徐福松认为，遗精与心、肾关系尤为密切。心肾不交是其一：常因劳神过度或情志失调，心阴被灼，心阳独亢，心火久动，伤及肾水，水不济火，君火动越于上，肝肾相火应之于下，以致精室被扰，有梦而遗。心脾两虚是其二：或平素操持过度，或思虑过度，以致心脾两虚，气不摄精，同时导致肾气亏虚，精关不固而致遗精。将遗精进行分证论治。心肾不交型：治宜滋阴降火，方选黄连清心饮合封髓丹加减；阴虚火旺型：治宜壮水制火，佐以固涩之品，方选大补阴丸加减；肾气不固型：治宜补肾温阳、固涩精关，方选济生秘精丸加减；湿热下注型：治宜清热化湿为主，方用萆薢汤加减；心脾两虚型：治宜补心益脾，方选归脾汤加减。

4. 谭新华经验　谭新华认为，遗精自始至终要坚持辨病论治与辨证论治相结合的原则，必须从整体出发，调整机体功能，恢复机体正常平衡状态，使之战胜疾病。在辨证施治方面，认为任何疾病不管千变万化都可以从阴阳消长、正邪相争的基本规律中提出综合治疗措施，重新建立"阴阳自和"的状态，正如《医贯砭·阴阳论》所载"无阳则阴无以为生，无阴则阳无以为化"。阴阳双方相互资生、相互促进，共同维持彼此的旺盛活力，此为"中和"思想之理论基础。对遗精的治疗亦是如此，辨别阴阳，分清缓急，针对性治疗。

5. 黄文政经验 黄文政在治疗遗精时注重交通心肾，心气不足者，用定志丸加减，以益气养心，安神定志，取神安才可精固之意，常合金锁固精丸以补肾涩精；气阴不足者，用三才封髓丹加减，以清心益气，滋阴固肾；阴虚火旺者，用知柏地黄丸加减，以滋阴泻火；肝胆湿热扰心者，用龙胆泻肝汤加减，以清热利湿止遗。

【诊疗述评】 中医治疗该病具有较好效果。首要辨清部位，该病虽发于下，但其统在心，其固在肾。若心神被扰；或年老体衰，大病久病，房劳过度，精关不固，均可发遗精。嗜食辛辣肥甘，蕴湿生热，或外阴不洁，湿热之邪下扰精室，精关不固，病位多在肝。其次要分清虚实寒热，初病及青壮年多实；年老久病、纵欲过度者多虚；热，多为湿热或阴虚火旺；寒，多为肾阳或脾肾阳虚所致。要将心理疏导贯穿治疗的始终，受传统"一滴精、十滴血"影响，很多遗精患者有严重的心理负担，将很多无关的症状都加在遗精的头上，导致思虑过度，遗精更甚。其实，遗精就是流出一点性腺每天都分泌的物质而已，"精满则溢"，完全没有必要过度担心。

根据病情可采用中西医结合疗法，中药治疗遗精有较好的疗效，辨证准确，处方得当，一般效果都比较满意。对于顽固性遗精，中药结合抗抑郁类药物，效果满意。注意后期调养，部分患者治疗期间效果不错，停药后可能又会复发，有的是疗程不够，可以在汤剂控制症状后改为丸剂巩固治疗。要重视食疗方的应用。

【预防调护】

1. 精神调理 首先要消除恐惧心理，保持心情舒畅，排除杂念。多参加有益的文体活动。

2. 养成良好的生活起居习惯 节性欲，戒除淫，忌看不健康的影像及读物，防止过度疲劳和精神紧张。睡觉时宜取侧卧位，被褥不宜过厚过暖，不宜穿紧身裤。少吃肥甘厚味及辛辣食物，忌烟酒咖啡等。

3. 正确对待遗精 出现遗精后，应首先分清是生理现象还是病理性遗精，不要紧张。生理性遗精则不必治疗，病理性遗精则应及时到医院就诊，弄清疾病病因，针对病因进行调理，一般效果均较理想。

4. 注意阴部的清洁卫生 尤其是包皮过长更需要经常清洗包皮、龟头或行包皮环切术，防止其发炎，刺激性冲动引发遗精；包茎者，建议尽快做包皮环切术。

【古代文献精选】

《灵枢·本神》曰："心怵惕思虑则伤神，神伤则恐惧自失……恐惧而不解则伤精，精伤骨酸痿厥，精时自下。"

《金匮要略·血痹虚劳病脉证并治》对虚劳失精症状有"阴寒精自出"，

"男子脉浮弱而涩，为无子，精气清冷"，"梦失精，四肢酸疼，手足烦热，咽干口燥"等描述。

《诸病源候论·虚劳失精候》有"虚劳尿精候""虚劳溢精见闪精出候""虚劳梦泄精候""虚劳精血出候"等。

《景岳全书·遗精》曰："梦遗滑精，总皆失精之病，虽其证有不同，而所致之本则一。""有壮年气盛，久节房欲而遗者，此满而溢也。"

第五节　性欲低下

【概述】　性欲低下是指在体内外各种因素作用下，不能引起性兴奋，也没有进行性交的欲望，使性生活能力和性行为水平皆降低的病症，也称性欲抑制或无性欲。

现代中医认为，性欲低下是由于先天不足、天癸不充、命门虚衰或劳心思虑过度，损伤心脾，或郁怒伤肝，久病伤阴耗血，肝络失养所致。该病主要责之于肾、心、脾、肝四脏。

【病因病机】　中医认为，性欲低下的病因是由于先天禀赋不足，天癸不充，命门火衰，或思虑过度伤及心脾，或久郁伤肝及久病耗伤阴血，肝络失养所致。性欲的产生是由神、气、血协调而发，肾主生殖，寓真阳之气；心主神明及血脉；肝藏血主疏泄；脾为后天之本，气血生化之源。上述任何一脏受损，或诸脏合病，均易引起性欲低下。

【诊断】

1. 临床表现　有规律的性生活中发生性欲降低，有性刺激亦无性欲产生，自觉无任何性要求。一般无明显体征，由疾病引起者，多有原发病相应的临床体征。有些患者和某个性伴侣的性活动表现为性欲低下，而与另一个性伴侣的性活动则正常，那么就是以暂时性或处境性为特征的心理性的性欲低下；器质性因素所致的性欲低下都有顽固性和持续性特点，经过系统全面的全身检查可发现影响性欲的全身性疾病。

2. 实验室及其他辅助检查　血清睾酮的测定，部分患者可有降低，亦可见某些相应疾病的内分泌激素降低。

【鉴别诊断】

1. 性厌恶　性厌恶是患者对性生活或性活动思想的一种持续性憎恶反应。其性感觉及性功能往往是正常的，只是对于产生性活动感觉有厌恶情绪，在性活动中显露身体和触摸爱人比性交心理上更为痛苦，他们的性唤起多未受损，故男性性厌恶患者性交和射精活动往往正常。性欲低下者只是对性活动不感兴趣，对自己或他人的性活动无憎恶反应。另外，性厌恶患者年龄多在 40 岁以下，而性欲低下患者则可发生在任何年龄。

2. 勃起障碍 勃起障碍是指性交时阴茎不能勃起或勃起不坚，或虽能勃起但不能完成性交，而性欲望较为正常。性欲低下是指没有性交的欲望或者说根本没有性活动的思想。尽管大部分性欲低下患者也有勃起功能障碍，但有些患者勃起功能正常。因精神因素引起的性欲低下和勃起功能障碍可同时发病或相互转化。

【治疗】

（一）辨证论治

1. 肾阳不足证

辨证要点：性欲低下，伴面色㿠白、腰酸腿软、形寒怕冷、神疲倦怠，或见阳痿。舌质淡胖，脉沉细尺弱。病位在肾，以命门火衰为主要见证，多见于先天不足之人。

治法：温肾壮阳。

方药：右归丸（《景岳全书》）加减。

熟地、山药、山茱萸、鹿角胶、制附子、肉桂、枸杞子、菟丝子、杜仲、当归、陈皮、淫羊藿。

中成药：①复方玄驹胶囊，每次 3 粒，每日 3 次，口服；②麒麟丸，每次 6g，每日 2 次，口服。

2. 心脾两虚证

辨证要点：性欲低下，多见善虑、心悸胆怯、失眠健忘、面色无华、头晕神疲、食欲不振、阳事日衰。舌淡、脉细弱。

治法：补益心脾。

方药：归脾汤（《严氏济生方》）加减。

党参、白术、黄芪、当归、茯神、远志、炒酸枣仁、木香、龙眼肉、甘草。

中成药：归脾丸，每次 9g，每日 2 次，口服。

3. 肝气郁结证

辨证要点：性欲低下，情绪不宁，善叹息，胸胁胀满，失眠。舌淡苔薄，脉弦细。

治则：疏肝解郁。

方药：柴胡疏肝散（《医学统旨》）加减。

柴胡、白芍、枳壳、陈皮、川芎、香附、甘草。

中成药：①疏肝益阳胶囊，每次 3 粒，每日 3 次，口服；②逍遥丸，每次 9g，每日 2 次，口服。

（二）针灸疗法

1. 针刺治疗　肾阳不足者，可选肾俞、中极、关元、气海等穴，用补法；心脾两虚者，选穴心俞、脾俞、足三里、内关、神门等，用补法；肝气郁结者，选阳陵泉、肝俞、神门等穴，用泻法。每次针刺 20～30 分钟，10 天为 1 个疗程。

2. 耳针治疗　取肾、肝、内分泌、精宫、脑点等穴，用王不留行以胶布贴穴位，2～3 天换 1 次，每日早、中、晚睡前各刺激上述穴位 5～10 分钟。

3. 水针疗法　根据不同证型，每次选 2 个穴位各注射维生素 B_1 针 1ml，隔日 1 次，5 次为 1 个疗程。

【名家经验】

1. 徐福松经验　徐福松认为，性欲低下是由于肾气虚寒，命门火衰，性欲淡漠，作强无能，而致不育。故用赞育丹施治。方中肉苁蓉、鹿角霜、锁阳补肾兴阳；熟地、怀山药滋肾营阴养血，生精充髓；制附片、肉桂温肾阳，助命门之火以化气生精；另入茯苓、泽泻补泻并用，以防滋补之品产生腻滞之弊。诸药合用，使肾气充足，命火得扶，性欲唤起，阳事坚举，则子嗣可望。

2. 焦拥政经验　焦拥政认为，性欲低下的病因复杂，临床诊治的思路不可过于拘泥某单一思路，需要在详细了解患者年龄、症状、发病诱因、病程、体征的基础上，结合相关理化检查结果综合分析。焦拥政认为治疗性欲低下应从肺论治，治以宣通肺气为主，佐以补肝肾，方选射干汤合半夏厚朴汤加减。

【诊疗述评】　对性欲低下的诊断，要综合分析相关情况，如年龄、体质、有无原发疾病、是否使用某些对性欲有影响的药物、生活环境、工作状况以及夫妻之间的感情等。要结合实验室有关检查，如睾酮的测定等。以便做到病因明确，针对治疗。

中医治疗要明辨虚实，分清病位，内外结合（包括针灸），综合施治，同时要辅以心理疏导，以提高疗效，缩短疗程。对睾酮水平低下者，可适当补充雄性激素。

【预防调护】

1. 器质性原因导致者，要积极治疗原发病。

2. 避免服用导致性欲低下的药物。

3. 在生活中解除思想负担，夫妻双方相互体贴，建立和谐的性生活，加强夫妻间的情感交流和性交中感受的交流。

4. 对于一时性性欲低下或勃起障碍，妻子要给予安慰和鼓励，夫妻间的信任、和睦、尊重以及充分交流是预防和调理性欲低下的基础。

5. 对于由性生活环境因素所致者，可适当调整住房条件等。

【古代文献精选】

《太平圣惠方》曰："若人动作劳伤，情欲过度，气血衰损，阴阳不和，脏腑既虚，精气空竭，不能荣华，故令阳气萎弱也。"

《医门法律》曰："以心为情欲之府也。"

第六节 睾 丸 炎

【概述】 睾丸炎是指肾子部的非特异性感染性疾病。在临床上，睾丸炎是以一侧或两侧肾子肿胀、疼痛，甚则牵及少腹胀痛为特征的一种病症。

睾丸炎属中医"子痈"范畴。单纯性睾丸炎少见，多见附睾炎、附睾-睾丸炎，常见致病菌为金黄色葡萄球菌、大肠杆菌、链球菌等。附睾炎多见一侧，常从附睾尾部发生，随着病情发展可累及整个附睾和精索，导致精索增粗。

【病因病机】 睾丸炎的病变部位在肾子（睾丸、附睾）。急性睾丸炎为邪郁肝经，热壅血脉，肉腐化脓，为实证、热证；若急性睾丸炎失治、误治，可转为慢性睾丸炎，多为虚证、寒证，或本虚标实。慢性睾丸炎亦可复感毒邪而发急性睾丸炎。慢性睾丸炎患者多数无急性过程。肝肾经气不利，气血失和为本病的基本病机特点。

1. 寒湿瘀阻 冒雨涉水，或久处寒湿之地，或贪凉饮冷，寒湿之邪犯及肝经，精气不利，血脉瘀阻；或寒湿郁久化热，热盛肉腐而发本病。

2. 湿热毒邪 嗜食醇酒厚味，蕴湿生热，下注宗筋，或房事不洁，毒邪内侵，肝脉失于疏泄，邪郁络阻，发为子痈。

3. 气滞血瘀 长期忧思恼怒，肝气不利，郁久化热；或跌打、器械等损伤，瘀血内阻，复感邪毒，诱发本病。

【诊断】

1. 临床表现 急性睾丸炎多表现为一侧阴囊内突然肿胀疼痛，严重者可放射到腹股沟、下腹和腰部。可伴有寒战、发热等全身感染症状。检查可见阴囊皮肤红肿，睾丸、附睾均增大，界限不清，严重者输精管、精索均可增粗，可形成脓肿，阴囊皮肤可有波动感。多有尿道器械操作史、下尿路手术史、外伤史或身体其他部位感染。

慢性睾丸炎多为阴囊内隐痛或胀痛。慢性附睾-睾丸炎，附睾、睾丸增大，界限不清，触痛不明显。慢性睾丸炎如发生在双侧，常可引起不育。

2. 实验室及其他辅助检查 血常规检查可见白细胞总数或中性粒细胞

数明显升高。必要时进行睾丸、附睾彩色多普勒检查、血液细菌培养等。

【鉴别诊断】

1. 附睾结核　附睾结核发病多缓慢，附睾结节多发生在附睾尾部，输精管呈串珠样改变，久则成脓，形成窦道，流出清稀样脓水，或夹杂败絮状物。慢性睾丸炎虽与附睾结核症状很相似，但很少溃破形成窦道，此外，患者多有身体部位的结核病史，如肺结核、肾结核等。实验室检查如结核菌素检查、精液涂片或培养有助于鉴别。

2. 睾丸扭转　睾丸扭转是男科的一种急症，与睾丸炎尤其是急性睾丸炎症状非常相似，但睾丸扭转时，托起阴囊常可使睾丸疼痛加剧，即出现普雷恩征（Prehn's sign）阳性，有时可触及精索呈麻绳状扭曲。睾丸、附睾的彩色多普勒检查有助于鉴别，必要时手术探查。

3. 嵌顿性斜疝　嵌顿性斜疝虽然也可出现阴囊内疼痛，但体检可以发现睾丸、附睾均正常。此外，近睾丸上方的肿物有还纳的病史。阴囊部彩色多普勒检查有助于鉴别。

【治疗】

（一）辨证论治

1. 湿热浊毒证

辨证要点：发病突然，睾丸肿大疼痛，甚则向腹股沟及下腹部放射，触痛明显，阴囊皮肤发红，可伴有恶寒发热，口渴，小便短赤等全身症状，舌质红，苔黄腻，脉弦数。本证见于急性睾丸炎。

治法：解毒利湿，凉血消肿。

方药：仙方活命饮（《校注妇人良方》）加减。

金银花、乳香、没药、当归、赤芍、贝母、天花粉、穿山甲、皂角刺、白芷、防风、甘草、陈皮、川楝子、荔枝核、龙胆草、生薏苡仁、车前子、夏枯草、蒲公英、野菊花、连翘。

中成药：①龙胆泻肝丸，每次8粒，每日3次，口服；②犀黄丸，每次1丸，每日2次，口服。

2. 痰瘀互结证

辨证要点：起病缓慢，睾丸坠胀，或胀痛或隐痛，检查可见附睾肿大，质地硬，压痛明显，睾丸、附睾界限清楚，也可由急性期未彻底治愈转化而来，舌淡，苔薄白或有瘀点，脉弦细或细涩。本证见于慢性睾丸炎。

治法：理气活血，化痰散结。

方药：少腹逐瘀汤（《医林改错》）加减。

当归、川芎、赤芍、官桂、蒲黄、五灵脂、干姜、延胡索、小茴香、蒲公英、金银花、昆布、海藻、白芥子、穿山甲、荔枝核、橘核、乳香、没药。

中成药：血府逐瘀胶囊，每次 4 粒，每日 3 次，口服。

3. 气血亏虚证

辨证要点：睾丸炎失治误治，成脓破溃，脓液清稀，伴有头晕乏力，面色不华，舌淡，苔薄白，脉细弱。

治法：补益气血。

方药：八珍汤（《正体类要》）加减。

人参、白术、茯苓、当归、熟地黄、白芍、川芎、炙甘草、玄参、山萸肉、地骨皮、金银花、蒲公英。

中成药：十全大补丸，每次 8 粒，每日 3 次，口服。

（二）中医外治

1. 急性睾丸炎，以金黄膏或玉露膏外敷，每日换药 1 次，以解毒消肿。

2. 以苏木 30g，红花 30g，荔枝核 20g，乳香、没药各 15g 水煎，待水温能耐受时，外洗和热敷患部，每次 20～30 分钟，每日 2 次。用于慢性睾丸炎。

3. 睾丸炎溃破者，脓多时可用五五丹药线引流，脓少时用九一丹药线引流。脓尽者，可用生肌玉红膏外敷，以加快创面愈合。

4. 吴茱萸 20g，小茴香 50g，大青盐 120g，共匀炒热，放于布袋内热敷。用于慢性睾丸炎。

（三）针灸疗法

1. 体针　选取太冲、大敦、气海、关元、三阴交、归来、曲泉、中封、合谷、三角穴等，均用泻法，偏寒者针刺得气留针 15～20 分钟，偏湿热者只针不灸，隔日 1 次，6 次为 1 个疗程。

2. 耳针　取外生殖器、睾丸、神阙、皮质下、肾上腺等耳穴，强刺激，留针 1 小时，中间行针 3 次。7 次为 1 个疗程，用于急性睾丸炎。

【名家经验】

1. 孙自学经验　孙自学认为，急性附睾炎多为细菌经尿道逆行感染所致，常见致病菌为金黄色葡萄球菌、大肠杆菌等，虽然及时足量应用抗生素，能较快改善症状和体征，但有相当一部分患者急性期后易形成附睾结节，久不消散。中医学认为，本病乃外感湿热毒邪，侵犯肝经，循经下注，结于阴部而成。治疗以解毒散结、化瘀消肿为大法。故用仙方活命饮加减治疗该病取得了一定疗效。由于"外治之理即内治之理，外治之药即内治之药"，故在内服中药的同时，根据疾病发展的不同阶段，予以冷敷、热敷，可进一步提高疗效。仙方活命饮加减结合西药，可明显降低附睾结节形成，提高痊愈率，值得临床推广应用。

2.曹开镛经验　曹开镛将睾丸炎分为湿热下注、气滞血瘀、外伤血瘀3种类型。分别用：急性睾丸炎方1号（龙胆、柴胡、木通、黄芩、栀子、连翘、车前子、当归、泽泻、生地、川楝子、延胡索、蒲公英、败酱草），适用于发热恶寒，睾丸肿胀疼痛，质地坚硬，小便赤涩，大便干，舌红苔黄厚，脉弦滑数；急性睾丸炎方2号（橘核、木香、楮实子、厚朴、川楝子、延胡索、红花、桃仁、肉桂、昆布、海藻、海带、木通、生地、玄参），适用于睾丸逐渐肿大，扪之坚硬，疼痛轻微，日久不愈皮色不变，亦不灼热，舌苔薄白，脉弦细；急性睾丸炎方3号（柴胡、当归、桃仁、红花、穿山甲、天花粉、川大黄、甘草、白芍、乳香、没药、赤芍、三棱、牛膝），适用于睾丸外伤所致，局部肿胀疼痛，或红肿灼热，舌青有瘀斑，脉弦。

【诊疗述评】　对于该病及时诊断、正确治疗，至关重要。要选择敏感抗生素，及时、足量用药，并加入适量糖皮质激素，有助于尽快控制症状，降低各种并发症发生率。临床观察表明，中西医结合治疗睾丸炎效果较好。故在使用抗生素同时，要及时应用中药。中药早期以清热解毒、活血化瘀为主，1周后要加用消肿散结药。要注重外治。本病病位较为表浅，外用药可以直接作用于病变部位发挥作用、起效迅速。

【预防调护】

1.调畅情志，适度锻炼，增强体质。

2.平时进行各种活动，注意保护阴部，避免阴囊、睾丸损伤。

3.在进行导尿、经尿道电切术或阴部手术时，要严格无菌操作，避免感染。

4.注意阴部清洁，节制性生活，急性睾丸炎禁止性生活。

5.急性睾丸炎应卧床休息，并用阴囊托托起阴囊，宜冷敷，以减轻阴囊的肿痛；慢性睾丸炎宜热敷，以改善局部血液循环，促进局部炎症吸收。

6.忌食辛辣醇酒厚味，饮食宜清淡。

【古代文献精选】

《外科证治全书》曰："肾子作痛，下坠则不能升上，若外观红色者，则为子痛也。或右或左，故则为偏坠，迟则溃烂莫治。"

第七节　附　睾　炎

【概述】　附睾炎是致病菌侵入附睾而引起的炎症，是阴囊最常见的感染性疾病。临床按其发病特点有急、慢性之分；按其感染性质不同有非特异性与特异性（如结核性附睾炎等）之别。本节主要讨论非特异性附睾炎。

本病多见于20～40岁的中青年。有因附睾炎和睾丸炎常同时发病，不易区分，临床上又统称为睾丸-附睾炎。中医称睾丸、附睾为"肾子"。附睾炎属于中医学"子痈"的范畴。

【病因病机】 中医学认为，本病多因感受湿热毒邪或寒湿之邪，或嗜食肥甘，或房事不节，或跌仆外伤等引起。与肝、肾二经密切相关。

1. 湿热下注 外感湿热邪毒，侵犯肝经，循经下注，结于宗筋；或饮食不节，嗜食肥甘厚味，湿热内生，注于厥阴之络；应用不洁尿道器械，外邪趁机而入，客于下焦，生湿化热；憋尿忍精不泄，浊湿瘀精郁而生热，宗筋气血不畅，湿热煎熬，热胜肉腐则为痈。

2. 寒湿凝滞 素体阳虚，复感寒湿，循经结于阴器，寒凝则血滞，痰聚则络阻；或病久不愈，阳气已伤，阳虚生寒，寒凝痰聚，发为本病。

3. 肝气郁结 情志不调，肝气不舒，气机运行不畅，津血循行无力，生痰化瘀，痰瘀互结，瘀久化热，合而为病。

4. 外伤染毒 前阴者，宗筋之所聚，气血充盛，一旦遭受外伤、手术等，络伤血瘀，染毒化热而酿脓成痈，发为本病。

【诊断】

1. 急性附睾炎

（1）症状：附睾炎常于一次剧烈运动或性交后发生，有下尿路手术导尿史及局部感染病史，突发阴囊内肿痛，疼痛剧烈，立位时加重，可放射至腹股沟、下腹部甚至腰部。附睾非常敏感，局部迅速肿大，有时在 3～4 小时内肿大 1 倍，伴寒战、发热等全身症状及膀胱激惹症状。

（2）体征：患侧阴囊皮肤红肿、附睾肿大，明显压痛，有时伴鞘膜积液，重者精索增粗有压痛。如炎症浸润范围较广蔓延至睾丸时，睾丸与附睾界限不清，局部肿硬显著，为附睾睾丸炎。若有脓肿形成，则局部有波动感，可自行穿破形成漏管。

（3）现代仪器诊断：血常规检查中性粒细胞计数明显增高，若有尿道分泌物做涂片检查可发现相应的细菌，尿常规检查可异常或正常。B超检查可发现附睾增大。

2. 慢性附睾炎

（1）症状：有急性附睾炎等病史，阴囊内疼痛、坠胀不适，疼痛放射至下腹部及股部，有时可急性发作。

（2）体征：附睾轻度肿大、变硬并有硬结，局部轻压痛，同侧输精管增粗。

（3）现代仪器诊断：并发慢性前列腺炎时，尿常规可见红、白细胞，前列腺液常规检查白细胞每高倍视野超过 5～10 个而卵磷脂小体减少。附睾B超检查有助诊断。

【鉴别诊断】

1. 睾丸扭转　多见于儿童，有剧烈活动等诱因，疼痛剧烈，精索呈麻绳状扭曲。扪诊附睾不在正常位置，而在睾丸的前面、侧面或上方。

2. 急性淋菌性睾丸炎　有不洁性交史及急性淋病的临床表现，如尿频、尿急、尿痛及较多尿道分泌物，尿道脓液涂片染色检查可发现多核白细胞中有革兰阴性双球菌。

3. 结核性附睾炎　即附睾结核，有结核病史及结核病症状，如低热、盗汗等，多为慢性，附睾逐渐增大，压痛不明显，病灶常与阴囊壁层粘连或有脓肿、窦道形成，输精管增粗或形成串珠状结节，前列腺及精囊也有结核病灶，无菌性脓尿及结核菌浓缩检查和培养阳性均可确诊。

4. 阴囊内丝虫病　阴囊局部疼痛且附睾肿胀有结节，有居住丝虫流行区及丝虫感染史，精索增厚，迂曲扩张，可并发鞘膜积液，夜间采血可查到微丝蚴。

5. 睾丸肿瘤　发病突然的睾丸肿瘤亦有阴囊内疼痛，但肿瘤侧睾丸肿大，质地坚硬如石，沉重感明显，正常睾丸感觉消失，附睾常不易摸到，透光试验阴性。淋巴管造影术可能见到腹股沟淋巴结直至腹主动脉旁淋巴结可能出现充盈缺损，胸部 X 线片可见肺内有数目不等、大小不一的"棉花球"样阴影。

6. 睾丸外伤　有明显外伤史，局部疼痛剧烈，可放射到下腹部、腰部或上腹部，重者可发生痛性休克。检查可见阴囊肿胀，皮肤青紫瘀血，睾丸肿大坚硬，触痛明显，阴囊沉重，透光试验阴性，穿刺可见鲜血或褐色陈旧血。

7. 流行性腮腺炎性睾丸炎　有流行性腮腺炎病史，一般无尿路症状，小便检查无脓球和细菌。

【治疗】

(一) 辨证治疗

1. 热毒蕴结型

辨证要点：附睾肿胀疼痛，恶寒发热，口干，口苦，小便短赤，大便秘结，心烦。舌质红，苔黄，脉洪数。

治法：清热解毒，消肿散结。

方药：仙方活命饮加减。

金银花、炒山甲、皂角刺、连翘、浙贝母、蒲公英、土茯苓、生大黄、野菊花、天花粉、赤芍、生甘草。

中成药：犀黄丸，每次 1 丸，每日 2 次，口服。

2. 湿热下注型

辨证要点：睾丸肿胀疼痛，阴囊潮湿，大便不畅，胸脘痞闷。舌质红，苔黄腻，脉濡数。

治法：清利湿热，解毒散结。

方药：龙胆泻肝汤加减。

龙胆草、栀子、黄芩、车前子、生地、生苡仁、滑石、泽泻、金银花、连翘。

中成药：①翁沥通胶囊，每次 4 粒，每日 2 次，口服；②龙胆泻肝丸，每次 1 袋，每日 3 次，口服。

3. 寒湿凝滞型

辨证要点：睾丸疼痛，遇寒加重，得热则减，形寒肢冷，腰膝酸软。舌质淡，苔白腻，脉紧。

治法：温经散寒，除湿止痛。

方药：天台乌药散加减。

乌药、小茴香、吴茱萸、荔枝核、醋延胡索、青皮、当归尾、川芎。

中成药：阳和丸，每次 2 丸，每日 3 次，口服。

4. 气滞血瘀型

辨证要点：睾丸疼痛，牵及少腹，每遇情志刺激而加重，伴胸胁疼痛，善叹息。舌淡，苔白，脉弦。

治法：疏肝理气，化瘀止痛。

方药：柴胡疏肝散加减。

柴胡、当归尾、川芎、香附、桃仁、红花、生蒲黄、炒蒲黄、川牛膝、延胡索。

中成药：血府逐瘀口服液，每次 10ml，每日 3 次，口服。

（二）外治疗法

1. 外敷疗法

（1）急性附睾炎

1）脓未成者，用金黄膏外敷，也可用马鞭草叶捣烂，和蜜糖适量调匀敷贴患处；脓成者可切开排脓，并用八二丹或九一丹药线引流，以金黄膏贴盖；脓已尽则用生肌散或生肌白玉膏外敷。

2）青黛、大黄末调水外敷患处，以清热解毒。

3）青黛 30g，芒硝 60g，两药研细拌匀，加适量面粉，开水调和，敷在肿大的阴囊上，以解毒消肿。

（2）慢性附睾炎

1）冲和膏外敷以温经通络散结。

2）睾丸冷痛者，用小茴香 60g、荔枝核 15g、大青盐 60g 炒热置布袋内，局部热敷，以温经散寒止痛。

3）胡椒 7～11 粒研末，加面粉调成糊状敷于患处。每日或隔日外敷 1 次，5 次为 1 个疗程，可温经止痛。

2. 坐浴疗法

（1）橘叶 15g，红花 10g。煎汤待温坐浴，每日 1～2 次，每次 15～20 分钟。

（2）鱼腥草 60g，水煎后趁温淋洗阴部，每日 1 次。

3. 理疗

（1）黄连素离子导入法：患者大便后用 1‰黄连素 20ml 灌肠，然后以此药浸湿纱布置于会阴部，并连接在直流理疗器的阳极上，阴极敷于耻骨上，每次 20 分钟，每日 1 次，每 10 次为 1 个疗程。

（2）超短波疗法：板状电极于患侧阴囊前后对置，间隙 1.5～2cm，微热量，10～15 分钟，每日 1 次，10～20 次为 1 个疗程。急慢性均可应用。

（3）频谱治疗仪、远红外线、紫外线照射、磁疗等均可酌情选用。

（三）针灸治疗

1. 针灸　针刺三阴交、足三里、关元、曲骨、行间。均用泻法。或取患侧阳池穴，上置绿豆大艾炷，连灸 3 壮，每日 1 次，7 次为 1 个疗程。

2. 耳针　取外生殖器、肾、肝、上屏间等穴。强刺激，留针 30～60 分钟，间歇运针，每天针 1～2 次，以通络止痛。

3. 电针　取中极、曲骨、归来、肾俞、足三里、八髎、三阴交、大敦、行间等穴。躯干用脉冲电流，四肢用感应电流，每日 1 次，每次 30～40 分钟。用于急、慢性附睾炎。

【名家经验】

1. 许履和经验　许履和认为，子痈的治疗当"实则治肝"，"虚则补肾"。所谓实则治肝，系指前阴部急性化脓性感染，尤其早期未溃之时，多为湿热下注肝经实证，宜从肝论治，清泄肝经湿热为主，以龙胆泻肝汤、枸橘汤（全枸橘、川楝子、秦艽、陈皮、赤芍、泽泻、防风、甘草）治之。所谓"虚则治肾"系指前阴部慢性炎症，或急性炎症后期溃后伤及阴液，常见肾阴不足虚证，治当从肾，以滋阴降火为主，以六味地黄丸为代表。临证时，当据病情加减应用。并可外敷金黄膏，并将阴囊托起，卧床休息，每获良效。如已成脓，应宜切开排脓，溃后按一般溃疡处理。

2. 赵炳南经验　赵炳南认为，子痈一病多因肝肾阴亏，兼有湿热下注所致。病初常见毒热炽盛，治宜重用清热解毒之药，并注意佐用活血消肿之品。医家治痈"以消为贵"，湿热下注必致气血瘀滞，早期清解与活血并用，一则去其热毒以遏其势；一则畅其气血以促其消。初期以炒皂角刺、红花、当归尾增其活血通透之力；肿块坚硬，当加软坚散结之品，如三棱、莪术；气阴伤者，以党参、熟地黄、石斛补益气血之阴；肿势欲溃，用穿山甲，以求速溃；病由湿热下注所致，始终应注意加用黄柏、白术等健脾利湿之品。

3. 李今庸经验 李今庸认为，睾丸胀痛为临床所常见，或睾丸坠痛或坠疼痛，或肿痛，其轻重程度，常与患者情志变化极为密切。肝气郁结，痰浊阻滞，故见上症。治当疏肝理气，化瘀去浊，宜二陈汤加味。陈皮10g，茯苓10g，制半夏10g，青皮10g，橘核10g，荔枝核10g，小茴香10g，炙甘草10g。兼尿黄、口苦，加川楝子10g，延胡索10g。临床应用，获效满意。

4. 杨吉相经验 杨吉相认为，附睾炎急性为痈，慢性为疽，子痈属阳证，子疽属阴证。二者可相互转化。治疗子痈主张内外兼治，药用柴胡、黄芩、栀子、蒲公英、紫花地丁、赤芍、桃仁、乳香、没药、川楝子、木通等。局部敷水调散（黄柏、煅石膏），以清热化瘀散结。一般敷药后即感患处发凉，疼痛缓解，随着湿热证候减退，适当增加软坚散结药。若脓已成，宜及早切开排脓，托毒外泄，但切口不能过大，引流不宜过久，并外敷一效膏（朱砂、炙炉甘石、冰片、滑石）以提脓祛腐，生肌收口。内服上方去黄芩、川楝子，加生黄芪、穿山甲。子疽，常用橘核、夏枯草、川楝子、桃仁、苏木、三棱、莪术等内服，据临床观察，效果良好。若已成瘘，证属阴证或半阴半阳证，专攻治瘘，难以取效。乃因瘘管由肿块液化外溃所致，治宜化痰软坚，托里生肌，以澄其源流，瘘才易痊愈。方用阳和汤加生黄芪、橘核、莪术、夏枯草、牡蛎。外敷一效膏，干则更换。

【诊疗述评】 对急性附睾炎，诊断一旦明确，应遵循及时、足量、敏感的原则，合理使用抗生素，并配合使用糖皮质激素如地塞米松等，可有效缩短病程，防止出现附睾结节。要重视外治疗法，本病发病部位表浅，外治疗法可直接作用于患处，起效迅速。

本病为男性生殖系常见疾病，若治疗正确及时，注意休息与卫生，一般都能迅速痊愈，没有后遗症出现；如果失治误治，体质较差，又不注意休息与卫生，则容易由急性转为慢性，或慢性反复急性发作，或引起睾丸发炎，最终导致附睾与睾丸缺血坏死及纤维化，影响生育能力，双侧病变则有可能导致不育。

【预防调摄】

1. 忌食酒、葱、蒜、辣椒和油炸煎炒等刺激性食物及油腻食物。

2. 注意环境与个人卫生，加强饮食营养。

3. 积极及时治疗泌尿生殖系感染。

4. 急性期卧床休息，用阴囊托或布带将阴囊托起；慢性期可适当活动。

5. 急性期宜冷敷，以减轻阴囊的充血、水肿及疼痛；慢性期宜热敷，以改善局部循环，促进炎症的吸收。

第八节　精　囊　炎

【概述】　精囊炎是男性生殖系统常见的感染性疾病之一。临床上可分急性精囊炎和慢性精囊炎两类，以后者较多见。发病年龄常在 20～40 岁。主要特征是"血精"，即精液里混有不同程度的血液，可伴有尿频、尿急、尿痛、射精疼痛、会阴部不适等症状，因其与前列腺炎在病因和感染途径方面相同，故常与前列腺炎同时发生。

根据临床表现，精囊炎属于中医"血证"范畴，与中医学之"血精症"相似。

【病因病机】　精血的病位主要在精室，基本病理变化为精室血络受损，血溢脉外，随精并出。其病机或为热入精室，损伤脉络，血随精出；或外伤跌仆，精道受损，络破血溢，或瘀血内停，阻滞血络，血不循经；或脾肾气虚，血失统摄，或心肾阴虚，君相火旺，迫血妄行，血溢脉外。

1. 湿热下注　外感湿热毒邪或湿热秽浊之气；或过食肥甘辛辣、醇酒厚味，损伤脾胃，滋生湿热；或膀胱湿热，久滞不解；或性交不洁，外染湿毒等，均可导致湿热火毒蕴结下焦，灼伤精室血络，迫血妄行，精血同下，发为本病。

2. 阴虚火旺　素体阴虚，又色欲过度，房事不节，频繁手淫，耗伤阴精；或过服温阳助热之品，热盛伤阴等，均可导致阴虚火旺，下迫精室，灼伤血络，血溢脉外，血随精出，发为本病。

3. 瘀血阻络　外伤跌仆，伤及会阴，损及精室血络，络破血溢；或病久入络，瘀血内停，阻滞血络，血不循经；或强力入房，逼令精出，精室血络受损，瘀血败精阻络等，均可导致血不循经，溢出精室，随精并出而发为本病。

4. 脾肾两虚　劳倦过度，久病体虚，房事不节等，均可损伤脾肾。脾肾两虚，气不统血摄精，精血俱出，发为本病。

【诊断】

1. 临床表现　性交时射出的精液或不因性交而外遗的精液中含有血液。可伴有性欲减退、早泄、射精时精道疼痛，或尿急、尿频、尿痛、排尿不畅、血尿及尿道少量异常分泌物，腰部、下腹部、会阴部、睾丸及直肠等部位有疼痛感。

西医将精囊炎分为急性精囊炎和慢性精囊炎两种：

（1）急性精囊炎：血精多呈鲜红色，可见尿频、尿急、尿痛或尿血、排尿困难及尿道分泌物，少腹疼痛且向会阴部、腹股沟放射，阴茎勃起或射精时疼痛明显加重，肛门内有沉胀感。或伴有发热、恶寒等全身症状。肛门指诊可触及精囊肿大且压痛明显，下腹、会阴部及耻骨上区可有压痛。

（2）慢性精囊炎：表现为间隙性血精，反复发作，精色黯红，或精中夹有血丝或血块，劳累后或性欲冲动后常感下腹部疼痛，会阴、阴茎、睾丸、阴囊、腰骶、耻骨上区及大腿等处可有连续性或间隙性不适或隐痛。

2. 实验室检查　镜检精液可见大量红细胞，或并见脓细胞，精子大多数死亡或少精或无精子。急性精囊炎可见血白细胞计数升高。B超、CT和精囊造影可协助诊断，并可与精囊肿物相鉴别。由感染引起者，精液培养可发现致病微生物。精液涂片或培养可鉴别精囊炎和精囊结核。部分患者并发前列腺炎，前列腺液白细胞增多或有脓细胞。

【鉴别诊断】

1. 血尿　血尿为血随小便排出体外，尿色因之而淡红、鲜红、红赤，甚至夹杂血块。多无尿道疼痛，或仅有轻度胀痛及灼热感，精液并无红色。

2. 血淋　血淋为小便淋沥，中有血液，小便不畅，滴沥不尽，尿急而频，小便时尿道灼痛、刺痛或涩痛，精液无红色。

3. 急性膀胱炎　二者均可见尿频、尿急、尿痛，少腹疼痛，或伴有发热、恶寒等全身症状。但急性膀胱炎排尿时，尿呈红色或见血块或镜下红细胞，但精液中无血；急性精囊炎则精液中有血而尿中无血。

4. 精囊结核　慢性精囊炎与精囊结核都可见精液中混杂血液，临床表现也有相似之处。临床上主要依据既往史和精液涂片或培养来进行鉴别。精囊结核多有其他部位如肾、肺、骨等部位的原发性结核，精液涂片或培养可发现结核杆菌；精囊炎无结核病史，精液涂片或培养无结核杆菌。

【治疗】

（一）辨证论治

1. 湿热下注证

辨证要点：精中带血，血色鲜红或黯红，少腹或会阴及睾丸部疼痛或不适，射精时加剧。可伴尿频、尿急，排尿灼热或疼痛，小便黄热，余沥不尽，或有白浊。舌红，苔黄腻，脉滑数或洪数。

治法：清热利湿，凉血止血。

方药：龙胆泻肝汤（《医方集解》）加减。

栀子、黄芩、柴胡、生地、车前子、泽泻、木通、甘草、当归、金银花、蒲公英、牡丹皮、赤芍、小蓟、槐花、三棱、莪术。

中成药：①龙胆泻肝丸，每次 9g，每日 2 次，口服；②清浊祛毒丸，每次 6g，每日 3 次，口服。

2. 阴虚火旺证

辨证要点：精中带血，血色鲜红，夹有碎屑状陈旧血块，或伴射精疼痛，阳举不坚，遗精盗汗，腰膝酸软，头晕耳鸣，五心烦热，口燥咽干，小便短黄，舌红少津，苔薄黄，脉细数。

治法：滋阴降火，凉血止血。

方药：知柏地黄丸（《医宗金鉴》）合二至丸（《证治准绳》）加减。

生地、山萸肉、山药、泽泻、牡丹皮、茯苓、知母、黄柏、女贞子、墨旱莲、车前子、益母草。

中成药：知柏地黄丸，每次 9g，每日 2 次，口服。

3. 瘀血阻滞证

辨证要点：精中带血，血色黯红，夹有血丝、血块，射精时精道疼痛较重，伴少腹、会阴及睾丸部疼痛，舌黯或有瘀点瘀斑，苔薄脉涩。

治法：行气化瘀，活血止血。

方药：桃红四物汤（《医宗金鉴》）合失笑散（《太平惠民和剂局方》）加减。

桃仁、红花、熟地黄、川芎、白芍、当归、五灵脂、炒蒲黄、三七粉（冲服）、茜草、牛膝。

中成药：云南白药胶囊，每次 2 粒，每日 3 次，口服。

4. 脾肾两虚证

辨证要点：精中带血，血色浅淡，或仅镜下见红细胞。伴神疲乏力，面色少华，食少，头晕目眩，多梦少眠，腰酸腿软，少腹拘挛，性欲低下，或遗精滑泄，或阴茎不举。舌淡苔白，脉沉细无力。

治法：补肾健脾，益气摄血。

方药：大补元煎（《景岳全书》）加减。

人参、炒山药、熟地黄、杜仲、枸杞子、当归、山茱萸、炙甘草、黄芪、阿胶、血余炭。

中成药：无比山药丸，每次 9g，每日 3 次，口服。

（二）中医外治

野菊花、苦参、马齿苋、败酱草、马鞭草各 30g，水煎坐浴，每晚 1 次，用于湿热下注者。

（三）针灸疗法

1. 体针治疗　取穴：会阴、肾俞。采用泻法重刺激不留针，每日或隔日 1 次，10 次为 1 个疗程。阴虚火旺型，加太冲、照海、太溪、曲骨穴，平补平泻；湿热下注型，加阴陵泉、三阴交、太冲、行间、中极穴，用泻法；外伤血瘀型，加次髎、委中、照海、中极穴，用泻法；脾肾气虚型，加肾俞、脾俞、三阴交、太溪、足三里、气海穴，用补法。

2. 耳针治疗　取穴：外生殖器、肾、神门等。采用王不留行贴敷穴位，时时按压，加强穴位刺激，每 3 天换 1 次。

3. 梅花针疗法　取穴：华佗夹脊穴。叩刺以少量出血为度。可凉血活血。

4. 水针疗法　以复方丹参注射液 2ml 或黄连素注射液 2ml，中极穴或阿是穴刺入得气后推注药液，日 1 次。

（四）饮食治疗

1. 湿热下注证

（1）滑石粥（《太平圣惠方》）：滑石 20g，粳米 50g，白糖适量。

制法与用法：将滑石磨成细粉，用布包扎，放入煲内，加水 500ml，中火煎煮 30 分钟后，弃布包，留药液。粳米洗净入煲，注入滑石药液，加水适量，武火煮沸后文火煮成粥。粥成调入白糖，温热食用。每日 2 次，每次 1 碗。脾胃虚寒，滑精及小便多者，不宜服用。

（2）茵陈粥（《粥谱》）：茵陈 30～50g，粳米 100g，白糖或食盐适量。

制法与用法：茵陈洗净入瓦煲，加水 200ml，煎至 100ml，去渣；入粳米，再加水 600ml，煮至粥熟，调味咸甜均可。每天 2 次微温服。7～10 天为 1 个疗程。煮粥时只能用粳米，粥宜稀，不宜稠。

2. 阴虚火旺证

（1）牡蛎知母莲子汤：生牡蛎 20g，知母 6g，莲子 30g，白糖适量。将生牡蛎、知母放砂锅内，加适量清水，小火煎半小时，滤汁，弃渣，洗净莲子，热水浸泡 1 小时，将药汁与莲子连同浸液一起放锅内，小火炖至莲子熟烂，加白糖食用。

（2）地骨皮饮（《备急千金要方》）：地骨皮 15g，麦门冬 6g，小麦 6g。

制法与用法：上 3 味加水煎煮，至麦熟为度，去渣取汁，代茶频饮。

3. 瘀血阻滞证

三七蒸鹌鹑（《中医药膳与食疗》）：鹌鹑 1 只，三七粉 1～2g，食盐、味精少许。

制法与用法：将鹌鹑去毛及肠杂，洗净切块，用三七粉同置瓷碗中，加入食盐少许，上锅隔水蒸熟，调入味精即成。食肉饮汁。每日 1 剂，连服 7～10 天。

4. 脾肾气虚证

黄精烧鸡（《家庭药膳》）：黄精 50g，党参 25g，怀山药 25g，鸡 1 只

（约 2000g），生姜、葱各 15g，胡椒粉 3g，料酒 50g，味精 2g，化猪油 70g，肉汤 1500ml。

制法与用法：将鸡宰杀后，去杂毛和内脏，剁去脚爪，入沸水锅中氽透，捞出砍成块；将党参洗净切 5cm 长段，山药洗净切片，生姜洗净拍破，葱洗净切长段。锅置火上，注入猪油，下姜、葱煸出香味，放入鸡块、黄精、党参、怀山药、胡椒粉，注入肉汤、料酒，用大火烧开，打去浮沫，改用小火慢烧 3 小时，待鸡肉熟时，拣去姜、葱不用，收汁后入味精调味即成。空腹食之。本品性质滋腻，故脾虚湿困，痰湿咳嗽及舌苔厚腻者不宜服用。

【名家经验】

1. 金保方经验　"流水不腐，户枢不蠹。"人体各器官的正常运行需要机体的新陈代谢来维持，任一环节失常都有可能导致机体各器官功能的失调紊乱，同样，正常排精对维持良好的生殖内环境意义重大。中医认为，人体的精囊腺既藏且泻，可归于"奇恒之府"，每日都会产生一定量的精囊液，如果长期不同房，淤积久的精囊液会变质成为新的病理产物，只会加重其炎症症状，而不利于疾病的康复。所以治疗应谨守理血、清源、固本之大法，兼顾旁证，涤荡陈旧瘀腐之物，兼能固护正气，调畅气机，运化脾胃，消补兼施，自然收获良效。

2. 张迅经验　血精症与月经失调同属冲任失调病变，治疗当互相借鉴，处方不能一味地利尿通淋、凉血止血，而应温润平和，不寒不热，阴中有阳，阳中有阴，符合下焦肾与冲任的生理特征，故自拟补肾调冲活血汤治疗血精症，对血精症尤其是顽固性血精症常取得显著疗效。

3. 赵锦令经验　血精症多由瘀血阻络、血不归经所引起，故自拟补肾泄热、凉血化瘀止血的理血汤（山药、龙骨、牡蛎、海螵蛸、茜草、生白芍、白头翁、阿胶）治疗血精症 32 例，总有效率 62.5％。

【诊疗述评】　临床以慢性精囊炎多见，以血精为特征性表现。精囊炎的治疗可以使用敏感抗生素；对于血精，中医综合治疗具有较好效果。对于反复发作、经久不愈的血精，可以通过精囊腺镜检查或治疗。

【预防调护】

1. 适量运动，增强体质，注意养生保健，尽量使机体处于阴平阳秘的最佳状态。

2. 合理膳食，尤其忌食辛辣刺激性食物，戒烟酒。

3. 注意房事养生。性生活要有规律，不禁欲、不纵欲。禁欲则使前列腺液淤积日久产生炎症，纵欲易使前列腺长时间充血，局部抵抗力降低易致细菌感染。杜绝不正当性交，以免引起尿道炎，进而引起泌尿系统炎症。

4. 避免经常长时间骑自行车或久坐刺激前列腺局部，以免造成前列腺充血，引发前列腺炎、精囊炎。

【古代文献精选】

《诸病源候论》曰："此劳伤肾气故也。肾藏精，精者，血之所成也。虚劳则生七伤六极，气血俱损，肾家偏虚，不能藏精，故精血俱出也。"

《医宗必读·赤白浊》云："浊病即为精病，非溺病也……精者血之所化，浊去太多，精化不及，赤为变白，故成赤浊，此虚之甚也。所以少年天癸未至，强力行房，所泄半精半血；少年施泄无度，亦多精血杂出……虚滑者，血不及变，乃为赤浊。"

第九节　慢性前列腺炎

【概述】 慢性前列腺炎是前列腺在病原体或某些非感染因素作用下，患者出现以盆腔区域疼痛或不适、排尿异常等症状为特征的疾病。本病好发于 20～50 岁之间的青壮年，国内报道的慢性前列腺炎发病率约为6.0%～32.9%。本病属于中医的"精浊""淋浊""白浊"等范畴。

【病因病机】 本病多由于饮食不节，嗜食醇酒肥甘，酿生湿热，或因外感湿热之邪，壅聚于下焦而成；或由于相火妄动，所愿不遂，或忍精不泻，肾火郁而不散，离位之精化为白浊，或房事不洁，湿热从精道内侵，湿热壅滞，气血瘀阻而成。初期往往以湿热为主，日久缠绵不愈时多表现为气滞血瘀之象，病久则损耗肾气，可致虚实夹杂证型。

【诊断】

1. 临床表现　尿频、尿急、尿痛、尿余沥不尽、尿等待等。会阴部、肛门，或少腹部、腹股沟部、睾丸坠胀疼痛或不适。尿道口有滴白，常在小便末或大便后发生。有时可表现为尿道灼热。生殖系症状主要为性欲下降，勃起障碍，甚则血精等。全身症状可表现为精神抑郁，失眠多梦，神疲乏力，腰膝酸软等。

2. 现代仪器诊断

(1) 前列腺液检查：按摩前列腺液镜检，若白细胞≥10/HP 或白细胞有成堆现象，即可诊断；前列腺炎多伴有卵磷脂小体减少或消失以及 pH 升高。

(2) 前列腺液培养：对慢性前列腺炎的诊断，尤其对慢性细菌性前列腺炎和非细菌性前列腺炎的鉴别诊断，具有重要参考价值，推荐使用两杯法或按摩前后试验（PPMT）。

(3) 前列腺 B 超测定：对慢性前列腺炎的诊断具有重要参考价值。

【鉴别诊断】

1. **精囊炎**　多同时合并慢性前列腺炎，临床表现相似，血精是精囊炎的主要特征，B超或CT检查可发现精囊增大，呈炎症改变。

2. **肉芽肿性前列腺炎**　可有尿频、尿急、尿痛、发热、会阴部疼痛不适等症状，但病情发展较快，可迅速发生尿潴留。经前列腺穿刺活检，组织学检查表现肉芽肿性反应。

3. **前列腺增生症**　多发生于50岁以上老年男性，以夜尿频多、排尿困难为主要临床表现。肛诊或B超、CT检查可助鉴别。

4. **前列腺癌**　晚期可出现尿频、尿痛、排尿困难等症状，但全身情况较差。肛诊前列腺质地坚硬，表面高低不平。前列腺特异性抗原（PSA）增高，前列腺穿刺活组织检查可以发现癌细胞。B超或CT检查可以鉴别。

5. **前列腺结核**　症状与前列腺炎相似，但一般具有泌尿系结核及其他部位结核病灶的病史。肛诊前列腺呈不规则结节状。附睾肿大变硬，输精管有串珠状硬结。精液直接涂片或结核杆菌培养可以查到结核杆菌。前列腺活组织检查可见结核结节或干酪坏死。

【治疗】

（一）辨证治疗

1. 湿热蕴结证

辨证要点：尿频尿急，灼热涩痛，小便黄浊，尿后滴白，阴囊潮湿，心烦气急，口干口苦。舌苔黄腻，脉滑实或弦数。

治法：清热利湿，解毒排浊。

方药：程氏萆薢分清饮合八正散加减。

萆薢、滑石、黄柏、瞿麦、萹蓄、车前子、虎杖、败酱草、红藤、石菖蒲、赤芍、丹参、王不留行、路路通、龙胆草、生薏苡仁。

中成药：翁沥通胶囊，每次3粒，每日2次，口服。

2. 气滞血瘀证

辨证要点：会阴部、或外生殖器区、或小腹、或耻骨区、或腰骶及肛周疼痛或坠胀，尿后滴沥，排尿刺痛，淋沥不畅，血精或血尿。舌质紫黯或有瘀点、瘀斑，苔白或黄，脉弦或涩。

治法：活血化瘀，行气导滞。

方药：少腹逐瘀汤（《医林改错》）加减。

桃仁、红花、当归、川芎、丹参、荔枝核、柴胡、青皮、炒山甲、红藤、败酱草、白花蛇舌草。前列腺质地较硬，有结节者，加三棱、莪术；会阴、睾丸等处疼痛较甚者，加三七、醋延胡索；尿道刺痛者，加琥珀粉。

中成药：血府逐瘀颗粒，每次6g，每日2次，口服。

3. 肝气郁结证

辨证要点：会阴部、或外生殖器、或少腹、或耻骨区、或腰骶及肛周坠胀不适，似痛非痛，排尿无力，余沥不尽，胸闷心烦，疑病恐病。舌淡红，脉弦细。

治法：疏肝解郁，行气止痛。

方药：柴胡疏肝散（《景岳全书》）加减。

陈皮、柴胡、川芎、香附、枳壳、芍药、甘草。

中成药：逍遥丸，每次 8 粒，每天 2 次。

4. 肾阳不足证

辨证要点：尿后滴沥，劳后白浊，畏寒肢冷，腰膝酸软，精神萎靡，阳痿早泄，性欲低下。舌淡胖苔白，脉沉迟或无力。

治法：补脾益肾。

方药：五子衍宗丸合四君子汤加味。

菟丝子、枸杞子、覆盆子、五味子、车前子、黄芪、党参、白术、丹参、荔枝核、熟地、山萸肉。肛门、会阴坠胀较重者，加柴胡、升麻、红参；尿道滴白频繁者，加金樱子、芡实、煅牡蛎。

中成药：济生肾气丸，每次 8 粒，每天 2 次。

5. 阴虚火旺证

辨证要点：尿频尿急，尿黄尿热，五心烦热，失眠多梦，头晕眼花，遗精早泄、性欲亢进。舌红少苔，脉沉细或弦细。

治法：滋阴清热，利湿导浊。

方药：知柏地黄汤（《金匮要略》）加减。

知母、黄柏、生地、熟地、生山药、山萸肉、牡丹皮、泽泻、川楝子、泽兰、赤芍、女贞子、墨旱莲、萆薢。

中成药：知柏地黄丸，每次 8 粒，每日 2 次，口服。

（二）中医外治

1. 栓剂塞肛疗法

（1）野菊花栓：每日早、晚各 1 枚塞肛，15 天为 1 个疗程。

（2）前列安栓：每日早、晚各 1 枚塞肛，15 天为 1 个疗程。

2. 中药坐浴疗法

（1）红藤 40g，生大黄 30g，苏木 40g，红花 30g，败酱草 30g，川楝子 15g。加适量水，煎煮取汁，放入大盆中，先熏后坐浴，每次 20～30 分钟，每日 1～2 次。适用于湿热兼瘀型慢性前列腺炎。

（2）苦参 30g，金银花 30g，蒲公英 30g，黄柏 20g，赤芍 30g，红花 20g。加适量水煎煮取汁，先熏洗，后坐浴，每次 15～30 分钟，每日 1～2

次。适用于湿热型慢性前列腺炎。

3. 中药外敷疗法

(1) 白胡椒 7 粒，麝香 0.15g。先将白胡椒研为细末，备用。

用法：先将白胡椒粉盖在上面，再用胶布固定，每隔 7 天换药 1 次，连用 10 天为 1 个疗程。该方具有清热止痛，通利小便之功能。可用于各型慢性前列腺炎。

(2) 乳香、没药各 30g，血竭 2g，冰片 0.5g。先将乳香、没药醇提，干燥，后入血竭混匀，备用。

用法：取适量药粉，以老陈醋调和，并加入冰片，拌匀后外敷神阙穴、关元穴、会阴穴，外用胶布固定。用于瘀血内阻型慢性前列腺炎。

4. 中药保留灌肠疗法

(1) 黄柏 15g，毛冬青 30g，赤芍 30g，三棱 15g，莪术 15g，红藤 30g，生甘草 15g，野菊花 30g。加适量水，煎煮取汁 150ml，温度控制在 40℃左右，保留灌肠 1～2 小时，每天 1 次，10 天为 1 个疗程。

(2) 制乳香、没药各 15g，苏木 30g，红花 30g，川楝子 20g，金银花 20g，蒲公英 20g。加适量水煎煮取汁 150ml，温度控制在 40℃左右，保留灌肠 1～2 小时，每天 1 次，10 天为 1 个疗程。

5. 中药离子导入法

(1) 用前列腺灌肠液、黄柏液或毛冬青灌肠液，使用直流感应电流机等电子定向流动原理的离子导入仪器，在负极套垫上浸泡药液，输入电流，每次治疗时间 20 分钟，隔日 1 次，10 次为 1 个疗程。套垫于腹侧覆盖耻骨联合及部分小腹，包括关元、中极、曲骨、横骨（双）、大赫（双）等穴位，背侧覆盖于骶骨及次髎（双）、膀胱俞（双）、中膂（双）等穴位。其治疗原理为通电流使电极板下浸有中药药液的纱布垫释放中药离子，根据经络传变的原理直接或间接导入病变部位。

(2) 三棱 15g，莪术 15g，黄柏 20g，败酱草 30g，穿山甲 15g，皂角刺 15g。制成药液 100ml，温度约 40℃，吸取 50ml 保留灌肠。灌肠后在体表腰骶部-耻骨联合部分别放置直流感应电疗机的两个电极，主极放在腰骶部，辅极放在耻骨联合部，接通直流电。主辅极极性交替使用，电流强度以患者能耐受为度。通电时间每次 25 分钟，每日或隔日 1 次，10 次为 1 个疗程。

(三) 针灸治疗

1. 体针疗法

(1) 取肾俞、膀胱俞、关元、三阴交、中极，针刺用平补平泻手法，每日或隔日 1 次，10～15 次为 1 个疗程。

（2）取腰阳关、关元、气海、中极、肾俞、命门、志室、三阴交、足三里，以上穴分组交替使用，每日或隔日1次，采用中弱刺激，可配合艾条灸法。

（3）前列腺穴（位于会阴穴与肛门之中点），采用提插捻转手法，重刺激不留针。

（4）取两组穴：会阴、肾俞；次髎、关元。二组交替使用，每日1次，采用捻转手法，留针30分钟，每隔10分钟行针1次。

2. 耳针疗法

（1）选取肾、膀胱、尿道、盆腔，强刺激，每日或隔日1次，10～15次为1个疗程。

（2）取前列腺内分泌、皮质下，针刺用中等刺激，每日1次，留针20分钟，或贴耳穴。

3. 水针疗法　取穴会阴、命门，或肾俞、关元、三阴交。

方法：用复方丹参注射液2ml或当归注射液2ml，与2%盐酸利多卡因溶液2ml混合，每穴注射1～2ml，隔日注射1次，7次为1个疗程。

（四）饮食治疗

1. 腰花杜仲汤　羊腰子（或猪腰子）1对，杜仲15g，盐葱适量。先把腰子切开，去膜切成腰花，放入调料与杜仲同炖，炖熟猪腰花。可喝汤吃腰花。用于肾虚型慢性前列腺炎。

2. 赤小豆鲫鱼粥　鲫鱼1～2条，赤小豆50g。先煮鱼取汁，另水煮赤小豆作粥，待熟入鱼汁调匀，随意食用。用于湿浊下注型慢性前列腺炎。

3. 白果冬瓜子饮　白果10枚，冬瓜子30g，莲子肉15g，胡椒1.5g，白糖少许。用水煮熬后去渣，入白糖少许。1日饮2～3次，每次100～200ml。用于肾气亏虚型慢性前列腺炎。

4. 芦荟淡瓜子饮　芦荟汁6～7匙，淡瓜子仁30枚。上二味，稍炖温，饭前饮，每日2次。用于湿热下注型慢性前列腺炎。

5. 黄陈粥　黄芪30～60g，粳米60g，陈皮末1g，红糖适量。先将黄芪煎汤去渣，入粳米、红糖煮粥，后入陈皮末，稍沸即可。分早、晚食用。用于脾气亏虚型慢性前列腺炎。

6. 丝瓜粥　鲜丝瓜嫩者1条，白米50g，白糖适量。先煮米作粥，未熟时放入鲜丝瓜（洗净，切成粗段），待粥熟去丝瓜，加糖调匀。早餐食之。用于湿热下注型慢性前列腺炎。

【名家经验】

1. 罗元恺经验　罗元恺强调，临证之时，既要辨病，更要辨证，标本兼顾，祛邪而不伤正，固本而不留邪。慢性前列腺炎多以湿热为主，治疗宜清利湿热，常用八正散作为基础方加减。若病程日久，或失治误治，气阴两伤者，佐以益气养阴、活血化瘀，并自拟"二参汤"，以苦参、川萆薢、滑石、甘草清利湿热，太子参、山药、茯苓健脾益气，生地养阴清热，桃仁活血化瘀，使邪去而不苦寒伤阴。如面色晦暗，或虚浮，舌黯而淡胖，苔白腻者，为湿浊内困，脾阳不振，气分已伤，更不宜苦寒峻利，以防伤正气，宜健脾益气渗湿，方用四君子汤加泽泻、川萆薢、山药、车前子之类；如脾肾两虚，酌加巴戟天、菟丝子、肉苁蓉之类平补阴阳、补而不燥的补肾药，以固其本。

2. 王琦经验　根据慢性前列腺炎的中医病机，治疗上应在清热解毒杀灭微生物及活血化瘀改善前列腺供血的基础上，遵中医"腑以通为用"的原则，选用排浊之品，保证瘀积之物排出。常用排浊药物为浙贝母、天花粉、石菖蒲、薏苡仁、冬瓜仁等。并主张分期以基础方论治。初中期是以湿热为患的寒热夹杂证为主，瘀浊阻滞症状为次，湿热为病则见热证，且秽浊之物较多；病久湿易郁遏阳气，则又见寒证。故呈寒热兼杂。后期，以瘀浊互结症状为主，湿热表现为次。治疗以基础方分期加减，该方以"清热解毒，祛瘀排浊，浊去湿清"为其组方原因，药物为当归、浙贝母、苦参、黄柏、蒲公英、石菖蒲、牡丹皮、水蛭、乌药。初中期（寒热夹杂）合薏苡附子败酱散加减；后期（瘀浊互结）合桂枝茯苓丸加减。在治疗思路上王琦指出以下几点：①注重慢性前列腺炎的基本病理，即前列腺组织有炎性细胞浸润和腺叶中纤维组织增生、变性，在治疗过程中应抓住这一基本特点。②辨证论治与分期治疗相结合，以加强治疗的针对性，提高临床疗效。③宏观辨证与微观辨证相结合。西医学的检测手段使中医的传统四诊触角延伸到微观世界，故辨证应把宏观与微观结合起来，以探讨前列腺各种实验检测指标的临床辨证意义。④基本方的确定与运用，应围绕慢性前列腺炎的基本病理和中医对本病的病机认识来定，在治疗过程中针对体质、并发症等辨证加减。⑤忌一味苦寒清热解毒，以防苦寒伤阳。临床上许多治疗慢性前列腺炎的方剂和用药，如桂枝茯苓丸之桂枝、黄柏配乌药、薏苡附子败酱散用附子，引火归原之肉桂等即是启迪。

3. 崔学教经验　在治疗上主张：①辨证分型，知常达变。对一些难治性慢性前列腺炎，辨证分型以气虚夹瘀阻型或实热夹阴虚型为主，用化瘀消肿、通络散结之法，方用自拟泽兰通淋汤，药物为土茯苓、王不留行、路路通、三棱、莪术之属；或以清热利湿、祛痰通淋为则，方用自拟土茯苓饮，药用野菊花、蒲公英、珍珠草、黄柏之类，佐以黄芪、党参补中益气，权衡补泻，以达祛邪不伤正、补益不留邪的目的。②用药力专，配伍协调。崔学教在治疗上施法果断，用药力专，辨证立法，善抓主要矛盾，强调围绕病证的主要矛盾来处方论治，用药上不仅在药物选择上突出体现治法特色，且药量亦显偏重，如补益多用黄芪、党参、肉苁蓉各30g；化瘀则多以三棱、莪术各15g，泽兰30g；清热利湿多以土茯苓、蒲公英、珍珠草各30g等。另外，在药物配伍上，也注意辨证周全，协调用药，尤其重视药对的应用，如牛大力与党参，前者为土黄芪，补气而无芪燥之弊；土茯苓与蒲公英，清热解毒利湿，无寒凉伤胃之虑；丹参与槐花，取槐榆散治疗肛痔疾病中应用之义，凉血活血，促进血液回流；毛冬青与凌霄花，清瘀热于微络，以防瘀热伏络，邪恋复发；其他如龙胆草与栀子、萹蓄与瞿麦、滑石与甘草等经典配伍亦多应用。③内外用药，全面治疗。在内服药物治疗的同时，注意配用外治法，如崔氏开发研制的"前列安栓"，是针对湿、瘀、热病机而设，由黄柏、虎杖、栀子、大黄、泽兰、石菖蒲等组成，制成栓剂，直肠给药，具有较好的抗炎、镇痛和改善局部循环的作用。④药语同疗，身心共调。针对慢性前列腺炎病因复杂，缠绵难愈，多伴有不同程度的心理障碍这一特点，崔学教还十分重视患者的心理调治。

4. 刘猷枋经验

(1) 别病情轻重：首先根据患者的病史、临床症状、前列腺触诊及理化检查等进行综合分析，将慢性前列腺炎分成3类：①轻证：病程不长，前列腺触诊一般尚正常，前列腺液中白细胞数稍增多（20～50个/高倍镜视野），卵磷脂小体显著减少。②重证：病程较长，前列腺腺体变硬，有压痛，前列腺液中脓细胞满视野或成堆，卵磷脂小体显著减少。③顽固证：病程数年到数十年，疼痛症状持续较重，前列腺腺体硬韧，纤维化明显，多可触及硬韧的精囊，前列腺液不易取出或有成堆脓细胞。

(2) 重瘀血阻滞：刘猷枋通过长期临床观察，指出慢性前列腺炎的本质问题是瘀阻经脉，瘀结成块的血瘀证，临床上最为常见，包括重型及顽固性中的大部分病例，其病程较长，症状以疼痛为主，前列腺腺体硬韧而缩小，不规则，前列腺液不易取出，或有成堆脓细胞。而其他证型较为少见，如肾虚型、湿热下注型。在治疗上以活血化瘀导滞为其主要方法，以丹参、红花等为主组方。瘀滞重者加祛瘀药，如泽兰、赤芍、桃仁、王不留行、穿山甲等。适当配合理气药青皮、香附、木香、川楝子，以行气止痛。再据病情的寒热虚实进行加减。兼虚寒者加温经散寒药，如乌药、益智仁、巴戟天；瘀血化热者配以荡涤瘀热、解毒药，如蒲公英、败酱草等；逐瘀过猛易于伤正，瘀久正虚者配以补养气血药，如黄芪、当归、党参、首乌等，使瘀消而正不伤；兼有膀胱湿热下注者加清热利湿药，如滑石、萹蓄、瞿麦、赤小豆等；肾虚者加补肾药，如淫羊藿、巴戟天、肉苁蓉、女贞子等。对慢性前列腺炎的治疗不应依赖单一药物，而应从祛除病因，改善慢性充血，促进引流及炎症、纤维化的吸收和调整患者整体功能等方面综合考虑。总结出以活血化瘀为主，辅以行气，酌加解毒、补肾的中药制剂"前列腺蜜丸"（1963年制：丹参、泽兰、赤芍、桃仁泥、红花、王不留行、败酱草、蒲公英、山甲片、没药、石韦、枸杞子各9g。1969年制：上方去蒲公英、山甲片、石韦、枸杞子，加白芷、乳香、川楝子、青皮、小茴香各9g。每丸9g，每日2次，口服，每次2丸，也可作水煎剂服用）。本方应用20余年，疗效满意。

5. 丁光迪经验　丁光迪认为，慢性前列腺炎属于痈疡，临床治疗应抓"标本"二字。常采用"治本顾标"法，常以良方妙香散（山药、茯苓、茯神、远志、黄芪、人参、桔梗、木香、辰砂、麝香）合六味地黄汤治本，薏苡附子败酱散顾标，以此为基本方药。并指出其中两味药值得注意：一味为麝香，因该病病灶在隐奥之处，非用香窜之药不能透达病所，而且它"能蚀一切痈疮脓水"。对一些久病不愈者用黄酒调服0.3g，连服3～5天。一般用石菖蒲替代。另一味是附子，它有治"痈疽不敛，久漏冷疮"的作用，能冲开道路，引药入于下焦，并有引火归原之功。并随症加减。湿重者，用白芷、苍术；如尿道作痒，有灼热感，加当归、贝母、苦参，去山茱萸；寐差多梦，加莲子青心、夜交藤，并可与茯神、远志交替使用；兼遗精、滑精，加金樱子、芡实；如气虚者，去泽泻、牡丹皮、辰砂、桔梗；兼阳痿者，加五味子、枸杞子、巴戟天、淫羊藿；下腹痛者，加乌药、延胡索。检查前列腺增大，有炎性浸润，加丹参、赤芍，或桃仁、红花交替用；前列腺有硬结或变硬，有压痛，加醋炒三棱、莪术，或山甲片、昆布交替用。

6. 孙自学经验　孙自学认为，慢性前列腺炎与疮疡有相似的病因病机，治疗上采用疮疡治疗的"消、托、补"三法，依据不同的发展阶段和证候特征灵活运用。消法包括清热利湿，解毒散结，活血化瘀，主要用于湿热蕴结证，自拟前列腺1号方，常用药物有金银花、马鞭草、连翘、蒲公英、红藤、败酱草、野菊花、赤芍、牡丹皮、天花粉、玄参、知母、黄柏、萆薢、赤芍、泽兰、益母草、三棱、莪术、穿山甲、地龙等。托法主要是指补益正气、托毒外出，在消法的基础上加入补益气血或补益肝肾的药物，如黄芪、熟地等。补法则针对虚证患者，补益气血、补肾健脾，常用八珍汤或五子衍宗丸加减。

【诊疗述评】　慢性前列腺炎并不直接影响患者生命，但由于其病情复杂，缠绵难愈，给患者的身心健康造成极大伤害。临床治疗时应评估患者的精神症状，可通过沟通进行针对性的心理疏导，减轻患者的心理压力，消除精神因素引起的恶性循环。此外，临床医师应明确慢性前列腺炎治疗的目标，是以缓解或解除症状为主，因此不能仅按照前列腺液常规检查中的白细胞计数高低或者其他实验室指标来评价治疗效果，而应该以临床症状的减轻为首要评价标准。大部分慢性前列腺炎患者，经正确施治、综合调理，均能获得明显好转或痊愈，预后良好。但由于慢性前列腺炎目前尚无较好疗法，每一种治法均有一定的优势和不足，故应两种或两种以上疗法综合应用，以取长补短。如中西医结合治疗，内服药物与外用药物相结合，各种理疗器械的运用等，以提高疗效。

【预防调护】

1. 加强锻炼，增强体质，不宜长时间骑自行车、骑马、久坐。

2. 积极治疗各种感染，尤其是泌尿生殖系统的感染，如尿道炎、膀胱炎、肾盂肾炎等。

3. 饮食要清淡而富有营养。要禁食辛辣厚味，戒烟酒，以减少前列腺的充血。

4. 戒手淫，节房事。

5. 注意精神情志调节，保持良好心态，对本病的康复具有积极作用。

6. 重视心理调护。由于慢性前列腺炎患者，多伴有不同程度的心理障碍，如精神抑郁、悲观失望、紧张、恐惧、对治疗缺乏信心等，作为医护人员应倾听患者的诉说，与患者做真挚的朋友，在生活上予以关心，在精神上给予鼓励，让患者树立战胜疾病的信心，这对疾病的早日康复十分重要。

【现代研究进展】 慢性前列腺炎的检测手段取得了一定的进展，但是大部分仅能作为诊断疾病的辅助方法，至今仍没有诊断前列腺炎的金标准。同时，本病的发病机制仍不清楚，有学者提出其不是一个独立的疾病，而是一个综合征或者称其为症状群。其原因可能是由于前列腺及其周围组织器官、肌肉和神经的原发性或继发性疾病，甚至在这些疾病已经治愈或彻底根除后，它（们）所造成的损害与病理改变仍然在独立地持续起作用，其病因的中心可能是感染、炎症和盆底神经肌肉活动的共同作用。因此，不能片面强调某一因素的作用，任何单一器官或单一的发病机制都不可能合理解释前列腺炎的众多复杂的临床表现，而往往是多种因素通过不同的机制共同作用的结果，其中可能有一种或几种起关键作用。研究证实，病原微生物感染、免疫因素及神经内分泌因素可能在本病的发生、发展过程中起重要作用。

慢性前列腺炎 UPOINT 分类法的治疗目标在于症状的改善、生活质量的提高及功能的恢复。近年越来越多的国内外临床机构的研究表明，UPOINT 分类法更有利于指导临床评价和治疗。

第十节　精索静脉曲张

【概述】　精索静脉曲张是以精索蔓状静脉丛的扩张、迂曲、伸长为主要表现的一种病症。本病属中医学"筋疝""筋瘤"的范畴。本病在男子青春期后，随年龄的增长，发病率逐渐增高，于20～30岁达到高峰。据统计，在男性不育症患者中，精索静脉曲张的发病率高达20％～50％，多发生在左侧，双侧发病率仅见1％，而单纯右侧发病者极为罕见。轻者可无任何自觉症状，重者因局部瘀血、扩张，可有阴囊部的肿胀、下坠、疼痛感，并可向会阴部及腹股沟部放射，活动后加剧。

【病因病机】　精索静脉曲张病位在肝、肾、脾、胃及所属经脉。病因为寒凝肝脉、饮食不节、七情内伤、先天不足、劳力过度。基本病机为瘀血内停，阻于脉络，致使局部脉络暴露。

1. 外感寒邪　肝脉绕阴器，外感寒邪或阴寒内盛，凝滞肝脉，而致肝脉气滞血瘀，脉络筋缩而形成筋瘤。

2. 饮食不节　饮食伤脾，脾虚气陷，气虚血瘀；过食肥甘，湿热内生，流注下焦，瘀滞脉络，遂生此病。

3. 七情内伤　情志不舒，肝气郁结，气机阻滞，下焦血脉瘀阻日久，脉络显露于外，生成筋瘤。

4. 劳力过度　先天不足或后天纵欲，耗伤肝肾精血，以致筋脉失养；或过度劳力，抬举重物，损伤筋脉，筋脉弛缓不收而致筋瘤。

【诊断】

1. 临床表现　本病多见于20～30岁青壮年，轻者一般无明显不适，仅在体检时发现。较重者可感觉阴囊肿大坠胀不适，睾丸或小腹胀痛，活动后加剧。病重者可伴有腰膝酸软、头晕神乏、畏寒肢冷、阴囊湿冷、阳痿早泄等。

2. 实验室及辅助检查

（1）生殖器检查：患者取立位，见阴囊部肿大下垂，左侧低于右侧，皮肤松弛而不光滑；静脉丛扩张、弯曲、伸长。触诊时可扪及蚯蚓曲张静脉团，质软，平卧时消散，站立时再度充盈。平卧时不消失者，考虑症状性精索静脉曲张，需进一步检查肾脏或盆腔情况。

（2）其他检查：可运用超声检查，发现无临床症状的隐性患者。必要时做静脉造影检查。

【鉴别诊断】

1. 阴囊血肿　阴茎血肿之肿胀伴有皮色紫黯或有瘀斑，压痛明显，日久有阴囊皮肤增厚，多有外伤或手术史，与体位变化无关。

2. 精索鞘膜积液 精索鞘膜积液具有透光性，波动感，可伴有红、肿、热、痛等症状。

【治疗】 本病基本病机为瘀血阻滞，脉络不通，故治疗以活血化瘀通络为基本原则。实证多为寒凝肝脉，或气滞血瘀、湿热瘀阻，治疗上分别采取温经散寒、行气活血或清利湿热之法；虚证多为气虚下陷、肝肾亏虚，治疗上则需补中益气或补益肝肾。

（一）辨证论治

1. 气滞血瘀证

辨证要点：静脉曲张，盘曲成团，时时胀痛、刺痛，劳累则甚，休息则轻，舌青紫或有瘀斑，脉弦细。

治法：行气活血，通瘀止痛。

方药：桃红四物汤（《医宗金鉴》）合失笑散（《太平惠民和剂局方》）加减。

熟地、当归、白芍、川芎、桃仁、红花、五灵脂、蒲黄、延胡索、川牛膝、川芎、郁金、乌药。

中成药：①血府逐瘀口服液，每次 1 支，每日 3 次，口服；②三七片，每次 4 片，每日 3 次，口服。

2. 寒凝肝脉证

辨证要点：阴囊坠胀发凉，睾丸少腹疼痛，站立加重，平卧减轻，腰部冷痛，四肢不稳，舌淡苔白，脉弦细。

治法：温经散寒，活血通脉。

方药：当归四逆汤（《伤寒论》）加减。

当归、桂枝、细辛、通草、白芍、大枣、炙甘草、乌药、小茴香、玄参、红花、延胡索。

中成药：少腹逐瘀丸，每次 1 丸，每日 3 次，口服。

3. 湿热瘀阻证

辨证要点：静脉曲张如蚯蚓状，精索粗肿，灼热疼痛，阴囊微有红肿，舌苔黄腻，脉弦滑。

治法：清热利湿，活血通络。

方药：防己泽兰汤（《医学心悟》）加减。

防己、泽兰、萆薢、土茯苓、蒲公英、柴胡、青皮、荔枝核、赤芍、牡丹皮、丹参、牛膝、薏苡仁。

中成药：翁沥通胶囊，每次 3 粒，每日 2 次，口服。

4. 气虚下陷证

辨证要点：阴囊精索部位坠胀，久行久立劳累后加重，兼见少气懒言，体倦肢软，舌质淡胖、边有齿痕，苔白，脉沉细而缓。

治法：益气升阳，化瘀止痛。

方药：补中益气汤（《脾胃论》）加减。

黄芪、人参、炙甘草、白术、陈皮、柴胡、升麻、丹参、红花、延胡索、桂枝。

中成药：补中益气丸，每次 10 丸，每日 3 次，口服。

5. 肝肾亏虚证

辨证要点：静脉曲张，阴囊坠胀不适，兼有头昏目眩，腰膝酸软，失眠多梦，体倦乏力。兼寒者，肾囊湿冷，小腹隐痛；兼湿热者，局部坠胀，会阴部多汗。舌质淡，苔薄白，脉沉细。

治法：补益肝肾，化瘀通络。

方药：左归丸（《景岳全书》）加味。

熟地、菟丝子、龟甲胶、鹿角胶、山药、枸杞、山萸肉、乌药、小茴香、牛膝、王不留行、丹参、赤芍。

中成药：杞菊地黄丸，每次 10 丸粒，每日 3 次，口服。

【名家经验】

1. 王琦经验　王琦认为，肝肾亏虚、肝郁气滞是其病因病机，日久多见瘀血停滞，络道阻塞，临床表现为脉络迂曲、显露，阴囊坠胀不适，以致睾丸气血运行不足，生化无力，终至不育。并提出精索静脉曲张不育病位在外肾，气滞血瘀是标，肾精亏虚是本。

2. 孙自学经验　孙自学认为，瘀阻脉络是其主要发病病机，肾气亏虚是其发生的根本。故以益肾活血、化瘀通络为法治疗该病，自拟益肾通络方（熟地黄、黄芪、丹参、菟丝子、淫羊藿、巴戟天、川牛膝等）治疗该病，效果显著。

3. 戚广崇经验　治疗精索静脉曲张性不育常用活血化瘀、益肾养肝之药，并自拟活血补肾方——理精煎，药选丹参、莪术、牛膝、虻虫、当归尾、熟地黄、续断、狗脊、淫羊藿、肉苁蓉、鹿角霜、红枣。一般连用3～6个月，临床效果满意。

4. 贾彦波经验　贾彦波认为，瘀毒蕴结、肾精亏虚是本病的基本病理。瘀久则蕴毒生热，煎熬肾精，耗伤肾阴而致不育。治疗以化瘀解毒、益肾填精为大法，药选当归、川芎、鸡血藤、丹参、泽兰、益母草、牡丹皮、牛膝、杜仲、鹿角霜、生熟地黄、肉苁蓉、生甘草。

5. 徐祖辉经验　徐祖辉认为，本病的病机特点为"血瘀内阻"，故主张活血化瘀法应贯穿治疗始终。临证分气虚血瘀型、痰结血瘀型、湿热血瘀型、寒凝血瘀型、气滞血瘀型、肾阳虚型或肾阴虚血瘀型，并在各型辨证用药的同时，均加入水蛭3g，研末冲服。徐祖辉认为，水蛭为噬血之物，专入血分，善于搜剔瘀血，对该病很有益处。

6. 徐德伟经验　徐德伟认为，脉络瘀阻是其主要病因病机，故将活血化瘀药贯穿疾病治疗的始终。气滞血瘀型治以疏肝理气，活血化瘀，方用柴胡疏肝散加味；湿热血瘀型治以清热利湿，活血化瘀，方用四妙散加味；寒凝血瘀型治以散寒止痛，理气活血，方用导气汤加味；气虚血瘀型治以益气活血，方用补阳还五汤加减；肾阳虚血瘀型，治以温补肾阳，活血化瘀，方用右归丸加减；肾阴虚血瘀型治以滋阴补肾，活血化瘀，方用滋阴活血汤。

【诊疗述评】　精索静脉曲张是男性常见的一种疾病，临床上多数患者因不育而就诊。精索静脉曲张的诊断一般通过彩色多普勒检查和生殖系体检就可确诊。精索静脉曲张的程度与对精液质量的影响程度并不呈正相关。

对因不育而就诊的精索静脉曲张患者，如果精子质量较差，且为三度曲张伴血液反流明显者，我们主张先行显微镜下精索静脉曲张手术，术后1周配合益肾活血通络中药，以3个月为1个疗程。如果为二度曲张伴有精子质量低下，且患者又不愿手术者，可先以中西医综合治疗3个月左右，如果精子质量无改善，应手术治疗，术后再用中药。对一度精索静脉曲张者，建议以保守治疗为主。对于尚未结婚，有明显的曲张且精液质量差者，建议首选手术治疗。对手术后可能出现的结局如精子质量还不如术前，甚至出现无精子等，要与患者充分沟通。

【预防调护】

1. 节制房事，减少局部充血。
2. 忌食辛辣刺激性食物，保持大便通畅。
3. 避免剧烈运动和强体力劳动。
4. 畅情志，适劳逸，勤锻炼，增强体质，提高抗病能力。

【古代文献精选】

《灵枢·刺节真邪》记载："茎垂者，身中之机，阴精之候，津液之道也。故饮食不节，喜怒不时，津液内溢，乃下留于睾，血道不通，日大不休，俯仰不便，趋翔不能……有所疾前筋，筋屈不得伸，邪气居其间而不反，发于筋瘤。"

【现代研究进展】　精索静脉曲张可以引起男性不育，但是迄今为止其确切机制仍不十分清楚，国内外学者进行了大量研究，可能的机制有以下几种：

1. 睾丸局部温度升高　精索静脉内血液淤滞，蔓状静脉丛和围绕睾丸白膜的 Gremasteric 静脉丛逆流热交换效率降低，导致阴囊、睾丸温度升高，并通过睾丸间丰富的交通静脉使对侧睾丸温度也升高，影响精子的发生，严重时可导致少精子症甚至无精子症。

2. 微循环障碍　精索静脉曲张导致血流淤滞、精索静脉内压升高，诱发脊髓交感神经反射，使睾丸小动脉、微动脉收缩，进而引起血流阻力增大影响睾丸血供，睾丸组织内呈现相对缺氧状态，并影响睾丸正常代谢，最终导致精子数量及质量下降。

3. 活性物质反流　肾上腺和肾脏分泌的代谢产物如类固醇、儿茶酚胺、5-羟色胺可随血液反流到双侧睾丸，这些物质不仅直接损伤生精功能，还可以通过其他途径间接影响生精功能。

4. 免疫因素　精索静脉曲张时可通过多种途径引起抗精子免疫反应。睾丸局部高温，导致 Sertoli 细胞变性、血-睾屏障通透性成倍增加，精子抗原和精浆抗原与局部免疫系统相接触产生抗精子抗体；精索静脉血液淤滞，有毒物质的蓄积、睾丸组织营养障碍、支持细胞受损，破坏血-睾屏障，导致精子释放入血液产生抗精子抗体。抗精子抗体干扰正常精子的形成及发育、导致精子凝集或制动、损伤精子穿透宫颈黏液的能力、阻碍获能或穿透卵细胞膜、影响受精卵着床和发育等而导致不育。

5. 细胞过度凋亡　精索静脉曲张时，缺氧、自由基增加、局部温度升高及血液中毒物浓度增加等因素诱发生精细胞过度凋亡，以精原细胞及靠近生精小管基膜的初级精母为主。

6. 一氧化氮（NO）合成增多　精索静脉内反流的代谢产物刺激血管内皮细胞、巨噬细胞和睾丸细胞产生过量的 NO 合酶，同时精索静脉血中 L-精氨酸含量升高，导致 NO 合成增多。高浓度 NO 可减少睾丸血供、影响性激素分泌、损害生精过程、抑制精子的活动度、降低精子获能和顶体反应率，导致生育力低下。

（编者：王祖龙　孙自学　宋国宏）

参 考 文 献

1. 王琦. 王琦治疗男性性功能障碍验案 3 则 [J]. 江苏中医药，2014，46（1）：49-50.

2. 李明方. 李明方从湿热论治阳痿 1 例 [J]. 江西中医药，2013，12（3）：22.

3. 付立功. 滋肾解郁汤治疗肝郁型阳痿 48 例观察 [J]. 实用中医药杂志，2013，29（10）：802.

4. 忽中乾，田红彬. 麻黄附子细辛汤合四逆散加味治疗阳郁型阳痿 32 例疗效观察[J]. 国医论坛，2013，28（6）：10.

5. 莫旭威，李海松. 阳痿从风论治 [J]. 环球中医药，2014，7（1）：43-45.

6. 易军，李颖．从心论治阳痿体会［J］．光明中医，2014，29（8）：1613-1614.

7. 杨磊，王燕，宋涛，等．彩色多普勒超声测量背深静脉在诊断阴茎静脉性勃起功能障碍中的作用［J］．中国超声医学杂志，2015，1（31）：57-59.

8. 张岳阳，黄长婷，刘绍明，等．槲皮素对动脉性勃起功能障碍模型大鼠阴茎海绵体压力和一氧化氮合酶影响的实验研究［J］．中国性科学，2015，24（1）：78-81.

9. 李波，杜志杰．郭连澍治疗不射精症经验［J］．河北中医，2011，33（11）：1607-1608.

10. 李基锡，耿强，张强，等．郭军治疗功能性不射精症临证经验［J］．中国中医基础医学杂志，2012，18（3）：342-343.

11. 冷方南．中医男科临床治疗学［M］．北京：人民军医出版社，2011.

12. 张敏健．中西医结合男科学［M］．北京：科学出版社，2011.

13. 郭炫佐，贺慧娥．谭新华治疗遗精经验［J］．湖南中医杂志，2013，29（9）：33-34.

14. 叶永强，刘永．清心止遗汤联合低频电脉冲治疗遗精的临床研究［J］．河南中医，2014，34（4）：727-729.

15. 高三德，曾美男．吴维城治疗遗精的经验［J］．江西中医药，2013，44（7）：20-22.

16. 孙志兴．徐福松教授治疗遗精的学术思想初探［J］．云南中医中药杂志，2011，32（2）：7-8.

17. 谢作钢．王琦治疗男性性功能障碍验案3则［J］．江苏中医药，2014，46（1）：49-50.

18. 李靖磊，王耀光．黄文政教授定志丸治疗遗精验案1则［J］．中医药信息，2014，31（2）：51-52.

19. 秦国政．中医男科学［M］．北京：中国中医药出版社，2012.

20. 王继成．中西医结合治疗急性附睾炎临床研究［J］．中医学报，2012，27（11）：1484-1485.

21. 兰友明，兰义明．重用薏苡仁治疗急性附睾炎［J］．中医杂志，2012，52（23）：2056-2057.

22. 孙彦．加味龙胆泻肝汤联合西药治疗急性睾丸炎临床观察［J］．中国中医急症，2014，23（6）：1143-1144.

23. 王全，张喜玲，尹霖，等．陈德宁辨治附睾炎经验［J］．中国中医药信息杂志，2013，20（5）：2-3.

24. 王希兰．孙自学治疗急性附睾炎经验［J］．中国性科学，2013，22（12）：56-57.

25. 蓝广和，王全胜，宾彬，等．橘核莪术颗粒治疗慢性附睾炎30例临床观察［J］．河北中医，2013，5（8）：1201-1203.

26. 张雄伟，吴汉潮，陈强文，等．急性附睾炎的诊断与手术治疗探讨［J］．中华临床医师杂志，2012，6（5）：193-194.

27. 张迅．中医药治疗炎症性血精症的研究进展［J］．微创医学，2012，7（2）：

165-166.

28. 孙自学. 从疮疡论治慢性前列腺炎［J］. 环球中医药, 2012, 7 (5): 492-493.

29. 韩亮. 慢性前列腺炎从瘀论治再探［J］. 环球中医药, 2012, 7 (7): 488-491.

30. 李海松, 王彬, 韩亮, 等. 脐疗联合栓剂治疗Ⅲ型前列腺炎 (气滞血瘀型) 80 例临床研究［J］. 北京中医药大学学报 (中医临床版), 2013, 20 (2): 19-22.

31. 卢泽强, 吴珍侠. 针灸配合推拿治疗慢性前列腺炎 53 例临床观察［J］. 中医药临床杂志, 2010, 22 (6): 231-232.

32. 陈伟中. 刺蒺藜治疗前列腺炎作用的探讨［J］. 新中医, 2012 (7): 201-202.

33. 张春和. 通法论治慢性前列腺炎研究进展［J］. 世界中西医结合杂志, 2012 (12): 1087-1090.

34. 那彦群, 叶章群, 孙颖浩, 等. 2014 版中国泌尿外科疾病诊断治疗指南［M］. 北京: 人民卫生出版社, 2013.

35. 杨丽荣. 针药结合治疗慢性前列腺炎 38 例临床观察［J］. 河北中医, 2014, 36 (6): 878-879.

36. 袁少英, 覃湛, 刘东生, 等. 针刺治疗慢性盆腔疼痛综合征 (CPPS) 及其对前列腺液中细胞因子的影响［J］. 中国针灸, 2011, 31 (1): 11-13.

37. 赵耀东, 韩豆瑛. 温通针法靶向透刺治疗慢性前列腺炎临床观察［J］. 中国针灸, 2013, 33 (10): 897-899.

38. 刘绍明, 息金波, 陈小均, 等. 芎柏前列散穴位贴敷治疗Ⅲ型前列腺炎综合征临床观察［J］. 中国针灸, 2012, 32 (3): 201-204.

39. 朱闽, 荀建宁, 覃兆伟, 等. 湿热消外敷热导入疗法治疗慢性前列腺炎的临床研究［J］. 中国性科学, 2011, 20 (1): 28-30.

40. 雒焕文. 仙灵大黄汤坐浴治疗慢性前列腺炎［J］. 中国实验方剂学杂志, 2012, 18 (12): 289-290.

41. 李晓阳, 高旋慰. 化浊通瘀汤配合直肠滴入治疗湿热瘀阻型前列腺炎 84 例［J］. 陕西中医, 2014, 35 (9): 1205-1207.

42. 倪凯, 陈斌, 李鹤, 等. 不同中医证型精索静脉曲张性不育症中西医治疗选择初探［J］. 中国中西医结合杂志, 2013, 10 (3): 326-331.

43. 赵家有, 张强, 王福. 郭军辨治精索静脉曲张经验［J］. 中国中医基础学杂志, 2012, 8 (7): 862-863.

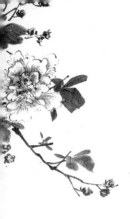

第十七章 不 孕 症

第一节　排卵障碍性不孕

【概述】　排卵障碍包括无排卵和黄体功能不全。无排卵主要原因是由于下丘脑-垂体-卵巢轴功能性或器质性异常导致无排卵，主要表现为月经初潮年龄较大，月经量少，月经后推或稀发，或闭经，或崩漏不止，或溢乳、不孕等。常见于先天性卵巢发育不良、席汉综合征、无排卵性功能失调性子宫出血、多囊卵巢综合征、高催乳素血症、黄素化未破裂卵泡综合征、卵巢早衰及甲状腺、肾上腺皮质功能失调等所致的无排卵。本病属中医学闭经、崩漏、月经后期、月经过少、不孕症等范畴。

【病因病机】

1. 肾虚　肾藏精，精化气，肾中精气的盛衰主宰着人体的生长、发育与生殖。先天肾气不足，或房事不节、大病旧病、反复流产损伤肾气，或高龄，肾气渐虚。肾气虚，则冲任虚衰，致卵泡发育不良或无排卵，不能摄精成孕；或素体肾阳虚或寒湿伤肾，肾阳亏虚，命门火衰，阳虚气弱，则生化失期，有碍卵子的发育或排出，且不能触发氤氲乐育之气，致令不能摄精成孕；或素体肾阴亏虚，或房劳多产、久病失血，耗损真阴，天癸乏源，冲任血海空虚；或阴虚生内热，热扰冲任血海，皆影响卵子的发育与排出，不能摄精成孕。

2. 肝郁　若素性忧郁，或七情内伤，情怀不畅；或由久不受孕，继发肝气不舒，导致情绪低落、忧郁寡欢，气机不畅。二者互为因果，肝气郁结益甚，以致冲任不能相资，则卵子发育不良或无排卵，卵子的生长和排出与肝的疏泄功能有密切关系，卵子的排出必须借助肝的疏泄功能。

3. 脾虚　思虑过度，或饮食劳倦等损伤脾气，脾虚则运化失职，化源不足，则卵子不能发育与排出。

4. 血瘀　瘀血既是病理产物，又是致病因素。经期、产后余血未净，房事不节，或寒、热、虚、实、外伤等均可导致瘀滞冲任，影响卵子的发育与排出而致不孕。

5. 痰湿 素体脾肾阳虚或思虑过度，饮食不节伤脾或肝木反脾，或肾阳虚不能温脾，脾虚则健运失司，水湿内停，肾阳虚则不能化气行水，湿聚成痰；或嗜食膏粱厚味，痰湿内生，躯脂满溢，壅塞冲任，影响卵子的发育与排出；或痰阻气机，气滞血瘀，痰瘀互结，既不能启动氤氲乐育之气，又影响卵子的排出而致不孕。

【诊断】

（一）无排卵

1. 病史 注意月经初潮年龄以及周期、经期与经量的情况，多数有月经稀发、月经周期紊乱、经量减少，甚或闭经、阴道不规则流血等病史。如属于继发性不孕，应注意有无产后出血、哺乳期过长等情况。如曾经避孕，要了解避孕方法，特别是有无长期使用避孕药。如有子宫内膜异位症、子宫肌瘤等病史，要询问既往的治疗方法，如药物抑制排卵、介入治疗、手术治疗等均可能影响卵巢功能。

2. 临床表现 多数有月经的异常，包括月经后期、月经先期、月经先后无定期、月经过少、月经过多、闭经、崩漏等，也可以表现为月经基本正常但无排卵。

3. 检查

（1）基础体温：多数为单相型。黄素化未破裂卵泡综合征可表现为不典型双相。

（2）宫颈黏液：少或黏稠，不出现蛋清样的黏液，涂片未出现羊齿叶状结晶。

（3）生殖内分泌激素：月经周期 2~3 日测定早卵泡期基础值，如 FSH 升高表明卵巢储备能力下降；如 FSH≥40IU/ml，伴 E_2 低水平，表明卵巢功能衰退；如基础 LH/FSH≥2，T 升高，考虑为多囊卵巢综合征；PRL 升高则属于高催乳素血症，应进一步检查是否有垂体疾病。

（4）排卵监测：B 超连续监测卵泡发育、成熟与排卵。优势卵泡直径应达到 18mm 以上，并有排卵的声像表现。如 LH 高峰后 2 日卵泡仍持续生长，而后逐渐缩小，应考虑为卵泡黄素化不破裂；如两侧卵巢均有超过 12 个直径在 10mm 以下的小卵泡，应考虑为多囊卵巢综合征。

（二）黄体功能不全

1. 病史 多数有月经频发、经期延长等病史，或有复发性流产史。

2. 临床表现 可有月经先期、月经过少或过多、经期延长，也可表现为月经后期，或月经周期、经期正常。

3. 检查

（1）基础体温：高温相持续时间<12 日，或体温上升幅度<0.3℃，或

在高温相体温波动。黄体中期孕酮＜31.8mmol/L。

（2）激素测定：黄体中期血清孕酮（P）水平偏低。

（3）子宫内膜组织学检查：黄体中期子宫内膜呈分泌期腺体分泌不足，或较正常落后 2 日以上。

【鉴别诊断】 应与垂体疾病鉴别。

【治疗】

（一）辨证论治

1. 肾虚证

（1）肾气虚证

辨证要点：婚久不孕，无排卵，月经不调或停经，经量或多或少，色黯；腰膝酸软，精神疲倦，头晕耳鸣，小便清长；舌淡、苔薄，脉沉细，两尺尤甚。

治法：补肾益气，温养冲任。

方药：归肾丸（《景岳全书》）加减。

熟地、山药、山茱萸、茯苓、当归、枸杞、杜仲、菟丝子。

中成药：①滋肾育胎丸：口服，每次 5g，每日 3 次，淡盐水或蜂蜜水送服；②五子衍宗丸，口服，每次 6g，每日 3 次。

（2）肾阳虚证

辨证要点：婚久不孕，无排卵，月经迟发，或月经后推，或经闭，经色淡黯，性欲低下，小腹冷，带下量多，清稀如水。或子宫发育不良；头晕耳鸣，腰酸膝软，夜尿多；眼眶黯，面部黯斑，或环唇黯；舌质淡黯，苔白，脉沉细尺弱。

治法：温肾暖宫，调补冲任。

方药：右归丸（《景岳全书》）加减。

熟地黄、炒山药、枸杞子、鹿角胶、菟丝子、杜仲、山茱萸、当归、肉桂、制附子。

中成药：①右归胶囊，每次 4 粒，每日 3 次；②定坤丹，每次 6g，每日 2 次。

（3）肾阴虚证

辨证要点：婚久不孕，无排卵，月经常提前，经量少或停经，经色鲜红。或经期延长，甚则崩中或漏下不止；形体消瘦，头晕耳鸣，腰酸膝软，五心烦热，失眠多梦，眼花心悸，肌肤失润，阴中干涩，性交痛；舌质稍红略干，苔少，脉细或细数。

治法：益肾养血，调补冲任。

方药：左归丸（《景岳全书》）加减。

熟地、山药、山茱萸、枸杞、川牛膝、菟丝子、鹿角胶、龟甲胶。

中成药：六味地黄丸，每次1丸，每日3次。

2. 肝郁证

辨证要点：婚久不孕，无排卵，月经或先或后，经量时多时少，或经来腹痛；或经前烦躁易怒，胸胁乳房胀痛，精神抑郁，善太息；舌黯红或舌边有瘀斑，脉弦细。

治法：疏肝解郁，理血调冲。

方药：逍遥散加减。

当归、白芍、白术、茯苓、牡丹皮、柴胡、香附、川楝子、王不留行、瓜蒌、牛膝。

中成药：逍遥丸，每次10丸，每日2次。

3. 脾虚证

辨证要点：婚久不孕，无排卵，神疲乏力，纳呆，头晕心悸，面黄或体瘦，大便或溏，舌质淡，苔白，脉细弱。

治法：补脾益气，调理冲任。

方药：归脾丸加减。

人参、黄芪、白术、茯苓、山药、大枣、当归、柴胡、菟丝子、巴戟天、甘草。

中成药：人参归脾丸，每次1丸，每日2次。

4. 血瘀证

辨证要点：婚久不孕，无排卵，月经多延后，或周期正常，经来腹痛，甚或进行性加剧，经量多少不一，经色紫黯，有血块，块下痛减。时经行不畅、淋漓难净，或经间出血。或肛门坠胀不适，性交痛；舌质紫黯或舌边有瘀点，苔薄白，脉弦或弦细涩。

治法：逐瘀荡胞，调冲助孕。

方药：血府逐瘀汤加减。

桃仁、红花、牡丹皮、赤芍、当归、延胡索、枳壳、三棱、莪术、昆布、香附。

中成药：①血府逐瘀口服液，每次1支，每日3次，口服；②少腹逐瘀丸，每次1丸，每日3次，口服。

5. 痰湿证

辨证要点：婚久不孕，无排卵，多自青春期始即形体肥胖，月经常推后、稀发，甚则停经；带下量多，色白质黏无臭；头晕心悸，胸闷泛恶，面目虚浮；舌淡胖，苔白腻，脉滑。

治法：燥湿化痰，行滞调冲。

方药：涤痰汤加减。

半夏、茯苓、陈皮、甘草、苍术、胆南星、枳壳、生姜、柴胡、人参、黄芪、淫羊藿、巴戟天。

（二）针灸治疗

1. 肾虚证

（1）肾气虚证：取肾俞、神阙、气海、关元、三阴交、太溪、子宫穴。

（2）肾阳虚证：取肾俞、命门、神阙（隔盐灸）、关元、中极、三阴交。

（3）肾阴虚证：取肾俞、关元俞、关元、三阴交、太溪。

2. 肝郁证 取肝俞、太冲、气海、三焦俞、膀胱俞、中极。

3. 脾虚证 取脾俞、胃俞、中脘、足三里。

4. 血瘀证 取中极、归来、膈俞、血海、太冲。

5. 痰湿证 取肾俞、脾俞、中极、气冲、四满、三阴交、丰隆。

（三）饮食治疗

1. 肾虚证

（1）肾气虚证：羊脊骨粥（《太平圣惠方》）。

组成：羊连尾脊骨1条，肉苁蓉30g，菟丝子30g，粳米60g，葱、姜、盐、料酒适量。

制法与用法：肉苁蓉酒浸一宿，刮去粗皮；菟丝子酒浸3日，晒干，捣末。将羊脊骨砸碎，用水2500ml，煎取汁液1000ml，入粳米、肉苁蓉煮粥；粥欲熟时，加入葱末等调料，粥熟，加入菟丝子末、料酒20ml，搅匀，空腹食之。

（2）肾阳虚证

1）枸杞羊肾粥（《饮膳正要》）

组成：枸杞叶250g（或枸杞子30g），羊肉60g，羊肾1个，粳米60g，葱白2茎，盐适量。

制法与用法：将新鲜羊肾剖开，去内筋膜，洗净，细切；羊肉洗净切碎；煮枸杞叶取汁，去渣。也可用枸杞叶切碎，同羊肾、羊肉、粳米、葱白一起煮粥。待粥成后，入盐少许，稍煮即可。每日早晚服用。

使用注意：外感发热或阴虚内热及痰火壅盛者忌食。

2）虫草炖老鸭（《本草纲目拾遗》）

组成：冬虫夏草5枚，老雄鸭1只，香葱、黄酒、生姜、胡椒、精盐各适量。

制法与用法：鸭子去肚杂洗净，将鸭头劈开，纳冬虫夏草于中，仍以线扎好，加酱油、酒等调味品如常煮烂食之。

（3）肾阴虚证：生地黄鸡（《肘后备急方》）。

组成：生地黄 250g，乌雌鸡 1 只，饴糖 150g。

制法与用法：鸡宰杀去净毛，洗净治如食法，去内脏备用；将生地黄洗净，切片，入饴糖，调拌后塞入鸡腹内。将鸡腹部朝下置于锅内，于旺火上笼蒸约 2～3 小时，待其熟烂后，食肉，饮汁。

2. 肝郁证

（1）良附蛋糕

组成：高良姜 6g，香附 6g，鸡蛋 5 枚，葱白 50g，熟猪油 130g，食盐 2g，味精 1g，湿淀粉 15g。

制法与用法：良姜、香附研细粉，葱白头洗净切碎，鸡蛋打入大碗内，用竹筷搅打 1 分钟，加入药粉、食盐、味精、湿淀粉、清水继续搅拌均匀。炒锅置中火上，下熟猪油烧至六成热时，移至小火上，用汤瓢舀出油约 30g，随即将糕浆倒入锅中，再将舀出的油倒入糕浆内，用锅盖盖好，约烘 10 分钟，翻面再烘 2～3 分钟，用刀划成三角形入盘，直接食用。

（2）玫瑰花茶

组成：玫瑰 1 朵，蜂蜜 15g。

制法与用法：在玫瑰花盛开的季节，采其含苞待放者（干品亦可），放入茶杯，开水浸泡，加盖 5 分钟；饮时调入蜂蜜，拌匀即成。代茶饮，最后连花吃下。

3. 脾虚证

（1）人参粥（《食鉴本草》）

组成：人参 3g，粳米 100g，冰糖适量。

制法与用法：将粳米淘净，与人参（切片或打粉）一起放入砂锅内，加水适量，煮至粥熟，再将化好的冰糖汁加入，拌匀，即可食用。

（2）八宝饭（《方脉正宗》）

组成：芡实、山药、莲子肉、茯苓、党参、白术、薏苡仁、白扁豆各 6g，糯米 150g。冰糖适量。

制法与用法：先将党参、白术、茯苓煎煮取汁；糯米淘洗干净，将芡实、山药、莲子、薏苡仁、白扁豆成粗末，与糯米混合；加入党参、白术、茯苓煎液和冰糖，上笼蒸熟。亦可直接加水煮熟。作主食食用。

4. 血瘀证 三七蒸鹌鹑。

组成：鹌鹑 1 只，三七粉 1～2g，食盐、味精少许。

制法与用法：将鹌鹑去毛及肠杂，洗净切块，用三七粉同置瓷碗中，加入食盐少许，上锅隔水蒸熟，调入味精即成。食肉饮汁。每日 1 剂，连服 7～10 天。

5. 痰湿证 半夏山药粥（《药性论》）。

组成：半夏30g，山药60g。

制法与用法：半夏先煮半小时，去渣取汁一大碗。山药研成粉，放入半夏汁内，煮沸搅成糊状即可食。分3天早晚温服。

使用注意：半夏有小毒，宜制成法半夏后使用，且煎煮时间宜长，去其毒性。

【名家经验】

1. 罗元恺经验　罗元恺认为，无排卵者，多属肾阳虚衰。肾阳虚具有垂体-肾上腺皮质系统功能低下的表现。近代医家对于本病的病因分析众说纷纭，但归纳起来排卵障碍性不孕关键在于肾虚，以肾虚血瘀、肝郁肾虚、脾肾两虚、痰湿阻滞等证型多见。

2. 夏桂成经验　夏桂成对黄体功能不全属肾虚者48例进行分析，其中肾阳虚者41例、占85.4%，肾阴虚者7例、占14.6%，提出黄体功能不全与肾阳偏虚（宫寒）关系较大。

3. 蔡小荪经验　蔡小荪等通过对110例不孕症分析，认为不孕以肾虚为首，治疗当以补肾为主，即使湿热瘀滞阻塞胞络，除清热化湿、活血理气通络外，仍需兼顾及肾，只有在肾气的作用下，才能有助于胞络通调，以利孕育。

4. 韩百灵经验　肾阴亏损，用百灵育阴汤（熟地15g，山药15g，川断15g，桑寄生15g，怀牛膝15g，山萸肉15g，白芍15g，牡蛎20g，杜仲15g，海螵蛸20g，菟丝子15g，龟甲20g）；血虚，用育阴补血汤（熟地15g，山药15g，当归15g，白芍15g，枸杞子15g，炙甘草10g，山萸肉15g，牡丹皮15g，龟甲20g，鳖甲20g）；肾阳虚，用渗湿汤（熟地15g，山药15g，白术15g，茯苓15g，泽泻10g，枸杞子15g，巴戟天15g，菟丝子15g，肉桂10g，附子10g，鹿角胶15g，补骨脂15g，陈皮10g，甘草10g）；肝郁气滞，用调肝理气汤（当归15g，白芍15g，柴胡10g，茯苓15g，白术10g，牡丹皮15g，香附15g，瓜蒌15g，怀牛膝15g，川楝子15g，王不留行15g，通草15g，甘草10g）。

5. 赵松泉经验　赵松泉认为，受孕是一个复杂的生理过程。首先要具备肾气旺，真阴足；同时要肝气舒、血脉畅；在任脉通调，冲脉旺盛的基础上，才能排卵和受孕。他在临床治疗中特别重视调理月经，重视结合基础体温测试来指导服药、指导性生活。赵松泉指出，肾精滋长是排卵的基础，冲任经脉气血和畅是排卵的条件，肾阴肾阳消长转化失常是卵巢功能失调病机的关键所在，是排卵功能障碍的根本原因。赵松泉效法"种子必先调经，经调自易成孕"的医训，在治疗中始终遵循一个基本原则——调理月经，并创立了中药调周序贯服药法，借鉴基础体温测定指导服药。

【诊疗述评】　目前，对本病的治疗，西医学主要为激素促排卵，许多情况下好比是病马再打上几鞭；中医促排卵好比是将病马养成一个健壮的骏马，不用扬鞭自奋蹄。因此，中医辨证施治，通过整体调节，改善卵巢功能，从而诱发排卵，对排卵障碍性不孕具有一定优势。根据病情，可采取中西医结合疗法，以缩短疗程，提高受孕成功率。

【预防调护】

1. 合理膳食，食物花样尽量多，蔬菜最好每天保持5样以上。

2. 适度运动，尤其对于肥胖者，要适当增加活动量，减少食量，保持适当体重。

3. 调节情志，情志与排卵、孕育的关系极大。本人要自找情趣，如听音乐、散步、跳舞、练习书法等调节情志。家人尽量不要多问有关孕育之事。家人的催促，是导致不孕的重要因素之一。

【古代文献精选】

《素问·上古天真论》："女子七岁，肾气盛，齿更发长。二七而天癸至，任脉通，太冲脉盛，月事以时下，故有子。"

《素问·阴阳别论》："二阳之病发心脾，有不得隐曲，女子不月。"

《素问·腹中论》："有病胸胁支满者，妨于食，病至则先闻腥臊臭，出清液，先唾血，四支清，目眩，时时前后血……病名血枯，此得之年少时，有所大脱血，若醉入房中，气竭肝伤，故月事衰少不来也。"

《素问·评热病论》："月事不来者，胞脉闭也，胞脉者属心而络于胞中，今气上迫肺，心气不得下通，故月事不来也。"

《类经·疾病类·血枯》："血枯一证，与血膈相似，皆经闭不通之候。然枯之与膈，则相反有如冰炭。夫枯者，枯竭之谓，血虚之极也。膈者，阻隔之谓，血本不虚，而或气或寒或积有所逆也。"

《金匮要略·妇人杂病脉证并治》："妇人经水不利下，抵当汤主之。"

《诸病源候论·妇人杂病诸候·月水不通候》："醉以入房……劳伤过度……先经唾血及吐血、下血。""妇人月水不通者，由劳损血气，致令体虚受风冷。风冷邪气客于胞内，伤损冲任之脉，并手太阳少阴经，致胞络内绝，血气不通，故也。"

《医学正传·妇人科》："月经全借肾水施化，肾水既乏，则经血日以干涸……渐而至于闭塞不通。"

《景岳全书·妇人规·血枯经闭》："血枯之与血膈，本自不同……凡妇女病损至旬月半载之后，未有不闭经者。正因阴竭，所以血枯。枯之为义，无血而然，故或以羸弱，或以困倦，或以咳嗽，或以夜热，或以食饮减少，或以亡血失血，及一切无胀无痛，无阻无膈，而经有久不至者，即无非血枯经闭之候。欲其不枯,无如养营,欲以通之,无如充之,但使雪消则春水自来,血盈则经脉自至,源泉混混,又庶有能阻之者? 奈何今之为治者,不论有滞无滞,多兼开导之药,其有甚者,则专以桃仁、红花之类,通利为事。岂知血滞者可通,血枯者不可通也。血既枯矣,而复通之,则枯者愈枯,其与榨干汁者何异,为不知枯字之义耳,为害不小,无或蹈此弊也。"

《兰室秘藏·妇人门·经闭不行有三论》:"妇人脾胃久虚,或形羸气血俱衰,而致经水断绝不行。或病中消胃热,善食渐瘦,津液不生。夫经者血脉津液所化,津液既绝,为热所灼,肌肉消瘦,时见渴燥,血海枯竭,病名曰血枯经绝。宜泻胃之燥热,补益气血,经自行矣……或因劳心,心火上行,月事不来,安心和血、泻火,经自行矣。"

《丹溪心法·子嗣》:"肥盛妇人,禀受甚厚,恣于酒食,经水不调,不能成孕,以躯脂满溢,湿痰闭塞子宫故也。"

《圣济总录》:"女子无子,由于冲任不足,肾气虚弱故也。"

《医学正传》:"月水全借肾水施化,肾水既乏,则经血是以干涸。"

《女科切要》:"肥人经闭,必是痰湿与脂膜壅塞之故。"

《医宗金鉴·妇科心法要诀》:"女子不孕之故由伤其冲任也……或因体盛痰多、脂膜壅塞胞中而不孕。"

第二节 输卵管性不孕

【概述】 输卵管性不孕是指因输卵管不通而使卵不能出,精不能入,精卵不得交合而致不孕。中医无此病名,可归于中医学"无子""断绪""癥瘕""带下"等范畴。

输卵管性不孕多因管腔粘连而导致机械性阻塞,或因盆腔粘连导致迂曲,或影响输卵管的蠕动功能和伞端的拾卵功能,使卵子无法与精子会合所致。输卵管因素引起的不孕症占女性不孕的1/3。临床多见于慢性输卵管炎导致输卵管阻塞、输卵管结核、子宫内膜异位症或盆腔手术后输卵管粘连,以及输卵管发育不全等。

【病因病机】

1. 气滞血瘀 因七情内伤,肝气不疏,气机郁结,气滞则血行不畅,以致瘀阻脉络而不孕。

2. 寒湿凝滞 素体阳虚,寒从内生,阳气不运,脏腑功能不振;或外寒入侵,寒客胞中,血为寒凝;或脾虚运化失职,水湿潴留,寒湿凝滞,脉络受阻而不孕。

3. 湿热瘀阻 感受湿热之邪,或肝火炽盛,血内蕴热,久而蕴结成瘀,湿热瘀阻，脉络闭塞不通而不孕。

4. 气虚血瘀 素体虚弱，或正气内伤，外邪侵袭，留注于冲任，与冲任气血相搏结，血行不畅，瘀血停聚；或久病不愈，瘀血内结，日久耗伤，正气亏乏，致气虚血瘀，脉络阻止而不孕。

5. 肾虚血瘀 先天禀赋不足，或房事不节，命门火衰，或经期摄生不慎，感受风寒，寒邪入里，损伤肾阳，冲任失于温煦，胞脉虚寒，寒则血凝，结于胞宫胞脉，而发为本病。

【诊断】

1. 病史 可有盆腔炎、结核病史，或有人工流产术、清宫术等宫腔操作史，或有痛经。

2. 临床表现 可有下腹疼痛，或腰骶疼痛，或肛门坠胀痛，在经行前后、劳累或性交后加重。或有带下异常、月经不调、痛经等。也有少数患者除不孕外，并无症状。

3. 妇科检查 部分患者有子宫抬举痛、摇摆痛；子宫固定，或有压痛；附件可增粗、增厚，或有包块，并有压痛；或子宫直肠陷窝及宫骶韧带触及痛性结节。

4. 辅助检查 子宫输卵管造影或腹腔镜下输卵管通液检查，显示输卵管阻塞，或通而不畅，或迂曲、积液等。

【鉴别诊断】 主要与排卵障碍性不孕相鉴别，具体见相关章节。

【治疗】

（一）辨证论治

1. 气滞血瘀证

辨证要点：原发或继发不孕，输卵管不通或通而不畅。月经先后不定期，经行不畅，经色紫黯，夹有血块，经前少腹及乳房胀痛，心烦易怒，平时下腹隐坠或刺痛。舌质紫黯或有瘀斑，苔薄白，脉弦细。妇科检查双侧附件增厚或压痛，阴道后穹窿及骶骨韧带可查及触痛性结节。

治法：理气活血，化瘀通络。

方药：血府逐瘀汤（《医林改错》）加减。

生地、赤芍、当归、川芎、桃仁、红花、枳壳、柴胡、甘草、桔梗、川牛膝。

中成药：血府逐瘀口服液，每次1支，每日3次。

2. 寒湿凝滞证

辨证要点：输卵管不通或通而不畅。月经后期、量少、色黯有血块，带下清冷，形寒肢冷，少腹冷痛，喜温喜按，小便清长，大便溏薄。舌质淡，苔白腻，脉沉细或沉滑。妇科检查一般无其他异常发现。

治法：散寒除湿，活血通络。

方药：温经汤（《金匮要略》）加减。

吴茱萸、当归、川芎、桂枝、茯苓、牡丹皮、赤芍、桃仁、川牛膝、肉桂、麦冬等。

3. 湿热瘀阻证

辨证要点：输卵管不通或通而不畅。月经先期、量多、质黏稠、色鲜红或紫红、夹有血块，带下色黄，少腹疼痛拒按，面红身热，口苦咽干小便黄赤，大便干结，舌质红，苔薄黄或黄腻，脉滑数。妇科检查可见子宫稍大，有压痛，双侧附件或有增厚及压痛。

治法：清热利湿，散瘀通络。

方药：易黄汤（《傅青主女科》）加减。

红藤、黄柏、炒白果、败酱草、薏苡仁、苍术、牡丹皮、柴胡、炮山甲、三棱、莪术、制没药、当归。

中成药：①清浊祛毒丸，每次 6g，每日 3 次，口服；②金鸡胶囊，每次 4 粒，每日 3 次，口服。

4. 气虚血瘀证

辨证要点：下腹部疼痛结块，痛连腰骶，缠绵日久，经期加重，经血量多有块，带下量多，神疲乏力，食少纳呆；舌体黯红，有瘀点瘀斑，苔白，脉弦涩无力。

治法：益气健脾，化瘀通络。

方药：桂枝茯苓丸（《金匮要略》）加减。

桂枝、茯苓、炒桃仁、牡丹皮、赤芍、生黄芪、人参、白术、山药、三棱、莪术、鸡内金、水蛭。

中成药：桂枝茯苓胶囊，每次 4 粒，每日 3 次，口服。

5. 肾虚血瘀证

辨证要点：小腹冷感，少腹隐痛，腰腿酸痛，带下量多，质稀如水，头晕耳鸣，畏寒肢冷，小便频数清长，夜尿多，大便溏薄，舌质淡，苔薄白，脉沉迟。

治法：补肾助阳，活血化瘀。

方药：右归丸（《景岳全书》）加减。

菟丝子、鹿角胶、枸杞子、杜仲、续断、香附、当归、巴戟天、三棱、莪术、水蛭、昆布。

中成药：①右归胶囊，每次 4 粒，每日 3 次，口服；②桂枝茯苓胶囊，每次 4 粒，每日 3 次，口服。两种药物同时服用。

（二）中医外治

1. 中药保留灌肠　紫花地丁、野菊花、鸭跖草、鱼腥草、蒲公英适量。水煎取汁100ml，保留灌肠，每日1次，10次为1个疗程（《实用中医妇科学》）。

2. 妇炎散　大黄、姜黄、败酱草、丹参、赤芍、乳香、延胡索、羌活、独活、千年健、透骨草。上药切细末，温水加酒，调成糊状，敷下腹，每日2次，每次30～60分钟，10天为1个疗程（《实用中医妇科学》）

（三）针灸治疗

1. 体针　主穴取中极、关元、气海，配穴取八髎、三阴交、阴陵泉、气海、子宫。也可根据证型选穴。

2. 耳针　取子宫、卵巢、内分泌、肾上腺、盆腔、交感穴。可用磁粒或王不留行贴敷并按压。

【名家经验】

1. 罗元恺经验　不孕症亦有实证，主要是痰、瘀所致。血瘀可因气滞、寒凝、热灼或湿热所致，如子宫内膜异位症、慢性盆腔炎、输卵管阻塞等均以血瘀为主要病机。治疗原则以活血化瘀为主，兼行气、温经或清热。此类患者常有痛经或非经期下腹疼痛，罗元恺常以失笑散加味治之。罗元恺善用三七化瘀止痛，在失笑散的基础上创制了"田七痛经胶囊"（三七、蒲黄、五灵脂、延胡索、川芎、冰片等），治疗寒凝血瘀和气滞血瘀之痛经。其后，又自拟罗氏内异方（益母草、牡蛎、桃仁、延胡索、乌药、乌梅、川芎、五灵脂、山楂、丹参、蒲黄等）治疗子宫内膜异位症所致之痛经和不孕。

2. 李广文经验　李广文认为，本病证属血瘀，治当化瘀通络，自创专用方剂——通任种子汤。药物组成：香附9g，丹参30g，赤白芍各9g，桃仁9g，连翘12g，小茴香6g，当归12g，川芎9g，延胡索15g，莪术9g，皂角刺9g，穿山甲3g，炙甘草6g。有活血祛瘀，通络止痛的功效。用法：水煎服，每日1剂，2次分服，连服3天停药1天，经期停药。对检查输卵管通畅，但妇科检查为附件炎，且无其他不孕因素者，也给予通任种子汤。

3. 肖承悰经验　肖承悰认为，对输卵管性不孕的治疗，在针对病理因素瘀血、气郁、湿热、寒湿治疗的同时，要注意补益肾气。

【诊疗述评】　研究表明，输卵管性不孕是引起不孕的主要原因，约占1/3；其原因，除先天因素外，多数输卵管阻塞由炎症和盆腔粘连引起，常见原因有反复流产术、宫腔内手术、经期性生活等。有研究指出，结核性输卵管炎对输卵管的损害最严重，且多为双侧性、不可逆的改变，引起输卵管完全阻塞率高达84.78%。

输卵管是否畅通，目前常用的方法有输卵管通液术、子宫输卵管碘油造影术、腹腔镜下通染液试验、宫腔镜下输卵管通液术等，并公认腹腔镜下通染液试验是评价输卵管通畅性的"金标准"。

输卵管阻塞性不孕的治疗方法很多，如药物疗法（包括中药、西药等）、输卵管内注药（常用透明质酸酶、庆大霉素、地塞米松等）、物理治疗（包括超短波、透热、离子透入等，具有改善局部循环，消除水肿，改善组织粘连等作用）、介入治疗、腹腔镜手术、宫腹腔镜联合手术、显微外科手术和体外受精-胚胎移植（IVF-ET）等。至于选择何种治疗方法，要根据患者输卵管阻塞的原因、部位、程度、年龄、患者的意愿等因素，以及配偶的生殖能力，综合评定后而定。输卵管近端阻塞，可以用介入疗法；对输卵管近端阻塞，可在宫腹腔镜直视下做介入术及盆腔粘连松解术；腹腔镜术，可在腹腔镜下做盆腔粘连松解，输卵管伞端造口，对散在的内膜异位灶做电凝等。

中医疗法具有疗效肯定、无创伤、毒副作用不明显等优点，颇受患者喜爱。但一定要注意适应证的选择，对单纯炎症引起者，效果较好；一般以3个月经周期为1个疗程；在治疗上主张综合施治［辨证论治，或辨证与辨病结合，或中西医结合，或内治与外治（包括中药保留灌肠、盆腔局部药物封闭、中药外敷和理疗等）相结合］。常用中药可分为3类，一为清热解毒利湿药，如金银花、蒲公英、败酱草、红藤、野菊花、虎杖、皂角刺等；二为活血化瘀类，如当归、赤芍、牡丹皮、红花、炒桃仁、鸡血藤、乳香、没药、三棱、莪术、路路通、王不留行、丹参等；三为活血通络的虫类药，如穿山甲、蟅虫、地龙等；使用这类药物时，一定要时时顾护胃气，补益肾气，保护正气。

【预防调护】

1. 注意经期卫生，严禁经期性生活，以防盆腔感染。

2. 重视婚前教育，避免婚前妊娠，做好新婚夫妇的避孕指导与计划生育宣传工作，尽量减少人工流产率。

3. 积极预防与早期治疗人工流产及分娩所致的生殖道感染。人工流产术前应严格检查生殖道分泌物的清洁度，术中应严格执行无菌操作。

【古代文献精选】

《素问·骨空论》："任脉为病……女子带下瘕聚。"

《金匮要略·妇人杂病脉证并治》："妇人中风七八日，续来寒热，发作有时，经水适断，此为热入血室，其血必结，故使如疟状，发作有时，小柴胡汤主之。"

《诸病源候论·妇人杂病诸候》："带下者，由劳伤过度，损动经血，致令体虚风冷，风冷入于胞络，搏其血之所成也。冲脉、任脉为经络之海，任之为病，女子则带下……秽液与血相兼连带而下，冷则多白，热则多赤，故名带下。"

《三因极一病证方论·妇人女子众病论证治法》："多因经脉失于将理，产褥不善调护，内伤七情，外感六淫，阴阳劳逸，饮食生冷，遂致营卫不输，新陈干忤，随经败浊，淋露淋滞为瘕。"

《校注妇人良方·妇人腹中瘀血方论》："妇人腹中瘀血者，由月经闭积，或产后余血未尽，或风寒滞瘀，久而不消，则为积聚癥瘕。"

《女科撮要·热入血室》："妇人伤寒或劳役，或怒气发热，适遇经行以致热入血室。或血不行，或血不止，令人昼则明了安静，夜则谵语如见鬼状。用小柴胡加生地黄。血虚者，用四物加生地、柴胡。切不可犯胃气。若病既愈而血未止，或热未已，元气素弱，用补中益气。脾气素郁，用济生、归脾。血气素弱，用十全大补，应无误矣。"

《女科撮要·带下》："或因六淫七情，或因醉饱房劳，或因膏粱厚味，或服燥剂所致。脾胃亏损，阳气下陷，或湿痰下注，蕴积而成，故言带也。凡此皆当壮脾胃、升阳气为主，佐以各经见症之药。"

《景岳全书·妇人规·带浊梦遗类》："湿热下流而为浊带，脉必滑数，色见红赤，证有烦渴而多热者，宜保阴煎、加味逍遥散，或经验猪肚丸亦佳。若热甚兼淋而赤者，宜龙胆泻肝汤。"

《景岳全书·妇人规·癥瘕类》："瘀血留滞作瘕，惟妇人有之。其证则或由经期，或由产后，凡内伤生冷，或外感风寒，或恚怒伤肝，气逆而血滞，或积劳积弱，气弱而不行。总由血动之时，余血未净，而一有所逆，则留滞日积而渐以成瘕矣。"

《景岳全书·杂证谟·积聚》："积聚之病……当详辨之……诸有形者，或以脓血之留，凡汁沫凝聚，旋成癥块者，皆积之类，其病多在血分……"

《黄帝内经灵枢集注·痈疽》："营卫稽留于经脉之中，则血泣而不行，不行则卫气从之而不通，壅遏不得行，故大热，大热不止，热胜则肉腐，肉腐则为脓。"

《医宗金鉴·妇科心法要诀·带下门》："五色带下，皆从湿化。若少腹胀痛，污水绵绵，属湿热者，宜用导水丸；其方即牵牛、滑石、黄芩、生军，治热有余也。属湿寒者，宜用万安丸；其方即牵牛、胡椒、小茴香、木香，治寒有余也。"

《内府秘传经验女科·赤白带》："赤属血，白属气，湿热为病，漏与带俱是胃中痰积下流，渗入膀胱，稠黏者是。又有如白汤者，名曰白浊，主燥湿为先，法当升之。甚者法以提其气，宜断厚味。"

《傅青主女科·带下》:"夫带下俱是湿症,而以'带'名者,因带脉不能约束而有此病,故以名之……况加以脾气之虚,肝气之郁,湿气之侵,热气之逼,安得不成带下之病哉……""夫白带乃湿盛而火衰,肝郁而气弱……方用完带汤。""夫青带乃肝经之湿热……方用加味逍遥散……""夫黄带乃任脉之湿热也……方用易黄汤。""夫黑带者,乃火热之极也……方用利火汤。""夫赤带亦湿病……火热故也……方用清肝止淋汤。"

《温热经纬·叶香岩外感温热篇》:"雄按:温邪热入血室有三证,如经水适来,因热邪陷入而搏结不行者,此宜破其血结;若经水适断,而邪乃乘血舍之空虚以袭之者,宜养营以清热;其邪热传营,逼血妄行,致经未当期而至者,宜清热以安营。"

【现代研究进展】 输卵管性不孕是女性不孕的首要因素,约占1/3,且发病率呈上升趋势。输卵管先天发育异常发病率较低,主要有输卵管无管腔、输卵管副伞、输卵管缺失、输卵管憩室等。炎症反应引起的输卵管梗阻发病率约占50%～80%。引起炎症的原因有:

1. 盆腔炎症性疾病 可包括女性生殖道及周围组织的炎症,常见的是输卵管炎。临床常见的原因为,有不洁性生活或性生活年纪过早;产后及经期有不洁性生活;医源性感染如人工流产、放节育环、盆腔及宫腔手术等。

2. 病原体感染 亦是引起输卵管炎症的重要因素,如支原体、沙眼衣原体、淋病奈瑟菌、结合杆菌等的感染。有报道,输卵管炎症者感染解脲支原体高达81%,感染后可引起输卵管黏膜上皮细胞炎症反应,导致输卵管阻塞。

3. 子宫内膜异位症 可形成输卵管粘连,影响输卵管的正常功能导致不孕。

诊断性治疗是目前治疗输卵管梗阻性不孕的主要方式,主要针对病灶发生在输卵管近端,常用的方式有腹腔镜下子宫输卵管通液术、宫腔镜下输卵管插管通液术、介入性输卵管造影术等,但是单纯的诊断性治疗易复发。有报道,针对反复复发者,可在宫腹腔镜联合cook导丝输卵管再通术后,输卵管管腔内放置百菲米(改性壳聚糖医用防粘连芯)预防输卵管复发性粘连,提高宫腔内妊娠。针对病灶发生在远端以及子宫内膜异位症的患者,可选用辅助生育技术。

(编者:庞保珍)

参 考 文 献

1. 韩冰.奇经八脉源流考略 [J].天津中医药大学学报,2006,25 (3):137-141.

2. 朱敏华，李淑玲．促排卵汤治疗排卵障碍性不孕症 30 例 ［J］．山东中医杂志，2006，25（6）：385-386.

3. 连方，孙振高，穆琳，等．二至天癸颗粒提高卵细胞质量与小鼠卵巢内 IGF-1RmRNA 表达量关系的研究 ［J］．中国中西医结合杂志，2006，26（5）：431-434.

4. 庞保珍，赵焕云．求嗣丹治疗排卵障碍性不孕症的前瞻性研究 ［J］．世界中医药，2007，2（6）：332-333.

5. 徐福松，莫惠．不孕不育症诊治 ［M］．上海：上海科学技术出版社，2006.

6. 夏桂成．妇科方药临证心得十五讲 ［M］．北京：人民卫生出版社，2006.

7. 韩延华，韩延博．百灵妇科传真 ［M］．北京：中国中医药出版社，2007.

8. 李祥云工作室．李祥云治疗不孕不育经验集 ［M］．上海：上海科学技术出版社，2007.

9. 山东中医学院，河北医学院．黄帝内经素问校释 ［M］．第 2 版．北京：人民卫生出版社，2009.

10. 司徒仪，杨家林．妇科专病中医临床诊治 ［M］．第 2 版．北京：人民卫生出版社，2007.

11. 窦肇华．生殖生物学 ［M］．北京：人民卫生出版社，2007.

12. 乔杰．生殖工程学 ［M］．北京：人民卫生出版社，2007.

13. 周作民．生殖病理学 ［M］．北京：人民卫生出版社，2007.

14. 朱长虹．生殖药理学 ［M］．北京：人民卫生出版社，2007.

15. 王应雄．生殖健康学 ［M］．北京：人民卫生出版社，2007.

16. 熊承良．临床生殖医学 ［M］．北京：人民卫生出版社，2007.

17. 徐晓阳．性医学 ［M］．北京：人民卫生出版社，2007.

18. 张滨．性医学 ［M］．广州：广东教育出版社，2008.

19. 庞保珍．不孕不育中医治疗学 ［M］．北京：人民军医出版社，2008.

20. 夏桂成．夏桂成实用中医妇科学 ［M］．北京：中国中医药出版社，2009.

21. 肖承悰．中医妇科临床研究 ［M］．北京：人民卫生出版社，2009.

22. 庞保珍，庞清洋，赵焕云．不孕不育中医外治法 ［M］．北京：人民军医出版社，2009.

23. 中华医学会．临床诊疗指南——辅助生殖技术与精子库分册．［M］．北京：人民卫生出版社，2009.

24. 罗丽兰．不孕与不育 ［M］．第 2 版．北京：人民卫生出版社，2009.

25. 刘敏如，欧阳惠卿．实用中医妇科学 ［M］．第 2 版．上海：上海科学技术出版社，2010.

26. 连方，齐聪．中西医结合妇产科学 ［M］．北京：人民卫生出版社，2012.

27. 廖爱华．女性不育症 ［M］．北京：人民卫生出版社，2012.

28. 乔杰．生殖医学临床诊疗常规 ［M］．北京：人民军医出版社，2013.

第十八章　与女性不孕相关的常见疾病

第一节　多囊卵巢综合征

【概述】　多囊卵巢综合征（PCOS）是一种发病多因性、临床表现多态性，以长期无排卵及高雄激素血症为特征的女性内分泌紊乱性疾病之一。临床主要表现为月经稀发、闭经、不规则阴道出血、多毛、肥胖、不孕、双侧卵巢增大并发多囊性变等。本病属于中医"闭经""月经后错""不孕""崩漏""月经失调""癥瘕"等范畴，临床以多囊卵巢综合征导致的闭经、不孕症尤为多见，且难以治愈。

【病因病机】　该病以肥胖、不孕、闭经为特征。元代朱丹溪在《丹溪心法》中指出："若是肥盛妇人，禀受甚厚，恣于酒食之人，经水不调，不能成胎，谓之躯脂满溢，闭塞子宫，宜行湿燥痰。""痰积久聚多，随脾胃之气以四溢，则流溢于肠胃之外，躯壳之中，经络为之壅塞，皮肉为之麻木，甚至结成窠囊，牢不可破。"之后，多数医家也有论述。

中医认为，月经来潮及其周期节律与肾密切相关，《校注妇人良方》有言"肾气全盛，冲任流通，经血既盈，应时而下，否则不通"，故该病多因肾功能失调所致。肾阴虚，天癸不足，久则阴损及阳，阳失温煦；脾气不足，则湿邪杂生，久则为痰，痰湿聚集，百病丛生。女子多郁，《医贯》云："七情内伤，郁而生痰。"肝郁气滞则易于导致痰湿凝聚，气郁痰凝，久病致瘀，癥瘕乃成。血瘀益深，闭经愈顽，则受孕益艰。总之，该病发生的病机关键在肾虚，病理因素主要为痰湿、瘀血和气郁；所涉脏腑以肾、脾、肝、心四脏为主。

【诊断】

1. 病史　本病多发于青春期月经初潮，逐渐出现月经稀少、闭经或月经频发、淋漓不尽等症状。

2. 症状　主要为闭经，绝大多数为继发性闭经；由月经失调和无排卵导致的不孕；可见不同程度的多毛，以阴毛为主，如阴毛浓密延及肛周、腹股沟等，唇口可见细须；出现额面部痤疮、肥胖，以及黑棘皮症等。

3. 检查

(1) 基础体温测定：表现为单相，月经周期后半期体温无升高。

(2) 妇科检查：外阴阴毛较密，阴道通畅，子宫大小正常或略小，双附件无明显异常。

(3) 实验室与 B 超检查：双侧卵巢均匀性增大。卵巢四周或散在多个囊性卵泡（≥10 个），直径 2～9mm。

(4) 内分泌测定：睾酮或游离睾酮水平升高，睾酮水平通常不超过正常范围上限的 2 倍；血清 FSH 偏低；LH 升高，LH/FSH≥2。

尿-17 酮皮质类固醇水平正常或轻度升高；正常提示雄激素源于卵巢，升高则提示肾上腺功能亢进。

对肥胖患者还要进行空腹血糖、血清胰岛素水平和口服葡萄糖耐量试验（OGTT）。

本病目前采用的诊断标准：①月经稀发或闭经或不规则子宫出血；②高雄激素表现或雄激素血症；③卵巢有多囊改变，一侧或双侧卵巢出现直径 2～9mm 的卵泡≥12 个，或卵巢直径≥10mm。以上 3 项中符合 2 项，并排除以下疾病即可确诊。

【鉴别诊断】

1. 卵巢肿瘤　当血清睾酮值＞6.29nmol/L，应排除产生激素的卵巢肿瘤，可以用 B 超、CT、MRI 等协助诊断。

2. 肾上腺皮质增生或肿瘤　血清硫酸脱氢表雄酮值大于正常上限 2 倍或 18.2μmol/L 时，注意与肾上腺皮质增生或肿瘤鉴别。肾上腺皮质增生患者血 17-羟孕酮明显升高，促肾上腺皮质激素（ACTH）兴奋试验反应亢进，地塞米松抑制试验抑制率≤0.70；肾上腺皮质肿瘤患者则对这两项试验均无明显反应。

3. 卵泡膜细胞增殖症　临床症状和内分泌征象与 PCOS 相似，但患者比 PCOS 更肥胖，男性化更明显。血清硫酸脱氢表雄酮正常，LH/FSH 比值可正常。腹腔镜下可见卵巢皮质黄素化的卵泡膜细胞群，皮质下无类似 PCOS 的多个小卵泡。

【治疗】　治疗原则以补肾健脾、清肝疏肝、涤痰化瘀、软坚散结为主。

(一) 辨证论治

1. 肾虚痰湿证

辨证要点：月经延后，量少渐至闭经，不孕，乳房发育差，身体肥胖，多毛，腰膝酸软，倦怠嗜睡，淡苔薄白，脉沉细。

治法：补肾化痰，活血调经。

方药：左归丸（《景岳全书》）加减。

熟地黄、山药、山茱萸、枸杞、鹿角霜、菟丝子、杜仲、当归、半夏、浙贝等。

中成药：①六味地黄丸，每次 10 丸，每日 2 次，口服；②左归丸，每次 10 丸，每日 2 次，口服。

2. 脾虚痰湿证

辨证要点：月经后期，量少甚至闭经，带下量多，婚久不孕，形体肥胖，多毛，头昏，胸闷，喉间痰多，四肢倦怠无力，大便溏薄，舌体胖大，色淡，苔厚腻，脉沉滑。

治法：化痰除湿，通络调经。

方药：苍附导痰丸（《万氏妇人科》）加减。

苍术、香附、胆南星、枳壳、制半夏、陈皮、茯苓、甘草。

中成药：二陈丸，每次 16 丸，每日 3 次，口服。

3. 气滞血瘀证

辨证要点：月经延后，或量少不畅，经行腹痛拒按，伴有血块，甚者出现闭经，偶或崩漏，月经量多，婚后不孕，精神抑郁，胸胁胀满，舌质紫黯，或有瘀点，脉沉弦或沉涩。

治法：理气活血，化瘀调经。

方药：膈下逐瘀汤（《医林改错》）加减。

当归、川芎、赤芍、桃仁、红花、枳壳、延胡索、五灵脂、牡丹皮、乌药、香附、甘草。

中成药：血府逐瘀口服液，每次 1 支，每日 3 次，口服。

4. 肝郁化火证

辨证要点：月经稀发，量少或闭经，或月经先后无定期，或月经频发，经量增多，或经行无期，婚久不孕，形体壮实，毛发浓密，面部痤疮，行经时伴乳房胸胁胀痛，性情急躁，口干喜冷饮，大便秘结，舌红或见边尖红，苔薄白，脉弦数。

治法：疏肝解郁，清热泻火。

方药：丹栀逍遥散（《女科撮要》）加减。

牡丹皮、栀子、当归、白芍、柴胡、白术、茯苓、炙甘草、川牛膝。

中成药：丹栀逍遥丸，每次 10 丸，每日 3 次，口服。

（二）针灸治疗

1. 针刺促排卵 取穴：关元、中极、子宫、三阴交。可同时辨证配穴。

一般从月经中期开始（月经第 10 天或 14 天），每日 1 次，连续 3 天，每次留针 20 分钟，平补平泻法，或用电针 30 分钟。观察 7～10 天，若基础体温（BBT）仍未上升者，可重复 2 个疗程。若 B 超检查卵泡成熟而不破裂者，可加肾俞穴。肥胖者，加丰隆、脾俞。

2. 艾灸 取关元、中极、足三里、三阴交，每次 2～3 穴，7 次为 1 个疗程。促使卵泡发育。

3. 穴位注射 取关元、气海、肾俞、脾俞、三阴交、太溪、足三里。用胎盘组织液、或维生素 B_1 或当归注射液，根据卵泡发育情况选药。每穴注入 0.4ml 左右，每次 3～4 穴，隔日 1 次。

4. 耳针 取肾上腺、肾、内分泌、卵巢、神门。压豆（王不留行），每次 3～4 穴，每周 2～3 次。

（三）饮食治疗

1. 莱菔子茶 莱菔子 20g，沸水冲泡，加盖焖 15 分钟后饮用。莱菔子行气化痰，适用于痰湿盛的多囊卵巢综合征。

2. 菊花山楂茶 甘菊花、丹参、茶叶放入茶具中备用，山楂洗净，去核切成薄片，放入上述茶器中，将沸水倒入茶器中，闷 5 分钟即可饮用。活血化瘀，疏肝理气。适用于肝郁化火型多囊卵巢综合征。

3. 枸杞薏仁粥 枸杞子 15g，薏苡仁、山药各 30g，草豆蔻 10g，大米 50g，红糖适量。

将枸杞子、薏苡仁、山药、大米洗净，共煮粥，粥将成时，下布包的草豆蔻，并加入红糖适量，煮片刻即可。去布包，趁热服，适用于肾虚痰湿型。

【名家经验】

1. 秦月好经验 秦月好采用辨证、辨病、辨体、辨期相结合的诊疗模式，以"标本兼治""攻补兼施"为治则，衷中参西，使用周期疗法，根据宫内膜厚薄、基础体温变化、体质属性、临床症状设定经前期、经中期、经后期、经间期，分别选用五才三仙汤（自拟方）、龙胆泻肝汤加味、丹栀逍遥散加味、膈下逐瘀汤加味、苍附导痰汤加味、三子三黄调经汤（自拟方）、逐瘀荡胞调经汤加味（自拟方）、桃红四物汤加味、养阴调经汤加味等方药，必要时配合适量的孕激素，诱发经来，建立人工药物周期。

2. 夏桂成经验 夏桂成认为，PCOS 大多卵泡发育障碍，从月经周期演变来看，其始终停留在经后期，此期肾阴癸水不足，卵子发育障碍，痰湿内蕴，卵巢呈多囊状态。要想纠正 PCOS 的这种病理状况，补肾调周是关键，尤要注重经后期滋阴补肾，化痰利湿的治疗。根据阴长的演变过程，经后期可分为初、中、末 3 个时期。经后初期阴精不足，治疗以滋阴养血为主，方选六味地黄汤。但滋阴必须在"静"的前提下，"静能生水"，因此此阶段还应注意几点：①"欲补肾者先宁心，心宁则肾自实"，"心者君火也，肝肾者，内寄相火也，君火动则相火随之而动"，故临证时见烦热火动者必加莲子心、青龙齿或枣仁、黛灯心、黄连等宁心安神之品。②肾者，封藏之本，可加煅牡蛎、炒芡实、五味子、金樱子收敛固涩之品，促进肾阴癸水增长。③尽可能避免使用车前子、泽泻、瞿麦等外散滑窍动耗之品，兼有痰湿者，不用或少用化痰湿药。经后中期，阴静而动，此时应滋阴促动。一需加入川断、菟丝子、肉苁蓉助阳促动；二需疏肝解郁，推动气机运动；三需小剂量活血，助阴血生长，推动阴长运动。此期兼有痰湿病变者，需配合化痰利湿之品，常用滋肾生精汤（炒当归、赤白芍、山药、山萸肉、熟地、茯苓、炒柴胡、川续断、菟丝子、苍白术等）。经后末期，阴长运动已达较高水平，这时补阳药与补阴药并重，常选补天五子种玉丹加减（丹参、赤白芍、山药、山萸肉、熟地、茯苓、川断、菟丝子、杜仲、紫河车、五灵脂、山楂）。经间排卵期则在偏重补阴的基础上酌加补阳之品，佐调气血，方选补肾促排卵汤，药为丹参、赤芍、白芍、山药、山茱萸、牡丹皮、茯苓、熟地黄、续断、菟丝子、紫石英、五灵脂等。经前前半期阳长阴消，选毓麟珠补肾助阳，促进并维持阳长的水平，经前后半期兼加越鞠丸理气疏肝。行经期是除旧生新、清利痰湿、排出瘀浊、气血活动最佳时期，故临证时化痰利湿与活血调经并重。

3. 尤昭玲经验　尤昭玲治疗本病首重补肾，认为肾虚血瘀是基本病机，补肾活血贯穿始终。常用紫石英、补骨脂、锁阳、覆盆子、桑寄生、菟丝子、山茱萸、地龙、三七、泽泻、泽兰等组成基本方随兼证加减。另外，尤昭玲针对 PCOS 患者月经的不同周期，分别从肾、心、脾、肝四脏论治。卵泡期（月经周期第 3～5 天开始至优势卵泡直径≤17mm），当从肾论治，选用三子汤（生地黄、熟地黄、沙参、麦冬、菟丝子、覆盆子、桑椹子、甘草等）补肾填精，促卵泡发育之功。排卵期（优势卵泡直径达到 18mm 至卵泡排出）应从心论治，以补肾宁心、温阳通络为治疗大法，使心降肾实，以利于卵泡顺势排出，方药由生地黄、熟地黄、山药、莲肉、石斛、莲心、紫石英、百合、月季花、橘叶、珍珠母、甘草组成；若既往出现黄素化未破裂卵泡综合征及 B 超示卵泡壁厚，此时可酌加三七，路路通。黄体期要求怀孕者，从脾论治，补脾益气以载胎，方由生黄芪、白术、苎麻根、阿胶、川续断、苏梗等组成；而对暂无生育要求者，以调经为主，从肝论治，常选柴胡、当归、白术、川芎、车前子、牛膝、益母草等以疏肝调经，引血下行。

【诊疗述评】　PCOS 为本虚标实之证，肾虚为本，痰湿、瘀血、肝郁为标，涉及心、肝、脾、肾等四脏。其主要病理特点为肾阴癸水不足，痰湿瘀阻，卵巢呈现多囊性变化，故在治疗时，要注意补肾养阴，慎用外散滑窍之品，以防阴液受损益甚。

中医药通过多途径、多环节和多靶点的综合调理治疗 PCOS，具有疗效肯定、无明显毒副作用等优势，已在临床广泛应用。一般 3 个月为 1 个疗程。

研究证实，中药调周疗法对多囊卵巢性不孕具有较好疗效，应加以推广。行经期，当顺势利导，以活血通经为大法，方以生化汤加减，药用当归、川芎、赤芍、益母草、丹参、五灵脂等。经后期，当补肾滋阴养血为主，促使卵泡发育，药用熟地黄、炒白芍、当归、山药、菟丝子、枸杞子、鹿角胶、炒桃仁、牡丹皮、怀牛膝等。经间期，即排卵期，以补肾活血为主，促使排卵，常用药物有熟地黄、淫羊藿、炒白芍、川断、当归、赤芍、菟丝子、泽兰、红花等。经前期，当补肾温阳为主，健全黄体功能，常用毓麟珠加减，常用熟地黄、菟丝子、紫石英、鹿角霜、川断、当归、炒白芍、山药、枸杞子等。因该病疗程较长，所以在处方用药时要注意保护脾胃，顾护胃气，常加炒白术、茯苓、炒白扁豆、鸡内金、焦建曲等。

针刺、艾灸疗法，对促进卵泡发育，或促使成熟卵泡破裂，具有一定效果，根据情况配合中药使用。常用穴位为关元、中极、三阴交、子宫、足三里等。也可根据辨证配穴，一般采用平补平泻之法。

尽管中医治疗该病具有一定优势，但疗程长，获效慢，中西医结合治疗具有更好的发展前景。可以优势互补，协同增效，从而缩短疗程，提高疗效。为提高受孕成功率，可根据卵泡发育情况，指导患者受孕。此外，在积极治疗的同时，务要让患者加强锻炼，改变不良生活方式，要节食减肥；要树立治愈疾病的信心，要以积极乐观的心态配合医生治疗。此类患者怀孕后易发生流产，所以一旦确定怀孕要积极采取保胎措施。

【预防调护】

1. 饮食宜清淡，多进食低碳水化合物食品，忌食含雄性激素的动物内脏，忌食辛辣厚味之品。可坚持每天喝豆浆。

2. 保持良好心态，愉快心情，积极配合治疗。

3. 坚持运动，控制体重。

【古代文献精选】

《丹溪心法》："若是肥盛妇人，禀受甚厚，恣于酒食之人，经水不调，不能成胎，谓之躯脂满溢，闭塞子宫，宜行湿燥痰。""痰积久聚多，随脾胃之气以四溢，则流溢于肠胃之外，躯壳之中，经络为之壅塞，皮肉为之麻木，甚至结成窠囊，牢不可破。"

《陈素庵妇科补解·调经门》："经水不通有积痰者，大率脾土虚，土不能制水，水不能化精，生痰不生血，痰久则下流胞门，闭塞不行，或积久成块，占住血海，经水闭绝。"

《万氏妇人科》："惟彼肥硕者，膏脂充满，玄室之户不开；挟痰者，痰涎壅滞，血海之波不流，故有过期而经始行，或数月经一行，及为浊、为滞、为经闭、为无子之病。"

【现代研究进展】

1. 关于该病的机制研究　本病的发病机制目前尚不明晰。研究表明，本病的发生与遗传环境因素、炎症因子和氧化应激反应等有关，近年来研究热点又集中在一些相关基因上，主要有：

（1）与高胰岛素血症和胰岛素抵抗（IR）有关的基因：谢铁男等研究发现 PCOS 患者中存在 IR 者占 63%，无 IR 者占 37%，引起 IR 的发病机制十分复杂。研究发现，位于胰岛素受体基因上的半胱氨酸 T/C 单核苷酸多态性与中国 PCOS 妇女的胰岛素敏感性降低有关。而胰岛素受体自身磷酸化则是胰岛素信号传导过程中关键的步骤，受体的异常丝氨酸磷酸化可能损害信号传导。胰岛素降解酶基因突变，可能导致该基因功能异常，致高胰岛素血症、IR。过氧化物体增殖激活受体（PPAR）基因，是一类由配体调节的核激素受体，属于核激素受体超家族，其超生理活化与 IR 关系密切。

（2）与高雄激素血症有关的基因：17α-羟化酶（CYP17）是孕激素转化为雄激素的限速酶，受 17-羟化酶基因编码的 p450c（17α）调节。此酶是细胞色素 P450 家族一员，定位于染色体 10q24。21-羟化酶缺陷会导致先天性肾上腺皮质增生症，部分 PCOS 患者有多毛症状，超过 20% 的多毛患者是杂合的 21-羟化酶基因携带者。

（3）与促性腺激素比率失调有关的基因：谭丽等研究发现，LH-β 基因第 3 外显子区域 G1502 到 A1502 的碱基突变，与 PCOS 患者血清 LH 水平升高有一定的关系，同时与高雄激素水平有关。Fedorcsak 等发现，PCOS 妇女排卵前卵泡液中瘦素水平上升，且瘦素结合活性降低，直接影响卵巢功能和排卵，并且抑制促性腺激素的释放。

（4）遗传环境因素。

2. 关于该病的治疗

（1）PCOS 的西药治疗：PCOS 的药物治疗主要是促排卵、调整月经周期和减少高雄激素征象。西医多采用激素类药物来调节激素水平和促进排卵。由于特殊的病理状态，较难确定统一的治疗方法，应以个体化治疗为原则。

（2）针对内分泌代谢紊乱的治疗：PCOS 患者内分泌代谢紊乱，存在不同程度的胰岛素抵抗、代偿性高胰岛素血症及高雄激素，故降低雄激素和缓解高胰岛素血症已成为西药治疗 PCOS 的关键。陈志敏等将 72 例具有胰岛素抵抗及排卵障碍的 PCOS 患者分别用达英-35、二甲双胍及联合用药后发现，联合用药优于单独用药，能更有效地降低患者促黄体生成素（LH）、睾酮（T）及胰岛素水平，改善胰岛素抵抗，纠正体内代谢紊乱。临床上，妈富隆片分别联合罗格列酮、二甲双胍用药，达英-35 联合盐酸二甲双胍用药，均可降低患者雄激素水平，改善胰岛素抵抗，疗效均优于单独用药。

（3）针对排卵障碍的治疗：氯米芬（CC）已长时间用于临床促排卵，其抗雌激素作用可使排卵率增高而临床妊娠率降低。来曲唑（letrozole，LE）作为第 3 代芳香化酶抑制剂，在促进窦卵泡生长及促进排卵方面也有较好的疗效。石丽琼等经研究发现，LE 对成熟卵泡增长活性较高，临床促排卵效果较 CC 优越，且对子宫内膜厚度影响较轻

（4）中药辨证论治：中医学认为，该病的病机为肾虚、痰湿、血瘀、肝郁，与肾-天癸-冲任-胞宫轴失衡有关。在脏以肾、肝、脾三脏为主，肾虚为本，伴痰湿、血瘀、气滞，临床上补虚药、活血化瘀药、理气药出现频率占前 3 位，临床常用基本方有二陈汤、启宫丸、苍附导痰汤、二仙汤、四逆散、六味地黄丸、左归丸等。

（5）中西药联合治疗：临床发现，中药联合西药对 PCOS 进行治疗能明显提高单独用药的疗效，在提高排卵率及降低卵巢过度刺激综合征（OHSS）、黄素化未破裂卵泡综合征方面有一定优势。

第二节　高催乳素血症

【概述】　催乳素（prolactin，PRL。又叫促乳素或催乳激素）是一种由垂体前叶腺嗜酸细胞分泌的蛋白质激素。主要作用为促进乳腺发育生长，刺激并维持泌乳，还有刺激卵泡 LH 受体生成等作用。

高催乳素血症是最常见的腺垂体疾病，系由内外环境因素引起的，以催乳素（PRL）升高（1.14nmol/L），闭经、溢乳、无排卵和不孕为特征的综合征。从病理改变看，可分为肿瘤性高催乳素血症、产后型高催乳素血症、特发性高催乳素血症、医源性高催乳素血症。临床以闭经、不孕、溢乳为特点。

根据其临床症状，应属中医学"乳泣""不孕""闭经""月经后期"等范畴。

【病因病机】　《景岳全书》中有"产后乳自出……无火而泄不止，由气虚也"的论述。从脏腑论，肾-天癸-冲任-胞宫之间平衡是维持月经及生育正常的基础；从经络论，乳房属足阳明胃经，乳头属足厥阴肝经，乳汁的疏泄有赖于脾胃后天的滋养、肝气的条达。若肾精亏虚，肝失疏泄，脾

胃失养，则致乳汁分泌异常，月经失信。此病以乳汁自溢、闭经为主要特点，因此又称"闭经-泌乳综合征"。中医认为，乳汁与经血同源，泌乳异常多由月经失调所致，因此在治疗时重在调经。

【诊断】 非妊娠期或哺乳期出现月经稀发或闭经、泌乳、头疼、头胀等症状；血 PRL 测定应于上午 10～11 时空腹采血。育龄非孕妇女，至少 2 次测定值大于 1.36nmol/L，即可确诊。注意了解甲状腺和肾上腺功能。

【鉴别诊断】 通过头颅或垂体 CT 或 MRI 检查与特发性高催乳素血症、垂体肿瘤及其他颅内肿瘤进行鉴别。

【治疗】

（一）辨证论治

1. 脾肾两虚证

辨证要点：闭经或月经量少，不孕，溢乳，神疲乏力，头晕耳鸣，腰膝酸软，纳少便溏，舌质淡，苔薄白，脉沉细。

治法：健补脾肾，填精摄乳。

方药：归肾丸（《景岳全书》）加减。

菟丝子、杜仲、枸杞子、山茱萸、当归、熟地、山药、茯苓、炙甘草、鸡血藤、川芎、白芍。

中成药：左归丸，每次 10 丸，每日 3 次，口服。

2. 痰湿阻滞证

辨证要点：月经稀发，甚或闭经，溢乳，体胖，胸胁满闷，头重痰多，不孕，舌胖大，苔白腻，滑脉。

治法：健脾燥湿，化痰通经。

方药：丹溪治痰湿方（《丹溪心法》）加减。

苍术、白术、半夏、茯苓、滑石、香附、海藻、昆布、贝母。

中成药：桂枝茯苓胶囊，每次 4 粒，每日 3 次，口服。

3. 肝气郁结证

辨证要点：乳胀，乳汁自溢，闭经或月经量减少，烦躁易怒，胁部胀痛，喜太息，失眠。舌质淡红，苔薄白，脉弦。

治法：舒肝解郁，和血调经。

方药：柴胡疏肝散（《景岳全书》）加减。

柴胡、枳壳、白芍、川芎、香附、陈皮、炙甘草、益母草、牛膝。

中成药：七制香附丸，每次 1 袋，每日 2 次，口服。

4. 脾胃虚弱证

辨证要点：乳汁自溢，或经挤压而出，乳汁质稀；月经后期，量少，色淡，甚或闭经，神疲乏力，食欲不振，大便溏薄，舌淡红，苔薄白，脉沉细。

治法：健脾养胃，益气摄乳。

方药：补中益气汤（《脾胃论》）加减。

黄芪、炙甘草、人参、当归、陈皮、升麻、柴胡、白术、川芎、白芍。

中成药：补中益气丸，每次 10 丸，每日 3 次，口服。

（二）中医外治

1. 敷脐疗法

药物：肉桂、细辛各 30g，白芷、小茴香、红花各 40g，当归 30g，益母草 60g，延胡索 35g。

用法：水煎浓缩呈软膏状，加入适量 95％乙醇溶液烘干后研末，加入樟脑少许，封瓶备用。每次取 9g，酒调成糊状，外敷脐上，固定，连续 3～6 次为 1 个疗程。

2. 热敷疗法

药物：当归、益母草、透骨草、片姜黄各 120g，川芎、乳香、没药、红花各 60g，蚕沙 30g。

用法：共研末，分两等份，纱布包好，蒸半小时，热敷小腹，一次一天，20 天为 1 个疗程。

（三）针灸治疗

主穴：足三里、关元、肾俞、三阴交、命门

配穴：脾虚痰湿，配丰隆、公孙；不孕，配子宫；肝郁气滞，配太冲、肝肾。

针法：平补平泻，留针 20 分钟。

（四）饮食治疗

1. 生麦芽 30～100g，适量泡茶饮用，3 个月为 1 个疗程。

2. 生山楂 50g，炒麦芽 30g，水煎代茶饮。

【名家经验】

1. 罗元恺经验　罗元恺认为，临床上闭经-溢乳综合征可分为两大类型，一为脾肾阳虚型，一为肝郁脾虚型。前者形态肥胖，面色较苍白，闭经，乳房不胀，挤压有乳汁溢出，乳汁多少浓淡不定，易疲倦或头晕，舌淡胖，苔白润，脉沉细；治宜温补脾肾阳气，用肾气丸加白术、炒麦芽（可用到 100g 左右）。后者平素肝气郁结，脾气不运，形体不胖或消瘦，除闭经或溢乳外，如时间延长，可见生殖器官萎缩，卵巢功能低下，伴精神抑郁、食欲不振、睡眠不佳、多梦，舌苔红，脉沉弦；治宜疏肝解郁健脾，用逍遥散加郁金、素馨花、鸡内金、生麦芽（用量 100g 左右）、生薏苡仁等。

2. 柴松岩经验　柴松岩认为，毒邪侵袭，郁积体内，郁而化热，是高催乳素血症发生的主要病机。毒热可因不明时期、不明原因局部感染所致，亦与脏腑功能紊乱致代谢失司有关。柴松岩辨治高催乳素血症经验为清解毒热、调理气机，选择走上、走两胁药物治疗；泌乳治在阳明，观察患者有无阳明病变，常以全瓜蒌调理；泌乳以"通"法为治，化瘀行滞，给邪以出路；擅用引经药，常以葛根、桔梗、川芎引经，载药上行。

3. 秦月好经验　秦月好认为，肾的精气决定着人体的生殖功能，肾虚是该病的基本病机。另外，本病的发生还与肝的功能失调密切相关。中医认为，肝主疏泄，主藏血，对于调理全身气血的正常运行有着重要作用。若肝气郁结，疏泄失常，或怒火上冲，则气血紊乱，随肝气上入乳房而为乳汁。或肾水不足，肝木失养，肾虚肝旺，肝经疏泄太过，气血紊乱，亦致溢乳。总之，本病的病机为肝郁肾虚。针对肝肾功能失常与本病的关系，秦月好在长期的医疗实践过程中总结出调肝补肾、用于治疗女性高催乳素血症的专方——通经回乳汤（柴胡 15g，白芍 15g，菟丝子 12g，淫羊藿 15g，川牛膝 12g，益母草 20g，炒麦芽 60g）。疗效肯定。

【诊疗述评】　高催乳素血症是引起不孕的常见原因之一，临床诊断主要依靠实验室对 PRL 的检测。对其治疗要根据不同原因采取相应的治疗方案。因药物引起者，要立即停药；对垂体瘤引起者，可据肿瘤大小或手术，或药物控制等。目前，溴隐亭是大家公认的治疗高催乳素血症的首选药物。但有些患者因其较大的副作用而不能耐受。

中医药对该病具有一定效果，尤其对特发性高催乳素血症，联合西药可提高疗效和降低毒副作用等优势。在辨证治疗的前提下，务要重视"肝"在正常"月经"和"孕育"中的重要地位，注意调理气血。

【预防与调摄】　避免使用消耗下丘脑多巴胺或阻滞多巴胺药物。

【现代研究进展】　研究证实，引起高催乳素血症的常见原因有：①垂体疾病：如催乳素瘤、蝶鞍内肿瘤、蝶鞍内囊肿致垂体促性腺激素分泌下降使催乳素分泌增加。②下丘脑及垂体柄疾病：切断了催乳素抑制因子对催乳素的抑制作用，如肉芽肿性疾病，包括肉样瘤病、结核；颅咽管瘤、错构瘤；头颅照射或垂体柄切除。③原发或继发性甲状腺功能减退症：促甲状腺激素释放激素、促甲状腺激素水平升高致催乳素水平升高。④肝、肾功能不全：前者由于肝脏降解催乳素异常，后者则由于肾脏代谢减慢所致。

多囊卵巢综合征：文献报道有 6%～20% 的多囊卵巢综合征患者伴有催乳素水平升高，这可能是由于继发性雌激素刺激催乳素细胞合成致催乳素分泌增多；胰岛素抵抗和高胰岛素血症可直接促进垂体细胞分泌催乳素。

特发性催乳素：血清中催乳素水平增高，但与妊娠、服药、垂体肿瘤或其他器质性病变无关，可能是由于下丘脑-垂体功能紊乱，从而导致催乳素分泌增加。其中大多数催乳素轻度升高，长期观察可恢复正常。

在治疗上，对于有垂体微腺瘤、腺瘤症状的患者，应使用多巴胺激动剂来降低催乳素水平，控制垂体瘤体积，恢复患者的性腺功能。推荐优先选用卡麦角林，较其他多巴胺激动剂能更有效地降低催乳素水平，缩小垂体瘤体积。有研究结果显示，卡麦角林治疗组有83%的患者催乳素恢复正常水平，而溴隐亭组为59%；恢复排卵性月经分别为72%和52%；因不能耐受不良反应而停止治疗的分别为3%和12%，表明卡麦角林在治疗妇女高催乳素血症上较溴隐亭的疗效及耐受性好。

第三节　子宫内膜异位症

【概述】　子宫内膜异位症是指具有生长功能的子宫内膜组织，出现在子宫腔以外的身体其他部位，并且生长、浸润、反复出血，或者引起疼痛、不孕以及结节包块等。异位内膜可侵犯全身任何部位，但绝大多数位于盆腔内，因此通常称作盆腔子宫内膜异位症。本病多发于25~45岁，是常见的一种妇科病和难治性疾病。根据其临床症状，中医一般将其归属于"痛经""癥瘕""不孕""月经不调"等范畴。

【病因病机】　本病的基本病机为瘀血内结，迫血妄行。而导致瘀血的原因有很多，一般不外乎气滞、寒凝、热迫等。瘀血阻滞胞络胞脉，致使冲任血脉不通，不通则痛，故伴随痛经的症状；瘀血内聚，阻遏气机，故有经行发热之症；瘀血与痰浊互结，日久成癥瘕，癥瘕使胞络胞脉粘连，从而出现不孕之症；如果影响了冲任二脉的功能，则会出现月经不调之症。总之，胞脉瘀阻是其基本病机，所涉脏腑以肝、肾、脾为主，主要病理因素为瘀血。

【诊断】

1. 病史　有继发性、渐进性痛经史，月经愆期，不孕以及性交痛等。

2. 症状　不同部位的子宫内膜异位引起的症状不同，如异位病灶位于泌尿系统，常表现出经期尿频、尿痛、尿急并可见血尿等症状；如病灶位于腹部，则会出现经期腹部瘢痕疼痛，并可在瘢痕深处触及包块，经后期疼痛渐减等。

3. 妇科检查　子宫是否存在后倾、固定，子宫后壁下段、骶骨韧带等是否可触及质硬的触痛结节；双侧附件是否可扪及囊性偏实包块。

4. 辅助检查

（1）腹腔镜检查：是诊断子宫内膜异位症最准确的方法。看到典型的子宫内膜异位症病灶，即可确诊。

（2）实验室检查：血清 CA125，抗子宫内膜抗体（EMAB）检测有助于该病的诊断，但无特异性。

【鉴别诊断】

1. 子宫腺肌病　二者均出现痛经，但子宫腺肌病的痛经以下腹正中疼痛剧烈，并伴随子宫均匀性增大，质硬。该病可与子宫内膜异位症并存。此外，子宫腺肌病的疼痛在行经期间，或经行期甚至月经停止后的一段时间，而子宫内膜异位症痛经多发生在经前 1～2 日和行经初期。

2. 盆腔炎性包块　一般有盆腔感染史，该病疼痛无明显周期，非经期亦可出现疼痛，抗炎治疗有效。

3. 卵巢恶性肿瘤　早期无明显症状，疼痛持续不绝，与月经周期无关联，有腹胀、腹水等严重症状，病情发展迅速。必要时腹腔镜或剖腹探查可鉴别。

【治疗】　本病的病机为瘀血内结，迫血妄行，总以活血化瘀为主。但根据病情随月经周期出现规律性变化，采用"分期论治"之法，经期以"活血祛瘀，理气止痛"为主，以达"急则治其标"；在经前期以"调气活血化瘀"为治疗大法，以治其本。

（一）辨证论治

1. 肾虚瘀结证

辨证要点：经血量多少不定，血色紫黯，有血块，小腹坠痛，疼痛剧烈，腰膝酸软，腹冷，大便溏泄，面色无华，四肢怕冷，舌质紫，边有瘀点，苔薄白，脉沉细。

治法：益肾助阳，祛瘀止痛。

方药：助阳消癥汤（名老中医夏桂成经验方）加减。

丹参、川断、赤芍、杜仲、紫石英、广木香、延胡索、五灵脂、生山楂、肉桂（后下）、石打穿。

2. 气滞血瘀证

辨证要点：胸闷烦躁，精神抑郁，经前乳房胀痛，经行少腹胀痛加剧，经血紫红，有血块，脉弦细或弦。

治法：疏肝行气，活血祛瘀。

方药：少腹逐瘀汤（《医林改错》）加减。

小茴香、干姜、延胡索、没药、当归、川芎、官桂、赤芍、蒲黄、五灵脂。

中成药：血府逐瘀胶囊，每次 4 粒，每日 3 次，口服。

3. 寒凝血瘀证

辨证要点：经行之前或经行之时伴小腹坠胀冷痛，拒按，得热则减，月经量少，经行不畅，伴有血块，血色黯，面青白，舌黯，苔白，脉沉紧。

治法：温经散寒，祛瘀止痛。

方药：温经汤（《金匮要略》）加减。

吴茱萸、当归、赤芍、川芎、人参、桂枝、阿胶、牡丹皮、生姜、半夏、麦冬、甘草、延胡索。

中成药：①桂枝茯苓胶囊，每次 4 粒，每日 3 次，口服；②艾附暖宫丸，每次 6g，每日 3 次，口服。

4. 热灼血瘀证

辨证要点：经行时自觉发热或体温升高，少腹灼痛，得热则剧；经行不畅，伴有血块，色紫红，质黏稠；口苦咽干，大便秘结；舌质红，瘀斑明显，苔薄黄，脉弦。

治法：清热和营，化瘀止痛。

方药：清热调血汤（《古今医鉴》）加减。

牡丹皮、黄连、生地、当归、白芍、川芎、红花、桃仁、莪术、香附、延胡索、薏苡仁、败酱草、红藤。

5. 气虚血瘀证

辨证要点：平素气虚，形体消瘦，经行前后期小腹疼痛，伴肛门坠胀，面色少华，神疲气短；月经量多或少，血色偏淡或正常，伴有少许血块，苔薄白，脉细涩。

治法：益气健脾，活血化瘀。

方药：理冲汤（《医学衷中参西录》）加减。

黄芪、党参、白术、山药、天花粉、知母、三棱、莪术、鸡内金。

（二）中医外治

1. 中药灌肠　三棱 15g，莪术 15g，蒲黄 15g，五灵脂 10g，延胡索 15g，血竭 10g，赤芍 15g。加水 1000ml 浓煎成 100ml，保留灌肠，每日 1 次，3 个月 1 个疗程，经期停用。用于各证型的子宫内膜异位症。（《实用中医妇科学》）

2. 敷贴法　当归、土鳖虫、三七、沉香各等份，麝香少许，黄酒适量。

用法：上四味共研细末，黄酒调糊，加入麝香适量，用消毒棉球裹药适量，贴敷于阴道后穹窿结节处，24 小时，隔日 1 次，经期停用，一个月经周期为 1 个疗程。

功效：活血化瘀，行气止痛。适用于各种子宫内膜异位症。

3. 敷脐法　肉桂 10g，吴茱萸 10g，细辛 10g，延胡索 10g，乳香 10g。

用法：上药共研极细末，于月经来潮前3天，用药粉2～3g，置于阳和膏中涂匀，贴敷脐部。2天换药1次，经净3天后停用，连续3个月经周期为1个疗程。

功效：温经散寒，化瘀止痛。适用于寒凝血瘀以及气滞血瘀型子宫内膜异位症。

（三）针灸治疗

取关元、中极、合谷、三阴交等穴位，气滞血瘀者，经前用泻法；寒凝者，用艾灸。

（四）饮食疗法

1. 莲子僵蚕汤　莲子100g，僵蚕100g，白木耳10g，冰糖适量。

莲子、僵蚕洗净，白木耳洗净后用温开水泡6小时。将以上原料放入煲内，加水适量，猛火煲开后用小火炖3小时，莲子熟烂即可食用。

功用：温经散结，活血化瘀。适用于寒凝血瘀型子宫内膜异位症。

2. 丝瓜红糖汤　老丝瓜250g，红糖适量。

丝瓜洗净切碎，水煎汤，加红糖适量，热服。

功用：清热、祛湿、化瘀。适用于瘀热互结型子宫内膜异位症。

【名家经验】

1. 罗元恺经验　罗元恺通过长期临床研究认为，气滞血瘀是子宫内膜异位症的重要病机，并研制了以益母草、土鳖虫、桃仁、蒲黄、五灵脂等为主要成分的罗氏内异方口服液，效果显著。

2. 朱南孙经验　朱南孙根据妇女以血为本，以气为用，脏腑功能完备，血海充盈由满而溢，胞脉的满溢和胞宫的藏泻有度，而形成和维持正常月经的中医理论，认为经血属"离经之血"，经血排出以通顺、畅行为贵。提出"离经之血"逆行，留聚下焦，瘀滞日久，脉道不通，瘀积成癥是形成子宫内膜异位症的病理基础。认为其主要病机为冲任气滞，胞脉瘀阻。医治该病应以活血化瘀、行气散结为主要法则。将本病分为3个类型，即气滞血瘀型、血热互结型、邪恋正虚型。临证运用"加味没竭汤"加减治疗，常获良效。方药：生蒲黄（包）24g，炒五灵脂（包）15g，三棱12g，莪术12g，炙乳香、没药各3g，生山楂12g，青皮6g，血竭粉2g（冲服）。炙乳没、蒲黄、血竭粉、五灵脂、三棱、莪术为活血化瘀之要药，佐以山楂、青皮行滞散结，有行气活血、通滞化瘀之意。该方特点在于行气与活血兼顾，从而使气机调畅，瘀血得除，新血自生，癥瘕消失。

3. 夏桂成经验　夏桂成认为，血瘀虽为子宫内膜异位症的主要证型，但血瘀之所以形成发展，又与肾、肝、脾、胃及心神功能失调有关，尤以肾阴阳失调为主。临证中将活血化瘀法与益气补阳、疏肝宁心等法结合运用，才能取得良好效果。提出肾阳不足是本，血瘀凝结是标，运用补肾助阳的方法，首选毓麟珠、右归丸、定坤丹及助阳消癥汤等方药；补充肾阳的同时不能忽略补阴，乃阴阳互济之理，其次结合健脾，相互为用，以增强温补肾阳的作用。夏桂成认为，心在生殖生理活动中的意义关键是"主神明"的功能，而神明活动是在心肾相交、阴阳既济中得以实现的。肾藏精，心主神，心神依赖肾精的充养，肾精在心神调摄下藏泻。《傅青主女科》中说"胞脉者上属于心，下通于肾"，进一步指出子宫是心肾交合的场所，子宫的功能活动与心肾关系密不可分。在这一理论指导下提出舒肝宁神法，神宁则阴阳调和，肾阳充则血行通畅，从而有效控制瘀血的产生发展，对水湿津液的运化也有重要作用。所用内异止痛汤，方药为钩藤 15g，续断、紫贝齿（先煎）、炒当归、赤芍、五灵脂、延胡索各 10g，肉桂（后下）3g，全蝎末、蜈蚣末各 1.5g（冲服），木香 6g。方中钩藤、紫贝齿宁心安神，当归、五灵脂、延胡索等活血化瘀，肉桂温肾补阳。经期配合蜕膜散活血化瘀，兼温阳止痛，方药为肉桂 5g，五灵脂、三棱、莪术、白芥子、续断、杜仲各 10g，延胡索 15g，牡丹皮 10g，益母草 30g。

4. 秦月好经验　秦月好认为痰湿阻滞型子宫内膜异位症多因经期雨淋，月经骤停，寒湿与经血搏结，瘀血阻滞胞宫冲任而发病，患者大多体肥，嗜睡痰多，乃痰湿之疾，舌淡紫，脉涩为痰瘀相兼之候。提出病症的机理，关键在痰瘀阻滞胞宫、冲任、经脉而逆乱致病。治疗时应标本兼治，采用周期疗法，以活血化瘀、理气止痛治标，祛痰利湿、化痰通络、健脾利湿、行气散结、活血通络、引血归经治本。配用适量孕激素诱发月经来潮，便于恢复胞宫藏泻功能，实施调周方案，从而使病得全愈。

【诊疗述评】　子宫内膜异位症是一种难治性疾病，临床以痛经、不孕、盆腔痛、盆腔结节或包块为特征。近年来，因流产术、剖宫产术等的增多，该病的发病率有增高之势。该病发病部位广泛，常见部位为卵巢，约占 80%。一般通过症状、妇科检查、B超和相关实验室检查即可确诊。特殊病例或不明原因不孕者，可进行腹腔镜检查。腹腔镜检查在该病的诊断和治疗中发挥着重要作用。

采取何种方案（手术或药物）进行治疗，要综合分析患者病情程度、有无生育要求、患者年龄等各种因素后选择。但手术治疗或西药治疗后容易复发，据统计 5 年复发率在 40% 以上。

近年来，中医药治疗该病显示了良好的发展前景，具有缓解症状（如痛经）、保护卵巢功能、降低复发率等优势。中医治疗总的原则为"活血通络"，常用活血类药物，有当归、炒桃仁、赤芍、红花、川牛膝、丹参、蒲黄、五灵脂、川芎、三七、益母草、血竭、制乳香、制没药、三棱、莪术等；虫类通络药物，有穿山甲、水蛭、土鳖虫、蜈蚣、鳖甲等；调气类药物，有延胡索、香附、柴胡、川楝子等。由于该病疗程较长，需要长时间用药，所以治疗始终要注意保护正气和顾护胃气。可以采用专药专方，也可辨证论治，内外结合，或联合针灸。

【预防调护】

1. 注意经期卫生，禁止经期性生活。

2. 防止经血倒流。对宫颈闭锁或狭窄、阴道横隔等，要及时治疗。在月经前期或月经期间，尽可能避免不必要的盆腔检查或手术等。

3. 做好避孕措施，避免人工流产。

【古代文献精选】

《证治准绳》："血瘕之聚，腰痛不可俯仰，小腹里急苦痛，背膂疼，深达腰腹，此病令人无子。"

《景岳全书·妇人规》："经行腹痛，病有虚实。实者或因寒滞，或因血滞，或因气滞，或因热滞；虚者有因血虚，有因气虚。然实痛者多痛于未行之前，经通而痛自减；虚痛者于既行之后，血去而痛未止，或血去而痛益甚。大都可按可柔者为虚，拒按拒揉者为实。有滞无滞，于此可察。但实中有虚，虚中亦有实，此当以形气禀质兼而辨之。"

【现代研究进展】

1. 发病机制研究　针对该病的发生机制，学者们从激素代谢、黏附侵袭、血管生成、免疫系统异常、组织细胞到蛋白、基因等分子水平等各个方面进行了大量的研究。

（1）干细胞学说：Chan 等 2004 年最先通过对子宫内膜上皮和基质细胞克隆形成能力的鉴定证实了子宫内膜干细胞存在，并于 2006 年利用标记剩余技术成功分离和鉴定内膜干细胞，认为子宫内膜干细胞可能位于基底层。之后，有学者又进行更深层次的研究。

（2）血管形成与子宫内膜异位症（EMT）：研究证实，血管形成是 EMT 的重要致病因素，异位内膜本身及其周围组织建立和维持新的血液供应是 EMT 发生的前提，也是其病情进展之关键。Fainaru 等采用鼠自体子宫内膜建立 EMT 动物模型，发现异位病灶内有大量的树突细胞浸润，而体外实验证实非成熟的树突细胞可以刺激内皮细胞迁移，因此认为 EMT 病灶内的树突细胞诱导内皮细胞延伸与血管增生，从而促进病灶的生长。

（3）在位内膜决定论：EMT 的现代定义是，内膜细胞在异位生长、发育、出血并引起症状，必须通过腹水、腹腔细胞和腹膜细胞外基质 3 道防线，完成黏附、侵袭、血管形成"三步曲"，即"3A"发病模式。郎景和认为，在位内膜的根本差异是其能否在子宫腔以外的部位黏附、侵袭、生长，从而发展为 EMT 的决定因素。研究发现，EMT 患者的在位内膜在许多方面存在与非 EMT 患者子宫内膜不同的特质。

（4）内分泌与 EMT：研究发现，EMT 是一种激素依赖性疾病，Abbas 等通过定量分析直接从 EMT 患者获得的子宫内膜及体外培养的子宫内膜细胞均发现，雌激素可以明显上调子宫内膜基质细胞血管内皮生长因子（VEGF）的表达，并且增加储存 VEGF 的基质细胞的数量，促进 EMT 的发生和发展。异位种植的子宫内膜有芳香化酶 mRNA 和细胞色素 P450 蛋白的表达，提示子宫内膜可产生雌激素。

（5）免疫学因素：大量免疫方面的研究表明，EMT 患者通常伴有局部及全身细胞或体液免疫细胞数量或功能异常、自身抗体产生、细胞因子含量或活性的改变等。最新研究发现，EMT 在位内膜及异位内膜 T-bet（T-box expressed in T cells）表达明显下调，而 GATA-3 表达明显增加，说明两者作为细胞因子调节基因在免疫反应及 EMT 的发生中扮演重要角色。

2. 临床治疗研究 子宫内膜异位症是雌激素依赖疾病，药物治疗的主要目的是为了创造体内的低雌激素环境，用于控制症状，如痛经等。目前，常用方法有假孕疗法、假绝经疗法、免疫调节治疗、雄激素疗法、药物性卵巢切除疗法等。此外，还有手术治疗、介入治疗以及手术与药物联合治疗、中医药疗法等，每种疗法均有其优势和不足之处。

第四节 闭　经

【概述】 闭经（amenorrhea）分为原发性闭经和继发性闭经。原发性闭经是指女子年逾 16 周岁，女性第二性征已发育但月经尚未来潮者，或女子年满 14 周岁而无女性第二性征发育者。继发性闭经是指正常月经建立后，月经中断 6 个月，或停经 3 个周期者。妊娠期、哺乳期或更年期的月经停闭属生理现象，不作闭经论，以及少女初潮 2 年内偶尔出现月经停闭现象，可不予治疗。

我国古代医籍中对"闭经"有较多的记载和论述。如《素问·阴阳别论》中称为"女子不月""月事不来""血枯"等；东汉医圣张仲景在《金匮要略》中称之为"经水断绝"，并将其病因概括为"因虚、积冷、结气"等；元代朱丹溪《丹溪心法》有"肥人躯脂满经闭者"的记载；明代张介宾在《景岳全书》中论述"经闭有血隔、血枯之不同。隔者病于暂，通之则愈；枯者其来也渐，补养乃充"，将闭经分为虚实两类。因先天性生殖器官缺如，或后天器质性损伤致无月经者，因药物治疗难以奏效，不属本节讨论范围。

【病因病机】 薛立斋云："夫经水阴血也，属冲任二脉，主上为乳汁，下为月水。"脏腑气血经络的正常生理活动是月经得以产生的基础，而肾气、天癸、冲任、胞宫之间的相互协调是产生月经和维持月经周期性和规律性的重要环节。虽然闭经的病因复杂，但概括起来，主要是由冲任气血失调所致，有虚、实两个方面，虚者由于冲任亏败，源断其流；实者因邪气阻隔冲任，经血不通。常见的有肾气虚证、肾阴虚证、肾阳虚证、脾虚证、阴血亏虚证、气滞血瘀证、寒凝血瘀证和痰湿阻滞证。

【诊断】

1. 病史 应详细询问病史，包括月经史、婚育史、服药史、生殖系统手术史、家族史，以及可能的发病原因、伴随症状、环境、精神状况、营养状况及有无溢乳、头痛等。

2. 体格检查 了解智力、身高、体重以及第二性征发育状况，有无体格发育畸形，甲状腺有无肿大，乳房有无溢乳，皮肤色泽以及毛发分布，性发育的状态与其年龄是否相符。

3. 妇科检查 包括观察内外生殖器的形状、发育情况，判定有无发育缺陷或畸形，腹股沟是否有肿块，外阴色泽、有无阴毛呈男性分布以及处女膜闭锁、阴道横隔、子宫畸形等情况。已婚女性应检查阴道和子宫颈，通过阴道壁与宫颈黏液情况了解体内雌激素水平。

4. 辅助检查 继发性闭经应排除生育年龄已婚女性妊娠闭经，原发性闭经应排除生殖器官发育不良与先天畸形。通过病史询问和体格检查初步确定闭经病因，选择合适的检查明确诊断。诊断试验主要有以下几种：①药物撤退实验，包括雌激素撤退实验、孕激素撤退实验等；②内分泌激素测定；③影像学检查；④其他检查，包括诊断性刮宫、基础体温测定、宫腔镜检查、腹腔镜检查、子宫内膜活检等。

【鉴别诊断】

1. 原发性闭经应排除生殖器发育不良和先天畸形。

2. 继发性闭经应根据患者具体情况进行鉴别，如患者为青春期少女，应考虑多囊卵巢综合征的可能；年轻女性，应与结核性盆腔炎鉴别；已有生产经历的女性，应考虑子宫腔与子宫颈粘连所致的闭经。还应排除妊娠、哺乳等生理性闭经。

3. 应与一些罕见病鉴别，如暗经（个别育龄妇女，虽有卵巢和子宫内膜的周期变化，但无经血流出，仍能生育，这种情况称"暗经"）、避年（指育龄妇女在身体正常情况下，月经频率为每年1次的情况）等。

【治疗】 在确诊闭经之后，尚须明确是月经病还是由他病所致。因他病致闭经者，先治他病，然后调经。

辨证重在辨明虚实或虚实夹杂的不同情况。治疗时，虚证者治以补肾滋肾，或补脾益气，或补血益阴，以滋养经血之源；实证者则根据郁、寒、瘀、痰等不同病因及证候，分别予以行气解郁、温经散寒、活血通经，以疏通冲任经脉。

（一）辨证论治

1. 肾气虚证

辨证要点：月经初潮来迟，或月经后期量少，渐至闭经，头晕耳鸣，腰酸腿软，小便频数，性欲淡漠，舌淡红，苔薄白，脉沉细。

治法：补肾益气，养血调经。

方药：大补元煎（《千家妙方》）加减。

人参、山药、熟地、杜仲、当归、山萸、枸杞、升麻、鹿角胶、丹参、牛膝。

中成药：①金匮肾气丸，每次 10 丸，每日 3 次，口服；②滋肾育胎丸，每次 6g，每日 2 次，口服。

2. 肾阴虚证

辨证要点：月经初潮来迟，或月经后期量少，渐至闭经，头晕耳鸣，腰膝酸软，或足跟痛，手足心热，甚则潮热盗汗，心烦少寐，颧红唇赤，舌红，苔少或无苔，脉细数。

治法：滋肾益阴，养血调经。

方药：左归丸（《景岳全书》）加减。

熟地黄、菟丝子、牛膝、龟甲胶、鹿角胶、山药、山茱萸、枸杞子、地骨皮。

中成药：左归丸，每次 10 丸，每日 3 次，口服。

3. 肾阳虚证

辨证要点：月经初潮来迟，或月经后期量少，渐至闭经，头晕耳鸣，腰痛如折，畏寒肢冷，小便清长，夜尿多，大便溏薄，面色晦暗，或目眶黯黑，舌淡，苔白，脉沉弱。

治法：温肾助阳，养血调经。

方药：十补丸（《济生方》）加减。

熟地、山药、山茱萸、泽泻、茯苓、牡丹皮、肉桂、五味子、炮附子、鹿茸。

中成药：右归丸，每次 10 丸，每日 3 次，口服。

4. 脾虚证

辨证要点：月经停闭数月，肢倦神疲，食欲不振，脘腹胀闷，大便溏薄，面色淡黄，舌淡胖有齿痕，苔白腻，脉缓弱。

治法：健脾益气，养血调经。

方药：参苓白术散（《太平惠民和剂局方》）加减。

人参、白术、茯苓、白扁豆、甘草、山药、莲子肉、桔梗、薏苡仁、砂仁、当归、牛膝。

中成药：①八珍益母丸，每次 8 丸，每日 2 次，口服；②参苓白术散，每次 1 袋，每日 3 次，口服。

5. 阴血亏虚证

辨证要点：月经停闭数月，头晕目花，心悸怔忡，少寐多梦，皮肤不润，面色萎黄，舌淡，苔少，脉细。

治法：补血养血，活血调经。

方药：小营煎（《景岳全书》）加减。

当归、熟地、白芍、山药、枸杞子、炙甘草、鸡内金、鸡血藤。

中成药：八珍益母丸，每次 8 丸，每日 2 次，口服。

6. 气滞血瘀证

辨证要点：月经停闭数月，小腹胀痛拒按；精神抑郁，烦躁易怒，胸胁胀满，嗳气叹息，舌紫黯或有瘀点，脉沉弦或涩而有力。

治法：行气活血，祛瘀通络。

方药：膈下逐瘀汤（《医林改错》）加减。

当归、赤芍、桃仁、川芎、枳壳、红花、延胡索、五灵脂、牡丹皮、乌药、香附、甘草。

中成药：血府逐瘀胶囊，每次 4 粒，每日 3 次，口服。

7. 寒凝血瘀证

辨证要点：月经停闭数月，小腹冷痛拒按，得热则痛缓，形寒肢冷，面色青白，舌紫黯，苔白，脉沉紧。

治法：温经散寒，活血调经。

方药：温经汤（《金匮要略》）加减。

吴茱萸、当归、芍药、川芎、人参、桂枝、阿胶、牡丹皮、生姜、甘草、半夏、麦冬。

中成药：艾附暖宫丸，每次 6g，每日 3 次，口服。

8. 痰湿阻滞证

辨证要点：月经停闭数月，带下量多，色白质稠，形体肥胖，或面浮肢肿，神疲肢倦，头晕目眩，心悸气短，胸脘满闷，舌淡胖，苔白腻，脉滑。

治法：豁痰除湿，活血通经。

方药：丹溪治湿痰方（《丹溪心法》）加减。

苍术、白术、半夏、茯苓、滑石、香附、川芎、当归、黄芪、陈皮。

中成药：桂枝茯苓丸，每次 9 丸，每日 2 次，口服。

（二）中医外治

1. 敷脐法　蝼蛄 1 只（焙干），威灵仙 10g（烤干）。

制用法：上药共研细末，填神阙穴，外用胶布贴盖，持续 1 小时后去药。1～2 次每日，7～10 次为 1 个疗程。

功效主治：活血化瘀通经。适用于血瘀型闭经。

2. 热熨法　茺蔚子 300g，晚蚕沙 300g，大曲酒 100ml。

制作法：先将前 2 药 150g 放入砂锅中炒热，立即撒入大曲酒 50ml 拌炒片刻，将炒热的药末装入白布带中，扎紧袋口热熨脐腹部。直至带中药冷，再取另一半药同法炒热，再熨脐腹。连熨两次后，覆被静卧半天。每天 1 次，连续 3 天为 1 个疗程。

功效主治：活血通经。适用于实证闭经伴腰腹胀痛、头晕、周身乏力等。

（三）针灸治疗

1. 虚性闭经　取肝俞、脾俞、肾俞、关元、足三里、三阴交。

腰膝酸软，配命门、腰眼、阴谷等；盗汗潮热，配然谷；腹泻纳呆，配天枢；心悸，配内关。

2. 实性闭经　取中级、地机、三阴交、合谷、太冲等穴。

小腹胀满，配四海、气海；小腹冷痛，配合灸关元、中极；胸脘闷胀，配支沟、期门。

（四）饮食治疗

1. 气血虚弱型　当归 30g，黄芪 30g，生姜 65g，羊肉 250g。将羊肉洗净切块，生姜切丝，当归和黄芪纱布包好，放入砂锅中加入适量水炖至熟烂，去药渣，调味食用。每天 1 次，每月经前连服 1 周。

2. 气滞血瘀型　益母草 50～90g，橙子 25g，红糖 50g。水煎服。每日 1 剂，每月月经前连服 1 周即可。

3. 痰湿阻滞型　薏苡仁 50g，炒扁豆 25g，山楂 15g，红糖适量。上药煮粥食用，每日 1 次，每次月经前连服 1 周余。

【名家经验】

1. 罗元恺经验　罗元恺认为，闭经的原因很多，临床治疗时应首先滋肾养血，到一定时期后佐以活血行气通经，先攻后补，因势利导，才能收效，可选用集灵膏（生地黄、熟地黄、枸杞子、川牛膝、淫羊藿、党参、麦门冬、天门冬）合四物汤加减运用。至有月经周期的征兆（如小腹胀、乳房胀、阴道分泌物增多等）或服 20 余剂后，则适当加入行气活血通经之药，如红花、桃仁、香附等，连服几剂，予以利导，往往获得疗效。这种先补后攻之法，一次不效，可反复三四次。

2. 蔡小荪经验 蔡小荪治疗原发性闭经以育肾养血为主，参血肉有情之品，使肾气旺盛，冲任充盈，月事得以时下。其基本方为：炒当归、生地黄、熟地黄、女贞子、淫羊藿、肉苁蓉、山茱萸、制黄精，河车大造丸（吞）。大便不实者，去生地、肉苁蓉，加炒怀山药、菟丝子。每服 10 剂，1 个月为 1 个疗程，通常观察 3 个月。蔡小荪认为，本类型闭经，基础体温多呈单相，经过治疗，基础体温呈双相，预示病情好转，可改用调经方。其基本方为：炒当归、熟地黄、川芎、白芍、怀牛膝、丹参、制香附、桂枝、红花、泽兰。经水通行后，仍需继续治疗，直至停药 3 个月，经水仍能按时来潮，方为痊愈。

3. 陈筱宝经验 陈筱宝治疗闭经时多用"求嗣方"（当归、川芎、香附、泽兰、丹参、牛膝、艾叶、川续断、益母草、月季花、朱砂），3 剂觉腹中略动，乃用调经治法，并嘱咐家人使患者保持情绪舒畅，同时长期服用八制香附丸（香附、当归、熟地黄、白芍、川芎、红花、黄连、半夏、秦艽、牡丹皮、青皮）久服。

4. 秦月好经验 秦月好重视胞宫、胞脉、胞络在妇科中的独特地位，推崇荡胞法，提出"荡胞六法"治疗妇科疾病。秦月好认为，妇人为病多瘀，瘀血既是病理产物，也是病因。秦月好妇科验方也多以活血化瘀为主。治疗本病多在辨证的基础上，使用逐瘀药，如大黄，活血化瘀，推陈致新，畅气机和血脉；行气药，如延胡索，活血、利气、止痛；其他如温经荡胞用肉桂、吴茱萸，清热荡胞用土茯苓、夏枯草等。

【诊疗述评】 严格意义上讲，闭经并不是一个独立疾病，是其他疾病引起的一个症状。诊断时首先要明确是原发性闭经还是继发性闭经。要通过病史和相关检查，确定引起闭经的原因，从而制订相应的治疗方案。譬如对因垂体或卵巢肿瘤引起者，应首先采用手术治疗；因卵巢早衰引起的卵巢性闭经、产后大出血引起的垂体性闭经以及人工流产术造成的子宫性闭经等，采用中西医结合疗法效果较好。

中医治疗该病的原则为"虚者补而充之，实者泻而通之"。从临床看，本病虚多实少，切忌妄行攻破之法，犯虚虚实实之戒。无论何种病证，均应做到补中有通，泄中有补，切忌急功近利，滥用攻伐，以通经见血为快。

治疗以"女子以肝为先天""肝肾同源"等中医理论为指导，以滋阴养血，增补癸水为首，佐以补血、降火，并根据病情增加养心安神、配补阳气之品，如枣仁、菟丝子等。

此外，女子多郁，在治疗上应重视患者的心理疏导，方中要加入理气疏肝的香附、玫瑰花、郁金等。心藏神，而肾之阴阳与心火有密切联系。心肾相交，水火既济，才能维持肾的正常生理功能。欲补肾者，必先宁心，则胞脉通畅，月事则有望恢复。

女子有本身固有之月事节律，在治疗过程中，应根据患者的生理周期，适当调整治疗方案，如上所举蔡小荪、陈筱宝、秦月好诸位名老中医均重视分期治疗。

在疾病已愈或基本控制时，应注重根据患者体质，进行调体预后，使患者能够从根本上得到改善，防止复发，以求"治病求本"之功。因本病属疑难性疾病，疗程较长，一般3个月为1个疗程，患者一定要坚持治疗，不要频繁更换医生，同时要坚持锻炼，配合食疗。

【预防调护】

1. 对孕产妇做好评估，科学处理，避免产后大出血。

2. 积极治疗引起闭经的原发性疾病，如甲状腺功能亢进症、甲状腺功能减退症等。

3. 要营养均衡，适度锻炼，切莫因减肥或运动过度而引起闭经。

【古代文献精选】

《女科撮要》："夫经水阴血也，属冲任二脉，主上为乳汁，下为月水。其为患，有因脾虚而不能生血者，有因脾郁伤而血耗损者，有因胃火而血消烁者，有因脾胃损而血少者，有因劳伤心而血少者，有因怒伤肝而血少者，有因肾水不能生肝而血少者，有因肺气虚不能行血而闭者。治疗之法，若脾虚而不行者，调而补之；脾郁而不行者，解而补之；胃火而不行者，清而补之；脾胃损而不行者，温而补之；劳伤心血而不行者，静而补之；怒伤肝而不行者，和而补之；肺气虚而不行者，补脾胃；肾虚而不行者，补脾肺。经云：损其肺者，益其气；损其心者，调其荣卫；损其脾者，调其饮食，适其寒温；损其肝者，缓其中；损其肾者，益其精。审而治之，庶无误矣。"

《万病回春·经闭》："妇人壮盛经闭者，此血实气滞，宜专攻也。妇人虚弱经闭者，此血脉枯竭，宜补，经自通也。妇人半虚半实经闭者，宜攻补兼施也。妇女经闭有积块者，宜养血破积也。妇人经通之后，宜调理之剂也。"

【现代研究进展】　现代研究发现，许多引起闭经的原发性疾病多涉及基因或染色体变异，但遗传病或具有遗传倾向的疾病，病因复杂，既有遗传因素的决定性作用，也有非遗传因素的影响。

从中医的后天因素来研究闭经的病因病机，主要包括后天脾土虚弱，生化之源不足，血虚闭经；过食肥甘厚味或脾虚失运，痰湿聚集，导致闭经。并且现代中医病因研究认为，闭经的发生不仅与先、后天因素密切相关，并且受到精神因素和手术等直接因素影响。此外，药物因素造成的影响也不容忽视。

实验研究主要包括闭经的中医证候动物模型的研究、中药复方治疗闭经的药理研究。

第五节　黄体功能不全

【概述】　黄体功能不全（luteal phase defect，LPD）是指卵巢排卵后形成的黄体发育不全，过早退化，萎缩不全，孕激素分泌不足和子宫内膜分泌不良引起的月经失调和生育功能缺陷综合征。中医无黄体功能不全的病名，根据临床症状，归属于"月经先期""经期延长""不孕""胎漏""胎动不安""滑胎"等范畴。

古籍中未见有此病名的描述，随着西医对此病名的提出，中医药对此病的认识也不断发展和丰富，从发病机理、治则治法、辨证分型论治等方面积累了大量经验。自20世纪80年代开始，有临床医家开始采用古方自拟经验方或辨证论治来治疗此病。20世纪90年代，北京中医医院研究了坤宝3号，进一步探索出治疗黄体功能不全的专方专药。到目前为止，经过几十年的临床研究总结，中医在此病的病因病机、治则治法方面已形成较为完善的理论。而现今不少临床医家运用现代科研方法探讨中药复方、单味药对女性生殖轴功能的影响颇多，且深入到细胞分子水平。

【病因病机】　中医认为，肾主生殖，为天癸之源、冲任之本，肾中精气盛衰主宰着人体生育及生殖功能的盛衰。黄体期是肾阳充盛、血海满盈的时期，与肝、肾、气血、冲任关系密切。故肾虚是导致本病的主要病机，其中以肾阳虚为多见。临床常见的病因病机有肾阳虚、气血亏虚、肝郁气滞、瘀血阻络。

1.肾阳虚　肾为先天之本，主生殖，若先天肾气不足，或房劳多产，冲任亏损，致肾阳虚，命门火衰，冲任失于温煦，故见月经先期，宫寒不孕。

2.气血亏虚　素体脾胃虚弱或思虑、饮食损伤脾胃，气血化生不足，或大病久病之后，元气必伤，气血不足，"五脏之伤，穷必及肾"，致肾阳虚，胞宫失温煦，寒积冲任，凝滞胞脉，血海充盈延迟而致月经后期，难以受孕。

3.肝郁气滞　素体情绪抑郁，七情所伤，肝气郁结，疏泄不及，则月经后期；疏泄太过，则月经先期；肝失疏泄，太过与不及交错，血海蓄溢与胞宫藏泻失常，则月经先后不定期。

4. 瘀血阻络　情志不遂，肝气郁结；或经行产后，感受外邪，阻滞气机，或手术、异物所伤，瘀血内留胞宫，旧血阻滞冲任，新血不得归经，以致经前出血淋漓不净。

【诊断】

1. 临床表现　月经周期缩短，月经频发，不孕或流产，流产多发生在孕早期。

2. 实验室检查　在月经第18～28天测血清孕激素＜10ng/ml。

3. 基础体温测定　每天晨起测口温，显示体温上升缓慢，或升高温度＜0.3℃，或高温波动＞0.1℃，或高温维持时间＜12天。

4. 诊断性刮宫　在月经周期第21～22天进行，取子宫内膜进行组织学检测，内膜分泌不良，即内膜时相少于正常2天以上。

【鉴别诊断】

1. 排卵功能障碍　表现为月经周期紊乱，经期长短不一，经量时多时少，甚至大出血；基础体温显示无双相改变；B超监测排卵未见优势卵泡；诊刮内膜组织学测定显示增生期改变。

2. 黄体萎缩不全　表现为月经周期正常，但经期延长，出血量较多；基础体温测定显示体温下降缓慢；月经第5天行诊断性刮宫，仍显示有分泌期改变。

【治疗】

（一）辨证论治

确定黄体功能不全的诊断后，根据病机认识现证，分清证的属性，从而分证论治。根据本病的发病机制，特别应注意有无肾的阴阳失衡、肝的疏泄失常、气血运行失调等证候，在审证求本中当掌握辨证要点，结合四诊辨证论治。

1. 肾阳虚证

辨证要点：经前阴道少量出血，色黯红，或婚久不孕，测基础体温上升缓慢，高温期短，有波动；伴有腰膝冷痛，大便溏薄，小便清长；舌淡，苔薄白，脉沉细或沉迟。

治法：温肾壮阳，调补冲任。

方药：右归丸（《景岳全书》）加减。

制附子、肉桂、熟地、山药、山茱萸、枸杞、菟丝子、鹿角胶、当归、杜仲。

中成药：①右归胶囊，每次4粒，每日3次，口服，连服3个月；②麒麟丸，每次6～9g，每日3次，口服，连服3个月；③定坤丹，每次3.5～

7g，每日 3 次，口服，连服 3 个月。

2. 气血亏虚证

辨证要点：经前阴道少量出血，色淡红，或月经频发，经量少或多，色淡，质稀，或婚久不孕，测基础体温上升缓慢，高温期短，有波动；伴神疲乏力，头晕眼花，心悸气短，面色萎黄；舌淡，苔薄，脉细弱

治法：补益气血，养血调经。

方药：八珍汤（《正体类要》）加减。

当归、白芍、川芎、熟地、党参、白术、茯苓、甘草。

中成药：①八珍颗粒，每次 3.5g，每日 3 次，口服，连服 3 个月；②十全大补丸，每次 6g，每日 3 次，口服，连服 3 个月；③人参养荣丸，每次 1 丸，每日 2 次，口服，连服 3 个月。

3. 肝郁气滞证

辨证要点：经前阴道少量出血，色淡红，或平素月经规律，伤于情志后，月经频发，或婚久不孕，测基础体温上升缓慢，高温期短，有波动；伴精神抑郁，胸胁胀痛，食欲减退；舌黯红，苔薄黄，脉弦细或弦数。

治法：疏肝解郁，补肾调经。

方药：柴胡疏肝散（《景岳全书》）加减。

柴胡、枳壳、香附、陈皮、芍药、川芎、炙甘草。

中成药：①逍遥丸，每次 8 丸，每日 3 次，口服；②七制香附丸，每次 6g，每日 2 次，口服，连服 3 个月。

4. 瘀血阻络证

辨证要点：经前阴道出血，时下时止，或淋漓不净，色紫黯有块，甚至有膜样组织排出；或有小腹刺痛；舌质紫黯，苔薄白，脉涩或细弦。

治法：活血化瘀调经。

方药：桃红四物汤（《医宗金鉴》）加减。

桃仁、红花、当归、川芎、白芍、熟地、川牛膝、益母草。

中成药：①血府逐瘀口服液，每次 10ml，每日 3 次，口服，连续 3 个月，经期停药；②少腹逐瘀颗粒，每次 1.6g，每日 3 次，口服，连续 3 个月，经期停药。

（二）针灸治疗

穴位：关元、大赫、中极、肾俞、商丘、三阴交、足三里。经后期，配太溪、照海；排卵期，配太冲、血海、内关；黄体期，配气海、血海；月经期，配合谷、太冲。

方法：平补平泻法，每次行针 5～10 秒，针刺有酸麻胀痛感觉，得气即可，留针 30 分钟，每周 3 次。

（三）饮食治疗

1. 多进食含植物类激素的食物，如山药、红薯、板栗等。

2.《金匮要略》提到生姜羊肉汤，此汤对调补女性黄体功能很有好处。

3. 红枣、桂圆、枸杞对补益气血很有好处，月经干净后，可常喝红枣桂圆枸杞水。

4. 黑米和糯米，对补益气血有好处，可以黑米合糯米熬粥，加适量红糖。

【名家经验】

1. 夏桂成经验　夏桂成认为，黄体功能不全在病理变化上主要是肾阳虚为主，阳虚在演变过程中常或兼夹心肝郁火、血瘀、痰湿等，治疗可以毓麟珠配合归芍地黄汤。至于诸多兼夹证型，可根据兼夹证型的程度范围而调治，有时甚则急则治标，先从标证论治。

2. 郭志强经验　郭志强认为，黄体功能不足多为脾肾阳气不足，胞宫虚寒之故，亦多夹郁夹瘀，强调"妇人以血为用，血得热则流畅，得寒则凝滞"以及"阳气"的重要性。临床上用中药序贯法以补脾肾之阳，可以达到经调而孕育自成的目的。

此外，郭志强在临床上发现很多患者经期有膜样组织排出，并伴有轻至中度的腹痛，经过多年的经验总结发现此为黄体功能不全导致的子宫内膜分泌不均，内膜致密脱落所致。

【诊疗述评】　在辅助生殖技术中，因为使用超促排卵，致使卵泡期 LH 作用过强和 LH 峰值的提前出现，以及卵巢局部雄激素水平过高，影响了卵泡的发育和卵细胞的成熟和质量，因而引起黄体功能不全；此外，在取卵术中，操作者对卵母细胞卵丘复合物颗粒细胞的负压抽吸造成损失，使得卵巢大黄体细胞不足，影响了正常的卵巢功能。因此，在辅助生殖技术中，黄体功能不全成为胚胎移植后妊娠成功率低的一个重要原因。中医认为，黄体期阴盛阳生渐至重阳，阴阳俱盛，以备种子育胎的时期。治疗当以温肾助阳暖宫为主。在辅助生殖技术中，胚胎移植后适当加入补肾温阳之中药口服，可提高辅助生殖技术的临床妊娠率。

【预防调护】

1. 黄体功能不全的女性怀孕后，在孕早期应及早保胎治疗。

2. 在药物治疗的同时，患者要保持轻松、愉快的心情，消除紧张顾虑的情绪。

3. 注意饮食调理，少食辛辣温燥或生冷之品。

【古代文献精选】

《景岳全书·妇人规·经脉类》云："凡阳气不足，血寒经迟者，色多不鲜，或色见沉黑，或涩滞而少。其脉或微，或细，或沉、迟、弦、涩。其脏气形气必恶寒喜暖。凡此者，皆无火之证。治宜温养血气，以大营煎、理阴煎之类加减主之。大约寒则多滞，宜加姜、桂、吴茱萸、荜茇之类，甚者须加附子。"

《傅青主女科·调经》云："夫经水出诸肾，而肝为肾之子，肝郁则肾亦郁矣；肾郁而气必不宣，前后之或断或续，正肾之或通或闭耳；或曰肝气郁而肾之不应，未必至于如此。殊不知子母关切，子病而母必有顾复之情，肝郁而肾不无缱绻之谊。"

【现代研究进展】 现代研究发现，补肾药具有内分泌激素样作用，能够使下丘脑-垂体-卵巢轴的调节功能得以改善，促进黄体发育。如菟丝子具有雌激素类样作用，可增加下丘脑-垂体的促黄体功能，提高卵巢对促黄体生成素的反应性，从而改善黄体功能不全。

第六节　卵巢早衰

【概述】 卵巢早衰（premature ovarian failure，POF）是指妇女在40岁以前因某种原因引起的闭经、不孕、低雌激素以及促性腺激素水平升高为特征的一种疾病。中医学中并无"卵巢早衰"病名，多归属于"闭经""经水早断""早发绝经"等范畴。

《素问·上古天真论》曰："女子七岁，肾气盛……七七，任脉虚，太冲脉衰少，天癸竭，地道不通，故形坏而无子也。"指出了女子正常绝经的年龄应在49岁左右。故而古籍指出"年未至七七而经水断者"属"年未老而经水断"。有关女子闭经最早见于《黄帝内经》，《素问·阴阳别论》称"女子不月"，《素问·评热病论》谓"月事不来"。《妇人大全良方》《陈素庵妇科补解》提出了"月水先闭"和"先期经断"概念，清代《傅青主女科》则称之为"经水早断""年未老经水断"。

历代对妇女月经先闭的病因病机研究颇多，最早在《素问·阴阳别论》中提到了"二阳之病发心脾，有不得隐曲，女子不月"，认为脾胃功能及精神情志与月经不至有直接关系，这也是最早对此病的病因病机认识。汉代《金匮要略·妇人杂病脉证并治》则提出了气血虚弱、肝郁气滞也是月经停闭的重要因素。宋金时期的《仁斋直指方·妇人论》认为："经脉不行，其候有三：一则血气盛实、经络遏闭……一则形体憔悴、经脉涸竭……一则风冷内伤，七情内贼，以致经络痹满。"清代《傅青主女科》则提出"年未老经水断"应从肾论治，提出了"经本于肾""经水出于肾"的观点。

【病因病机】 此病的病机主要有"血枯"和"血隔"两种类型，前者为虚证，后者为实证。血枯者以补其虚，血隔者以通其阻。临床常见的病机有肾气亏虚、阴虚血燥、气血虚弱、气滞血瘀、痰湿阻滞。

1. 肾气亏虚　肾为先天之本，主生殖，若先天禀赋不足、肾气亏虚、天癸匮乏，则冲脉不盛、任脉不通而经水早断；或房事不节，或流产多次，损伤肾亏，精血匮乏，则冲任失养、血海不足而致经水早断。

2. 阴虚血燥　素体阴虚精亏，或产后大失血伤阴，或盆腔手术致营阴亏乏，阴虚则火旺，灼伤津血，血海枯竭则致经断。

3. 气血虚弱　素体脾胃虚弱或思虑、饮食损伤脾胃，气血化生不足，营血亏虚，肝肾失养、冲任不充，血海空虚，无血可下而致经闭。

4. 气滞血瘀　素体情绪抑郁，七情所伤，肝失疏泄，气为血帅，气结则血滞，瘀血阻于冲任，血行不畅，故经闭不行。

5. 痰湿阻滞　素体脾虚或饮食伤脾胃，脾主运化，脾虚则运化失司，痰湿聚生，阻于冲任二脉，使血不得下行而致经水早断。

【诊断】　卵巢早衰的诊断标准是 40 岁以前出现的至少 4 个月以上的闭经，并有 2 次以上 FSH>40U/L（两次检查间隔 1 个月以上），雌二醇水平<73.2pmol/L。病史、临床表现及辅助检查有助于该病的诊断。

1. 病史　详细的病史采集，包括初潮年龄、月经情况、闭经的年限，有无诱因，有无药物使用史，有无家族史，有无放化疗、卵巢手术史等。

2. 临床表现　闭经是卵巢早衰的主要临床表现，常可并见烘热、汗出、烦躁、记忆力减退、失眠等表现。

3. 实验室检查及其他辅助检查　血清激素水平测定显示 FSH 水平升高、雌激素水平下降是卵巢早衰患者最主要的特征和诊断依据。一般 FSH>40U/L，雌二醇水平<73.2pmol/L。

多数卵巢早衰患者盆腔超声检查，可显示卵巢中无卵泡，卵巢和子宫体积缩小。

【鉴别诊断】

1. 卵巢储备功能不足　此病有月经稀发，偶有闭经表现。实验室检查中血清激素水平测定显示 FSH 升高，但 FSH 多>10U/L 而<40U/L；而超声检查子宫和卵巢体积正常，卵巢中可见卵泡，但窦卵泡数<5 个。

2. 多囊卵巢综合征　此病有月经稀发，甚至闭经，临床表现中可见肥胖、毛发重、痤疮等，实验室检查血清激素水平测定显示雄激素水平升高或正常，FSH 多在正常范围，LH/FSH>2.5；超声检查可显示双侧卵巢多囊样改变，直径小于 1cm 的卵泡数在 12 个以上。

3. 高催乳素血症　此病常表现为月经量少，稀发，甚至闭经，偶伴有乳头溢液。实验室检查中血清激素水平显示 PRL 高于正常范围，E_2 常较低，而 FSH、LH 多在正常范围内；超声检查子宫、附件未见异常。

【治疗】

(一) 辨证论治

治疗上当首辨虚实，若为虚证则不可急于通经，当以"补"为首，调节脏腑阴阳功能，待气血平衡，再酌以行血通经。若为实证，则当辨明"血滞"之因，血瘀者活血化瘀，痰湿阻滞者"健脾除湿，化痰阻滞"。经脉通达，血行有序，月经自然复行有期。

1. 肾气亏虚证

辨证要点：40 岁或以前断经，月经稀少渐至闭经，或忽然停经，B 超显示双侧卵巢偏小，未见小卵泡，子宫体积小；伴有腰腿酸软，头晕耳鸣，倦怠乏力，夜尿频多；舌淡黯，苔薄白，脉沉细。

治法：补肾益气，调理冲任。

方药：归肾丸 (《景岳全书》) 加减。

熟地、山药、山茱萸、茯苓、当归、枸杞、杜仲、菟丝子。

中成药：①定坤丹，每次 7g，每日 2 次，口服，连服 3 个月；②麒麟丸，每次 6～9g，每日 3 次，口服，连服 3 个月。

2. 阴虚血燥证

辨证要点：40 岁或以前断经，月经稀少渐至闭经，或忽然停经，B 超显示双侧卵巢偏小，未见小卵泡，子宫体积小；五心烦热，失眠盗汗；舌红，少苔，脉细数。

治法：养阴清热，补肾调经。

方药：左归丸 (《景岳全书》) 加减。

熟地、山药、山茱萸、枸杞、川牛膝、菟丝子、鹿角胶、龟甲胶。

中成药：①左归丸，每次 9g，每日 3 次，口服，连服 3 个月；②大补阴丸，每次 6g，每日 3 次，口服，连服 3 个月；③坤泰胶囊，每次 4 粒，每日 3 次，口服，连服 3 个月。

3. 气血虚弱证

辨证要点：40 岁或以前月经周期延迟，量少，色淡红，质稀，渐至经闭不行，B 超显示双侧卵巢偏小，子宫体积小；伴神疲乏力，头晕眼花，心悸气短，面色萎黄；舌淡，苔薄，脉细弱。

治法：益气养血调经。

方药：人参养荣汤 (《太平惠民和剂局方》) 加减。

人参、黄芪、白术、茯苓、陈皮、甘草、熟地、当归、白芍、五味子、远志、肉桂。

中成药：①八珍颗粒，每次 3.5g，每日 3 次，口服，连服 3 个月；

②十全大补丸，每次 6g，每日 3 次，口服，连服 3 个月；③复方阿胶浆，每次 20ml，每日 2 次，口服，连服 3 个月。

4. 气滞血瘀证

辨证要点：40 岁之前月经突然停闭不行，伴胸胁、乳房胀痛，精神抑郁，少腹胀痛拒按，烦躁易怒；舌紫黯，有瘀点，脉弦涩。

治法：理气活血，祛瘀通经。

方药：膈下逐瘀汤（《医林改错》）加减。

当归、川芎、赤芍、桃仁、枳壳、延胡索、五灵脂、牡丹皮、乌药、香附、甘草。

中成药：①红花逍遥片，每次 4 片，每天 3 次，连服 3 个月；②血府逐瘀口服液，每次 10ml，每日 3 次，口服，连服 3 个月。

5. 痰湿阻滞证

辨证要点：40 岁之前月经延后，量少，色淡，质黏腻，渐至月经停闭；伴形体肥胖，胸闷泛恶，神疲倦怠，纳少，痰多，或带下量多；舌质淡，苔白腻，脉滑。

治法：燥湿化痰，活血调经。

方药：苍附导痰丸（《叶天士女科诊治秘方》）加减。

茯苓、半夏、陈皮、甘草、苍术、香附、南星、枳壳、生姜、神曲。

中成药：二妙丸配合红花逍遥片。①红花逍遥片，每次 4 片，每天 3 次，连服 3 个月，经期停药；②二妙丸，每次 9g，每日 3 次，口服，连服 3 个月，经期停药。

（二）中医外治

1. 中药保留灌肠

（1）方法：药液温度 38℃，患者侧卧位，将灌肠管缓慢插入肛管内，深度 14cm 左右，将 100ml 药液缓慢推注。月经干净 3 天开始，连续 3 个月，经期停用。

（2）方药：二仙汤加减（《中医方剂临床手册》）。仙茅、淫羊藿、巴戟天、当归、盐知母、盐黄柏。

2. 耳穴压豆　将王不留行置 0.5cm² 胶布上并贴压神门、卵巢、脑点、肝、脾、肾、内分泌等耳穴，胶布固定，同时用指尖间断按压耳穴，以患者略感胀、沉重刺痛为度，每次每穴点压 20 下，每日 3 次，每周 3 次，连续 3 个月。

（三）针灸治疗

取穴：关元、命门、中极、肾俞、三阴交、子宫、血海、太溪、肝俞、脾俞。

方法：关元、命门、中极、肾俞用补法，其余穴位均采用平补平泻法，得气后留针 30 分钟，每隔 15 分钟行针 1 次。

（四）饮食治疗

1. 补充类雌激素性食物，如富含大豆异黄酮的豆制品、蜂王浆等食物。

2. 多摄入富含蛋白质的食物，如牛奶、鱼、虾等。蛋白质关系着人体组织的建造、修复及免疫功能的维持。

3. 多进食新鲜水果。水果中富含的维生素 C、维生素 E 都是抗衰老的最佳物质。

【名家经验】

1. 夏桂成经验　夏桂成提出了"心-肾-子宫轴"理论，认为肾虚心气不足为此病的病机，提出了月经周期调理法。夏桂成运用滋肾调周法，先予滋阴养血、补肾填精方药恢复患者阴精水平，当患者出现蛋清样白带时，则以滋补肾阳、调气和血之法，改善黄体功能。

2. 金哲经验　金哲认为"七情""六淫"致病因素是卵巢早衰的诱因之一，肾虚是卵巢早衰的主要病机，脉络瘀阻是卵巢早衰的病理状态，肝、心、脾的功能与女性生殖关系密切；提出了以补肾填精、调理冲任气血为主，结合心、肝、脾三经郁滞及功能失调情况再予临证加减化裁。

【诊疗述评】

1. 诊断方面，卵巢早衰需与正常围绝经期鉴别，其重要区别点在于年龄。大于 40 岁以后若出现闭经、低雌激素、高促性腺激素等表现，则以围绝经期论，不作为卵巢早衰。

2. 卵巢早衰在临床治疗上多从肾论治，肾气盛则天癸至，月事以时下。然而在临床上亦需顾及现实情况，应与时代相结合。当下社会生活节奏快，妇女既需照顾好家庭，亦面对工作事业等双重压力，加之月经久不至，情绪更加焦虑，"女子以肝为先天"，治疗时亦应重视条达肝气，肝肾同治。肝木柔顺，则气血调畅，肾气不郁，肾中精水才能化生，则经行如常。

【预防调护】

1. 有卵巢早衰家族史的患者，应尽早妊娠。

2. 在药物治疗的同时，要培养良好的生活习惯，合理饮食，保持心情舒畅，锻炼身体。

【古代文献精选】

《素问·阴阳别论》云："二阳之病发心脾，有不得隐曲，女子不月；其传为风消，其传为息贲者，死不治。"

《素问·评热病论》曰："月事不来者，胞脉闭也。胞脉者属心而络于胞中，今气上迫肺，心气不得下通，故月事不来也。"

《医学正传》："月经全借肾水施化，肾水既乏，则经血日以干涸。"

《沈氏女科辑要笺正·月事不来》云："《金匮》言妇人经水不来之证，分三大纲。积冷、结气两者，皆血滞不行，于法宜通，冷者温经行血，《金匮》归芎胶艾汤，即为此证之鼻祖，而《千金》妇人门中，方药最多，皆含温辛逐瘀之法，亦皆为此而设。尧封只言肉桂一味，尚嫌未备，惟又言瘀通之后，必以养荣调之，则确是善后良图，最不可少。若气结者，自须先疏气分之滞，逍遥所以疏肝络，香附、乌药等，皆通气分而不失于燥，固是正宗。"

《傅青主女科》云："经水早断，似乎肾水衰涸，吾以为心肝脾气之郁者……肾气本虚，又何能满盈而化经水外泄耶。"

【现代研究进展】

1. 病因机制研究　目前研究主要集中在：

（1）遗传因素：女性染色体 X 染色体上的任何缺失都会引起卵巢衰竭，如特纳综合征（Turner syndrome，Ts）。现代基因技术和分子细胞生成技术研究 Ts 显型的基因图谱，发现 Xp 上的基因量变化是 Ts 的病因。与 POF 有关的 X 染色体异常包括 1 条 X 染色体的完全缺失，以及染色体长臂（Xq）部分缺失或异位。目前的研究发现，卵泡发育和卵巢功能决定基因可能位于 Xq，最重要的卵巢功能维持区域位于 Xq13～28。

（2）自身免疫因素：自身免疫是核型正常的 POF 患者的主要病因之一，大约 20％的 POF 是由于免疫系统不能识别自身卵巢组织所致，部分 POF 患者血中存在抗卵巢抗体，该类患者常合并多种自身免疫性疾病。

（3）代谢异常：目前已证实半乳糖血症与 POF 发病有关，增多的半乳糖可直接损害卵母细胞，其代谢产物可对卵巢实质产生损害，半乳糖分子的掺入可改变促性腺激素的生物学活性，引起卵巢卵泡的过早耗竭。

（4）酶的缺陷：17-羟化酶及 17，20-碳链裂解酶等甾体激素合成关键酶的缺乏，可导致性激素合成障碍和性激素水平低下，并产生高促性腺激素血症，患者多表现为原发性闭经，少数患者虽有正常月经，但卵巢内卵泡闭锁速度加快，出现 POF。

此外，医源性因素、某些病毒感染或促性腺激素及受体异常等均有可能引起卵巢早衰。

2. 临床治疗　激素替代治疗、对于有生育要求的促排卵治疗等是常用治疗方法，辅助生育也逐渐成为获得妊娠的首选方案。近年来，在以基因治疗、免疫抑制剂治疗、干细胞移植与中西医结合治疗等方面也做了一些探讨。

第七节 黄素化未破裂卵泡综合征

【概述】 黄素化未破裂卵泡综合征（luteinized unruptured follicle syndrome，LUFS）是指卵泡发育未成熟或成熟后，卵泡中的颗粒细胞受黄体生成激素的刺激，卵泡未破裂而原位黄素化，形成黄体并分泌孕激素，从而使效应器官发生一系列类似排卵周期的改变。育龄期妇女中发生率为 $5\%\sim10\%$，而在不孕妇女中约占 $25\%\sim43\%$。

LUFS 是 20 世纪 70 年代发现并命名的妇科疑难病，通常以不孕为常见症状，且常被误认为是"原因不明"的不孕。中医学中并无"黄素化未破裂卵泡综合征"病名，多归属于"不孕症""月经先期""月经后期"等范畴。

【病因病机】 氤氲之候即经间期，最大的生理特点为"排出精卵"。中医认为精卵的排出以肾中阴阳转化、重阴达阳为前提，以冲任气血充沛且气血运行无阻为条件。故病机以肾虚为本，与肝郁、血瘀密切相关。

1. 肾阳虚 素体肾阳虚，或损伤肾阳，命门火衰，生化失期，不能触发氤氲乐育之气，则不能鼓动卵子顺利排出。

2. 肝肾阴虚 素体肾阴亏虚或耗损肾阴，天癸乏源，水不涵木，则肝肾亏虚，疏泄闭藏无度，冲任失调，气血运行不畅而碍卵排出。

3. 肾虚肝郁 素性抑郁或七情内伤而气机不畅，气滞血瘀，不能推动卵子排出。

4. 肾虚血瘀 素体肾虚，加之反复流产或手术，瘀血阻滞于胞络，碍于卵子顺利排出。

【诊断】

1. 临床表现 虽然 LUFS 患者的卵未能排出发生原位黄素化，但仍然可以分泌雌激素和孕激素，因此患者基础体温呈双相，子宫内膜呈分泌期改变，具有规律的月经周期，在临床表现上难与正常排卵区分。

2. B 超诊断 目前主要通过超声动态观察卵泡的发育过程来诊断 LUFS。

（1）发育正常的卵泡不破裂而持续增大。

（2）包膜逐渐增厚，界限模糊，张力降低。

（3）囊泡内由无回声暗区逐渐变成少许细弱光点。

（4）直到下次月经囊泡才逐渐萎缩消失。

3. 腹腔镜诊断 在预测排卵日后 $4\sim7$ 天，腹腔镜检查卵巢表面未发现排卵孔，腹腔液量较少，迅速凝固。

【治疗】

（一）辨证论治

1. 肾阳虚证

辨证要点：婚久不孕，月经基本规律，性欲淡漠，面色晦暗，腰酸腿软，怕冷，四肢不温；舌淡，苔薄白，脉沉细。

治法：温肾暖宫。

方药：促排卵汤（《罗元恺论医集》）加减。

菟丝子、巴戟天、淫羊藿、当归、党参、炙甘草、枸杞子、附子、熟地。

中成药：①右归胶囊，每次 4 粒，每天 3 次，连服 3 个月；②滋肾育胎丸，每次 6g，每天 2 次，连服 3 个月。

2. 肝肾阴亏证

辨证要点：婚久不孕，月经既往规律，形体消瘦，腰酸耳鸣，头晕眼花，五心烦热，少眠，口干便秘；舌红，少苔，脉细数。

治法：滋养肝肾。

方药：养精种玉汤（《傅青主女科》）合六味地黄丸（《小儿药证直诀》）加减。

熟地黄、山茱萸、当归、白芍、山药、茯苓、泽泻、牡丹皮、首乌、肉苁蓉、龟甲、鳖甲。

中成药：①左归丸，每次 9g，每天 3 次，连服 3 个月；②大补阴丸，每次 6g，每日 3 次，口服，连服 3 个月；③坤泰胶囊，每次 4 粒，每日 3 次，口服，连服 3 个月。

3. 肾虚肝郁证

辨证要点：婚久不孕，月经规律，或腰骶酸痛，头晕耳鸣，或胸胁、乳房、少腹胀痛，胸闷不舒，喜叹息；舌淡黯，苔薄白，脉弦细。

治法：补肾疏肝。

方药：开郁种玉汤（《傅青主女科》）加减。

白芍、香附、当归、白术、牡丹皮、茯苓、天花粉。

中成药：①红花逍遥片，每次 4 片，每天 3 次，连服 3 个月；②逍遥颗粒，每次 8g，每天 2 次，连服 3 个月。

4. 肾虚血瘀证

辨证要点：婚久不孕，月经规律，或经期有血块，或经期小腹冷痛；平素少腹胀痛，腰骶酸痛，手足不温；舌淡黯，有瘀点，脉弦细。

治法：补肾活血。

方药：少腹逐瘀汤（《医林改错》）加减。

小茴香、干姜、延胡索、没药、当归、川芎、官桂、赤芍、蒲黄、五灵脂。

中成药：定坤丹配合大黄䗪虫丸。①定坤丹，每次 7g，每日 2 次，口服，连服 3 个月；②大黄䗪虫丸，每次 1 丸，每日 2 次，口服，当 B 超监测卵泡长至 18mm 后服用至卵泡破裂。

（二）针灸治疗

1. 电针

穴位：关元、中极、子宫、三阴交。

方法：针刺得气后，接电极线，留针 30 分钟，每天 1 次，当形成优势卵泡时，连续 1～3 次/天，排卵后终止，疗效明显，提示电针补肾活血、调理冲任改善生殖内分泌水平，增加卵巢血供，降低卵巢动脉血流阻力。

2. 耳针

取穴：卵巢、肾、肝、脾、膈、脑点、内分泌，双耳交替。

方法：从月经来潮第 7 天耳压磁珠，每 3 日一换，并嘱患者每日按压所贴之处，以痛为度，连续 2 次（排卵后终止），治疗 3 个周期。

【名家经验】 夏桂成经验 夏桂成认为，整个月经周期在肾气-天癸-冲任生殖轴影响下形成由阴长阳消→重阴转化为阳→阳长阴消→重阳转阴的 4 个时期，即相当于卵泡期、排卵期、黄体期、行经期。夏桂成认为，氤氲之期阳气水平不足和经后期肾阴不足、癸水欠实有关，而 LUFS 之后的经前期必出现肾阳不足、黄体不良，因此 LUFS 的治疗需结合整个月经周期治疗，采用奠基汤、促排卵汤、助黄汤、五味调经散四方协同作用，燮理肾中阴阳。

【诊疗述评】 中枢内分泌紊乱性疾病发病率增高，盆腔手术、引产、流产导致盆腔粘连比例增加，促排卵药物以及辅助生殖技术的广泛应用，均导致 LUFS 频发。LUFS 是一种特殊类型的排卵障碍，具有一系列伪排卵现象，易忽视、漏诊，如果不孕患者具备 LUFS 高危因素，应当连续 B 超监测排卵，判定是否存在 LUFS。

中西医治疗针对不同因素导致的 LUFS 显效各异，对于中枢内分泌紊乱、药物作用、精神心理因素等导致的 LUFS，中药组治疗效果明显；但对于局部机械因素尤其是术后瘢痕形成的膜状粘连而致的 LUFS，单纯的中药治疗效果差，建议采用中西医结合的多种综合治疗方法，即西医腹腔镜下行内膜症病灶烧灼或粘连松解，去除导致卵泡无法破裂的膜样粘连，再配合中药预防粘连治疗，使整体和局部有机结合起来，标本兼治，从而提高排卵率、妊娠率。

【古代文献精选】

《景岳全书·妇人规·子嗣》："产育由于气血，气血由于情怀，情怀不畅则冲任不充，冲任不充则胎孕不受。"

【现代研究进展】

1. 理论研究　研究发现，在子宫内膜异位症（endometriosis，EM）模型小鼠腹腔液和卵泡膜中检测到金属蛋白酶组织抑制因子-1（tissue inhibitor of metalloproteinase-1，TIMP-1）高表达，从而破坏腹腔 MMP（基质金属蛋白酶，matrix metalloproteinase）/TIMP 酶环境，影响卵巢功能和卵质量，发生 LUFS。Cuervo-Arango 等用大型动物母马作为研究对象，在排卵前期给予人绒毛膜促性腺激素（HCG）的同时添加氟胺烟酸葡胺环氧化酶的抑制剂，导致了高达 83% 的排卵失败，并最终黄素化，证明排卵过程可被非甾体抗炎药阻断。雷杰莹等认为肾阳虚，血失温运，则迟滞成瘀，瘀血阻滞胞脉胞络，进一步增加卵子排出困难，血瘀阻滞生机加重肾虚，而发展为肾虚血瘀。

2. 临床研究　卢丽芳等使 LUFS 患者自经净第 2 天开始至排卵发生服用左归丸，与服用枸橼酸氯米芬胶囊患者比较，前者 LUFS 的发生率低于西药组。杜明祯收集 LUFS 患者 67 例于月经前第 5 天口服克罗米芬（氯米芬）连续 5 天，有优势卵泡后肌内注射 HCG 10000U，36 小时后行卵泡穿刺，后行宫内人工授精（intrauterin insemination，IUI)），21 例妊娠。

第八节　功能失调性子宫出血

【概述】　功能失调性子宫出血（dysfunctional uterine bleeding，DUB）简称功血，是由下丘脑-垂体-卵巢轴功能失调引起的异常子宫出血。本病按发病机制可分无排卵性功血和排卵性功血两大类，前者多见于青春期和围绝经期的妇女；后者多见于育龄期妇女。该病在中医中归属为"崩漏"，指经血非时暴下不止或淋漓不尽，前者称崩中，后者称漏下，由于崩与漏二者常相互转化，故概称崩漏。

中医古籍中最早记载见于《素问·阴阳别论》，该书指出"阴虚阳搏谓之崩"，首次提出了"崩"；而"漏"则首次记载于《金匮要略·妇人杂病脉证并治》，"妇人有漏下者，有半产后因续下血不绝者，有妊娠下血者"。而《诸病源候论》则提出了"非时而下，淋漓不断，谓之漏下"及"忽然暴下，谓之崩中"，简要概括了漏下、崩中的病名含义。

在病因病机方面，《诸病源候论》首次指出了崩漏是由于"劳伤气血"或"脏腑损伤"，以致"冲任二脉虚损"，"不能制约经血"。而《兰室秘藏》则提出了脾肾之虚，认为其病机是"肾水阴虚，不能镇守胞络相火，故血走而崩也"。《景岳全书》则进一步完善了该病的病因病机，提出了"先损脾胃，次及冲任"，"穷必及肾"。

治疗方面，历来医家都从不同的方面研究过崩漏的治疗。《丹溪心法附余》中提到过治崩三法："初用止血以塞其流，中用清热凉血以澄其流，末用补血以还其旧。"后世医家在治崩三法的基础上发展成为现在的"塞流""澄源""复旧"三法。清代《傅青主女科》提出了"止崩之药不可独用，必须于补阴之中行止崩之法"，创制了治疗气虚血崩的固本止崩汤和治血瘀血崩的"逐瘀止血汤"，为后世医家广为推崇。

【病因病机】 功血的发病是因为肾-天癸-冲任-胞宫生殖轴的失调，其病因较为复杂，可归纳为虚、热、瘀三方面；其病机是冲任二脉失固，不能制约经血。常见病机有肾虚、脾虚、血热、血瘀。

1. 肾虚 肾为先天之本，主生殖，若先天肾气不足，或房劳多产，冲任亏损，或绝经期天癸渐竭，肾气渐虚，封藏失司，冲任不固，不能调摄和制约经血，故成崩漏。

2. 脾虚 素体脾胃虚弱或思虑、饮食损伤脾气，脾气亏虚，统摄无权，冲任不固，不能制约经血而成崩漏。

3. 血热 素体阴虚，或久病失血伤阴，阴虚内热，虚火扰动血海，加之阴虚则冲任失约，经血非时妄行。加之崩漏失血之后，阴虚更甚，冲任更伤，以致崩漏反复难愈。素体阳盛，肝火易动，或平素抑郁，肝郁日久则化火，或感受热邪，热扰冲任，扰动血海，迫血妄行而致崩漏。

4. 血瘀 情志不遂，肝气郁结，气滞则血行不畅致瘀；或经行产后，感受外邪，阻滞气机，瘀血内留胞宫，旧血阻滞冲任，新血不得归经，发为崩漏。

5. 胞宫损伤 人工流产术或其他宫腔手术直接损伤胞宫，影响气血运行，瘀滞内生，或刮宫不净，瘀血残留，血难以归经，妄行而为崩漏。

【诊断】 主要依据病史、体格检查及辅助检查作出诊断。

1. 病史 详细了解子宫出血的情况（出血时间长短、出血量多少、出血的性质），目前出血情况，出血前有无停经史，以往治疗经过。应询问患者年龄、月经史、婚育史、避孕措施、激素类药物使用史及有无相关疾病，如肝病、血液病、高血压及甲状腺功能亢进症、甲状腺功能减退症、肾上腺疾病等代谢类疾病。

2. 体格检查 包括全身检查和妇科检查，以排除全身性及生殖系统器质性疾病。

3. 辅助检查 主要是检查凝血功能、有无贫血、排卵情况及子宫内膜情况。

（1）凝血功能：凝血时间、凝血酶原时间、活化部分凝血酶原时间、血小板计数等。

（2）血常规：血红蛋白、血红细胞计数等，了解是否存在贫血。

（3）妊娠试验：有性生活者应行妊娠试验，以排除妊娠相关疾病。

（4）超声检查：了解子宫内膜厚度，子宫腔里有无赘生物。

（5）诊断性刮宫：其目的是止血和组织病理学检查。

（6）宫腔镜检查：在宫腔镜直视下选择病区进行活检，可排除早期子宫内膜病变如子宫内膜息肉、子宫黏膜下肌瘤、子宫内膜癌等。

（7）基础体温测定：基础体温呈单相，提示无排卵。

（8）激素测定：为确定有无排卵，可于经前1周测定血清孕酮。

（9）宫颈细胞学检查：用于排除宫颈癌及其癌前病变。

【鉴别诊断】

1. 异常妊娠或妊娠并发症　此病需与异位妊娠、葡萄胎、流产、子宫复旧不良、胎盘残留等妊娠相关疾病相鉴别。可通过血 HCG 测定、B 超检查协助判断。

2. 生殖器官肿瘤　子宫内膜癌、宫颈癌、滋养细胞肿瘤等，一般可通过盆腔 B 超、诊断性刮宫、宫颈细胞检查等协助诊断。

3. 子宫内膜息肉　子宫内膜息肉也可引起不规则阴道少量出血，淋漓不尽，盆腔 B 超有助于鉴别诊断。

4. 性激素类药物使用不当、宫内节育器　此类情况亦可引起子宫不规则出血，应详细询问病史。

5. 全身性疾病　如血液病、肝肾衰竭、甲状腺功能异常等疾病可引起子宫不规则出血，可通过血常规、肝肾功能、凝血功能、甲状腺功能检查等来作为鉴别诊断。

【治疗】

（一）辨证论治

本病以阴道出血量多，或淋漓不净为临床特点，故辨证止血为治疗本病的第一步，待血止后，再根据青春期、围绝经期的不同生理特点分别采用调周期、促排卵及健脾补肾的不同治疗方法以治其本。

1. 止血　该病辨证有虚、实两端。虚者多因肾虚、脾虚；实者多因血热、血瘀。由于病程久，反复发作，故临证时首辨是出血期还是止血后。一般而言，出血期多见标证或虚实夹杂证，血止后常显本证或虚证。出血期，当根据血证呈现的量、色、质特点，辨寒、热、虚、实。出血量多势急，色鲜红或深红，质稠者，多属热证；出血淋漓不尽，色淡质稀，多属虚证；出血非时而下，时崩时止，色紫黯有血块伴有腹痛者，多属血瘀；

经血久出不止，血色淡黯，质稀者，多属寒证。

（1）肾虚证

1）肾阳虚证

辨证要点：阴道不规则出血，量多或淋漓不尽，色淡质清；腰膝冷痛，畏寒，面色晦暗，小便清长；舌质淡，苔薄白，脉沉细。

治法：温肾固冲，止血调经。

方药：右归丸（《景岳全书》）加减。

制附子、肉桂、熟地、山药、山茱萸、枸杞、菟丝子、鹿角胶、当归、杜仲。

中成药：在补肾阳的基础上需配合止血药物。①滋肾育胎丸，每次 6g，每日 3 次，口服；②定坤丹，每次 3.5～7g，每日 2 次，口服，出血干净后停药。

2）肾阴虚证

辨证要点：阴道不规则出血，量多或淋漓不尽，色鲜红，质稠；心烦，腰膝酸软，头晕耳鸣，五心烦热；舌质红，少苔，脉细数。

治法：滋肾益阴，止血调经。

方药：左归丸（《景岳全书》）加减。

熟地、山药、枸杞、山茱萸、川牛膝、菟丝子、鹿角胶、龟甲胶。

中成药：在补肾阴的基础上需配合止血药物。①左归丸，每次 10 丸，每日 3 次，口服，出血干净后停药；②大补阴丸，每次 6g，每日 3 次，口服，出血干净后停药；③葆宫止血颗粒，每次 15g，每日 2 次，口服，出血干净后停药。

（2）脾虚证

辨证要点：阴道不规则出血，崩中漏下继而淋漓不尽，血色淡，质薄；气短神疲，面浮肢肿，手足不温；舌质淡，苔薄白，脉弱或沉细。

治法：补气升阳，止血调经。

方药：举元煎（《景岳全书》）加减。

人参、黄芪、白术、升麻、甘草。

中成药：在补脾的基础上需配合止血药物。①人参归脾丸，每次 1 丸，每日 2 次，口服，出血干净后停药；②十全大补丸，每次 6g，每日 3 次，口服，出血干净后停药；③乌鸡白凤丸，每次 1 丸，每日 2 次，口服，出血干净后停药；④安坤颗粒，每次 10g，每日 2 次，口服，出血干净后停药。

（3）血热证

1）虚热证

辨证要点：阴道不规则出血，量少，色鲜红，质稠；心烦潮热，小便黄少，或大便干燥；舌红，苔薄黄，脉细数。

治法：养阴清热，止血调经。

方药：上下相资汤（《石室秘录》）加减。

人参、沙参、玄参、麦冬、玉竹、五味子、熟地、山萸肉、车前子、牛膝。

中成药：①安坤颗粒，每次 10g，每日 2 次，口服，出血干净后停药；②葆宫止血颗粒，每次 15g，每天 2 次，出血干净后停药。

2）实热证

辨证要点：阴道不规则出血，淋漓不尽又时而增多，血色深红或鲜红，质稠；唇红目赤，烦热口渴，或大便干结，小便黄；舌质红，苔黄，脉滑数。

治法：清热凉血，止血调经。

方药：清热固经汤（《简明中医妇科学》）加减。

生黄芩、焦栀子、生地、地骨皮、地榆、阿胶、生藕节、陈棕炭、炙龟甲、牡蛎粉、生甘草。

中成药：①宫血宁胶囊，每次 1～2 粒，每日 3 次，口服，出血干净后停药；②裸花紫珠片，每次 2 片，每日 3 次，口服，出血干净后停药；③断血流胶囊，每次 1～2 粒，每日四次，出血干净后停药。

（4）血瘀证

辨证要点：阴道不规则出血，时出时止，或淋漓不尽，色紫黑有血块；或伴有小腹刺痛，偶觉口干不欲饮；舌质黯，苔薄白，脉涩或弦。

治法：活血化瘀，止血调经。

方药：四草汤（《实用中医妇科方剂》）加减。

鹿衔草、马鞭草、茜草、益母草、三七粉、茜草炭、炒蒲黄。

中成药：云南白药胶囊，每次 1～2 粒，每日 4 次，出血干净后停药。

（5）胞宫损伤证

辨证要点：人工流产术或宫腔术后阴道出血淋漓不净，量时多时少，色黯红，夹有血块，小腹坠痛或胀痛，时轻时重；舌质黯，或有瘀点、瘀斑，脉弦细或涩。

治法：活血化瘀，固冲止血。

方药：生化汤（《景岳全书》）加味。

当归、川芎、桃仁、炮姜、炙甘草、益母草、三七粉、党参。

中成药：①益母草胶囊，每次 4 粒，每日 3 次，口服，出血干净后停药；②益母草膏，每次 10g，每日 2 次，口服，出血干净后停药。

2. 调整月经周期　血止后，需恢复正常的内分泌功能，以建立正常的月经周期。应根据患者的不同年龄特点、不同的证型分别采用滋补肝肾、温补脾肾、补气养血之法施治，或为卵巢恢复正常的排卵功能奠定基础，或改善全身症状，纠正其偏盛、偏衰，而达到缩短经期，减少经量，恢复周期的目的。

（1）肝肾不足

辨证要点：阴道出血干净后，头晕耳鸣，两目干涩，腰膝酸软无力，或足跟痛，五心烦热，口咽干燥；舌质淡红或嫩红，少苔，脉细无力或细数。

治法：滋补肝肾，调冲任。

方药：滋水清肝饮加减。

生地、山萸肉、紫河车、女贞子、枸杞子、柴胡、白芍、当归、山药、香附、益母草。

中成药：①左归丸，每次9g，每日2次，口服，连服3个月，经期不停药；②卫生培元丸，每次1丸，每日3次，口服，连服3个月，经期不停药。

（2）脾肾阳虚

辨证要点：阴道出血已止，面色晦暗无华，或面目浮肿，腰脊冷痛，形寒肢冷，带下量多，质稀如水，食欲不振，口淡无味，腹胀便溏；舌质淡，体胖，边有齿痕，苔白或白腻，脉沉细无力，尺脉尤弱。

治法：温肾健脾，调冲任。

方药：附子理中丸（《三因极一病证方论》）加减。

附子、党参、白芍、白术、茯苓、干姜、香附、仙茅、淫羊藿、紫河车、枸杞子、炙甘草。

中成药：①定坤丹，每次7g，每日2次，口服，连服3个月；②卫生培元丸，每次1丸，每日2次，口服，连服3个月；③参桂鹿茸丸，每次1丸，每日2次，口服，连服3个月。

（3）气血虚弱

辨证要点：阴道出血已净，面色萎黄，精神不振，神疲乏力，心慌心悸，失眠多梦，头晕眼花；舌质淡，苔薄，脉细弱。

治法：补益气血，调冲任。

方药：十全大补汤（《太平惠民和剂局方》）加味。

党参、白术、黄芪、当归、熟地、茯苓、川芎、白芍、肉桂、炙甘草、紫河车、山萸肉。

中成药：①十全大补丸，每次6g，每日3次，口服，连服3个月；②八珍颗粒，每次3.5g，每日2次，口服，连服3个月；③天紫红女金胶囊，每次 3 粒，每日 3 次，口服，连服 3 个月；④复方阿胶浆，每次 20ml，每日 2～3 次，连服 3 个月。

3. 促排卵　恢复卵巢正常的排卵功能，建立正常的月经周期，是治疗青春期崩漏的最终目的，而卵子的发育成熟及如期排出则有赖于肾气的充盛、精血的充盈和气机的条达。

方药：补肾养血汤（《中医症状鉴别诊断学》）加减。

仙茅、淫羊藿、紫河车、菟丝子、女贞子、枸杞子、桑寄生、川断、当归、白芍、红参、羌活、香附。

中成药：①定坤丹，每次 7g，每日 2 次，口服，连服 3 个月；②麒麟丸，每次 6g，每日 2 次，口服，连服 3 个月。

（二）针灸治疗

1. 气虚

穴位：关元、隐白、足三里、三阴交。

方法：毫针针刺，平补平泻法，留针 30 分钟。隐白穴可用温针灸，灸 2 壮，每日 1 次，10 天为 1 个疗程。

2. 血热

穴位：血海、中极、水泉、三阴交、曲池、大敦、隐白。

方法：血海、中极、水泉、三阴交均用泻法；大敦、隐白点刺放血。

3. 血瘀

穴位：膈俞、血海、气冲、太冲。

方法：均用平补平泻。

（三）饮食治疗

1. 肾阴虚证　患者可多进食甲鱼、紫菜、黑木耳等清养之品，应少食葱、姜、辣椒等辛辣动火之品。

2. 肾阳虚证　患者可多食羊肉、黄豆等补肾壮阳之品。

3. 脾虚证　患者可常食龙眼肉、大枣、山药等，冬季可食生姜羊肉汤。

4. 血热证　患者饮食宜清淡为主，藕片、藕汁等可有助于凉血止血。

5. 血瘀证　患者可多食金橘，或橘皮代茶饮。

【名家经验】

1. 班秀文经验　班秀文认为，功能失调性子宫出血是血证，虚热瘀湿是导致该病的主因，临证时应四诊合参，辨明病位病性。在治疗上班秀文强调"三因治宜"，标本兼治，调周重视脾胃，处方药简功专。同时班秀文强调"治血不忘气，论气必须及血"，而妇女以肝为先天，以血为本，由于有月经、妊娠、分娩、哺乳等生理过程，常处于"有足于气，不足于血"的状态，故治之常用平和调养之剂为佳。故班秀文在用药上多选甘平、甘凉、甘温之品，主张药以和为贵。

2. 徐志华经验 徐志华提出了"瘀热相关论"病机，制定了凉血化瘀法治疗功能失调性子宫出血的基本治法。在前人瘀热理论的基础上，徐志华提出了"瘀热相关"论，认为热是瘀的初级阶段，瘀是热的进一步发展，对于功能失调性子宫出血的认识，强调热瘀互结，冲任血海藏泻无度。针对功血从血热到血瘀的发展过程，徐志华制定基本治法为凉血化瘀，着重从凉血化瘀入手，突出病机之本。徐志华认为塞流不是上策，最忌见血止血，用之不当，则有滞邪留瘀之弊。

【诊疗述评】 功能失调性子宫出血可属于中医"崩漏"范畴，是下丘脑-垂体-卵巢轴功能失调引起的异常子宫出血。临证时首先要明确诊断，明辨功血类别，即无排卵性功血还是排卵性功血。前者临床表现为子宫不规则出血，时间几天或数月不等，出血量多少不一，少者几滴，多者如"崩"，甚至可休克。这类患者多见于青春期、绝经过渡期和多囊卵巢患者等。其治疗原则为止血和调整周期，有生育要求者，要促排卵。后者多见于生育期，表现为月经频发，不易受孕或易流产；或月经周期延长，出血量多。治疗以促使卵泡发育和排卵为原则。所用药物以雌、孕激素为主。

"塞流""澄源""复旧"为临床治疗"崩漏"的三大法则。但"塞流"并不是治疗一切功血的上选之策，忌盲目见血止血、滥用收敛止血药，导致固涩太过，离经之血无法畅行而瘀血不去。由此而知，临证中必须时刻贯穿辨证求因思想，灵活运用治崩三法，即根据"急则治标，缓则治本"的理论，将功血患者的治疗分为两步：出血期以辨证止血为主；非出血期则重在补肾，以调整月经周期为主。

【预防调护】

1. 此病是可以预防的，重视经期卫生，尽量避免或减少宫腔手术。
2. 早期治疗月经后期、经期延长等月经病，以防发展成为功血。
3. 注意饮食调理，少食辛辣温燥或生冷之品。
4. 注意休息，避免劳累，注意保暖。
5. 重视外阴护理，每日清洗外阴，勤换卫生巾及内裤，防止感染。

【古代文献精选】

《丹溪心法·崩漏》云："夫妇人崩中者，由脏腑伤损，冲任二脉气血俱虚故也。二脉为经脉之海，血气之行，外循经络，内荣脏腑，若气血调适，经下依时；若劳动过极，脏腑俱伤，冲任之气虚，不能制约其经血，故忽然而下。谓之崩中漏下，治宜大补气血之药，奉养脾胃，微加镇坠心火之药。治其心，补阴泻阳，经自止矣。"

《古今医鉴》曰："治崩漏初不问虚实，先用四物汤加荆芥穗、防风、升麻煎服，如不止，加蒲黄、白术、升麻并诸止血药止之。"

《妇人规》云："崩淋之病，有暴崩者，有久崩者。暴崩者其来骤，其治亦易。久崩者其患深，其治亦难。且凡血因崩去，势必渐少，少而不止，病则为淋。此等证候，未有不由忧思郁怒，先损脾胃，次及冲任而然者。崩淋既久，真阴日亏，多致寒热咳嗽，脉见弦数或豁大等证。此乃元气亏损，阴虚假热之脉。"

《医宗金鉴·崩漏门》云："崩漏血多物胶艾，热多知柏少芩荆。漏涩香附桃红破，崩初胀痛琥珀攻。日久气血冲任损，八珍大补养荣宁。思虑伤脾归脾治，伤肝逍遥香附青。"

【现代研究进展】　近年来，国内外相继有学者研究报道，曼月乐（左炔诺孕酮）用于治疗顽固性反复发作的功能失调性子宫出血，取得了良好的效果。曼月乐对于增生过长的子宫内膜的转化作用好，优于口服避孕药。曼月乐通过局部高浓度孕激素达到治疗作用，对卵巢功能影响小，全身不良反应轻微，具有依从性好、使用方便、无手术创伤等优势。

第九节　席汉综合征

【概述】　席汉综合征又称垂体前叶功能减退症，是常因产后大出血或产褥感染伴休克或昏厥，随之出现垂体功能减退闭经所出现的一系列症候群。临床表现为极度体力衰竭、产后无乳、贫血、伴感染，渐进出现性征退化、闭经、毛发脱落、性器官和乳房萎缩等性功能减退等。严重者多有晕厥，甚至无明显诱因而致死亡。中医古籍无此病名，属中医学"虚劳""血枯经闭""不孕症"等范畴。

中医对此病的认识，早在《难经》就有"一损损于皮毛，皮聚而毛落；二损损于血脉，血脉虚少，不能荣养五脏六腑……"的描述，与本征临床表现相吻合。《诸病源候论》曰："夫产损劳力脏腑，劳伤气血……故虚羸也。将养所失，多沉滞劳瘵，甚伤损者，皆着床，此劳瘵也。"元代朱丹溪云："产后有病，先顾气血。"

【病因病机】　本病发生的主要病因为产时血崩，失血过多，造成血虚失养，肾气亏损，冲任虚损，血海枯竭。精血亏损、脾肾亏虚是其主要病机。

1. 精血虚损　产时不顺，气随血脱，夺血伤精，或素体肝肾不足，或素患久病，日久及肾，复加产时失血，导致精亏血少，脑髓失充，脏腑虚损而成。

2. 脾肾亏虚　饮食不慎，忧思伤脾，脾失健运，生化乏源，或素体脾虚，或素有宿疾，日久及肾，复因产时失血耗气，产后失于调养，脑髓失充，脾肾亏虚而致。

【诊断】

1. 病史 有产后大出血，休克病史，当时补充血容量不足。

2. 临床表现 表情淡漠、容颜憔悴、毛发枯黄脱落、肌肤不荣、四肢乏力、头晕目眩、腰膝酸软、形寒怕冷，渐至月经停闭、性欲丧失、生殖器萎缩。

3. 检查

(1) 全身检查：可见毛发稀而焦枯、容颜憔悴、形体羸瘦等。

(2) 妇科检查：阴毛脱落甚至消失。阴道干涩，子宫小于正常。

(3) 辅助检查：血常规检查红系减低，性激素无周期变化。

诊断时必具产时或产后大出血的病史，其余不必诸症悉具，但见部分主要症状，结合检查，即可诊断。

【鉴别诊断】 需注意和其他因素引起的闭经、性功能减退鉴别。后两者多无产时及产后大失血史，与分娩无明显关系。

【治疗】

(一) 辨证论治

本病因产时阴血暴脱，临床以产后大出血，继之闭经、性欲低下、生殖器官萎缩，伴表情淡漠、形寒怕冷为主要证候表现和辨证要点。若闭经、毛发脱落、腰膝酸软表现明显者，多为精血虚损，治疗以养血滋阴、填精益髓、充养天癸为主。若形寒肢冷、纳呆食少，腹泻便溏者，则多为脾肾亏虚，治疗以峻补肾脾、调理气血冲任为主。

1. 精血虚损

辨证要点：表情淡漠，容颜憔悴，毛发枯黄脱落，肌肤不荣，四肢乏力，头晕目眩，腰膝酸软，舌淡，苔薄白，脉沉。

治法：养血滋阴，添精益髓。

方药：人参鳖甲汤（《妇人大全良方》）加紫河车。

人参、肉桂、当归、桑寄生、茯苓、白芍、桃仁、熟地、炙甘草、麦冬、川断、牛膝、鳖甲、黄芪。

中成药：①十全大补丸，每次8粒，每日3次，口服，连服3个月；②人参养荣丸，每次8粒，每日3次，口服，连服3个月。

2. 脾肾亏虚

辨证要点：表情淡漠，容颜憔悴，毛发枯黄脱落，肌肤不荣，四肢乏力，便溏腹泻，头晕目眩，腰膝酸软。舌淡，脉沉。

治法：滋补脾肾，益气养血。

方药：黄芪散（《妇人大全良方》）去羚羊角，加紫河车、仙茅、淫羊藿。

黄芪、白术、人参、茯苓、甘草、肉桂、羚羊角、当归、川芎、白芍、木香。

中成药：左归丸合归脾丸服用。左归丸，每日 3 次，每次 8 丸；归脾丸，每日 3 次，每次 8 丸。3 个月 1 个疗程。

（二）针灸治疗

1. 精血虚损证

主穴：脾俞、膈俞、气海、三阴交、中脘。

配穴：心悸失眠，配内关、神门；纳差，配足三里；潮热盗汗，配血海、曲池。

2. 脾肾亏虚证

主穴：肾俞、脾俞、气海、合谷、足三里、三阴交。

配穴：忧思积虑失眠，加神门、印堂、申脉、照海；手足不温者，加中极、关元。

【名家经验】

1. 柴松岩经验　柴松岩认为，本病病机为产后失血过多，精血大亏，脏腑气血亏损，五脏之伤，穷必及肾，故日久则肾虚，血海空虚，冲任瘀滞不畅，月事不来。肾阳虚不能温煦脾阳，亦致脾肾阳虚，脾不生血，肾不藏精，精亏血少，冲任虚衰，又终致经闭不来。因阴血不足是此证之主要矛盾，故治疗切不可急于温肾助阳，而须以养阴清热为一般原则。

2. 哈荔田经验　哈荔田认为，其因产后去血过多，经血亏损，以致冲任虚衰，无血可下，经闭不行，又因精不化气，命门不运，下元虚冷，髓海不充，故见性欲衰退，子宫萎缩，带下清稀，四肢厥冷，腰酸神疲，倦怠乏力等。发为血余，其根在肾；卫源水谷，而出下焦。今肾气不足，化源匮乏，以致发失所养而脱落，卫失固护而自汗。总之本病症结所在为肾阳虚衰、精血亏损，故温肾填精、调补冲任之法，始终不移。

3. 刘奉五经验　刘奉五认为，气血虚极、肾气亏耗是其病机实质，主张用四二五合方治疗。

4. 陈少春经验　陈少春认为，产后大出血，气随血脱，血少而不生精，精血亏损、冲任虚衰、血海不充、胞宫失养是其主要病因，气血亏损、脾肾阳虚、肝肾亏损是其主要病机，尤以肾虚为发病关键。主张气血虚衰，精亏血乏用十全大补汤加减；脾肾阳虚，精枯血竭用右归饮加减；肝肾阴亏，冲任衰竭用集灵膏（《张氏医通》）加减。

【诊疗评述】　席汉综合征是因产时血崩、失血过多所引起的一种脏腑、冲任功能衰退的妇科疑难病之一。临证应针对病因病机，以填精养血、补肾健脾、调理冲任为主。但五脏六腑之中，尤以脾肾为重，这是因脾为后天之本、主运化、为气血生化之源，肾藏精、主生殖、为先天之本等生理特点所决定的。在恢复两脏功能的同时，亦应注意勿忘调理冲任、补气养血。同时，还应注意促进其他脏腑的功能恢复。治疗上应以脾肾双补、益气养血为总则。

席汉综合征临床症状较复杂，易误诊。当临床遇有分娩史的患者出现与垂体功能减退相关的某一突出症状时，要认真询问病史及详细查体，完善医技检查，以助诊断。轻型席汉综合征者如治疗积极仍有恢复垂体功能的可能，重者只能依靠激素替代治疗，否则将出现长期低雌激素而产生骨质疏松、心血管与脂代谢异常。

【预防调护】

1. 产前预防　加强系统围产保健，对有高危发生产后出血人群进行及早预防，加强孕期营养和调护，并做好产时抢救措施。

2. 产时预防　消除孕妇分娩时的紧张心态，密切关注产程进展，加强接产技术，防止出现软产道损伤，胎盘娩出后，必须仔细检查胎盘、胎膜是否完整。

3. 及早发现出血或休克。

4. 产后注意适当休息，定期产后检查，了解产妇健康状况和哺乳情况。

【古代文献精选】

《妇人大全良方·产后虚羸方论》："产后虚羸者，因产伤损脏腑，劳侵气血。轻者，将养满日即瘥；重者，日月虽顺满，气血犹不调和，故患虚羸也。夫产后气血虚竭，脏腑劳伤，若人年齿少盛，能节慎将养，满月便得平复。如产后多因血气虚弱，虽逾日月，犹常疲乏，或因饮食不节，调适失宜，或风冷邪气所侵，搏于气血，留注于五脏六腑，则令肌肤不荣，颜容萎悴，故古曰虚羸。脾胃乏弱，四肢无力，全不知饮食，心腹胀脏满，人参散。"

《妇人大全良方·产后褥劳方论》："夫产后褥劳者……气血虚羸，将养所失而风冷客之。风冷搏于血气，则不能温于肌肤，使人疲乏劳倦，乍卧乍起，颜容憔悴，食欲不消。"

《景岳全书》云："产后气血俱去，诚多虚证，然有虚者，有不虚者，有全实者。凡此三者，但随证随人辨其虚实，此常法治疗，不得执有诚心概行大补，以致助邪。"

清代叶天士云："产后血去过多，下焦冲任空虚……当用温阳。"

【现代研究进展】　席汉综合征因于产后大出血，其病位始于胞宫，系于肾，气血两虚，久病不愈，日久损及脾土，故脾、肾二脏为病变核心。目前，各医家多认为本病单一证型较少，多虚实夹杂。有人认为虚是席汉综合征发生的本质因素，瘀是在虚的基础上产生的病理性因素，虚与瘀是相互联系的生理病理性因素。

中医对席汉综合征的研究，因大多为个案报道，临床辨证论治的系统分型较少，缺乏系列的前瞻性研究，更缺乏诊断标准及疗效评定标准。目前，研究席汉综合征，首先应确定标准的诊断及疗效判定标准，以利于深入研究与广泛交流；辨证分型应规范化。本病发现越早，疗效越好，因其早期症状不典型，且与产后某些生理现象难以区别，所以当分娩大出血后，出现少乳或者无乳可泌等，则应高度怀疑本病。中医治疗本病有待寻找更完善、更契合的与现代科学相结合的切入点和突破口，最终真正发挥中医学特色。

第十节　盆腔炎症性疾病后遗症

【概述】　盆腔炎症性疾病未能彻底治疗或患者体质较差病程迁延，可能发生盆腔炎症性疾病后遗症，以往称为慢性盆腔炎。盆腔炎症性疾病后遗症较为顽固，当患者抵抗力低下时，可急性发作。根据发病的病理及部位不同，可分为慢性输卵管炎与输卵管卵巢炎、输卵管积水及输卵管卵巢囊肿、慢性盆腔结缔组织炎。根据本病的临床特征，属中医学"妇人腹痛""带下病""痛经""癥瘕""不孕"等范畴。

《金匮要略》有"妇人之病，因虚积冷结气，为诸经水断绝，至有历年；血寒集结，胞门寒伤，经络凝坚……此皆带下"的论述。《温病条辨》云："热入血室……为热邪陷入，搏结而不行，胸腹少腹必有牵引作痛拒按者。"《傅青主女科》曰："夫寒湿邪气也，妇人有冲任之脉居下焦……寒湿满二经而内乱，两相争而作痛"及"夫带下俱是湿证"。

【病因病机】　经行、产后及术后血室正开，素体虚弱，摄生不慎，感染湿热毒邪，治疗不彻底或病情迁延，致湿热余邪留恋于冲任、胞宫胞脉，阻滞气血而成瘀，湿热缠绵日久，反复发作，形成寒热错杂、虚实夹杂的病理特点。

1. 湿热瘀结　湿热之邪侵于胞宫、冲任，与血相搏结，湿热瘀血内阻冲任，胞脉气血不畅而发病。

2. 寒湿凝滞　素体阳虚，胞宫失于温煦，水湿不化，寒湿内结；或经行产后，余血未尽，冒雨涉水，饮冷感寒，或久居寒湿之地，寒湿阻滞胞脉，血行不畅而致病。

3. 气滞血瘀 七情内伤，气行不畅，肝气郁结，或余邪留滞，阻滞冲任、胞络、胞宫，致气机不畅，血行瘀滞，脉络不通。

4. 气虚血瘀 正气内伤或素体虚弱，易感外邪，留注胞宫、胞脉，血行不畅，瘀血停聚；或久病伤正，经脉受阻，致气虚血瘀。

【诊断】

诊断要点

1. 病史 既往有下腹部感染史。

2. 临床表现 下腹钝痛，性交痛，腰骶酸痛，劳累、性交后及月经前后加重，带下增多，月经不调，可伴有低热起伏、易疲乏，劳则复发，甚至不孕或异位妊娠等。

3. 妇科检查 可触及盆腔炎性病灶。

4. 辅助检查 盆腔B超、子宫输卵管造影、腹腔镜等辅助检查有助于诊断。

【鉴别诊断】

1. 子宫内膜异位症 经行腹痛，进行性加重；性交痛，妇科检查骶韧带及子宫直肠陷窝处可触及痛结节，CA125升高，B超、腹腔镜检查有助于诊断。

2. 盆腔瘀血综合征 白带增多，月经异常，长期慢性腰骶痛、下腹疼痛。妇科检查常无明显异常，有时可见宫颈紫蓝或有举痛。腹腔镜检查及盆腔静脉造影有助于诊断与鉴别。

3. 卵巢囊肿 一般无明显症状，偶然查体发现，抗炎治疗无效，可通过腹腔镜确诊。

【治疗】

(一) 辨证论治

本病多为湿热余毒残留，与冲任胞宫之气血搏结，凝滞不去，日久难愈成瘀，耗伤气血，虚实错杂，但以血瘀为关键，治疗时以祛瘀为主，配合利湿、清热、理气、补虚等，常内服外治并用，标本兼顾，综合施治。

1. 湿热瘀结证

辨证要点：少腹隐痛或灼热或拒按，腰骶酸痛，低热起伏、经期或劳累加重，带下量多，色黄，质黏稠，胸闷纳呆，口干不欲饮，小便黄赤，大便秘结或便溏。舌红而胖大，苔黄腻，脉滑数或弦数。

治法：清热利湿，化瘀止痛。

方药：解毒止带汤（《医林改错》）加减。

金银花、连翘、苦参、茵陈、黄柏、黄芩、白芍、椿根白皮、牛膝、生地、丹皮、贯众、黄连、炒地榆。

中成药：妇乐冲剂，每日 2～3 次，每次 6g，口服。

2. 寒湿凝滞证

辨证要点：少腹冷痛或坠痛，腰骶冷痛，喜热恶寒，经行加重，月经推后，量少色黯，带下量多、色白质稀。舌淡苔白，脉沉或紧沉弦。

治法：温经散寒，化瘀止痛。

方药：温经汤（《金匮要略》）加减。

吴茱萸、当归、白芍、川芎、丹皮、党参、阿胶、桂枝、甘草、半夏、麦冬、生姜。

中成药：①桂枝茯苓胶囊，每次 4 粒，每日 3 次，口服；②少腹逐瘀胶囊，每次 4 粒，每日 3 次，口服。

3. 气滞血瘀证

辨证要点：少腹刺痛或胀痛，拒按，或痛连腰骶，经期加重，月经涩滞不畅，带下量多，经前乳房、胸胁胀痛，情志抑郁或躁怒。舌黯或瘀斑，苔薄，脉弦涩。

治法：活血化瘀，理气止痛。

方药：膈下逐瘀汤（《医林改错》）加减。

当归、川芎、赤芍、枳壳、桃仁、香附、红花、甘草、丹皮、延胡索、五灵脂、乌药。

中成药：血府逐瘀胶囊，每次 4 粒，每日 3 次，口服。

4. 气虚血瘀证

辨证要点：下腹隐痛结块，痛连腰骶，缠绵日久，经行加重，带下量多，月经淋漓不止或量多，乏力纳呆。舌淡黯，或有瘀点，苔白，脉细弦无力。

治法：健脾益气，化瘀散结。

方药：理冲汤（《医学衷中参西录》）加减。

人参、黄芪、白术、山药、天花粉、知母、三棱、莪术、鸡内金。

中成药：补中益气丸配合少腹逐瘀颗粒。补中益气丸，每日 3 次，口服，每次 8 粒；少腹逐瘀颗粒，每日 3 次，每次 1 包，口服。

（二）中医外治

1. 栓剂塞肛疗法　苦参、紫花地丁、紫草、蒲公英、败酱草制为栓剂，或康妇消炎栓，每日 2 枚，纳入直肠 7～15cm 处，14 日为 1 个疗程。

2. 中药外敷疗法　大青盐 500g。炒热后装入布袋内，局部热敷，每日 2 次，连用 7 天。

3. 中药保留灌肠法　红藤 30g，蒲公英 15g，败酱草 20g，紫花地丁 15g，三棱 15g，莪术 15g，延胡索 15g，皂角刺 15g，蛇床子 15g。浓煎

100～150ml 保留灌肠，每日 1 次，连用 7～10 天，经期停用。

4. 中药离子透入法　鱼腥草 15g，夏枯草 12g，野菊花 15g，川芎 6g，马齿苋 20g，当归 10g，乌药 10g。浓煎 120g，直流电透入小腹皮肤，隔日 1 次，连用 10～15 天。(《现代中医妇科病手册》)

（三）针灸治疗

主穴：次髎、关元、三阴交；湿热瘀结证，配带脉、下骨、阴陵泉；寒凝气滞证，配肾俞、脾俞、足三里；气滞血瘀证，配肝俞、血海、太冲。虚证用补法，实证用泻法。针后加灸，每日 1 次，10 天为 1 个疗程。(《中西医结合治疗不孕不育症》)

【名家经验】

1. 罗元恺经验　罗元恺认为，慢性盆腔炎主要表现为"气滞血瘀"。"由于邪气留恋，血瘀日久，以致邪瘀内结"，形成癥瘕积聚；"邪瘀阻滞于胞脉、胞络，则致月经不调，难于孕育"。"治疗大法以活血化瘀行气为主"辨证加减，用自拟"丹芍活血行气汤"。

2. 刘奉五经验　刘奉五认为，慢性盆腔炎属于中医"寒湿""湿热下注""内痈"或"癥瘕"等范畴。因寒下多、质稀、色白者，加白术、金樱子以化湿止带。湿侵袭者，"寒湿内生，气滞血瘀，冲任受阻，凝聚于下焦"而发病。"无论寒湿或湿热，都可导致气滞血瘀。因此，治疗湿热或寒湿，以及行气活血、化瘀，都是治疗本病的主要法则。"

3. 班秀文经验　班秀文认为，慢性盆腔炎多是由于急性盆腔炎治疗不当转变而来，由于病久正虚，抵抗力弱，邪毒瘀血凝结成块，水湿不化，故致下腹隐痛，绵绵不止，或伴坠胀不适，经期加重，带下量多，乏力，腰膝酸软等，形成本虚标实之证，治疗既要扶助正气，又要活血化瘀，常用《金匮要略》当归芍药散加北黄芪、土茯苓、鸡血藤、泽兰、莪术、香附。

【诊疗评述】　盆腔炎症性疾病后遗症主要多见气滞血瘀、湿热瘀结、寒湿凝滞、湿热蕴结、肝郁脾虚、湿热下注、气虚血瘀等证型，提示慢性盆腔炎患者除体质因素外，因现代妇女多行各种妇科手术、作息不规律、饮食失调等，易导致湿、热、瘀邪留于体内，故发为本病。此外，本病病性缠绵、病程长，易损伤正气，故治疗用药多以清热药、活血化瘀药和补虚药为主，在祛邪的同时注意扶正。

因本病病理改变为组织破坏、广泛粘连、增生及瘢痕形成，局部血运较差，西医尚无特殊有效的治疗办法，故应充分发挥中医药优势，在辨证论治的原则指导下内外同治、中西医结合、多途径给药、综合治疗、平时治疗和经期用药相结合，以更好地提高临床疗效。

盆腔炎症性疾病后遗症虽不是危急重症，但病程长，缠绵难愈，愈后易复发，严重影响患者的生活质量，甚至可致不孕，对其心身健康造成伤害。因此，在治疗中应对患者及时心理疏导，使其树立战胜疾病的信心，并积极锻炼身体，以提高对疾病的抵抗能力。

【预防调护】

1. 加强个人卫生保健，养成良好卫生习惯，避免不必要的阴道冲洗及经行产后性交。

2. 彻底及时治疗盆腔炎症性疾病、阴道炎，对于性传播疾病应治疗性伴侣。

3. 积极锻炼身体，增强体质；注意劳逸结合。

4. 解除思想顾虑，正确认识疾病，增强治疗信心。

【古代文献精选】

《金匮要略·妇人杂病脉证并治》："妇人腹中诸疾病，当归芍药散主之。"

《医林改错·少腹逐瘀汤说》："此方治少腹积块疼痛，或有积块不疼痛，或疼痛而无积块，或少腹胀满，或经血见时，先腰酸少腹胀，或经血一月见三五次，接连不断，断而又来，其色或紫、或黑、或块、或崩漏、兼少腹疼痛，或粉红兼白带，皆能治之，效不可尽述。"

【现代研究进展】

1. 病因病机 大多数医家认为，盆腔炎症性疾病后遗症病因不外乎外邪侵袭、情志失调、饮食失节、劳倦内伤等，病机以气、血、瘀、寒、热为主，常因湿热瘀血内结、肝气郁结、寒湿内结、正气内伤、冲任带脉功能失常等所致。综合各医家观点，常见证候类型依次为气滞血瘀、湿热瘀结、寒湿凝滞、湿热蕴结、肝郁脾虚、湿热下注、气虚血瘀、湿热瘀阻、肾阳虚。

（1）细胞因子方面：盆腔炎症性疾病后遗症的发生与抗炎因子表达降低有关，治疗过程中应提升其水平，从而控制盆腔炎症发展。研究还发现，患者血清 IL-4 和 TNF-α、IL-1β、IL-6 表达，以及 IL-10 和 TNF-α、IL-1β、IL-6 的表达呈明显的负相关，提示盆腔炎症性疾病后遗症发生发展过程中，血清促炎因子和抗炎因子的表达可能具有一定的相关性，二者平衡紊乱导致疾病的发生。

（2）抗炎、镇痛和免疫系统方面：采用活血化瘀、行气止痛中药灌肠，在抑制二苯胺所致小鼠耳肿胀，延长小鼠热板痛阈，抑制醋酸致小鼠扭体，增加小鼠脾脏、胸腺脏器系数上，灌肠给药具有缓解慢性盆腔炎造成的症状和调节免疫的作用。

（3）血液流变学、病理学方面：益气活血、逐瘀散结、行气止痛中药改善血液流变学特性，改善血瘀状态；抑制炎症细胞因子，降低白细胞计数，从而抑制炎症反应；增加半胱氨酸天冬氨酸蛋白酶-3（Caspase-3）表达，促进细胞的凋亡，减轻炎症反应；增强 MMP-2 的表达，减少纤维组织过度增生，减少炎症介质的过度释放；减轻模型大鼠子宫内膜慢性炎症的病变程度，减轻炎细胞的过度浸润，从而通过多种途径减轻盆腔炎症性疾病后遗症的损伤。

（4）免疫方面：动物实验证实，活血化瘀方剂通过活血化瘀、促进血液循环，加速红细胞对循环免疫复合物（CIC）的清除，增强补体受体（CRl）的表达及活化，使红细胞 C3b 受体花环率（RBC-C3bRR）升高、红细胞免疫复合物花环率（RBC-ICR）降低。在药物作用下，红细胞借助补体调节淋巴细胞的黏附杀伤能力，进一步增强机体的免疫功能，达到治疗盆腔炎症性疾病后遗症的目的。中药内服及保留灌肠能调节盆腔炎症性疾病（湿热瘀结型）患者体液免疫，调节 T 细胞亚群，促进其平衡，还能调节炎性细胞因子水平，从而有利于疾病的康复。

2. 治法探讨　常见的治疗方法为内治法、外治法、中西医结合治疗。微波对人体组织有一定的透过性，微波照射可在深部产生热效应。热效应扩张局部组织血管，加速血液循环，增快组织代谢，加强白细胞吞噬作用，促进局部代谢，从而产生抗炎消肿的作用。近年来对热敏灸研究较多，热敏灸治疗舒适，无痛苦，患者依从性很高，相比艾条灸、温针灸效果更好，且副作用也较低，可以温通经络，使热力透入腹部。中药灌肠与热敏灸两者结合，相得益彰，弥补各自缺陷。

第十一节　复发性自然流产

【概述】　复发性自然流产是指自然流产（自然因素所致流产）连续发生 2 次或 2 次以上者。复发性流产是生育期妇女常见的妊娠并发症。本病以连续性、自然性和应期而下为特点。

据复发性自然流产的表现，复发性自然流产可归属于中医学"滑胎"的范畴。滑胎是指堕胎或小产连续发生 2 次或 2 次以上者，亦称"数堕胎""屡孕屡堕"。

滑胎一词最早见于隋代《诸病源候论》，其中有"妊娠十月，五脏具备，六腑齐通，纳天地之气于丹田……然可予修滑胎方也"。唐代孙思邈所著《备急千金要方》中亦论及滑胎，指一种临产用药方式："妊娠一月始胎……十月诸神备，日满即产矣，宜投滑胎药，入月即服。"此时滑胎所指使胎儿滑利易产的一种催生法。宋代《妇人大全良方·妊娠数堕胎方论》中明确提出了"数堕胎"的概念，并提出"若气血虚损者，子脏为风寒所苦，则气血不足，故不能养胎，所以数堕胎也"，认识到气血虚弱是数堕胎的病因之一。明代张介宾《景岳全书·妇人规》始对滑胎的病因病机及辨证施治进行了较为全面的论述，指出："凡妊娠之数见堕胎者，必以气脉亏损而然，而亏损之由，有禀赋之素弱者，有年力之衰残者，有忧怒劳苦而困其精力者，有色欲不慎而盗损其生气者。此外，如跌扑、饮食之类皆能伤其气脉，气脉有伤而胎可无恙者，非先天之最完固者不能，而常人则未之有也。"治疗方面强调"预培其损"的治疗原则，创制胎元饮、泰山磐石散治疗此病。宋代《女科百问》中首次指出了滑胎应期而下的特点。明代王纶《明医杂著·妇人半产》曰："其有连堕数次，胎元损甚者，服药须多，久则可以留。"提出反复堕胎，严重损伤了胎元，治疗贵在坚持调冲任、培其源，方可保胎元健固，孕产正常。直至清代，滑胎才作为独立疾病论治。近代已将数堕胎归为滑胎范畴。清代张锡纯《医学衷中参西录》创造寿胎丸防治滑胎，再次强调培其源以补肾为关键的观点，且被后世推崇至今。王清任《医林改错》也提出了化瘀安胎的新见解，对传统安胎的治疗方法进行了补充。

本病发生率呈逐年上升趋势。近年来的研究结果显示，通过检测血 β-HCG，有 $30\%\sim40\%$ 的流产发生在受精卵着床之后下次经潮之前，即所谓隐性流产。据统计，自然流产占全部妊娠的 $10\%\sim15\%$，其中复发性流产的发生率约为 5%。并且自然流产的风险随流产次数的增加而上升，有 2 次或以上流产史的患者，若不进行有效治疗，多数会再次流产。

【病因病机】　滑胎的发生主要有母体和胎元两方面原因，一则母体冲任虚损，系胎无力，二则胎元不健，不能成形。胎元因素是指胚胎先天缺陷，不能成形。多由于父母先天之精亏损，异常之精虽能相合，然先天禀赋不足，以致无法形成正常胎元，屡孕屡堕。母体因素多由父母先天肾虚或脾肾不足，气血虚弱或宿有癥瘕之疾，或孕后跌仆闪挫，损伤冲任胞脉，均可导致胎元不固而滑胎。另外，近年来随着男科学的发展，男性因素也逐渐被重视。该病以虚证居多，临床以虚实夹杂最为常见。

1. 肾气虚　父母先天禀赋不足，或早婚、多产、婚后房事不节，或大病久病累及肾脏，均可致肾气亏虚，冲任虚损，无力系胎，从而导致滑胎。

2. 脾肾两虚　父母先天脾肾虚弱，或大病久病累及脾肾，或屡孕屡堕伤及脾肾，以致脾肾不能发挥其对先后天在充养上的功能，先天本已不足，加之后天充养无力，终致滑胎。

3. 气血两虚 母体素体脾胃虚弱，不足化生气血，或因大病久病耗气伤血，或因既往流产，过度焦虑，过度思虑则伤脾，脾伤则气血生化之源受损，以上均可致气血两虚，气虚则胎无所载，血虚则胎无以养，以致滑胎。

4. 肾虚内热 患者素体阴虚，或肝郁化火，耗伤阴血，而孕后阴血下聚以养胎，致阴血更虚，阴虚则生内热，热扰冲任、胞宫，以致胎元不固。且阴血虚弱则胎失所养，加之热扰，更易导致滑胎。

5. 肾虚血瘀 母体胞宫素有癥瘕痼疾，或跌仆损伤致瘀血停滞于内，或平素性格抑郁，暴怒伤肝等致肝气不舒，气滞血凝，或感寒饮冷以致寒凝血瘀等，均可引起瘀滞于内，进而损伤冲任，冲任受损则胎失所养，胎元不固而致滑胎。

6. 肾虚湿热 多由堕胎后伤及肾气，又过食滋腻厚味之品进补，有碍脾运，水湿内停，郁而化热，湿热相搏，反又损伤冲任，直接影响胞胎。

西医学认为，复发性自然流产的原因复杂，主要包括遗传因素、解剖因素、感染因素、内分泌因素、环境因素、免疫因素、血型因素等。

【诊断】 根据病史，临床表现，并结合相应检查可诊断。

1. 病史 堕胎或小产连续发生 2 次或 2 次以上者，且多于相同的妊娠月份发生，所谓"应期而下"，有连续发生和自然停止发育的特点。少数患者不发生在相同月份。

2. 临床表现 屡孕屡堕，每次流产情况及月份相似，其症状同自然流产。

3. 检查

(1) 妇科检查：查看是否存在子宫畸形、有无子宫肌瘤，并了解子宫发育情况。

(2) 辅助检查：B 超了解子宫形态大小，有无畸形，有无盆腔肿物及宫颈内口宽度，若 B 超无法明确，可行子宫输卵管造影（HSG）检查或行宫腔镜检查，以明确病因。晚期滑胎者，应重视子宫颈功能的检查。

(3) 实验室检查：查男女双方染色体、血型，男方查精子数量、密度、活动率、畸形率等，女方查内分泌、病毒感染、封闭抗体、抗精子抗体、抗子宫内膜抗体、抗心磷脂抗体、支原体、衣原体等。

【鉴别诊断】 复发性自然流产须与胎漏、胎动不安，以及堕胎、小产相鉴别。具体见表 18-1

表 18-1 滑胎的鉴别诊断

病 名	概 念	发生次数	严重程度
胎漏、胎动不安	妊娠期间出现阴道少量出血,无腰酸、腹痛、小腹下坠者,称胎漏 妊娠期出现腰酸、腹痛、小腹下坠,伴或不伴阴道出血者,为胎动不安	一次可诊断	胚胎,胎儿存活
堕胎、小产	孕 12 周内,胚胎自然陨堕者,为堕胎 孕 12 周到孕 28 周间,胎儿自然陨堕者,为小产	一次可诊断	胚胎,胎儿死亡
复发性自然流产	堕胎或小产连续发生 2 次或 2 次以上者	大于等于 2 次方可诊断	胚胎,胎儿多次死亡

【治疗】

(一)辨证论治

本病多以滑胎患者未孕时的舌苔脉证结合月经情况为依据进行辨证论治,对男女双方进行系统检查,在排除男方因素后,根据相关结果,结合辨证,实施阶段性、针对性治疗。且治疗上要做到防治结合,预防为主,进行有计划的妊娠,在再次妊娠前以补肾健脾、养血调冲为主。孕后根据辨证立即进行保胎治疗,一般保胎至超过既往堕胎或小产月份的 1 个月。

1. 肾气虚证

辨证要点:屡孕屡堕连续发生 2 次或 2 次以上,或有应期而堕,平素腰膝酸软,头晕耳鸣,夜尿频多,月经初潮时间晚,月经后期或稀发,经量少,色淡黯,舌淡,脉沉迟。

治法:补肾益气,调经固冲。

方药:寿胎丸(《医学衷中参西录》)加减。

菟丝子、阿胶、续断、桑寄生、杜仲。

中成药:①滋肾育胎丸,每次 6,每日 2 次,口服,连服 3 个月;②五子衍宗丸,每次 9g,每日 3 次,口服,连服 3 个月。

2. 脾肾两虚证

辨证要点:屡孕屡堕连续发生 2 次或 2 次以上,腰膝酸软,头晕耳鸣,神倦纳差,面色晦暗萎黄,或有便溏,畏寒肢冷,月经初潮较晚或见月经后期,经行小腹下坠,夜尿频多,舌质淡胖、边有齿痕,脉沉缓无力,尺脉较弱。

治法:补肾健脾,养血安胎。

方药:寿胎丸(《医学衷中参西录》)合安奠二天汤(《傅青主女科》)加减。

人参、熟地、白术、阿胶、山药、菟丝子、山茱萸、续断、炙甘草、枸杞、杜仲、白扁豆。

中成药：滋肾育胎丸，每次 9g，每日 3 次，口服，连服 3 个月。

3. 气血两虚证

辨证要点：屡孕屡堕连续发生 2 次或 2 次以上，头晕眼花，神疲乏力，气短懒言，面色苍白或萎黄，或动则汗出，月经后错，量少，质稀，色淡，舌质淡，苔薄白，脉细无力。

治法：益气养血，固肾调冲。

方药：寿胎丸（《医学衷中参西录》）合四物汤（《仙授理伤续断秘方》）加减。

菟丝子、阿胶、续断、桑寄生、杜仲、熟地、当归、白芍、川芎。

中成药：①归脾丸，每次 9g，每日 3 次，口服，连服 3 个月；②八珍颗粒，每次 6g，每日 3 次，口服，连服 3 个月。

4. 肾虚内热证

辨证要点：屡孕屡堕连续发生 2 次或 2 次以上，腰膝酸软，心烦少寐，五心烦热，口干咽燥，面赤唇红，形体消瘦，经量或多或少，色深红质稠，孕后可见阴道出血，色深红质稠，舌质红，少苔，脉细数。

治法：滋肾育阴，凉血调冲。

方药：保阴煎（《景岳全书》）加减。

生地、熟地、黄芩、黄柏、白芍、续断、山药、阿胶、墨旱莲、菟丝子、甘草。

中成药：①固肾安胎丸，每次 9g，每日 3 次，口服，连服 3 个月；②知柏地黄丸，每次 8 粒，每日 3 次，口服，连服 3 个月。

5. 肾虚血瘀证

辨证要点：屡孕屡堕连续发生 2 次或 2 次以上，腰膝酸软，小腹刺痛，或有包块，皮肤粗糙，甚或甲错，月经后错或稀发，经行痛剧，色紫黯，夹血块，舌质紫黯或有瘀斑瘀点，苔薄白，脉弦涩。

治法：祛瘀消癥，补肾调冲。

方药：寿胎丸（《医学衷中参西录》）加减。

菟丝子、阿胶、续断、桑寄生、丹参、山萸肉。

中成药：桂枝茯苓胶囊，每次 3 粒，每日 3 次，口服，连服 3 个月。同时配用五子衍宗丸。

6. 肾虚湿热证

辨证要点：屡孕屡堕连续发生 2 次或 2 次以上，腰膝酸软，脘腹胀闷，口腻，小便色黄。舌红苔黄腻，脉滑数。

治法：补肾调冲，清热利湿。

方药：寿胎丸合茵陈蒿汤（《伤寒论》）加减。

菟丝子、阿胶、续断、山茱萸、熟地、丹参。

中成药：滋肾育胎丸，每次 9g，每日 3 次，口服，连服 3 个月。

（二）中医外治

穴位埋线法

（1）方法：一般来说，多在肌肉丰厚部位选穴，且以精简为要，每次选取 3～4 个穴位，间隔 2～4 周治疗 1 次，在整体上起到调整阴阳、扶正祛邪、疏通经络的作用。临床上则依据具体辨证结果调整配穴。本方法适用于孕前治疗，孕后一般不用。若必须用，选穴一定要慎重。

（2）辨证取穴

1）肾气虚证：取命门、肾俞、关元、中极等穴。命门被称为"元气之根本，生命之门户"，可补肾壮阳，治疗各种肾虚证；肾俞益肾壮阳；关元培补元气，有强壮效果；中极亦有益肾兴阳之效。四穴配伍，补益肾气之力尤强。

2）肾虚血瘀证：取肾俞、膈俞、大肠俞、命门等穴。肾俞、命门补益肾气；膈俞活血化瘀；大肠俞疏通局部经脉络脉气血。诸穴配合应用，共奏补肾活血之功。

3）脾肾两虚证：取肾俞、足三里、脾俞等穴。肾俞补肾益气，补先天之本；脾俞健脾益胃，充后天之源；足三里既可养先天、益后天，又可补益气血。三穴合用，可起到补肾健脾养血之效。

4）气血两虚证：取脾俞、肝俞、足三里、三阴交等穴。脾俞健脾和胃，脾胃健则气血足；肝俞柔肝养血；足三里调理脾胃，补中益气；三阴交亦可调整脾虚虚弱，且其为足三阴经的交汇之处，刺激该穴可同时加强三经功效。故气血两虚证取此四穴。

5）肾虚内热证：取三阴交、阴陵泉、关元等穴。三阴交、关元补养精血，壮水以制火；阴陵泉清热益肾。三穴同用，肾虚可补，内热可消。

6）肾虚湿热证：取阴陵泉、三阴交、曲池、肾俞等穴。阴陵泉清热燥湿益肾；三阴交补益精血，壮水制火；曲池燥化湿热；肾俞补养肾气。四穴共同起到补肾清热燥湿的作用。

（三）针灸治疗

近来研究表明，采取针刺结合中药的方法，可以改善内分泌及免疫异常。穴位埋线本质上为改良式的针灸，其机理、选穴基本相同。因埋针较之针灸不必每日针刺，减少了痛苦，且具有"深纳而久留之，以治顽疾"的效果，故临床多采取埋针方式代替针刺。

如需采取针灸疗法，辨证选穴基本同穴位埋线法。但由于针灸时没有必须在肌肉丰厚部位选穴的限制，故许多肌肉不丰厚部位的有效穴位亦可选用。根据不同辨证选取不同配穴。

但值得注意的是，妊娠后腹部及背部穴位的选择要慎重。

（四）饮食治疗

1. 阿胶鸡蛋羹　适用于气血两虚的患者。

2. 老母鸡巴戟汤　适用于肾气虚偏于阳虚的患者。老母鸡1只，巴戟天20g，放于鸡肚内，加入适量水，炖煮1.5小时。每周1次。

3. 老母鸡墨鱼糯米粥　适用于脾肾两虚的患者。先将鸡与鱼炖烂，再与糯米一同熬粥，每周1~2次。

此外，还应采用西医方法对因治疗，如子宫畸形严重者先行手术治疗畸形；黄体功能不足者，肌内注射黄体酮针改善黄体功能；甲状腺功能减退者，口服甲状腺素片；封闭抗体缺乏者，适时行淋巴细胞主动免疫治疗；子宫颈功能不全者，于妊娠第14~16周行子宫颈内口环扎术；抗心磷脂抗体阳性者，口服阿司匹林治疗；高催乳素血症者，采取溴隐亭治疗等。

【名家经验】

1. 班秀文经验　班秀文提出治疗滑胎应以未孕先治，固肾为本，既孕防病，已病早治为原则。强调了孕前调理补肾气，护根蒂的重要性。

2. 罗元恺经验　罗元恺认为防治之法，应以固肾为主，辅之以健脾益气之法，佐以养血之剂。且提出了孕前若月经不调则先调经，若有他病则先治他病的观点。

3. 夏桂成经验　夏桂成强调本病既要重视主要病变的特点，又要重视辨证论治，不仅要保胎成功，还要达到优生优育。临证时要注意以下4个方面：①补养肾气以固先天之本是主要治法，但需与养血相结合；②宁心安神，调节情志，稳定心理，使心肾相济以稳固胎元；③健脾和胃以旺后天之化源，助胎儿生长发育；④关于保胎养胎，优生优育问题，要注意胎禁、胎养和胎教3个方面。

【诊疗述评】

1. 诊断上要注意其堕胎、小产发生的连续性和自然性。既未受到外力撞击，又未服用药物而自然发生的连续2次或2次以上的堕胎、小产，称为复发性自然流产。

2. 本病在辨证上多以滑胎患者未孕时的舌苔脉证结合月经情况为依据进行辨证论治。本病以虚证为主，肾虚为本，故多有腰膝酸软的症状，在此基础上应辨清其伴见症状以调整方药。若伴见月经初潮时间晚，再次受孕困难者，多为肾气虚；伴见小腹刺痛，或有包块，皮肤粗糙，甚或甲错者，多为血瘀；伴见神倦纳差，面色晦暗萎黄，或有便溏者，多为脾肾两虚；伴见心烦少寐，五心烦热，口干咽燥，面赤唇红，形体消瘦者，多为肾虚内热；伴见头晕眼花，神疲乏力，气短懒言，面色苍白或萎黄者，多为气血两虚。

3. 治疗上要注意治疗的阶段性及连续性。阶段性治疗是指孕前阶段、试孕阶段及妊娠阶段采取不同的方式治疗，而连续性是指此治疗过程必须连续，不能中断。

孕前阶段：根据辨证，整体调理 3 个月，同时注重男方的调理，使夫妻双方处于受孕的最佳状态。

试孕阶段：采用 B 超监测卵泡，根据其生长情况，适时给予中药及西药，以促进卵泡的生长及破裂，并指导患者同房。

妊娠阶段：确定患者妊娠后要根据辨证积极进行胞胎治疗，一般保胎至超过既往堕胎或小产月份的 1 个月。

4. 中西医结合治疗的优势。在滑胎的治疗上中药具有疗效确切、安全可靠、副作用小的优势，但中药并不能解决所有临床遇到的问题，如子宫畸形、弓形虫感染等，此时手术及西药的作用就更加明确和迅速。中西医结合可取长补短，优势互补，提高疗效。

【预防调护】

1. 生活规律，加强锻炼，避免劳逸过度，戒烟戒酒，避免二手烟。

2. 孕后注意个人卫生，不宜盆浴、游泳。

3. 清淡饮食，原则上应选择比较容易消化的食物及富含维生素和微量元素的食物，如各种水果、蔬菜、豆类、肉类等，不宜吃辛辣刺激的食物、油腻煎炸类的食物及寒凉的食物。

4. 孕后慎房事，尤其是孕 3 个月之前和孕 7 个月以后。孕后卧床休息，应超过以往流产时的实际月份。

5. 加强围产期保健。

【古代文献精选】

《妇人大全良方·妊娠数堕胎方论》："若气血虚损者，子脏为风寒所苦，则气血不足，故不能养胎，所以数堕胎也。"

《景岳全书·妇人规》："凡妊娠之数见堕胎者，必以气脉亏损二然。"

《景岳全书·妇人规》："凡治堕胎者，必当察此养胎之源，而预培其损，保胎之法无出于此。"

《叶氏女科证治》："人身有三月而堕者，有六七月而堕者，有屡孕屡堕者，由于气血不足名曰滑胎。"

《女科集略》："女子肾脏系于胎，是母之真气，子所系也。若肾气亏损，便不能固涩胎元。"

【现代研究进展】 近代以来，许多医家在古人论述的基础上进行了新的总结和发展，认为肾虚乃是滑胎的根本原因。治疗上则以未病先防，预培其损，既病防变，辨证论治为基本原则。以防治与安胎并举，辨证与辨病相结合为总体思路，在临床中取得了良好的疗效。

西医认为引起复发性自然流产的原因主要包括遗传因素、解剖因素、感染因素、内分泌因素、环境因素、免疫因素、血型因素等，且有相当部分的不明原因复发性流产。近年研究表明，多数不明原因的复发性流产与免疫异常关系密切，其中包括自身免疫和同种免疫两大类。自身免疫型主要与抗心磷脂抗体阳性有关，而同种免疫型则多系母胎免疫耐受失衡所致。

近年来，中西医结合防治免疫因素导致的复发性流产成为研究的热点。研究表明，对于抗心磷脂抗体阳性的自身免疫型患者，采取具有补肾活血作用的中药治疗可以明显改善胎盘微循环，从而减少其引起的妊娠丢失。而对于同种免疫型患者，其发生的机制主要是母体的免疫系统未能产生对胚胎的免疫耐受，母体封闭抗体和（或）保护性抗体缺乏，而导致胚胎被异常的免疫系统攻击以致流产。研究表明，采用淋巴细胞主动免疫疗法及中药疗法均可以取得良好效果。

（编者：赵 红 卫爱武 王 停 王春霞）

参 考 文 献

1. 林娜，林洁，尤昭玲. 尤昭玲诊治多囊卵巢综合征之经验撷菁 [J]. 湖南中医杂志，2014，30（2）：13-14.

2. 叶秀英，尤昭玲. 尤昭玲教授辨治不孕症"病、证、期、时"模式浅析 [J]. 中华中医药杂志，2014（7）：2223-2226.

3. 苏恒香，刘雁峰，赵岑，等. 多囊卵巢综合征在女性各生理阶段病机特点概述 [J]. 环球中医药，2014，7（1）：63-67.

4. 崔琳琳，陈子江. 多囊卵巢综合征诊断标准和诊疗指南介绍 [J]. 国际生殖健康/计划生育杂志，2011，30（5）：405-408.

5. 谢铁男，岳瑛，张利群. 多囊卵巢综合征胰岛素抵抗的临床研究 [J]. 中国妇幼保健，2012，5（27）：679-681.

6. 滕秀香. 柴松岩辨证治疗高泌乳素血症的经验 [J]. 北京中医药，2011，30（5）：340-342.

7. 王素霞. 中药防治滑胎研究 [J]. 中华中医药学刊，2011，29（5）：1173-1175.

8. 彭晓佳，李燕. 高催乳激素血症动物模型机制探讨 [J]. 中医研究，2012，25（2）：47-48.

9. 沈华，韩丽娟，张文红. 复发性流产的中医治疗进展 [J]. 世界中西医结合杂志，

2014, 9 (6): 674-676.

10. 文怡. 子宫内膜异位症血瘀证差异蛋白质组学研究 [D]. 成都: 成都中医药大学, 2013.

11. 崔阳阳, 孙伟伟, 赵瑞华. 子宫内膜异位症动物模型研究进展 [J]. 中国实验动物学报, 2013, 21 (5): 86-89, 94.

12. 李宛璇, 赵莉, 张婷婷, 等. 朱南孙教授运用加味没竭汤治疗子宫内膜异位症痛经验案 3 则 [J]. 四川中医, 2014 (4): 138-139.

13. 陆建英, 董莉, 谭蕾, 等. 朱南孙治疗子宫内膜异位症经验举隅 [J]. 西部中医药, 2013 (10): 42-44.

14. 郎景和. 子宫内膜异位症研究的深入和发展 [J]. 中华妇产科杂志, 2010, 45 (4): 241-242.

15. 刘璐, 周艳霞. 基于胰岛素抵抗讨论脾不散精与闭经 [J]. 四川中医, 2014 (2): 42-44.

16. 赖海燕, 宋曦, 樊国强. 继发性闭经中医药治疗研究及进展 [J]. 内蒙古中医药, 2014, 33 (4): 112-113.

17. 阮祥燕, 崔亚美. 原发性闭经与其他疾病的鉴别诊断 [J]. 实用妇产科杂志, 2014 (5): 328-329.

18. 罗颂平, 谈勇. 中医妇科学 [M]. 第 2 版. 北京: 人民卫生出版社, 2012.

19. 李美娟. 胥京生治疗黄体功能不全经验 [J]. 中医药信息, 2013, 30 (1): 57-58.

20. 李晓荣, 王必勤. 郭志强辨证治疗黄体功能不全经验 [J]. 北京中医药, 2011, 30 (9): 669-671.

21. 刘丽, 王秋妍, 赵贺, 等. 针药结合治疗黄体功能不全性不孕临床观察 [J]. 北京中医药, 2012, 31 (4): 298-300.

22. 党建红, 金志军, 葛军辉, 等. 人脐血单个核细胞移植治疗放射性裸鼠卵巢早衰 [J]. 国际妇产科学杂志, 2012, 39 (2): 187-190.

23. 叶娜, 董晓英, 李冬华. 卵巢早衰的颗粒细胞凋亡机制研究进展 [J]. 首都医科大学学报, 2014, 35 (3): 379-383.

24. 罗莹玉, 付蓓. 针灸治疗卵巢早衰的临床观察 [J]. 湖北中医杂志, 2014, 36 (8): 63.

25. 王艳萍, 齐力, 田娜娜. 中药保留灌肠治疗卵巢早衰的临床研究 [J]. 世界中西医结合杂志, 2014, 9 (7): 729-731.

26. 李云波, 李玲, 毛燕茹, 等. 金哲教授治疗卵巢早衰经验述要 [J]. 环球中医药, 2014, 7 (3): 215-217.

27. 马丽丽. 骨形态发生蛋白-15 基因与卵巢早衰关系的研究进展 [J]. 实用妇产科杂志, 2012, 28 (5): 344-346.

28. 谢江燕, 赵丽梅, 东亚君, 等. 卵巢早衰的免疫学研究进展 [J]. 实用妇产科杂志, 2013, 29 (4): 259-262.

29. 雷洁莹, 方如丹. 补肾活血法在多囊卵巢综合征促排卵治疗中未破裂卵泡黄素化综

合征的应用 [J] . 广东医学, 2013, 34 (11): 1776-1778.

30. 杨美春, 肖夏清, 方刚 . 班秀文教授治疗崩漏经验总结 [J] . 时珍国医国药, 2011, 26 (6): 1485-1486.

31. 徐云霞, 徐经凤, 李伟莉 . 徐志华治疗崩漏学术思想 [J] . 安徽中医学院学报, 2012, 31 (3): 12-14.

32. 刘丽, 王秋妍, 赵贺, 等 . 针药结合治疗黄体功能不全性不孕临床观察 [J] . 北京中医药, 2012, 31 (4): 298-300.

33. 王爱玲 . 崩漏的辨证施护 [J] . 河北中医, 2012, 34 (1): 126-127.

34. 潘凤琴 . 针灸治疗崩漏 30 例 [J] . 江苏中医药, 2012, 44 (4): 60.

35. 徐肖文, 颜林志, 孙静, 等 . 左炔诺孕酮宫内缓释系统用于治疗顽固性功能失调性子宫出血的临床疗效观察 [J] . 医学研究杂志, 2012, 41 (4): 92-95.

36. 陈海霞, 谷晓芬, 刘雁峰 . 慢性盆腔炎的中医药治疗概况 [J] . 北京中医药大学学报, 2013, 20 (5): 40-43.

37. 陈悦, 陶润娇, 艾美华 . 妇科止痛解毒汤综合给药联合微波照射治疗慢性盆腔炎的疗效观察 [J] . 时珍国医国药, 2013, 24 (2): 423-424.

38. 胡水荣, 刘青玲, 宋玲 . 热敏灸结合中药灌肠治疗慢性盆腔炎疗效研究 [J] . 广州中医药大学学报, 2014, 31 (4): 545-552.

39. 王莉, 吕耀凤, 姚丽娟 . 慢性盆腔炎患者促炎因子与抗炎因子的关系 [J] . 中国妇幼保健, 2012, 27 (33): 5259-5294.

40. 冯峰, 何百寅, 李远彬, 等 . 妇炎康药液灌肠法药效学研究 [J] . 中国实验方剂学杂志, 2012, 18 (16): 232-235.

41. 张海琴, 刘瑞芬 . 活血化瘀法对慢性盆腔炎大鼠免疫调节的实验研究 [J] . 中医研究, 2013, 15 (9): 2042-2046.

42. 刘玉兰, 时菁静, 徐鸿雁, 等 . 盆炎平方内服联合蒲地方保留灌肠对慢性盆腔炎免疫状况及细胞因子的影响 [J] . 中国实验方剂学杂志, 2014, 20 (1): 193-197.

43. 陈建明 . 实用不孕不育诊断与治疗 [M] . 广东科技出版社, 2013.

44. 卫爱武 . 中西医结合防治反复自然流产的思路 [J] . 中医学报, 2011, 26 (159): 939-940.

45. 赵越, 姚美玉 . 中医对妊娠期高泌乳血症的认识 [J] . 光明中医, 2014, 29 (7): 470-471.

46. 王晓艳, 景军宁, 王文弟, 等 . 淋巴细胞免疫治疗不明原因复发性流产妊娠结局分析 [J] . 兰州大学学报, 2013, 39 (1): 32-36

47. 冯晓玲, 王磊, 苏琳, 等 . 针刺治疗抗心磷脂抗体阳性致复发性流产 [J] . 吉林中医药, 2013, 33 (4): 407-408.

第十九章　中医对辅助生殖的理论研究

第一节　概　　述

辅助生殖技术（assisted reproductive technology，ART）是指所有包含着将配子从人体内取出，并在体外进行处理，以达到妊娠为目的的一系列技术。

目前，临床 ART 主要包括人工授精（artificial insemination，AI）和体外受精-胚胎移植（in vitro fertilization-embryo transfer，IVF-ET）及其衍生技术两大部分。然而由于疾病本身、辅助生殖技术本身，以及促排卵时所产生的诸多问题，如卵巢反应低下、卵巢过度刺激综合征、异位妊娠、妊娠率低、流产率高等，西医疗法暂时无法得到很好的解决。

近年来，中药逐步介入辅助生殖技术中。临床实践证实，在改善和协调患者的整体功能状态，增加获卵数，提高优质卵率、受精率、优质胚胎率、胚胎种植率、妊娠率等各个方面都具有很好的辅助作用。许多中医家认为，卵细胞乃精血所化，而肾藏精、主生殖，故卵泡发育、卵细胞质量与肾的功能最为密切。在辅助生殖技术中实施超促排卵干扰了机体的内稳态，形成人为的、相对的虚损性病态。病位在冲任，病机为肾阴阳失调、肝疏泄失常及脾运失健。而月经周期是女性生理过程中阴阳消长、气血变化节律的体现，故治疗上多根据月经周期的变化，采用分时期用药，调周助孕。

第二节　中医妇科调周理论体系与辅助生殖

一、中医妇科调周理论体系

（一）中医妇科调周理论基础

中医学认为，人体脏腑、经络、气血的生理活动，与日月的运行、四季的变化息息相关。月经周期是女性生理过程中阴阳消长、气血变化节律的体现。肾为阴阳之本，藏精，主生殖，经水出诸肾，在肾的主导与天癸的泌至作用下，冲任胞宫发生周期性的阴阳气血盈虚消长变化。只有当肾气旺盛，气血充沛，任通冲盛，月事如期，两精相搏，方能成孕。若阴阳气血消长变化发生紊乱，则引起月经失调、不孕症等疾病。中药调周治疗正是在中医学关于"肾藏精""肾主生殖""女子血海盈亏有期""肾气-天癸-冲任-胞宫轴"理论基础上而创立的。

（二）调周法的分期用药特点

调周法，即调理月经周期的方法，是一种系统而序贯的治疗方法，并根据临证病变的差异进行辨证加减，亦即是辨病辨证相结合的治疗方法。

其特点主要是根据月经不同时期体内阴阳消长、气血变化的规律特点而制定分期用药调理。中医将月经周期分为月经期、经后期、经间期、经前期4期。调周法是从调经基础上发展而来，却又不同于调经，它基于对月经周期各阶段生理特点的深入认识，洞悉月经各期阴阳消长、转换的特点，通过对病理状态下产生的气血阴阳变化的辨证分析，因势利导，推动月经周期的正常转化，以达到协调气血阴阳、调经促孕的目的。

夏桂成依据太极八卦理论提出，在心（脑）-肾-子宫生殖轴的调节下，形成了阴阳消长转化的月节律，并提出月经周期疗法（简称调周法），并不断完善"周期学说"，从早期提出的根据月经周期不同的生理变化分为经前、经期、经后的三节律逐渐细化月经周期为5期的五节律及至7个不同期的七节律（行经期、经后初期、经后中期、经后末期、经间排卵期、经前期、经前后半期），提出相关治法，使调周法深化。许多医家根据阴阳调和理论，在中药调整月经周期节律基础上，结合西医学对女性生殖周期内分泌激素调节理论，提出分期用药、调周助孕的中药序贯治疗方法。

1. 行经期（为月经周期的第1～4天） 此期胞宫泻而不藏，排出经血，呈现"重阳转阴"的特征。经血以通为顺，应通因通用，因势利导，去旧生新。因此，治疗以行气活血、养血通经为主。调经法在临床上的具体应用，应根据病情、病变程度的不同而给予活血调经、活血化瘀、逐瘀通经、化瘀止血等不同的处理方法。常用药物：丹参、赤芍、白芍、熟地黄、川牛膝、艾叶、益母草、桃仁、红花、三棱、莪术、当归、蒲黄、大蓟、小蓟等。寒凝者，可选《妇人大全良方》温经汤加减；气滞者，可选《医林改错》血府逐瘀汤加减；气虚者，可选《医宗金鉴》圣愈汤加减；血虚者，可选《金匮要略》胶艾四物汤加减。

2. 经后期（为月经周期的第5～13天） 此期为阴长阶段，经水既行，胞宫空虚，子宫藏而不泻，为阴血的恢复和滋长期。此时应滋肾益阴养血，补肝肾之阴精，调脾胃之气血，使阴血逐渐恢复，从而促进内膜增厚，卵泡发育与卵子成熟，增强子宫内膜的容受性。然而"善补阴者，必于阳中求阴"，所以适当加补阳药能达到阳中求阴的效果，从而促使阴精滋生，卵泡生成。常用药物：熟地黄、菟丝子、山茱萸、枸杞子、白芍、沙参、麦冬、紫河车等。也可选用《傅青主女科》养精种玉汤加减、《景岳全书》左归丸加减、《百灵妇科》育阴汤加减。若有虚热，据辨证可滋肾清热、养心清热及清肝降火。

3. 经间期（为月经周期的第 14～15 天）　此期为氤氲之期，或称"的候""真机"时期（即"排卵期"），为阴阳转化阶段，重阴转阳，阴盛阳动，阳气内动以升为主。治疗以滋补肝肾、温阳活血为主，促使由阴转阳，以利卵子顺利排出。常用药物：巴戟天、菟丝子、丹参、当归、羌活、淫羊藿、黄精、枸杞子等。也可选用《医宗金鉴》桃红四物汤加减。

4. 经前期（为月经周期的第 15～28 天）　此期阳长阴消，渐至重阳。重阳，是指月经周期阴阳消长节律中阳生的高峰时期，此时阴阳俱盛。排卵之后，阴盛阳生，阳气鼓动，万物生发，为受孕提供孕育环境，故治疗应以温补脾肾为主。"胎脉系于肾，胎气系于脾"，脾肾既是经血之本源，又是安胎养胎之根本，补益脾肾既能调经，又可养胎。补脾胃以资血之源，养肾气以安血之室，胞宫阴精充盛，阳气旺盛，温暖子宫，疏利内膜，利于孕卵发育，促进孕育。常用药物：巴戟天、淫羊藿、菟丝子、肉苁蓉、桑寄生、续断、熟地黄、枸杞子、当归等。

二、中医妇科调周理论在辅助生殖技术中的应用

（一）在宫内人工授精（IUI）及体外受精-胚胎移植（IVF-ET）中应用的理论基础

据报道，IUI 的临床妊娠率仅为 10%～20%，多数认为其原因与年龄、不孕年限、不孕类型及不孕原因、子宫内膜形态及厚度、IUI 周期次数及时机、是否促排卵及促排卵方案的选择、盆腔粘连、精液常规参数（精液浓度、前向运动精子数等）、精液的处理方法、一个周期的授精次数、精神心理等因素有关。其中卵子的质量、精子的质量及内膜的形态、厚度为 IUI 失败的主要原因。

IVF-ET 的成败主要取决于胚泡的质量以及子宫内膜的容受性两个方面。胚泡着床障碍是导致 IVF-ET 妊娠率低的主要原因之一，而子宫内膜容受性降低又是阻碍胚泡着床的主要因素之一。

由此可见，提高卵子质量、减少精子的损伤及改善内膜功能是 IUI 及 IVF-ET 面临的主要问题。

1. 改善卵巢储备及卵子质量　卵巢储备功能低下者，卵巢对促性腺激

素的反应差，在促排卵过程中往往无成熟卵泡发育或获得成熟卵泡数很少，或获得卵子的质量很差，影响胚泡的质量，降低了 IVF-ET 的临床妊娠率。

中医认为，肾气盛，天癸至，任通冲盛，血海才能满溢，月事以时下。所以许多中医家认为，卵细胞乃精血所化，而肾藏精主生殖，故卵泡发育、卵细胞质量与肾的功能最为密切。治疗多从滋肾补肾入手，兼以健脾或疏肝。现代中医药临床及实验研究也显示，滋肾补肾能明显改善卵巢的储备力，提高体内雌激素水平，增加 IVF-ET 中的获卵数，提高卵子及胚泡质量。

2. 改善精子质量　在 IVF-ET 中，精子的存活率、动力、DNA 的碎片率等不仅影响精子的受精能力，而且影响将来胚泡的质量。良好的卵子与精子质量是提高胚泡质量的重要基础。中医学认为，肾藏精而主生殖，故精子的发育和质量与肾的功能也密切相关。临床多从肾入手，或滋肾阴，或温肾阳，或补肾气；兼以健脾，或疏肝，或清热，或利湿。

3. 提高子宫内膜的容受性与受精卵着床率　子宫内膜容受性是指子宫内膜对胚泡的接受能力，是特定时期的一种状态，在植入窗期内膜的容受性达到最强。受精卵着床的关键是子宫内膜容受性与受精卵发育同步。IVF-ET 在促排卵过程中，干扰了体内神经-内分泌-免疫网络的内稳态，从而影响激素及免疫对子宫内膜的生理调节作用，影响了着床期子宫内膜对胚泡的容受性，降低了妊娠率。

中医认为，子宫内膜的生长与肾关系最为密切，肾气盛、血满溢是月经生理的物质基础，也就是子宫内膜的生理基础。而在 IVF-ET 中，由于多卵泡的发育消耗了大量的肾精气血，可能会影响子宫内膜容受性。因此，补肾是改善子宫内膜容受性的重要措施，肾气旺，肾精足，任脉充盈方能摄精成孕。《傅青主女科》指出"种子必先调经，血足则子宫易于容物"，实际上强调了胚泡着床与子宫内膜反应性同步的重要性。

（二）辅助生殖技术中的调周干预

在辅助生殖中根据月经周期的行经期、经后期、经间期、经前期的 4 个阶段进行中药调理，具体用法参考"调周法的分期用药特点"。

在 IVF-ET 的过程中，中医妇科调周药着重补肾阴肾阳又兼顾肝脾气血，活血化瘀，疏肝通络，一方面可改善卵巢储备，增加患者对促性腺激素的敏感性，增加获卵数，改善卵子质量；另一方面可通过改善子宫内膜血流状况及局部血流，促进子宫内膜的分泌功能，使子宫内膜腺体和间质发育同步化，促进子宫内膜的生长与增厚，进而改善子宫内膜容受性，让子宫内膜组织形态更加有利于胚泡植入。同时促进新陈代谢，使人体的内分泌及免疫功能趋向平衡，人体内环境气血充足，阴平阳秘，逆转其敏感性（尤其如卵巢过度刺激、卵巢低反应等），减少应用西药促排卵相应的并发症。

将调周中药与辅助生殖技术相结合，实际上是中医学以人为本的整体观念与西医助孕微观技术的结合，将中医药治疗参与到辅助生殖的各个环节，在改善卵巢储备功能、诱导排卵、提高子宫内膜容受性、降低西药的毒副作用等方面具有一定的积极作用。

第三节　超排卵机体特殊生理状态的中医证候认识

【概述】　IVF-ET 初始阶段采用的是自然周期取卵，获卵数目极其有限，因而妊娠率较低。近几十年，诱发排卵药物随着生殖内分泌学的迅速发展不断更新换代，自 1980 年起，不断有促排卵药物应用于 IVF-ET 进行促排卵，最先成功报道的是氯米芬（CC），随后提纯人类绝经期促性腺激素（HMG）和尿源促卵泡激素（uFSH）联合人绒毛膜促性腺激素（HCG）得到了全世界同行的共识和推广，开始了超排卵时代。20 世纪 80 年代末开始使用促性腺激素释放激素（GnRH）类似物的应用，即在超促排卵前先用 GnRH-a 做脑垂体降调节，抑制内源性促性腺激素的分泌。GnRH-a 的应用不但避免了卵子发育不同步，也防止了 LH 峰过早出现，还可在一定范围内自由安排取卵时间。这就是目前常规采用的控制性超排卵（COH）技术。

【超排卵机体特殊的生理状态】　有效而安全的 COH 应包含两层意思：募集到适当数量的卵泡并促使其发育到排卵前卵泡；选择适当的时间注射 HCG 诱发卵子最后成熟，主动决定取卵时间。超促排卵技术的机制基于卵子发生、卵泡生成的基本理论，但又有别于生理周期的排卵。在生理周期中，大多数只有 1～2 个卵泡发育成熟而排卵。促排卵是对无排卵、不规则排卵的患者通过直接或间接刺激卵泡发育，诱发排卵，也是获取单个或少量卵子。而超排卵是针对行 IVF-ET 的患者，通过刺激卵巢多个卵泡发育，以获取更多量的卵子，是体外受精-胚胎移植的关键步骤之一。

促性腺激素的广泛使用导致了卵泡爆发式生长、改变了患者本来的生理状态，可能引起卵泡发育不同步，卵子质量差，影响受精及胚胎的质量，同时还会出现该治疗周期激素环境异常，如卵泡期 LH 水平过高和内源性 LH 峰过早发生，可导致黄体功能不全，子宫内膜发育异常不利于胚胎种植。从某种意义上说，超排卵机体特殊的生理状态实际上是人为的、相对的虚损性病理状态。

【超排卵特殊生理状态的中医证候】　中医学认为，超促排卵干扰了机体的内稳态，打破了气血阴阳的平衡。病位在冲任，变化在阴阳气血，病机主要为肾阴阳失调、肝疏泄失常及脾失健运。

1. 肾阴阳两虚　《素问·上古天真论》曰："女子七岁，肾气盛，齿更发长。二七而天癸至，任脉通，太冲脉盛，月事以时下，故有子。"形象而系统地论述了女子肾-天癸-冲任-胞宫轴的理论。后代医家提出了"肾-天癸-冲任-胞宫轴"与"下丘脑-垂体-卵巢-胞宫轴"的密切相关性。

虽然中医并未提及"卵泡"，但对"卵泡"的生理功能已作出了精辟论述。肾主藏精，是"先天之本"，肾中精气主宰着人体的生殖，其盛衰直接影响着卵子的质量。而肾中精气充盈到一定程度才能产生天癸，天癸是促进生殖器官发育成熟和维持生殖功能所必需的重要物质。"冲为血海"，"任主胞胎"，冲任是行经、孕育之本，卵细胞的生成发育也依赖冲任阴血的涵养及冲任经脉的和调畅达。所以，肾精、肾气充盛，封藏有权，天癸产生至旺盛，任通冲盛，聚阴血以注于胞宫，方能行经与孕育。故在女子生殖中，肾脏最为重要，为卵子生发之本。肾藏精主生殖，肾所藏之精包括肾阴和肾阳，肾阴是人体及卵子生长发育的物质基础，肾阳的温煦是人体发育及卵子成熟和顺利排出的原动力。

IVF-ET 治疗中超排卵方案的实施，以在短时期内获得多个卵细胞共同发育为目的，消耗了大量的精血，使肾之阴阳在短时间内失衡，表现为肾阴阳虚损。"阴阳失调，精神乃绝"，从而导致胚泡着床率及临床妊娠率降低。

2. 肝郁气滞　肝主疏泄、藏血、司血海，对月经的生理功能有着重要的调节作用。肝藏血功能正常，下注胞宫能促进卵泡及子宫内膜的发育；肝疏泄功能正常，则精气藏泻有度，卵子发育成熟并能顺利排出。若素体阴虚，或超排卵伤及肾阴，肝失濡养，加之患者因不孕，或在治疗过程中的奔波烦躁，或对治疗期望值过高产生紧张心理，或超排卵用药干扰了机体原本处于生理状态的内分泌环境，从而导致肝气不得疏泄畅达，气血运行失常，进而导致卵子生成发育及排卵功能障碍。

3. 脾失健运　脾主运化，是气血生化之源，为经、孕、产、乳提供物质基础，是资养先天、健固任带二脉之本。超排卵过程中由于大量药物的使用，加之某些药物的副作用，或求医奔波的思虑气结，或肝病及脾，使脾胃损伤，导致脾运化失健，进而导致先天失后天资养，气血不能及时补给，出现卵子生成及子宫内膜发育障碍，胚泡着床率失败。

【现代研究进展】　目前，对控制性超排卵特殊生理状态的中医证候研究尚不多见，且各个医家无统一看法。连方通过聚类分析研究 280 例 IVF-ET 患者控制性超排卵（COH）后的中医证候分布规律，结果提示肾气阴两虚是控制性超排卵后最常见的证型，其次为脾肾阳虚证型，再次为肝郁气滞兼血瘀证型。连方认为，由于应用促性腺激素（Gn）进行控制性超促排卵，使得卵泡在短期内呈爆发式生长，卵泡数目及体积剧增，耗损了肾中大量精气，患者出现肾气阴两虚的临床表现。患者 COH 后肾中精气损耗，间接损及一身之阳，或素体阳气不足，肾阳虚不能温煦脾阳，脾失健运，统摄功能失常，加之卵巢体积骤然增加，导致全身水液气化失常，则出现脾肾阳虚之证。患者长久不孕，情志不畅，精神压力较大，易导致肝郁气滞，气滞则血行不畅，所以一部分患者表现为经前乳胀、经前烦躁易怒、经行腹痛、腹胀、经质有块、经量或多或少等肝郁气滞兼血瘀之证。郭佳认为，IVF-ET 患者常表现为肾虚血瘀证，采用补肾养血活血中药对卵巢功能及子宫内膜具有类激素样作用，可调控相关细胞因子及其受体水平；整体调节性激素及其受体水平；改善下丘脑-垂体-卵巢轴功能，促进卵泡生长和排卵；故将补肾养血活血中药与促性腺激素配合应用于超促排周期能够能够提高胚胎质量，改善子宫内膜的状态，为提高 IVF-ET 成功率奠定基础。

第四节　卵巢过度刺激综合征的中医证候认识

【概述】　卵巢过度刺激综合征（ovarian hyperstimulation syndrome,OHSS）是一种由外源性促性腺激素进行促排卵治疗而引起的医源性并发症，可引起血液浓缩、血栓形成、胸腹水、肝肾功能损害、低血容量性休克，成人呼吸窘迫综合征，甚至死亡。OHSS 的发生率约为 5％～10％，严重 OHSS 的发生率约为 1.4％。中医学无 OHSS 对应的病名，据其临床表现与"子满""胞阻""鼓胀""癥瘕""水饮"有类似之处。

1. 卵巢过度刺激综合征的病理状态　OHSS 基本的生理病理变化有：①卵巢多卵泡生成及卵巢体积增大；②雌激素分泌增加；③毛细血管通透性增加，血液浓缩，循环血量减少，细胞间液增加，引起胸、腹水；④外周动脉扩张，阻力减少，动脉压降低，心输出量增加；⑤肾血灌注量减少，少尿；⑥肝血灌注量减少，肝受损，肝酶升高；⑦电解质平衡失调和酸中毒。

2. 卵巢过度刺激综合征的中医证候　肾藏精主生殖，卵泡的生长、妊娠的维持等生殖功能都靠肾精的滋养濡化、肾阳的促进推动作用。在肾精滋养卵泡生长发育过程中，应用外源性促性腺激素促进多个卵泡同时发育，从而短时间消耗机体大量精血，造成一时性精气血亏虚。精血亏，濡养不能，脏腑功能失调。主要为脾气散精、肺主行水，肾主津液、肝主疏泄及三焦决渎功能失常，最终导致瘀、痰、水湿等病理产物蓄积，又反馈给脏腑、经络、阴阳、气血使其功能出现严重紊乱，遂成该病。病因以脏腑功能失调为本，病理产物为标，本虚标实常相兼为病。

（1）脾肾两虚：OHSS的基本病理之一是卵巢多个卵泡同时发育和卵巢体积增大。中医学认为，卵泡的生长依赖肾精的滋养，而多卵泡的发育必使肾精耗损，因此造成肾精的一时性亏虚。随之，肾其他功能也失调。若阴损及阳，肾阳虚，膀胱气化无力，则水饮内停，小便不利。肾阳虚则脾阳不足，脾主运化失职，纳呆，水湿内聚。水湿停留，阻碍气机，脾胃升降失常，浊气上逆，则纳差、恶心、呕吐，从而导致本病。

（2）肝郁气滞：中医学认为，OHSS为卵巢对促性腺激素的过激反应，促发肾气过盛，短时间内天癸大量分泌，从而出现雌激素大量分泌。此时患者素来心性狭小，情志不疏，又因焦虑、紧张等，加以医源肾气过盛等原因，致肝疏泄不及，气滞致血行不畅；气滞血瘀，水湿蕴阻，出现腹胀、腹水、癥瘕，从而导致本病。

（3）阴虚血瘀：OHSS的基本病理之一是血管通透性增加，血管内液外渗，从中医角度看，这是脉络失和、阴血不固，为出血现象；大量血浆外渗到组织中，血容量减少，则为阴血亏虚；血液黏稠，甚至血栓形成，是为瘀血。血液外渗造成腹水、胸水，显然是水饮为患。瘀血水饮阻滞，气机不利，气滞腹中则腹胀、胸闷，患者常矢气后感觉舒畅；脾络不通则有腹痛；升降失常，清浊相干，则恶心、大便稀烂；影响脾运则纳差。水饮内停，膀胱气化失常，则小便不利。痰瘀阻滞胞宫，则有卵巢增大，形成癥瘕、积聚。

（4）气阴衰竭：本病若不及时控制，最终造成肝肾功能损害、低血容量性休克，成人呼吸窘迫综合征，甚至死亡。中医学认为，本病涉及肾、肝、脾、心、肺等脏腑，其发病之初多在肝、肾，渐及脾胃，碍及心、肺，最终导致五脏俱损、气阴衰竭危症。

【现代研究进展】 OHSS的发病机制尚未阐明。目前研究显示，可能与HCG的使用诱发血管内皮生长因子、肾素-血管紧张素系统、炎性细胞因子、凝血功能、前列腺素等异常有关。对其治疗，中西医均有很多研究，有强调预防为主；有强调治疗以脾肾为主，专方治疗；有强调治疗应分型论治。如卫爱武注重预防，认为取消使用HCG及降低血管内液体外渗，预防及改善血液的高凝状态，是防治OHSS的关键；认为排卵障碍的情况下，患者多表现为肾虚血瘀证。故对因多囊卵巢综合征等肾虚血瘀型不孕症采用"活血三步法"防治OHSS，即应用促排卵药后，双卵巢有3～5个直径为16mm以上卵泡生长的患者，首先采用活血第一步，当日口服自拟补肾活血Ⅰ方温阳活血，促进胞膜、胞核、胞浆发育成熟，鼓动卵子逸出；次日采用活血第二步，增加活血化瘀药量，加用复方丹参注射液盆腔穴位封闭促进卵巢局部的血液循环，加速排卵，避免了 HCG 的使用，同时改善了毛细血管通透性，防止血液浓缩，预防 OHSS 的发生；卵泡部分破裂后，采用活血第三步，口服补肾活血Ⅱ方温阳活血，调节脏腑气血阴阳平衡，为精卵结合和着床创造有利条件，同时活血化瘀促进多发性滤泡及黄体囊肿的消失，并进一步改善毛细血管通透性，防止血液浓缩。张玉珍等认为，OHSS 的病机是脾虚兼瘀血阻滞，水湿内停为主，采用当归芍药散治疗卵巢过度刺激综合征取得较好疗效。谈勇认为，本病病机为脏腑功能失调为本，病理产物为标。治疗时需分型论治，将其分为肝郁气滞血瘀型、脾肾阳虚水湿停滞型、气阴衰竭型。

第五节　辅助生殖技术对"肾藏精、主生殖"理论的丰富发展

"肾藏精、主生殖"理论是中医学藏象学说的重要组成部分，是中医学对于人体正常生殖功能的基本认识和理论总结，以"肾藏精、主生殖"为总纲，又有"天癸""肾-天癸-冲任-胞宫"和"七七年龄理论"等对其深层含义进一步分别阐述，构成一整套完整的理论。随着医疗技术的日益发展，现代辅助生殖技术也日渐成熟，国内自 20 世纪 60 年代以来开展了对中医"肾"实质的探讨，相继提出了下丘脑-垂体-肾上腺、性腺、甲状腺轴以及免疫系统等所谓中医"肾"功能的物质基础，但始终未全面阐释"肾主生殖"的科学内涵。随着现代辅助生殖技术的发展与应用，"肾藏精、主生殖"的科学内涵得到不断扩展和丰富。

（一）现代生殖医学与中医学"肾藏精、主生殖"理论的内在联系

中医的肾-天癸-冲任-胞宫的生殖轴理论与西医学的下丘脑-垂体-卵巢轴的生殖理论极为相似。

中医学肾-天癸-冲任-胞宫的生殖轴理论认为，"肾藏精"是"肾主生殖"的基础。肾所藏之精包括先天之精和后天之精。先天之精禀受于父母，与生俱来，构成人体的原始物质。"人始生，先成精"（《灵枢·经脉》），"两神相搏，合而成形，常先身生，是谓精"（《灵枢·决气》），"精合而形始成，此形即精也，精即形也"（《景岳全书·小儿补肾论》）。肾精的生成、贮藏和排泄，对人类的整个生殖生理功能起着重要的作用，这种作用需通过天癸而发挥。天癸源于先天，藏之于肾，受后天水谷精微的滋养，是促进人体生长、发育和生殖的物质，是促性腺发育成熟的物质。随着年龄的增长，人体发育到一定时期肾气旺盛，肾中真阴不断得到充实，天癸逐渐成熟，才能促进男精与女血的产生，人体的生殖能力逐渐增强。随着年龄

的变化，肾精由充盛而逐渐衰减，天癸也逐渐减少，生殖能力逐渐减弱，直至丧失。可见，人体生殖能力由肾精、天癸所主导，肾精的盛衰、天癸的盈亏直接决定了人体的生殖能力强弱。天癸充盛后，冲任二脉功能正常，任脉聚全身精血津液，冲脉聚脏腑之血，二脉相资，血溢胞宫。肾、精、气、血直接参与孕育的生理活动。

现代生殖医学认为，人体具备生殖能力的前提是性腺功能的成熟，在下丘脑-垂体-卵巢轴的调节下，女性卵巢周期性分泌性激素、月经规律来潮，以及男性睾丸分泌性激素、正常的遗精。这些生殖生理功能与中医学中"肾藏精、主生殖"，"天癸"学说不谋而合。

现代生殖医学认为：

1. 在卵泡的生长发育过程中，促卵泡激素（FSH）与黄体生成激素（LH）是主要调控激素。卵巢性激素与卵泡发育、成熟，排卵及黄体萎缩密切相关，其分泌受下丘脑-垂体-卵巢轴、自分泌调节及各类调节因子的调控，从而达到最佳状态。卵泡发育成熟及排出有赖于女性生殖内分泌的正常协调。卵泡发育需要一定的物质基础，此基础与中医学肾所藏之"精"同属，性腺轴中所分泌的多种激素可以看作是天癸的一部分。肾中先天之精乃孕育的物质基础，人类卵细胞的生成、发育、成熟与肾精充盛密切相关，以肾中所藏之精气为物质基础，肾精不足、天癸不充是卵泡发育障碍的基本病机。月经正常是卵细胞能够正常发育、成熟及排出的外在表现，同时也是形成胎孕的前提条件。随着年龄的增长，女子进入青春期，只有肾之精气充盈，天癸来至，冲任通盛，经行调畅，才能产生优质的卵细胞，为孕育胎儿做好准备。反之，肾脏精气虚衰，天癸少而竭，则经水无以行，卵细胞无以生，出现卵细胞发育不良、成熟延迟、萎缩及排出障碍等。另外，肾气系肾精所化，肾气分为肾阴、肾阳，肾阳主要有促进机体的温煦、运动、兴奋和化气的功能，卵细胞的正常排出有赖于肾阳之气的鼓动以使冲任气血调畅，肾气是月经产生的原动力，排卵的关键在肾。可见，卵细胞的发生以肾精为基础，卵细胞的排出有赖于肾阳之鼓动，肾精的盛衰对卵细胞的生长、发育、成熟排出起着决定性的作用。

2. 精子的产生及其正常的功能是男性具备生殖能力的首要条件。精子的发生及其正常的功能依赖众多激素，如促卵泡激素、黄体生成素、生长激素、催乳素、抑制素、甲状腺素等。这些激素的功能与中医学"肾"的实质相类似。肾精、肾气的充盛与否又与天癸之至与竭有直接关系。肾气的充实促使天癸充盛，随着天癸的充实，精室产生成熟精子而精液溢泄。肾气虚可导致天癸迟至或天癸早竭，则精室无以产生成熟精子而引起无精子、无精液等病症。肾藏精，主生殖。肾阳主要有促进机体的温煦、运动、兴奋和化气的功能，肾阳的盛衰决定了精子活力的强弱。当肾精充盛，阳气充足时，推动、激发、温煦作用强劲，肾气充沛，精血旺盛，则精液充足，精子动力强；当肾精乏源，肾阳虚衰，生精功能不足，肾阳鼓动无力，精液无以温煦，则出现弱精子症。

（二）辅助生殖技术对"肾藏精、主生殖"理论的丰富和发展

1. 辅助生殖技术对"肾藏精、主生殖"理论的延伸　《素问·上古天真论》曰："女子七岁，肾气盛，齿更发长。二七而天癸至，任脉通，太冲脉盛，月事以时下，故有子。"并且对男子的生殖生理特点作了高度概括，如《素问·上古天真论》说："丈夫八岁，肾气实，发长齿更。二八，肾气盛，天癸至，精气溢泻，阴阳合，故能有子……八八，天癸竭，精少，肾脏衰，形体皆极，则齿发去。"女性以 7 岁、男性以 8 岁为 1 个年龄周期记述了男女在生长、发育、生殖功能成熟和衰退的生理变化过程中的特点，突出反映了肾气、天癸、肾精三者在人生理活动和生殖功能方面的重要作用。也强调了随着肾气的衰竭、天癸的匮乏，人就失去了生殖可能。

随着辅助生殖技术的发展，人们可以借助辅助生殖技术及其衍生技术，从相对意义上，将肾精提前储藏起来，利用激素类药物替代，使肾气衰、天癸竭时，生殖仍有可能。如在"肾藏精、主生殖"功能尚未衰竭之时，促排卵或超促排卵，将卵子取出冻存起来，或将精子冻存起来，或形成胚胎冻存起来。在合适情况下，再体外受精或利用外源性激素促使子宫内膜生长，再行胚胎移植达到受孕的目的。对由于"肾藏精、主生殖"功能减退出现少精子或少卵子的患者，可用卵细胞单精子注射的方法体外人工受精，形成胚胎，然后胚胎移植达到受孕的目的。从这个层面上，认为辅助生殖技术是对"肾藏精、主生殖"理论的延伸。

2. "肾藏精、主生殖"理论在辅助生殖技术中的应用　超排卵是辅助生殖技术中的重要一环。西医学普遍认为胚胎的质量与发育潜能，以及子宫内膜容受性直接影响妊娠的结局。

（1）改善胚胎的质量与发育潜能：胚胎的质量与发育潜能与年龄及超排卵有密切的关系。大多认为生殖潜能最旺盛时期是 18～25 岁，IVF 的成功率自 30 岁以后开始下降，35 岁以后卵巢储备力及卵泡质量显著下降，导致 IVF 的成功率进一步下降。年龄≥40 岁的患者被公认为卵巢反应不良的对象，而且 40 岁以上卵巢低反应患者助孕成功率极低。此外，随着年龄的增加，子宫内膜细胞中雌、孕激素受体减少，子宫内膜血流量减少，均导致子宫内膜容受性明显下降，另外，子宫的病变如子宫肌瘤和内膜息肉等随着年龄增加而增加，对怀孕也产生一定影响。超排卵过程中，由于募集较多卵泡，往往卵泡发育不同步，部分卵泡未达成熟，从而影响了胚胎的質量与发育潜能。

許多医家通过临床辨证及大量文献资料整理分析，认为超排卵时机体特殊生理状态的中医证候特点以肾阴虚为主，或有阳虚，或有脾虚，或有肝郁，或有血瘀。临床上在超排卵过程中，基于"肾藏精、主生殖"理论，以补肾滋阴助阳为治则，运用中药可改善肾虚症状，有助于卵泡的发育，减少促性腺激素的使用量，提高卵细胞质量，同时减少早发的黄体生成素峰的出现，使得有足够的成熟卵泡以供受精。

（2）改善子宫内膜容受性：子宫内膜容受性差是胚泡着床障碍的主要原因之一。子宫内膜发育直接影响其容受性，内膜的正常发育必须依赖于正常的激素水平。中医学"种子必先调经""血足则子宫易于容物"的论述，指出了着床胚泡必先与内膜反应同步的观点。

肾藏精，主生殖，胞脉系于肾，故有"肾以载胎"之说；脾为后天之本，气血生化之源，胎元之载养全赖于先天之肾气与后天之脾气的相互协调，两者共同维系着正常的妊娠过程。临床上在辅助生殖技术中，常在应用黄体酮维持黄体功能的基础上，辅以补肾健脾、固冲安胎中药，改善子宫内膜的容受性，提高胚胎的种植率及临床妊娠率。

也有研究以"肾主生殖"理论为基础，用中药和针灸为治疗方法，采用现代的检测手段，从整体-器官-细胞-分子基因水平初步阐明了补肾中药、补肾针刺法是通过对神经-内分泌代谢和神经-内分泌-免疫网络的调节而达到提高生殖功能的。

综上所述，辅助生殖技术使"肾藏精、主生殖"的理论得以丰富和发展。

第六节　中医促排卵的优势与特色

【概述】　排卵是指成熟卵子自卵泡内逸出的过程。卵泡不能发育成熟或者成熟后不能排出则称排卵功能障碍。

排卵功能障碍性疾病是影响人类生殖健康的重要部分，引起的不孕症占 25%～38%。中医学没有"排卵障碍、无排卵"等病名，依其不同的临床表现可归属于"闭经""月经后期""月经先后不定期""崩漏""月经过少""不孕症"等范畴。

《素问·上古天真论》指出："女子七岁，肾气盛，齿更发长。二七而天癸至，任脉通，太冲脉盛，月事以时下，故有子。"体现中医学的肾-天癸-冲任-胞宫轴在月经及孕育方面的作用关系，体现肾虚是无排卵的主要病机。宋代赵佶《圣济总录》云："妇人所以无子者，冲任不足，肾气虚寒也。"肾气虚寒，乃肾阳虚不能温养冲任，胞宫失于温煦，而致发育不良，不能孕育。明代张介宾《景岳全书·妇人规》云："妇人所重在血，血能构精，胎孕乃成。真阴既病，则阴血不足者不能育胎，阴气不足者不能摄胎，凡此摄孕之权，总在命门。"清代陈世铎《石室秘录·子门论》提到女子不孕的十病中即有"肾水衰"。

清代何涛、浦天球《女科正宗·广嗣总论》又云："男精壮、女经调，有子之道也。"指出月经对正常受孕的重要作用。

清代沈金鳌《妇科玉尺·求嗣》曰："男子以精为主，女子以血为主，阳精溢泻而不竭，阴血时下而不愆，阴阳交畅，精血合凝，胚胎结而生育滋矣。"体现了卵子的发育成熟与肾精密切相关，卵子的正常排出有赖于肾阳鼓动、肝之疏泄、冲任气血调畅。

（一）西医促排卵方法

1. 促排卵药物的不断更新　目前，临床使用的促排卵药物主要有氯米芬（CC）、芳香化酶抑制剂（来曲唑）、人类绝经期促性腺激素（HMG）、尿高纯度的 FSH 的制剂、胰岛素增敏剂（二甲双胍）、溴隐亭、促性腺激素释放激素（GnRH）、人绒毛膜促性腺激素（HCG）。基因重组的 GnRH、HMG、FSH 及 HCG 等。

2. 促排卵药物存在的问题　近年来，西医药物促排卵已经取得显著效果，但同时因药物出现的一些不良反应也随之而来。如 CC 常见的副反应主要有潮热、腹部不适、乳胀、恶心和呕吐、视觉症状、头痛、脱发、卵巢过度刺激（囊肿形成），"CC 抵抗"或"耐 CC"（采用 CC 诱发排卵连续 3 个周期失败称之为"CC 抵抗"或"耐 CC"）。外源性促性腺激素副反应主要是卵巢过激，需 B 超监测。溴隐亭常见的副反应为胃肠道不适和恶心，剂量大时可出现胃纳减退与胃痛，用药时间长者可出现便秘。芳香化酶抑制剂的副反应主要有疲劳乏力、视物模糊、嗜睡、共济失调、皮肤瘙痒、皮疹骨矿物质密度下降等。那么，如何减少不良反应已成为努力的目标。

（二）中医促排卵的优势与特色

中医理论认为，在女子生殖中，肾脏最为重要，肾精为卵子生发之本，卵细胞的正常排出有赖于肾之阳气的鼓动、肝之疏泄功能的正常、冲任气血的调畅。肾精不足、天癸不充是卵泡发育障碍的根本病机；肾阳亏虚，肝失疏泄及冲任气血瘀滞是卵子排出障碍的主要病机。

中医学通过整体合参、辨证论治，主要采用单方治疗、中医循环治疗、中医外治、针灸治疗促使卵泡发育障碍患者的卵泡发育及排出。

1. 常用治法

（1）补肾法：肾为先天之本，主生殖，肾气盛则天癸至；肾气盛则肾精充足，肾阳充盛，肾的生殖功能协调，卵泡得以正常发育及成熟并定期排卵。方以归肾丸加减（《景岳全书》：熟地、山萸肉、山药、枸杞子、当归、茯苓、杜仲、菟丝子、党参、女贞子、墨旱莲）。

（2）补肾活血法：明代张介宾《景岳全书》云"肾乃精血之海"；肾为先天之本，肾藏精，精血同源，精充则血盈脉畅，体现了肾与血之间的密切关系。清代王清任《医林改错》云："元气既虚，必不能达于血管，血管无气，必停留而瘀。"而肾为元气之根，故肾虚失却温煦或阴虚生热，热火灼精血均导致血滞不行而生血瘀，则为该病之标。肾精充盛，卵子发育成熟，冲任流通，气血畅达，卵子才能顺利排出。研究表明，补肾活血中药能促进卵泡发育，诱发排卵，疗效同西药氯米芬，但无卵巢过度刺激综合征、拮抗雌激素等副作用。方用归肾丸（《景岳全书》）合血府逐瘀汤（《医林改错》）加减（山药、山茱萸、熟地黄、何首乌、杜仲、菟丝子、当归、川芎、桃仁、红花、醋柴胡、制香附、枳壳、牛膝）。

（3）补肾疏肝法：朱丹溪云："主闭藏者，肾也；主疏泄者，肝也。"肾之开合，除了与肾阳有关外，与肝之疏泄功能也密切相关，二者功能协调，才能使卵子有规律地排出。方以右归丸（《景岳全书》）合柴胡疏肝散（《景岳全书》）加减（山药、山茱萸、熟地黄、鹿角胶、肉桂、制附子、醋柴胡、制香附、枳壳、川芎、陈皮）。

（4）补肾健脾祛痰法：素体肥胖或脾肾两虚，痰湿内生，闭阻冲任胞宫，影响卵子的生长和排出。以苍附导痰汤《叶天士女科诊治秘方》加减（苍术、白术、茯苓、胆南星、干姜、半夏、陈皮、白芥子、炙甘草、当归、淫羊藿、党参、黄精、巴戟天）。

2. 中医循期治疗　中医学将月经周期分为行经期（经期）、经后期（卵泡期）、经间期（排卵期）和经前期（黄体期）。行经期主张以行气活血，养血通经为主；经后期则滋肾益阴养血，促进卵子成熟及滋养子宫内膜；经间期着重活血化瘀，疏肝通络，促卵排出；经前期应以温补脾肾为主，排卵之后，阴盛阳生，阳气鼓动，万物生发，为受孕提供孕育环境。

（1）行经期：治以行气活血，养血通经为主。寒凝者，可选《妇人大全良方》温经汤加减；气滞者，可选《医林改错》血府逐瘀汤加减；气虚者，可选《医宗金鉴》圣愈汤加减；血虚者，可选《金匮要略》胶艾四物汤加减。

（2）经后期：治以滋肾填精为主，可选用《傅青主女科》养精种玉汤加减，或《景岳全书》左归丸加减，或《百灵妇科》育阴汤加减。

（3）经间期：以理气活血为主，方用桃红四物汤（《医宗金鉴》）合柴胡疏肝散（《景岳全书》）加减。

（4）经前期：治以温肾养肝、调理冲任为主，方用毓麟珠加减（《景岳全书》：当归、白芍、丹参、熟地、人参、茯苓、杜仲、川断、鹿角霜）。

3. 中医外治

（1）穴位贴敷：取神阙穴，药用紫石英、川椒、巴戟天、淫羊藿、枸杞子、人参、红花、柴胡，研细末 10g，以温水调成糊状，涂敷神阙穴，外盖纱布固定。于月经第 5 天开始使用，3 天换 1 次。对肾阳虚性无排卵奏补肾阳、促排卵之功。

（2）针灸治疗

1）艾灸：艾灸神阙、关元、气海、肾俞、归来、子宫、三阴交，以局部潮红为度，以促卵泡的生长。

2）电针法：取肝俞、肾俞、脾俞、关元、中极、子宫穴、三阴交，于每次月经第 5 天开始进行针刺治疗，每日 1 次，电针仪刺激，刺激频率维持3Hz，强度以患者能一般忍受为原则。连续 15 天，能提高患者排卵率。

3）针灸结合分期治疗

卵泡早期：取肝俞、肾俞、足三里、关元、太溪调补肝肾，补充先天之本，奠定卵子生长基础。

卵泡期：针刺三阴交、大赫、气冲、太冲，舒畅肝脾肾三经之气血流通，促进卵子生长。

排卵期：针刺带脉、血海、天枢，加强理气活血化瘀的作用，促进卵子排出。

黄体期：针刺关元、足三里、归来、中极、提托、血海、三阴交。

4）针灸结合辨证取穴：肾气虚证，取关元、肾俞、太溪；肝郁证，取太冲、关元、三阴交；肾阳虚证，取关元、气海、隐白（灸）；血瘀证，取地机、血海、中极；痰凝证，取丰隆、关元、子宫、三阴交。

（3）埋线治疗：主穴取三阴交（双）、关元。配穴：①脾虚湿滞：足三里、脾俞、天枢、丰隆、水分、带脉、阴陵泉；②冲任失调：带脉、中极、肾俞、卵巢。采用一次性医用 8 号针头做套管，28 号不锈钢毫针做针芯，将医用羊肠线剪成约 1cm 线段若干，浸泡在 75％乙醇溶液内备用。选穴区及操作者手部严格无菌消毒后，将羊肠线用止血钳放入针头内，将一次性注射针刺入穴位，约 1.5cm，得气后，以针芯推动羊肠线，将线植入穴位，后出针，以消毒干棉球按压针孔片刻。

（4）穴位注射：取关元、子宫（双）、三阴交（双）、中极、气海等穴，于月经周期第 5 天开始，隔 1 日选取 2～3 个穴位，每一穴位注射丹参注射液 0.5ml，每周期注射 3～4 次。

（5）饮食治疗：黑豆味甘、性平，有养血平肝、补肾滋阴的功效。黄豆内含有大豆异黄酮，大豆异黄酮与雌激素结构相似，是具有雌激素活性的植物雌激素。山药被历代医家称为"补虚要药"，具有"补肾填精"的作用。根据中医理论，在卵泡生长阶段食用适量的大豆、山药，对于卵泡发育有一定的促进作用。

【预防调护】 排卵障碍的发生与诸多因素有关，目前还无确切的方法可以预防。有研究表明，不良情绪及饮食对下丘脑-垂体-卵巢轴具有一定的影响。注意精神调摄，保持精神乐观，情绪的稳定，避免暴怒、精神焦虑、过度紧张、压力过大；注意饮食适宜，少食辛辣油腻之品，忌饮食偏嗜，固护脾胃。加强体育锻炼，增强体质。

【古代文献精选】

《圣济总录》："妇人所以无子者，冲任不足，肾气虚寒也。"

《景岳全书·妇人规》："妇人所重在血，血能构精，胎孕乃成。真阴既病，则阴血不足者不能育胎，阴气不足者不能摄胎，凡此摄孕之权，总在命门。"

《女科正宗·广嗣总论》："男精壮、女经调，有子之道也。"

《妇科玉尺·求嗣》求万全曰："男子以精为主，女子以血为主，阳精溢泻而不竭，阴血时下而不愆，阴阳交畅，精血合凝，胚胎结而生育滋矣。"

【现代研究进展】 排卵障碍是指育龄期女性长期无卵子成熟及排出的病理状态，是不孕症的主要原因之一。排卵障碍有多种临床、生化和形态学异常。育龄期排卵障碍多有闭经及严重的月经过少。世界卫生组织（WHO）将无排卵分为 3 类：WHO Ⅰ 类：低 Gn 性腺功能减退症；WHO Ⅱ 类：雌激素及促卵泡激素水平相对处于正常范围，以多囊卵巢综合征为主；WHO Ⅲ 类：高 Gn 性腺功能减退症。对其治疗，西医多采用雌孕人工周期、促排卵及辅助生殖技术。中医多以补肾为主，辅以活血、或疏肝、或化痰等治疗。有专方治疗的，有针灸治疗的，有针药结合的，有循环治疗的，均取得了一定疗效。现代药理研究也证实，一些补肾中药如紫河车、熟地、淫羊藿、巴戟天、肉苁蓉、菟丝子、鹿角胶等均有促卵泡发育，提高 E_2 水平，增加子宫内膜雌孕激素受体含量等作用。而将中西药结合应用于促排卵成为关注的焦点，其能相互促进，相互制约，取长补短，达到更好的促排卵目的。

（编者：卫爱武）

参 考 文 献

1. 刘雁峰. 中医妇科临证必备 [M]. 北京：人民军医出版社，2014.

2. 林彧骏. 夏桂成教授补肾调周法学术思想的研究 [D]. 南京：南京中医药大

学，2011.

3. 于妍研，金哲，林晓华，等. 中医药干预夫精人工授精诊疗思路 [J]. 北京中医药，2012，31（8）：582-583.

4. 沈霞，邹奕洁，谈勇. 滋阴补阳序贯法结合体外受精-胚胎移植治疗不孕症 [J]. 吉林中医药，2012，32（12）：1198-1200.

5. 连方，梁静雅. 体外受精-胚胎移植中控制性超排卵后的中医证候分布 [J]. 中医杂志，2012，53（6）：485-487.

6. 郭佳，李东. 补肾养血活血中药对超促排卵周期干预作用的随机对照研究 [J]. 中国中西医结合杂志，2013，33（4）：484-487.

7. 夏敏，郑洁. 全胚冻存在卵巢过度刺激高风险患者中的应用价值 [J]. 中国优生与遗传杂志，2013，21（6）：105-106.

8. 杨玉彬. 温肾健脾兼活血化瘀安胎法治疗卵巢过度刺激综合征 [J]. 新中医，2011，43（6）：143.

9. 葛晓明. 补肾健脾利湿中药在体外受精-胚胎移植过程中防治卵巢过度刺激综合征的临床研究 [J]. 广州中医药大学学报，2012，29（3）：257-260.

10. 周艳艳，吴昕，冯光荣. 褚玉霞学术思想在辅助生育技术中的应用 [J]. 中国中医基础医学杂志，2013，19（3）：295-298.

11. 崔丹丹，张明敏. 中医配合人工辅助生殖技术之思路与方法 [J]. 中西医结合研究，2012，4（5）：274-275.

12. 黄尊华. 中医药在辅助生殖技术中的应用若干思考 [J]. 医药前沿，2012（21）：50-51.

13. 张玉珍. 中医妇科学 [M]. 北京：中国中医药出版社，2002.

14. 吕泽康，赵可宁. 中药补肾调周法治疗不孕症排卵障碍证治摄要 [J]. 吉林中医药，2012，32（2）：140-141.

15. 张丽珠. 临床生殖内分泌与不育症 [M]. 北京：科学出版社，2001.

16. Mitwally M，Casper R. The aromatase inhibitor, letrozole apromising alternative for clomiphene citrate for induction of ovulation [J]. Fertility and Sterility, 2000, 74（3）：35.

17. 王艳，刘晓燕，任慕兰. 育龄期无排卵的病因分析 [J]. 中国计划生育和妇产科，2014（3）：3-6, 15.

18. 许浩丽，丘映. 发生中重度卵巢过度刺激综合征危险因素预测的相关分析 [J]. 中国优生和遗传杂志，2011，18（3）：141-144.

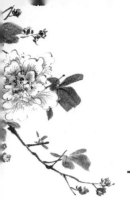

第二十章　中医药在辅助生殖技术中的临床应用

第一节　助孕前中医整体调节

【概述】　有正常性生活，未经避孕而1年未妊娠者，称为不孕症。前人将从未妊娠的原发性不孕称为"全不产""绝产""绝嗣""绝子"等；将曾经有过妊娠，而后未避孕连续1年不孕的继发性不孕称为"断续"。不孕是一个涉及多学科的疑难杂症，病因涵盖女性的排卵障碍、盆腔病理、男性不育、免疫因素和不明原因五大类。临床就诊于生殖医学科门诊的患者，通常根据其年龄、妇科检查、腔内B超检查、输卵管通畅性检查、男方因素，选择从自然周期监测排卵、促排卵、人工授精到IVF-ET等助孕治疗。采取助孕治疗前，中医的整体调节可以改善患者内分泌状态，减少盆腔慢性炎症环境对输卵管解剖及功能的不良影响，避免炎症因子释放影响卵子质量，纠正免疫因素导致的不孕。根据中医整体观思想，脏腑之间相互影响，助孕治疗前的整体调节可通过直接或间接途径改善肾所主导的女性生殖功能。

【名家经验】

1. 夏桂成经验　夏桂成认为，月经周期的循环受阴阳消长规律支配，每一次循环，不是简单的重复，而是发展和提高。助孕前中医整体治疗调整女性周期节律可以提高女性自身阴阳水平，顺利完成阴阳转化，改善心-肾-胞宫轴的整体功能，对于助孕时卵子质量、子宫内膜容受性，以及胚胎在母体内生长均有帮助。夏桂成提出了将女性生殖周期分为7期。行经期以"通调"为要，排除陈旧之应泄经血，通过排泄经血，使重阳的极限状态随经血下泄，达到新的相对性平衡，制定了五味调经汤，药用丹参、赤芍、五灵脂、艾叶、益母草，加入助阳药帮助溶解内膜组织及水液湿浊，如川断、肉桂、紫石英；加入利湿化浊的茯苓、薏苡仁、泽兰叶等。经后期"补虚"固本，养血以养阴，养阴而养精（卵），按调周法应用归芍地黄汤，药用炒当归、白芍、山药、山萸肉、熟地、牡丹皮、茯苓、泽泻，阴虚程度较重选用二甲地黄汤，即再加入制龟甲、制鳖甲。经后中末期加入一定量的助阳药以阳中求阴，常选用归芍地黄汤合菟蓉散或五子补肾丸。经间期"促排"为关键，方法包括活血化瘀、滋阴宁神、养血补肾稍佐活血等，拟排卵汤，药用当归、丹参、赤芍、泽兰叶、茺蔚子、红花、香附等，加入滋肾养阴宁心之品从心肾子宫生殖轴的阴分论治，选择补阴而有流动性者，如柏子仁、鳖甲等味。经前期标本需兼治，在助阳的前提下兼用理气。理气一是为行经期做准备，在于调畅血行，使月经来潮顺畅，二是缓解经前期心肝气郁的反应。而助阳可以保证重阳，以帮助顺利转化，排除经血，方法有以下 3 种：阴中求阳，临床上常选用右归丸加减，药用熟地、当归、赤芍、白芍、山药、山萸肉、牡丹皮、茯苓、续断、菟丝子、鹿角片、巴戟天等；血中补阳，选用毓麟珠，药用当归、赤芍、白芍、山药、牡丹皮、茯苓、白术、太子参、续断、菟丝子等；气中扶阳，即脾肾双补的方法，选用健固汤、温土毓麟汤加减，药用党参、炒白术、怀山药、神曲、茯苓、巴戟天、覆盆子、菟丝子、鹿角片等。

2. 班秀文经验　班秀文认为"种子贵先调经，调经不忘治带"，其调经之法常从肝脾肾着眼，提出调经要补益肾气，以固气血之根基。多用左归饮、右归饮、五子衍宗丸等方，喜用柴胡、合欢花、素馨花等舒肝顺气之品，还要健脾和胃，以助气血之生化，使经源充足，每用归脾汤、人参养荣汤化裁，经带并治之方选用当归芍药散。不孕症为慢性病症，班秀文注重调补肝肾，认为应以平补阴阳为原则，常用五子衍宗丸、归芍地黄汤出入治之，适当加入温化通行之品，如路路通、淫羊藿、巴戟天、香附、川芎、红花等。对于输卵管通而不畅在选用人工授精等助孕技术之前，可选用班秀文常用的方药，如鸡血藤、当归、川芎、桂枝、制附子、刘寄奴、路路通、皂角刺、王不留行、穿破石、猫爪草等活血通络，软坚散结，以提高妊娠率，降低异位妊娠的发生率。促排卵治疗前从调补肝肾着眼，或温肝肾之阳，或滋肝肾之阴，或益肾填精养血，使肝肾阴平阳秘，精充血足，以助排卵。若合并子宫肌瘤或子宫内膜异位症，加用莪术、益母草、苏木、泽兰、鸡血藤、牡丹皮、赤芍、刘寄奴等。

【诊疗述评】

（一）助孕前病因病机分析

中医学认为，卵子是生殖之精，藏于肾，其发育成熟与肾精充盛密切相关，而冲任气血和畅则是排卵的条件。肾精亏损，冲任不充；肝气郁结，冲任失于疏泄；气血瘀滞，冲任受阻；脾虚痰浊内生，壅塞冲任胞脉均会导致排卵障碍。可见本病病位在肾，与肝脾有关。肾精亏虚，阴水不足，卵子无以所养，难以发育成熟。肾阳亏虚，排卵缺乏内在动力；或肝气郁结，肝失疏泄，卵子不能疏泄；或冲任气血瘀滞，阻碍卵子排出，均可导致卵子排出障碍。我们认为，在IVF-ET助孕前的降调节阶段，临床症状总属肾虚证，以肾阴虚证为主，兼有肾阳虚证。控制性超排卵时由于短时间内天癸大量分泌，耗损肾之阴阳，使得肾阴更加匮乏，若接受IVF治疗前情绪紧张，常导致肝气疏泄失调，气机不利，冲任失畅。因此，可将助孕阶段的病机总结为肾虚为本，阴虚为主夹有肝郁。

（二）助孕前中医整体调节的优势

中医药应用于现代辅助生育技术中，在助孕前诱导排卵、改善子宫内膜容受性、提高妊娠率、降低西药不良反应等方面均有较好的效果。在IVF-ET助孕中的启动阶段运用中药可减少促性腺激素（Gn）的使用量，提高卵母细胞的质量，减少早发的LH峰出现，增加优质胚胎的数量。控制性超排卵时由于短时间内天癸大量分泌，耗损肾之阴阳，使得肾阴更加匮乏，另外由于患者就诊期间情绪紧张，加之药物对机体内环境的影响，常导致肝气疏泄失调，气机不利，冲任失畅。实施辅助生殖技术前给予中药整体调节，治疗1～2个周期以调整月经周期的节律，有助于获得更多高质量的卵子，有助于创造有利的生殖内环境，还能为胚胎移植营造一个较理想的内分泌环境，提高妊娠率。

（三）治疗方法

临床一般在助孕前3～6个月开始进行中医整体调理。于经后卵泡早期（月经干净后）给予滋阴方，以滋阴益肾养血，促进卵泡发育；当优势卵泡（平均直径≥14mm）出现后，即进入卵泡中晚期，给予本方加红花、川芎、川断、赤芍等以滋阴活血；待卵泡成熟（平均直径≥18mm）后即进入排卵期，予促排汤以促进成熟卵泡的排出；卵泡排出后予补阳方，以益肾助阳健黄体治疗。并于不同阶段结合不同的病理因素，随证加减。滋阴方由当归、白芍、熟地黄、山药、菟丝子等组成。本方着眼点在于促进精卵发育，养血、育阴、填精。加减：脾虚者，去当归，加入丹参、木香、砂仁等健脾之品；肝郁者，可予以柴胡、郁金等疏肝之品；痰湿者，可予以苍术、半夏、陈皮等燥湿之品。亦可随阴虚程度不同，调整补阴药的分量。促排汤由当归、赤芍、山药、川芎、川断、红花、鹿角片等组成。本方重在助阴转阳，同时为阳长服务，功能补肾、助阳、活血。加减：脾虚者，以丹参易当归，稍加健脾之品；肝郁者，加入炒柴胡、广郁金、制香附等疏肝之品；肝阳上亢者，可去鹿角片，加紫石英等平抑肝阳之品；若经间期常有漏红者，则需去红花、当归，加入黑当归、炒荆芥等品。补阳方由川断、杜仲、紫石英、巴戟天等组成。欲助阳者，先当滋阴，此乃阴生阳长之意，在阴血中补阳，则阳得阴助，不仅化源无穷，而且阳气柔和，功能益肾、助阳用。加减：脾虚不运者，加木香、谷芽、枳壳等健脾之品；肝郁者，加香附、广郁金、青皮等疏肝之品；肝阳上亢者，则可加入钩藤、白蒺藜、合欢皮、青龙齿等平抑肝阳之品。

【预防调护】

1. 积极治疗月经失调，预防和治疗癥瘕。
2. 月经期避免性生活和不必要的生殖道检查。
3. 避免婚前和计划外妊娠，防止多次人工流产。
4. 注意外生殖器卫生，积极治疗阴道炎、盆腔炎等原发病。
5. 加强营养，合理饮食，避免不适当的节食减肥。
6. 适当体育锻炼，注意劳逸结合。
7. 调畅情志，减轻工作压力，避免精神刺激。
8. 避免滥用抗生素，防止体内菌群失调和肝肾功能受损。

【古代文献精选】

《素问·上古天真论》："七七，任脉虚，太冲脉衰少，天癸竭，地道不通，故形坏而无子也。"

《证治准绳·胎前》："所谓天地生物，必有氤氲之时，妇人一月经行一度，必有一日氤氲之候，必乘此时阴阳交合方能有子。"

《石室秘录·论子嗣》："女子不能生子有十病……一胞胎冷也，一脾胃寒也，一带脉急也，一肝气郁也，一痰气盛也，一相火旺也，一肾水衰也，一任督病也，一膀胱气化不行也，一气血虚而不能摄也。"

《校注妇人良方·求嗣门》："窃谓妇人之不孕，亦有因六淫七情之邪，有伤冲任，或宿疾淹留，传遗脏腑，或子宫虚冷，或气旺血衰，或血中伏热，又有脾胃虚损，不能营养冲任……各当求其源而治之。"

《景岳全书·妇人规》："情怀不畅则冲任不充，冲任不充则胎孕不受。可治以养精种玉汤，肝肾同治、精血同补。"

【现代研究进展】　随着对不孕症研究的逐渐深入，医学理论的不断丰富，并结合西医学方法，对不孕症的治疗更加系统化，更加完善。西医学关于不孕症病因的研究主要有阴道因素、子宫颈因素、子宫因素、输卵管因素、排卵因素、免疫性因素，以及社会、心理、精神因素等。对于排卵障碍性疾病多采用促排卵结合改善黄体功能治疗；对于输卵管阻塞、生殖器官畸形等，可采用宫腹腔镜等手术治疗。辅助生殖技术（ART）包括宫内人工授精（IUI）、体外受精-胚胎移植（IVF-ET）、卵母细胞胞质内单精子注射（ICSI）、植入前遗传学筛查（PGS）、生殖细胞及胚胎玻璃化冷冻等。对于由于疾病或宫腔内操作导致子宫内膜破坏不可修复者，最新研究，可采用干细胞移植人造子宫内膜的方法以助孕。

第二节 中医药在自然周期助孕中的应用

【概述】 长期以来，人们崇尚自然妊娠，对于年龄较轻，32 岁以下，结婚后始终处于夫妇分居两地，或者因为学习工作暂时未能妊娠的，或者符合不孕症诊断，但是时限较短，仍然意欲自然周期尝试妊娠的患者，可在自然周期监测排卵，待优势卵泡成熟排出时指导性生活以助孕，重复 3 个周期仍未获得妊娠者，可考虑增加其他助孕治疗。将中医药运用在自然周期的助孕治疗中可以促进精卵发育，改善子宫内在环境，优化妊娠结局。

【病因病机】 《诸病源候论·妇人杂病诸候》中提出 5 种"无子候"："月水不利""月水不通""子脏冷""带下""积聚"，阐述了不孕症的相关病因病机。《妇人大全良方》云："阳脉绝，无子也。尺脉微涩，中年得此，为绝产也。少阴脉如浮紧则绝产。"阐述了妇人不孕的脉象特点。不孕症病机可概括为肾气不足，冲任失调，证候有肾虚、肝郁、痰湿、血瘀、湿热、血虚等。

1. 肾虚

肾气虚：先天禀赋不足，肾气不充，或后天房劳多产或大病久病损伤肾气，或高龄肾气渐衰，则冲任虚衰，不能摄精成孕。

肾阴虚：房劳多产，失血伤津，精血两亏，或素性急躁，嗜食辛辣，暗耗阴血等导致肾阴不足，冲任失滋，子宫干涩不能摄精成孕。

肾阳虚：素体阳虚，或寒湿伤肾，或阴损及阳，均可致肾阳虚弱，命门火衰，冲任不足，胞宫失于温煦，宫寒不能摄精成孕。

2. 肝郁 素体肝血不足，情志不畅，忧思郁怒，或肾虚母病及子，或脾病及肝等，导致肝气郁结，疏泄失常，气血不调，冲任失和，胞宫不能摄精成孕。

3. 痰湿 素体肥胖，或脾肾不足之体恣食膏粱厚味，导致湿聚成痰，痰湿内蕴，阻滞冲任胞宫，不能摄精受孕。

4. 血瘀 经期产后余血不净，或摄生不当，邪入胞宫，或寒湿及湿热邪毒久恋下焦，气血失和，瘀血内阻，冲任不通而不能成孕。

5. 湿热 手术、产后、经期将息失宜，湿邪乘虚入侵，蕴而生热，流注下焦，阻滞胞脉胞络，壅塞胞宫，故而不能摄精成孕。

6. 血虚 体质虚弱，阴血不足，或脾胃虚损，化源虚少，营血不足，或久病失血伤津，冲任血虚，胞脉失养，均不能摄精成孕。

【辨证论治】

1. 肾虚证

（1）肾气虚证

辨证要点：婚久不孕，月经不调或停闭，经量或多或少，色黯，头晕耳鸣，腰膝酸软，精神疲倦，小便清长，舌淡，苔薄，脉沉细，尺弱。

治法：补肾益气，温养冲任。

方药：毓麟珠（《景岳全书·妇人规》）加减。

党参、白术、茯苓、炙甘草、当归、川芎、白芍、熟地、菟丝子、杜仲、鹿角霜、川椒。

（2）肾阴虚证

辨证要点：婚久不孕，月经先期量少或多，色红无块，形体消瘦，腰酸，头目眩晕，耳鸣，五心烦热，舌红少苔，脉细数。

治法：补肾益精，滋阴养血。

方药：养精种玉汤合清骨滋肾汤（《傅青主女科》）加减。

当归、白芍、熟地、山萸肉、牡丹皮、沙参、五味子、黄柏、白术、石斛、龟甲。

（3）肾阳虚证

辨证要点：婚久不孕，月经后期量少，色淡或月经稀发，甚则闭经，面色晦暗，腰酸腿软，性欲淡漠，大便不实，小便清长，舌淡苔白，脉沉细。

治法：温肾助阳，调补冲任。

方药：温肾丸（《妇科玉尺》）加减。

熟地、山萸肉、巴戟天、当归、菟丝子、鹿茸、益智仁、生地、杜仲、茯神、山药、远志、续断、蛇床子。

2. 肝郁证

辨证要点：婚久不孕，经前双乳小腹胀痛，月经周期先后不定，经血夹块，情志抑郁不畅，或急躁易怒，胸胁胀满，舌质黯红，脉弦。

治法：疏肝解郁，养血调脾。

方药：开郁种玉汤（《傅青主女科》）加味。

当归、白芍、白术、茯苓、牡丹皮、香附、天花粉、青皮、柴胡、红花、郁金、川楝子、丹参、川芎、泽兰、延胡索。

3. 痰湿证

辨证要点：婚久不孕，经行后期，月经量少或闭经，带下量多质稠，形体肥胖，头晕心悸，胸闷呕恶，苔白腻，脉滑。

治法：燥湿化痰，调理冲任。

方药：启宫丸（《医方集解》）合补中益气丸（《内外伤辨惑论》）加减。

制半夏、苍术、香附、神曲、茯苓、陈皮、党参、黄芪、当归、白术、川芎、升麻、柴胡、甘草。

4. 血瘀证

辨证要点：婚久不孕，月经后期，经量多少不一，色紫夹块，经行腹痛，小腹作痛不舒或腰骶骨疼痛拒按，舌黯或紫，脉涩。

治法：活血化瘀，调理冲任。

方药：少腹逐瘀汤（《医林改错》）加减。

当归、赤芍、红花、桃仁、五灵脂、茴香、制香附、枳壳、丹参、牛膝、桂枝、薏苡仁。

5. 湿热证

辨证要点：继发不孕，月经先期，或经期延长，淋漓不尽，赤白带下，腰骶酸痛，少腹坠痛，或低热起伏，舌红，苔黄腻，脉弦数。

治法：清热燥湿，活血调经。

方药：四妙丸（《全国中药成药处方集》）加减。

苍术、牛膝、黄柏、薏苡仁、泽泻、红藤、败酱草、茯苓、艾叶、制香附、车前草。

6. 血虚证

辨证要点：婚后无子，月经后期，量少色淡，面色萎黄，皮肤不润，形体瘦弱，头晕目眩，大便干结，舌淡苔薄，脉细弱。

治法：养血滋肾调经。

方药：加味四物汤（《济阴纲目》）加减。

当归、川芎、白芍、生地、阿胶、白术、茯苓、橘红、甘草、续断、香附。

【名家经验】

夏桂成经验　夏桂成运用"调整月经周期节律法"治疗本病，将女子正常月经周期分为7期，针对每期的生理特点制定了相应的治法：①行经期经血下行，活血调经，重在祛瘀，祛瘀以生新。②经后期是阴长时期，治疗重在补阴，以促进阴精（卵子）发育、血海充盈（子宫内膜增长）、津液旺盛（雌激素的增加）。具体根据经后期阴长运动的形式和特点，经后初期滋阴养血，以阴扶阴；经后中期滋阴养血，佐以助阳；经后末期滋阴助阳，阴阳并调。③经间排卵期是"氤氲""真机""的候"时期，治疗重在补肾活血，重在促新。④经前期，是阳长运动时期，治疗重在温阳以助孕（着床、建黄）、排经（进入新周期）、溶化湿浊（代谢）。根据经前期阳长运动的形式和特点，经前前半期补肾助阳，扶助阳长；经前后半期助阳理气，补理兼施。

夏桂成认为，就女性不孕不育证而言，以下三大病症较多见。①功能性不孕不育证，即排卵功能障碍或不良，大多数与肾阴、癸水的不足有关，如多囊卵巢综合征、黄体功能不全，治疗可予以补肾助孕汤、补肾促排卵汤、健脾补肾促排卵汤、温阳促排卵汤、滋阴活血生津汤等；②炎症性的阻塞性不孕病症，如盆腔炎，治疗可予以加味红藤败酱散、新加大黄牡丹皮汤、加减易黄汤、加减薏苡附子败酱散、加减四妙汤等；③免疫性不孕不育病症，如某些不明原因性不孕，治疗可予以滋阴抑亢汤、助阳抑亢汤等。以上方药均是夏桂成在长期临床应用中的验方，疗效肯定。

【诊疗述评】

1. 重视不孕年限及患者年龄 对于女方年龄超过35岁的夫妻应当缩短期待自然妊娠时间，因为随着35岁以后的女性卵巢功能呈直线下降的态势，即使借助辅助生殖技术助孕，成功率也是偏低的，所以自然试孕6个自然周期未能妊娠，应该积极进行有关不孕项目的筛查。对于不孕年限时间较长的夫妇，也应该缩短期待妊娠时间，及时查明原因，审因论治，不宜过久耽搁，采取辅助生殖技术等更积极的助孕方式。

根据患者具体病情选择针对性的治疗方案。对于辅助生殖技术（ART），中西医有着同样的理念就是个体化方案。在不孕夫妇的诊疗过程中，要根据患者双方的年龄、不孕症年限、不孕因素等，并结合患者的意愿选择最适合患者的助孕方式。辅助生殖的每一项技术都有其相应的适用人群，临床应用时应严格把握适应证，结合患者具体病情，并灵活运用中医中药辨病辨证论治，拟定中西医结合的个体化诊疗方案。

2. 正确处理自然周期助孕中出现的问题 若在自然周期监测排卵中发现患者有排卵障碍，针对这种情况西医主要采用氯米芬、来曲唑、促性腺激素等促排卵治疗，结合阴道B超监测排卵、指导性生活等，必要时借助AI、IVF-ET等助孕，疗效满意。中医药可以通过辨证论治、调理阴阳改善患者生殖内分泌状态，促进精卵发育、排出，帮助获得妊娠。有些患者监测多周期均有优势卵泡排出，且排除男方因素或输卵管因素、子宫内膜异位症等各种器质性疾患，不能找到确切的不孕原因，考虑为不明原因不孕，一般与机体不良的免疫状态有关。研究显示，如淋病、沙眼衣原体、支原体感染等性传播疾病引起的生殖道感染与免疫性不孕的发生密切相关。对免疫性不孕发病机制认识不一，多认为与肾虚、血瘀、湿热有关，现多倾向于本病与肾相关。治疗主要以辨证和辨病相结合的内治法为主，其中包括辨证分型论治、以基本方为主治疗，以及专病专方和中药人工周期等治疗，均有一定的临床疗效。

【预防调护】

1. 避风寒，畅情志，节饮食，慎起居，固正气，防外邪。

2. 月经期、产褥期将息有度，防止盆腔感染的发生。

3. 学习生殖相关知识，了解受孕过程。

4. 备孕前完善相关检查，避免发生异位妊娠、自然流产及因妊娠加重自身基础疾病。

5. 多个周期试孕仍失败需进一步排查不孕原因，女方年龄大于 35 岁，自然试孕时间应缩短至 6 个月。

【古代文献精选】

《儒门事亲·妇人无子》："夫妇人年及二三十者，虽无病而无子，经血如常，或经血不调，乃阴不升、阳不降之故也……二药是降心火，益肾水，既济之道，不数月而必有孕也。"

《丹溪心法》："若是肥盛妇人，禀受甚浓，恣于酒食之人，经水不调，不能成胎，谓之躯脂满溢，闭塞子宫。宜行湿燥痰，用星、夏、苍术、台芎、防风、羌活、滑石，或导痰汤之类。"

《妇人大全良方·求嗣门》："然妇人挟疾无子，皆由劳伤血气生病；或月经闭涩，或崩漏带下，致阴阳之气不和，经血之行乖候，故无子也。诊其右手关后尺脉浮，浮则为阳。阳脉绝，无子也。尺脉微涩，中年得此，为绝产也。少阴脉如浮紧则绝产。恶寒，脉尺寸俱微弱者，则绝产也。"

《傅青主女科·种子》："妇人有下身冰冷，非火不暖，交感之际，阴中绝无温热之气，人以为天分之薄也，谁知是胞胎寒之极乎！夫寒冰之地，不生草木；重阴之渊，不长鱼龙。今胞胎既寒，何能受孕？……盖胞胎居于心肾之间，上系于心而下系于肾，胞胎之寒凉，乃心肾二火之衰微也。故治胞胎者，必须补心肾二火而后可。方用温胞饮。"

【现代研究进展】　对于不孕年限短的年轻患者，采用自然周期监测排卵的方法助孕，可以获得很好的治疗效果。在监测过程中可以帮助卵泡期长、不能确定排卵时间的患者选择最佳时期进行性生活获得妊娠；可以发现如小卵泡排卵、黄素化未破裂卵泡综合征、黄体功能不足导致的黄体期缩短等疾病，采取针对性的治疗以提高妊娠率；多次监测有优势卵泡排出、指导性生活仍不能获得妊娠者，应进行进一步检查以排除其他导致不孕的器质性或功能性疾病，进行更积极的助孕治疗。

第三节　中医药在促排卵周期助孕中的应用

【概述】　不孕症是生殖医学的研究热点，据国内外统计，排卵障碍为其主要因素，因此药物诱发排卵为治疗女性不孕症的主要措施。目前，一线促排卵药物具有抗雌激素的弊端，故排卵率高，受孕率低。为克服其弊端，辅以中药调理治疗女性不孕症，可以产生协同效应。中药调整月经周期节律法根据月经的不同时期，采用益肾补血、补肾活血、益肾固冲任、活血调经等方法进行调经，调节下丘脑-垂体-卵巢轴的功能，促进卵泡的发育和排卵，从而提高受孕率。

【名家经验】

1. 夏桂成经验　夏桂成主张在经后期（卵泡期）依据阴长的不同程度，经后初期滋阴养血，治疗以滋阴养血为主，火旺者须降火以滋阴，分清降肾火、心火、肝火之不同，同时注意调理脾胃；常用方有归芍地黄汤、二甲地黄汤、加减知柏地黄汤、滋水清肝饮、健脾滋阴汤等。经后中期是阴长之重的过渡时期，阴长达到中等水平，阳消也达到中等水平，因而滋阴养血的同时，必须佐以助阳，目的在于复阴和促阴长，缩短阴阳之间的差距。经后末期是阴长的最后阶段，阴长当达到重阴的水平，阳消中阴长，阴长需要阳消，治疗上滋阴助阳，阴阳并调。夏桂成根据阴长运动程度差异，区别侧重滋阴与助阳的不同。一般性的阴长运动稍弱者，滋阴为主，助阳为辅，阴阳并调；阴长迟缓，或倒退者，滋阴助阳，着重助阳，以推动阴长。夏桂成认为是肾阴不足，心肝气火有余，治疗当补肾调肝脾，或清肝滋阴解郁等，常用方如加减补天五子种玉汤、无比山药丸、加减滋肾生肝饮、加味滋肾清肝饮、加减清经散等。经间期（排卵期）补肾活血，促进"重阴转阳"，重阴或阳有所不足，重在调阴阳，佐以活血，以促转化而排卵，常用方如加减促排卵汤、益肾通经汤等。经前前半期应是阳长渐趋重阳，最常见的是阳长不利。夏桂成认为，在阳长不利的病变中，有因阳或因阴的两种情况。夏桂成认为，除了阳水、阳气的本身原因之外，还与阴的不足有关，重阴不足，阴不能化阳，而且不足之重阴转化为阳，阳的基础自然欠佳。治疗主要是补肾助阳，常用方有加减右归饮、毓麟珠、健脾温肾汤等。经前后半期重阳维持期，治疗上既要助阳以维持重阳的延续，阴阳平衡，也要注意理气，为顺利行经做准备，提出助阳与理气并重，补理兼施，常用方同上，合用理气疏肝方。

2. 汤昆华经验　汤昆华的调周法主要包括了经前期、经间期及经后期的不同辨证用药。经后期血脉空虚，需滋肾养血，故常在瓜石六味汤原方基础上加用女贞子、墨旱莲；补阴同时，不忘温补肾阳，加用淫羊藿、巴戟天、菟丝子之温肾之品以扶阳，以助阴长；经间期采用瞿麦、车前子等清利药物促排卵是汤昆华用药经验之谈，其认为清利药可以滑利通窍，改善血运，客观上有活血通络促排卵的作用，同时亦有利于经间期阴阳的转换，常用于经间期即排卵期；经前期阳气阴血处于旺盛阶段，有待月经来潮之排泄，应滋阴益肾，并配合活血化瘀之品如丹参、益母草。汤昆华调周始终贯彻益肾，重在滋肾阴、扶肾阳，欲助阳者，先当滋阴，此乃阴生阳长之意，在阴血中补阳，则阳得阴助，不仅化源无穷，而且阳气柔和，功能益肾、助阳。

3. 谈勇经验 谈勇秉承夏桂成调周法理论，创滋阴补阳序贯法治疗本病，疗效显著。经后卵泡早期给予奠基汤（当归、白芍、熟地黄、山药、菟丝子等）以促进精卵发育，养血、育阴、填精。若卵泡发育不良或子宫内膜菲薄，可酌情加炙龟甲 12g（先煎）、炙鳖甲 10g（先煎）等血肉有情之品滋肾填精；当优势卵泡（平均直径≥14mm）出现后，即进入卵泡中晚期，加红花、川芎、川断、赤芍等以滋阴活血；待卵泡成熟（平均直径≥18mm）后即进入排卵期，予促排汤（当归、赤芍、山药、川芎、川断、红花、鹿角片等组成）以促进成熟卵泡的排出，重在助阴转阳，同时为阳长服务，功能补肾、助阳、活血；反复出现黄素化未破裂卵泡综合征（LUFS）的患者，可增加红花、鹿角片的用量，加虫类药如僵蚕、重楼、炙水蛭等。卵泡排出后予健黄汤（川断、杜仲、紫石英、巴戟天等），以益肾助阳健黄体治疗。健黄汤由助孕汤加减而来，助孕汤为夏桂成临床经验方。若阳长不足，BBT 上升缓慢，加鹿角霜 15g、覆盆子 10g、石楠叶 12g 等补肾温阳。并于不同阶段结合不同的病理因素，随证加减。

【诊疗述评】 中医学认为，卵子是生殖之精，藏于肾，其发育成熟与肾精充盛密切相关，而冲任气血和畅则是排卵的条件。肾精亏损，冲任不充；肝气郁结，冲任失于疏泄；气血瘀滞，冲任受阻；脾虚痰浊内生，壅塞冲任胞脉，均会导致排卵障碍。可见，本病病位在肾，与肝脾有关。或先天肾气不足，或房事不节，久病大病，反复流产损伤肾气，或高龄，肾气渐虚。肾气虚则冲任虚衰不能摄精成孕；或素体阳虚或寒湿伤肾，肾阳亏虚，命门火衰，阳虚气弱，则生化失期，有碍子宫发育或不能触发氤氲孕育之气，致令不能摄精成孕；或素体肾阴亏虚，或房劳多产，久病失血，耗损真阴，天癸乏源，冲任血海空虚；或阴虚生热，热扰冲任血海，均不能摄精成孕，发为不孕症。因此，肾虚在本病的发生中起先导作用。

本病主要由下丘脑-垂体-卵巢轴功能失调引起。中医认为，本病是由于肾的因素影响肾阴与肾阳的平衡，导致阴阳失调而致卵泡发育障碍或排出障碍。国内多年的临床实践指出肾精亏虚，阴水不足，卵子无以所养，难以发育成熟。肾阳亏虚，排卵缺乏内在动力；或肝气郁结，肝失疏泄，不能疏泄卵子排出；或冲任气血瘀滞，阻碍卵子排出，均可导致卵子排出障碍。在促排卵周期中，外源性促性腺激素易耗伤天癸、阴精，致肾气亏虚，影响子宫内膜的容受性，不利于受精卵着床，经常需要辅以中药调节肾中阴阳，使之趋于平衡；如果伴有卵巢良性包块，辅以中药理气活血消癥；

如有诱发卵巢过度刺激综合征（OHSS）可能时，西药 HCG 的诱导排卵就难以运用，运用中药补肾促排卵，更趋安全，有效减少 OHSS 的发生风险，可见中药促排卵的优势在于其一样有着促使卵泡从卵巢中排出的作用，但无明显的激活肾素-血管紧张素Ⅱ活性的作用，安全性较好。

引起排卵障碍性不孕症的病因十分复杂，往往不是单一因素所导致，但根据其临床上的表现，多数能作出正确判断，再根据脏腑阴阳气血的状况及病因病机找出疾病的本质，从而为辨证论治提供依据。只有将辨病论治与辨证论治有机地结合在一起，才能提高治疗效果。只辨证不辨病，则很难把握其病的全貌，从而治疗也往往难以取得良效。

【预防调护】

1. 积极治疗月经失调，平衡内分泌水平。

2. 月经期避免性生活和不必要的生殖道检查。

3. 注意外生殖道卫生，积极治疗阴道炎、盆腔炎等原发性病。

4. 调畅情志，减轻工作压力，避免精神刺激，保持平和的心态。

5. 加强营养，优质蛋白饮食，避免不适当的节食减肥。

6. 适逢排卵期可以加强锻炼，帮助卵泡顺利排出。

7. 促排卵周期中应及时监测卵泡情况及卵巢大小，调整用药剂量，预防卵巢过度刺激综合征。

【古代文献精选】

《悟真篇》："所谓生身受气初者是也……语男则主于精，语女则主于血，着论立方，男以补肾为要，女以调经为先。"

《仁斋直指方论》："是故欲求嗣者，先须调其妇之经脉，经脉既调则气血和平，气血和平则百病不生而乐乎有子矣。"

《景岳全书》："种子之方，本无定轨，因人而施，各有所宜。故凡寒者宜温，热者宜凉，滑者宜涩，虚者宜补，去其所偏，则阴阳和而生化着矣。"

《石室秘录》："胎胞冷者温之，脾胃寒者暖之，带脉急者缓之，肝气郁者开之，痰气盛者消之，相火旺者平之，肾水衰者补之，任、督病者除之，膀胱气化不行者助其气化，气血虚而不能摄胎者益其气血，则女之无子者亦可以有子，不可徒治其胎胞也。"

《妇人规·子嗣类》："情怀不畅，则冲任不充，则胎孕不受。"

【现代研究进展】　崔丽敏认为，补肾调周、化痰祛瘀法联合来曲唑治疗多囊卵巢综合征（PCOS）能促进其排卵，提高受孕率，而其机制可能与抗苗勒管激素（AMH）水平的调节有关。早卵泡期，来曲唑能让血清中雄激素水平升高，降低生长卵泡分泌 AMH，提高颗粒细胞芳香化酶活性，促使雄激素的转化。卵泡中晚期，来曲唑作用减弱，补肾调周、化痰祛瘀则占主导，其能明显降低血清雄激素水平，促进卵泡成熟，提高排卵率，促进受孕。陈春霞运用复方促排卵汤及西药促排卵药物治疗，不仅可以提高排卵率，而且明显改善子宫内膜、阴道黏膜等受孕环境，还具有扶正固本、益气活血等作用，提高受孕可能。

第四节　中医药在超促排卵周期中的应用

【概述】　超促排卵即控制性的卵巢刺激，是指在可控范围内控制多个卵泡发育和成熟。目前，临床应用的超促排卵方案主要包括超长方案、标准长方案、短方案、拮抗剂方案、微刺激方案、自然周期方案等。虽然各种方案均试图通过药物在一个时间段促使多个卵泡共同发育并在同一时间点成熟，但在这一过程中容易造成人体内在肾精、肝血的相对不足。若肾精亏虚，精血量少，则易导致卵泡生长发育障碍；若无肾阴和肝血的充养，冲任二脉空虚，亦难以使更多卵泡同步发育成熟。辅助生殖控制性超促排卵过程中，卵巢的反应性因人而异，在外源性促性腺激素（gonadotropin，Gn）的刺激下，不同患者卵泡发育的数量、质量存在明显的个体差异。我们在临床上常常见到卵巢反应性常有高反应、低反应及慢反应，甚至不反应的，说明卵巢功能的不一致性，所以反复使用这些方案，或者超大量使用都会给人体带来不良的影响。

【病因病机】　在现代辅助生殖过程中，超促排卵会使卵巢对 Gn 产生过激反应，短时间内大批卵泡同时发育并成熟，导致天癸（肾精）大量分泌，促发肾气过盛，耗损肾之阴分，形成肾虚为主的证候群。加之患者就诊期间紧张的心理情绪，以及超促排卵用药影响机体的内环境等，导致肝气疏泄失调，气机不利，冲任失畅，从而造成生卵、育卵障碍。若先天禀赋不足，或早婚，或房事不节，或惊恐伤志，或邪气损伤，造成肾的功能失常，致使肾阴阳失衡，生精化气生血功能不足，天癸的产生与分泌失调，冲任失固失养，则难以种子成孕。由此，在肾虚的基础上，可形成脾肾两虚，三焦水液运行失调，气机升降失常，形成本虚标实之证。

1. 肝肾不足　乙癸同源，肾阴不足，致肝肾不足，则腰酸腰痛；肝肾阴虚甚则火旺，出现五心烦热，潮热盗汗，夜寐不安，大便秘结。

2. 脾肾阳虚　命门不足，中阳失振，水湿停聚中下焦，发为腹胀，甚至腹水形成；水湿不化，碍及心阳，心阳不振，肺失肃降，水湿滞于上焦，导致心悸、气促、恶心；湿邪困脾，则大便溏泄。

3. 肝郁气滞　肝失濡润，升发失常，肝郁气滞，烦躁易怒；日久则气郁化火，出现便秘，头晕头痛。

4. 肾虚血瘀　肾气虚，无以鼓动血液运行，停滞为瘀；癸水不养肝木，肝气不疏，气不载血，郁而为瘀；肝肾阴亏生火，灼津为瘀。

5. 痰湿阻滞　素体肥胖，恣食肥甘，躯脂满溢，痰湿内盛，胞脉受阻；或脾阳不振，运化失职，水湿下注，湿聚成痰，壅滞冲任。

【治疗】　治疗原则总以补肾为主，结合各个时期的特点佐以活血、疏肝、温阳、化湿等。

（一）分期论治

1. 准备期——调周为主　《景岳全书·妇人规·女病》曰："妇人所重在血，血能构精，胎孕乃成。欲察其病，惟于经候见之。欲治其病，惟于阴分调之。"《万氏妇人科》曰："女子无子，多因经候不调。"可见，女子不孕的主要原因是经水不调。《济阴纲目·论求子先调经》中即有"求子之法，莫先调经"的记载。在患者准备进行 IVF-ET 前，常予妈富隆等药物进行预处理以调整内在环境，与此同时，可予中医药调整阴阳、气血、脏腑之间的平衡，一般为 2~3 周期。按照国医大师夏桂成的中药调整月经周期法为主要方法，根据月经周期变化节律进行分期论治，个体差异较大者，分析原因，求同辨治。

2. 行经期——调经为主，重在除旧　此期指月经来潮至经期结束。行经期是旧周期的结束，也是新周期的开始。经期必须排出子宫亦即血海内的一切陈旧性物质，让位于新生。夏桂成认为"行经必须完全、干净、彻底、全部排尽应泻之经血"，故排出陈旧性瘀浊是行经期的主要任务。治法：养血活血调经。方药：五味调经散加减（《夏桂成实用中医妇科学》）。药如丹参、赤芍、益母草、泽兰、茯苓、制香附。

3. 卵泡募集期——滋肾养血填精，以助超促　此期从使用促性腺激素刺激卵泡发育起，至卵泡近成熟，准备采卵前。此期使用促性腺激素刺激卵泡发育，使较多的卵泡在短期内迅速发育，需要消耗大量的精血，因此，此期当以滋肾养血填精为主，调动卵巢的最大潜能，以助优势卵泡。治法：滋肾活血，调节冲任。方药：归芍调经汤加减（《夏桂成实用中医妇科学》）。药如炒当归、白芍、生地、怀山药、山萸肉、茯苓、泽泻、牡丹皮、川断、菟丝子。

4. 围取卵期——疏肝理气，宁心安神　此期自卵泡近成熟至扳机日，可以认为是围取卵期。此期，由于控制性超促排卵进入最后的完善阶段，随着卵巢的增大，以及取卵手术能否取到质量好、足够多的卵子产生担心，极易出现肝郁证和血瘀证，这种紧张应激状态持续影响，又可导致血瘀，瘀血阻滞胞宫胞络，致子宫微循环障碍而影响胚胎植入。治法：疏肝理气，宁心安神。方药：促排卵汤加郁金、合欢皮、莲子心等。

5. 胚胎植入期——益肾健黄，固摄冲任 此期自移植当日至妊娠试验阳性日，时间约为 12～14 天。超促排卵使用较多的促性腺激素释放激素激动剂可能会导致短期的激素不协调及不足。在取卵时，一部分环绕着卵子的颗粒细胞也会被抽取，在这一情况下往往导致孕酮不足。而孕酮不足将导致子宫内膜质量欠佳并影响胚胎的着床和发育，故此期当以益肾健黄，固摄冲任为主。此外，安胎也是这一阶段最后的要义。治法：益肾健黄，固摄冲任。方药：补肾助孕方加减（《夏桂成实用中医妇科学》）。药如党参、白术、白芍、山药、淫羊藿、茯苓、川断、杜仲、鹿角霜、覆盆子。

（二）常用中成药

1. 麒麟丸，每次 6g，每日 3 次，口服，适用于肾阳虚证。

2. 坤泰胶囊，每次 3 粒，每日 3 次，口服，适用于心肾不交证。

3. 复方阿胶浆，每次 1 支，每日 3 次，口服，适用于气血两虚证。

（三）针灸治疗

1. 卵泡募集期 对于卵巢反应低下或既往超促排卵中卵泡不多的患者，可加用针刺治疗。主穴：①关元、子宫、归来、足三里、三阴交、印堂；②五脏俞加膈俞、百会。两组交替使用。加减：肾阳虚证加命门，肾阴虚证加太溪、照海，肝郁加太冲、行间，失眠者加四神穴（四神聪、神门、神庭、本神）。耳针取内分泌、肝、肾、脾、内生殖器、神门。

2. 围取卵期 患者肝郁气滞，可加用针刺理气活血。主穴：神门、四神聪、百会、五脏俞加太冲、三阴交、血海。注意不要针刺卵巢周围的穴位，如子宫、归来等，避免胀大的卵泡破裂。耳针取神门、内分泌、内生殖器、肝。

（四）饮食治疗

超促排卵周期中，中医药的辅助饮食疗法亦应分期而论。

1. 准备期 本期食疗重点在补脾胃，兼以补肾。

（1）党参 10g，黄芪 10g，山药 10g，大豆 20g，大骨适量，煲汤，每周 1～2 次。

（2）石斛 10g，胡萝卜、香菇适量，煲汤，每周 1～2 次。

2. 卵泡募集期 本期食疗重在心、肝、肾，通过滋肾调肝、清心安神、调和阴阳，助卵泡长养，同时服食尤氏助卵煲（铁皮石斛 10g，黄精 15g，铁棍山药 15g，香菇 2 个，筒子骨、食盐适量，香葱 2 根）每周 2 次，对卵泡发育不良、卵泡形态不规则及张力差等能起到很好的辅助治疗作用，因此有利于获取高质量的卵泡用于 IVF-ET。

3. 围取卵期 此期药膳的搭配中不仅要重视内膜的长养，同时也要兼顾卵巢的保护。尤昭玲主张服食尤氏护卵盅（黄精 15g，瘦肉 50g，荸荠 3

个，胡椒 2 粒，香葱 1 根，食盐适量），每周 1～2 次。该盅用料精当，制法简单，口味极佳，对卵巢早衰、子宫内膜薄、体虚多病者大有裨益，并可长期服食。

4. 胚胎植入期　此期宜服促内膜生长与固护胎元的药膳。

（1）尤氏 ET 安子饮：全紫苏 1 株，黑豆 25g，鸡蛋 1 个，苎麻根 15g，大枣 2 枚。移植后隔日 1 次，吃蛋喝汤，可连续服用 7 次。补肾固胎，理气顺胎。

（2）尤氏 ET 安子煲：黄芪 20g，铁皮石斛 15g，苎麻根 15g，鲤鱼 1 条（300g），香油、香葱、生姜、精盐等调味适量。ET 后第 1 个月，每周 1 次；第 2 个月，2 周 1 次。健脾补肾，益气固胎。

（3）铁皮石斛 10g，肉苁蓉 10g，鲜菇、大骨、瘦肉适量，煲汤粥，每周 2～3 次。

【名家经验】

1. 朱南孙经验　朱南孙按照"审因辨证、治病求本"的原则，对实证理当先祛邪，邪去则经调，气血亦安和，待阴平阳秘即调补助孕，胎孕乃成；对虚证则先调补气血，以静待动而济其源，源充冲任自通盛。故建议中药调理 3～6 个月再接受 IVF-ET。补肾不忘理气，因不孕症患者多承受社会和家庭的压力，情怀抑郁致肝气郁结，无论经前经后，都要疏肝解郁，以达气行血行之目的。

2. 尤昭玲经验　尤昭玲在诊治不孕不育患者时形成了中医辅治的"六期七步曲"，其中六期为 IVF-ET 术前期、降调期、取卵前期、取卵后期、移植后期、妊娠期，七步指除降调期有 2 步外其余均为一期一步，所以共七步。"六期七步曲"与常规 IVF-ET 方案相适应，并且遵循中医辅治、决非主治，注重辨证论治。IVF-ET 术前期，中医辅治目的是疏肝解郁、理气安神，从肝、心论治；降调期先补肾养精，调和阴阳，从肾肺论治、兼顾心肝、求阳益阴，使血海充填，从而滋养胞脉；降调期后期补肾益精，健脾理气，从而减轻超促排卵所致的腹胀、恶心等不适，此期阴长为主，兼顾护阳，从肾论治，健脾益气；取卵前期通过益肾助卵，温阳通络，把握阳稍过而阴亦足的原则，从肾论治为主；取卵后期通过滋肾养胞，助膜长养，使子宫内膜尽可能与种植胚胎发育同步，以提高胚胎种植率；移植后期通过健脾益肾，助胎长养，重点在支持黄体、促进胚胎的发育，最大限度减少超排卵本身所致的黄体功能异常，此期从脾肾论治，兼顾平泻心火。

【诊疗述评】　中药调周法对辅助生殖技术起到的作用，是从宏观上总体协调机体的内分泌环境，与西医学的助孕技术微观治疗相结合，很大可能是起了相辅相成的作用。因此，我们认为，该方法对辅助生殖技术的作用有以下几点：①调整月经周期，平衡阴阳；②改善体质状态，逆转其敏感性；③调理气血，突破低水平的衡定。

体外受精（IVF）长方案中，常于治疗周期的前一个周期的黄体中期运用大量外源性促性腺激素释放激素，使垂体功能被抑制，内源性的促性腺激素促进卵泡发育被阻断，卵泡发育暂时不被启动，而处于相对静止的状态。我们认为，垂体降调节后机体处于肾虚这一特殊生理状态，并以肾阴虚证为主。因此，此时不适宜用传统意义上黄体期温肾助阳的法则，而应以补肾滋阴，佐以养血活血为治则，改善肾虚症状，有助于卵巢局部的血供，有助于卵泡的发育。

【预防调护】

1. 注意身心健康，避免精神过度紧张及过度劳累。

2. 饮食调摄。多食新鲜蔬菜，适量进食新鲜水果，高蛋白饮食。

【古代文献精选】

《景岳全书·妇人规·女病》曰："妇人所重在血，血能构精，胎孕乃成。欲察其病，惟于经候见之。欲治其病，惟于阴分调之。"

《傅青主女科·种子》："夫胎之成，成于肾脏之精。"

【现代研究进展】 现代研究对超促排卵的适应证、治疗方案的选择、副作用等进一步完善化、规范化、系统化。超促排卵的适应证有输卵管性不孕、子宫内膜异位症、宫颈性不孕、男性因素不孕、免疫因素及不明原因不孕患者。其副作用主要为卵巢过度刺激综合征。超促排卵中卵巢反应性亦逐渐成为临床研究热点，卵巢的反应性因人而异，在外源性促性腺激素（Gn）的刺激下，不同患者卵泡发育的数量、质量存在明显的个体差异。新鲜周期移植失败的原因主要表现为以下两种：卵巢低反应及卵巢过度刺激综合征的发生，因此，准确预测卵巢反应性以进一步制订理想化、个性化的治疗方案已成为临床研究热点。但迄今为止，卵巢反应性的定义及诊断标准尚未统一，亟待进一步规范与完善临床循证医学的研究。

第五节　中医药在改善卵巢储备中的应用

【概述】 卵巢储备功能是指卵巢皮质区卵泡生长发育形成健康配子的能力，反映了卵巢内存留卵泡的数量和质量，决定了女性的生育潜能。卵巢储备功能下降是指卵巢产生卵子能力减弱，卵母细胞质量下降，从而导致女性生育力下降及卵巢产生性激素的缺乏。若不及早及时治疗，病情将进一步发展，形成卵巢早衰，即如《黄帝内经》所云"能知七损八益，则两者可调，不知用此，则早衰之节也"。

卵巢储备功能下降和卵巢早衰常见于18～40岁的女性，是月经不调和不孕的临床常见病因，且近年来发病率逐渐提高。从西医学来看，具有盆腔手术史、放化疗史、卵巢早衰家族史、高强度工作、吸烟等的女性，是本病的高危人群。但其发病机制尚不明确，主要与遗传基因、环境情绪、免疫等多种因素相关，治疗上主要采取激素补充治疗。在现代辅助生殖技术中，卵泡的耗竭及质量的下降会导致卵巢对促性腺激素的反应低下，自然周期妊娠率和接受体外受精-胚胎移植治疗妊娠率下降，故卵巢储备功能也是该领域研究的难点和热点。中医学文献中并无本病的记载，但根据其临床表现，可将其归属于"月经过少""月经后期""血枯""闭经""绝经前后诸证""不孕症"等范畴。中医对其病因病机及治疗具有独特认识。

【临床表现】　卵巢储备功能下降患者常见于18～40岁，其年龄跨度较大，临床表现多种多样，但主要表现为以下几方面：

1. 月经不调　月经不调为卵巢储备功能下降患者的主要临床症状之一，但可有不同的表现，主要为月经量的减少，月经周期的延长，甚或闭经，但也有患者表现为月经周期提前，或月经经期延长、淋漓不尽，或月经经期缩短，或月经周期长短不一，同时或伴有腰骶酸痛、经期或经前乳房胀痛、头晕、疲倦乏力、失眠等症状。

2. 不孕或流产　此类患者常无明显不适症状，可为原发性不孕或继发性不孕，患者孕前检查常无异常表现，主要寻求辅助生殖以获得成功妊娠。但在辅助生殖周期中可表现为卵巢对促性腺激素的反应降低、用药量增加、周期时间延长、取卵数目减少、卵子质量下降、内膜容受性降低等。所以，患者即使成功妊娠，也有较高的流产率。

3. 围绝经期症状　此类症状以卵巢早衰患者为主，因雌激素的波动和下降出现失眠多梦、抑郁健忘、浮肿便溏、皮肤感觉异常、腰膝酸软、潮热盗汗、烦躁易怒、性欲下降、性交痛等绝经前后诸证表现。

4. 远期并发症　主要由卵巢衰竭导致雌激素下降所带来的骨质疏松、心血管疾病、脂代谢异常、内分泌疾病、肿瘤等方面的风险。

【病因病机】　中医学中虽没有卵巢储备功能下降或卵巢早衰的病名记载，但根据其临床表现，可将本病归属于"月经过少""血枯""经水早断""绝经前后诸证""不孕症"等范畴。卵巢储备功能下降是一种缓慢渐进性发展疾病。中医理论中对女性正常生殖、生理活动早有描述："女子七岁，肾气盛，齿更发长。二七而天癸至，任脉通，太冲脉盛，月事以时下，故有子……七七，任脉虚，太冲脉衰少，天癸竭，地道不通，故形坏而无子。"《医学正传·妇人科》云："经水全赖肾水施化，肾水既乏则经水日以干涸……渐而至于闭塞不通。"《傅青主女科》记载："经水非血，乃天一之水，出自肾中""经水出诸肾"。中医认为，肾藏精，主生殖，肾中精气的盛衰，天癸的至竭，影响月经的盈亏，决定子嗣的有无。可见，肾虚是本病的根本病机。后天将息失养、房劳多产，或因卵巢手术、放疗化疗、盆腔感染、接触环境毒物等原因导致肾虚，或他病及肾，肾气未盛，天癸乏源，冲任血虚，胞宫失于濡养，以致月经后期、量少，甚至闭经、不孕。肾阳虚衰，难以化气生血，胞宫失于温煦，导致闭经、不孕。阴虚日久必将演变，或为阴虚火旺，最终导致天癸竭；或阴虚及阳，久而阳衰，两者病情发展终至卵巢储备功能下降的终末阶段，即卵巢早衰。

此外，肾衰阴阳平衡失调，会影响到心、肝、脾。心、肝、脾失和又可形成临床各种复杂和顽固的状态，如气血虚弱、血瘀、气郁、心肾不交等证型。脾胃为后天之本。饮食劳倦，忧思过度，导致脾胃虚弱，气血生化乏源，冲任血海亏少不能满溢，致经少、闭经，卵巢储备功能下降。《万氏妇人科·调经章》说："女子之性，执拗偏急，忿怒妒忌，以伤肝气，肝为血海，冲任之系。冲任失守，血妄行也。"肝主疏泄，调畅气机，肝肾同源，精血互生，任何原因所致的肝血不足、疏泄失常、肝阳上亢，都会引起冲任失调，血海蓄溢失常。现代人工作学习过度紧张，或长期抑郁不舒，则可引起闭经、不孕的发生。《陈素庵妇科补解·调经门》曰："妇人月水不通，属瘀血凝滞者，十之七八。"盆腔手术等操作使血瘀内结，气血失调，终致闭经、不孕。心肾均属少阴经脉，相互联系贯通，心肾失和，必将影响生殖轴发挥正常的调节功能。

综上所述，本病病因病机复杂，动态演变，病位在肾，病机为肾虚阴阳失调，心、肝、脾三脏亦受影响，病性属虚实夹杂，虚多实少，临床常兼夹为患，故临证需多加询问、思考。

【治疗】

（一）辨证论治

1. 肾虚证

辨证要点：月经后期而至、经来量少色淡、闭绝不行，婚久不孕、腰膝酸软、头晕耳鸣、带下稀少、性欲冷淡，舌淡苔少，脉沉细。

治法：补肾填精，调补冲任。

方药：归芍地黄汤（《临床中医妇科学》）加减。

当归、赤芍、白芍、怀山药、熟地、山萸肉、牡丹皮、丹参、茯苓、女贞子、怀牛膝、菟丝子等。

中成药：①六味地黄丸，每次10丸，每日3次，口服；②知柏地黄丸，每次10丸，每日3次，口服。

2. 血瘀证

辨证要点：月经后期而至、经来涩少、色紫黑、有血块或闭绝不行，婚久不孕，或少腹胀痛拒按、口渴不欲饮，舌紫黯边有瘀斑，脉沉涩。

治法：理气活血，调理冲任。

方药：血府逐瘀汤（《医林改错》）加减。

桃仁、红花、当归、牡丹皮、丹参、赤芍、白芍、地黄、生山楂、川续断、川芎、柴胡、枳壳等。

中成药：血府逐瘀口服液，每次1支，每日3次，口服。

3. 肝郁气滞证

辨证要点：经闭、或经量较少、有小血块，精神抑郁，烦躁易怒，胸胁胀满，少腹胀痛或拒按，或情怀不畅，默默不欲饮食，或烦渴，喜饮凉水，状如消渴，大便秘结，舌边紫，苔黄白腻，脉细弦或沉涩。

治法：理气疏肝，化瘀通经。

方药：逍遥散（《太平惠民和剂局方》）加减。

当归、赤白芍、茯苓、制苍术、陈皮、广郁金、炒柴胡、丹参、泽兰、制香附。

中成药：逍遥丸，每次10丸，每日3次，口服。

4. 气血虚弱证

辨证要点：月经后期量少，婚久不孕，心悸怔忡，神疲肢软，面色苍白或萎黄，头晕目眩或纳少便溏，带下量少，舌质淡红，脉细弦或细弱。

治法：益气养血调经。

方药：人参养荣汤（《太平惠民和剂局方》）加减。

炒当归、白芍、熟地、党参、白术、茯苓、丹参、黄芪、陈皮、远志、肉桂（后下）、五味子、炙甘草。

中成药：①复方阿胶浆，每次1支，每日3次，口服；②乌鸡白凤丸，每次1粒，每日3次，口服。

5. 肝阳上亢证

辨证要点：月经后期而至、经来量少、闭绝不行或年未老经水断，腰酸腿软，头晕目眩，烦躁易怒，舌红苔白，脉细。

治法：平肝潜阳。

方药：天麻钩藤饮（《杂病证治新意》）加减。

钩藤、石决明、山栀子、黄芩、川牛膝、杜仲、益母草、桑寄生、夜交藤、朱茯神等。

6. 心肾失济证

辨证要点：月经后期而至、经来量少、闭绝不行或年未老经水断，心悸少寐，口苦咽干，舌红苔白，脉细或细数。

治法：清心宁神。

方药：清心滋肾汤（《中医临床妇科学》）加减。

钩藤、黄连、牡丹皮、紫贝齿、山药、山萸肉、茯苓、莲子心、紫草、合欢皮、浮小麦等。

中成药：坤泰胶囊，每次 3 粒，每日 3 次，口服。

7. 脾肾阳虚证

辨证要点：月经后期而至、经来量少、闭绝不行或年未老经水断，腰膝酸软，畏寒肢冷，纳呆便溏，舌淡苔白，脉沉细。

治法：健脾温肾。

方药：健固汤（《傅青主女科》）加减。

党参、茯苓、白术、山药、薏苡仁、菟丝子、巴戟天、补骨脂、肉桂、制附子等。

8. 寒湿痰凝证

辨证要点：闭经不行，胸胁满闷，小腹胀满，胃纳欠佳，口腻多痰，神疲倦怠，四肢不温，或带下量多，质稀薄或黏腻，舌淡白，苔白腻，脉细滑。

治法：温经散寒，燥湿化痰。

方药：温经汤（《妇人大全良方》）合苍附导痰汤（《叶氏女科证治》）加减。

当归、川牛膝、莪术、苍术、陈皮、胆南星、枳壳、赤芍、党参、川芎、官桂、吴茱萸、杜仲、薏苡仁、茯苓、山药等。

（二）针灸治疗

1. 针刺　取足三里、三阴交、关元、气海、肾俞、肝俞、脾俞、子宫等穴。根据其伴随症状随证加减，气滞血瘀者，加合谷、血海、太冲；痰湿阻滞者，加阴陵泉、丰隆；寒凝者，加命门、腰阳关。每日 1 次，每次留针 20 分钟。

2. 艾灸　艾灸肾俞、脾俞、气海、足三里。隔日 1 次，每灸 10 次可休息 2~3 天。

3. 埋线　取脾俞、肾俞、肝俞、卵巢穴、三阴交（均取双侧）、关元等穴。10 天 1 次，3 次 1 个疗程。

4. 耳穴贴　耳穴：肾、子宫、卵巢、内分泌、皮质下。双耳交替，每 5~7 日一换，并嘱患者每日按压所贴之处，以痛为度（排卵后终止）。3 个月经周期为 1 个疗程。

5. 电针　取穴：关元、中极、三阴交、子宫、天枢、肾俞、腰阳关、命门。频率为 2Hz，强度为 20~25mA，以患者感觉舒适为度。每日 1 次，

30 分钟。3 个疗程后，行 IVF-ET 的患者在超排卵周期经净后继续治疗，频率为 2Hz，强度 20～25mA，每次 30 分钟，每日 1 次，直至取卵日。

（三）其他疗法

1. 生活干预　本着中医"治未病"思想，对卵巢储备功能下降者进行生活干预，主要包括调摄情志、调节饮食、加强锻炼 3 个方面。保持愉悦的心情，减少生活和工作压力，日常多食用一些具有滋阴养血的食物，如新鲜蔬菜、水果、鱼类、猪瘦肉、鸡蛋等，坚持适度锻炼，舒缓压力，增强体质，尽量减少某些对卵巢功能有损害作用的药物或治疗方式，建立科学健康的生活方式。

2. 仿生物电刺激疗法　运用神经肌肉刺激治疗仪通过放置在阴道内的电极给予一定的电流刺激，同时配合生物反馈，使盆底肌肉被动收缩。每次 25～30 分钟。每个疗程做 7 次，共 1～3 个疗程。

【名家经验】

1. 夏桂成经验　本病病机为肾中阴阳失调，以肾虚偏阴、癸水不足为主，心肝郁火为发病之标，耗伤阴液、津液亏少、血海空虚，神魂失于安宁而表现出相关临床症状。发作时在"心"，而前提在于"肾"，关乎肝脾，在较长的病变过程中，有夹痰夹瘀的区别。在治疗上以补肾宁心调周为基本，独重滋阴降火、宁心安神、兼以疏肝解郁，分清虚实，不忘顾护阴液，健脾助阳，滋阴养水，不忘顾护脾胃之大法。

2. 罗元恺经验　罗元恺自 20 世纪 70 年代开始就对"肾主生殖"和补肾法开展了系统研究，并率先提出肾-天癸-冲任-子宫生殖轴是妇女性周期调节的核心。对于本病，罗元恺提出卵巢功能减退的本质是气血精尤以精血虚所致，原因复杂，病多顽固，属慢性疾患。病虽有虚实，但以虚证为多。治疗上以大补气血精，肾肝脾同调为法。

3. 朱南孙经验　朱南孙在治疗绝经前后诸证时，从肝肾同源及冲任隶于肝肾这一生理特点出发，提出"治肝必及肾，益肾须疏肝"，肝肾为纲，肝肾同治的观点。在治疗上以"补益肝肾，疏利冲任"为大法，独创"怡情更年汤"：女贞子、墨旱莲、桑椹子、巴戟天、肉从蓉、紫草、玄参、首乌藤、合欢皮、淮小麦、炙甘草。

【诊疗述评】

1. 对于病因病机的认识　根据中医理论，结合多年临床实践，我们认为肾虚为本，是卵巢储备功能下降的基本病理改变；血瘀为标，是本病的主要发病基础。大量临床研究亦证实，补肾活血中药可明显升高患者的雌二醇（E_2）、抑制素 B（INHB）、窦卵泡数（AFC）水平，降低基础促卵泡激素（bFSH）水平，且在改善卵巢储备功能方面优于单纯补肾中药，更进一步明确了"肾虚血瘀"为本病的主要病机。

2. 对于治疗的认识 我们首次提出滋阴补阳序贯疗法用于治疗各种妇科内分泌疾病，该法以女性月经周期各阶段肾中阴阳转化和气血盈亏的变化规律为依据：经后卵泡期，阴长阳消，血海空虚，为精卵发育的关键时期，治疗以滋阴为主；经前黄体期，阳长阴消，为孕卵着床生长的要害时期，治疗以补阳为要。笔者在临床治疗本病时，以调整阴阳为切入点，根据患者具体病情，运用本法结合辨证施治，以达到燮理阴阳的目的。经后期使用奠基汤加减，主要药物组成为熟地、山萸肉、炙鳖甲、女贞子、山药、当归、白芍等；经前期运用助黄汤加减，组方为巴戟天、鹿角霜、淫羊藿、川断、杜仲、菟丝子，同时根据患者具体病情随症加减，血瘀者加益母草、五灵脂、蒲黄、红花等，肝郁者加香附、广郁金、合欢皮、玫瑰花等，脾虚湿浊者加党参、白术、茯苓、苡仁等，或同时配合西药促排卵等治疗，临床疗效颇佳。

3. 调经促孕，有的放矢 由于本病年龄跨度较大，且有发病低龄化趋势，所以临床上需要根据患者不同年龄和需求，采取不同的治疗方法。对于有生育要求的育龄妇女，无生育要求的育龄妇女，分别采取针对性的治疗方案，以不孕就诊的育龄期妇女，在调经的同时，主要以助孕为主，或寻求中西医结合的辅助生殖技术。对于无生育要求的女性而言，急需解决由雌激素下降引起的围绝经期症状，临床多用炙龟甲、熟地、鹿角霜、菟丝子等补肾中药治疗此病，再配合运用乌鳖返春口服液、复方阿胶浆等中成药，可有效改善患者围绝经期症状，从而减少骨质疏松、脂质代谢紊乱和心血管疾病的发生。

4. 注重情志，未病先防 本病关乎女性生殖健康，对于育龄期女性在治疗上重视患者情志变化，积极倾听、详细地向患者讲解病情，指导用药，建立良好的医患关系。同时对有卵巢提前衰退家族史、卵巢（盆腔）手术史、吸烟、瘀血体质等高危因素的女性进行早期筛查、干预和诊治，进一步体现了中医药治疗卵巢储备功能下降的优势和特色。

5. 中西医结合辅助生殖临床诊疗过程中的体会 卵巢储备功能下降患者也是近期辅助生殖领域研究的热点。她们在促排卵过程中常常表现为卵巢对超促排卵的低反应或无反应，即使成功妊娠，也往往面临着较高的流产率。我们在促排卵或辅助生殖周期前运用中药进行预处理，即用奠基汤与助黄汤序贯治疗2~3个月经周期，等待患者的生殖内环境调理好，再选择合适的卵巢刺激方案，可有效提高卵巢反应性、子宫内膜厚度、患者妊娠率等，其机制可能为改善卵巢储备及卵子质量、提高子宫内膜容受性及孕卵着床率、健全黄体功能、预防卵巢过度刺激综合征等，尤其对于那些已经在西医院尝试过各种方案取卵或移植失败的患者，营造一个重建卵巢功能的良好体内环境尤为重要。

6. 特殊人群的生殖保护　此处的特殊人群指的是化疗、放疗、妇科手术等卵巢损伤的患者。此类患者的生育力保存问题越来越引起医学界的关注，也是一大难题。现代辅助生殖技术的出现虽然很大程度上解决了此问题，但其安全性仍受到质疑。临床运用补肾活血中药辨证论治能明显改善妇科手术后、恶性肿瘤化疗患者卵巢受损功能及中医临床证候，减轻西药副作用和手术并发症，提高患者生活质量，保存患者生育能力，为临床治疗此类患者提供新的思路和方法。

【预防调护】

1. 早期诊断、及早治疗，未病先防。

2. 加强精神心理疏导，消除患者紧张、焦虑情绪及应激状态。

3. 适当体育锻炼，劳逸结合，减轻工作压力，保持心情愉悦，避免不良刺激对女性生殖内分泌的影响。

4. 加强营养，合理饮食，勿过度减肥，形成规律科学的生活方式。

5. 节制房事，避免手术损伤。

【古代文献精选】

《素问·腹中论》："病名血枯，此得之年少时，有所大脱血。若醉入房中，气竭肝伤，故月事衰少不来也。"

《诸病源候论》："妇人挟疾无子，皆由劳伤血气，冷热不调，而受风寒，客于子宫，致使胞内生病，或月经涩闭，或崩血带下，致阴阳之气不和，经血之行乖候，故无子也。"

《石室秘录》："肾水衰者，子宫燥涸，禾苗无雨露之润，亦成萎黄……"

《万氏女科·调经章》："妇人女子，经闭不行，其候有三：乃脾胃伤损，饮食减少，气耗血枯而不行者，法当补其脾胃，养其气血，以待气充血生，经自行矣。不可妄用通经之剂，则中气益损，阴血益干，致成痨瘵之疾而不可救……一则忧愁思虑，恼怒怨恨，气郁血滞而经不行者，法当开郁气、行滞血而经自行。苟用补剂，则气得补而益结，血益凝聚，致成癥瘕胀满之疾……一则躯脂痞塞，痰涎壅滞，血滞而经不行者，法当行气导痰，使经得行。"

《景岳全书》："凡妇女病损，至旬月半载之后，则未有不闭经者。正因阴竭，所以血枯，枯之为义，无血而然。故或以羸弱，或以困倦，或以咳嗽，或以夜热，或以食饮减少，或以亡血失血，及一切无胀、无痛、无阻、无隔，而经有久不至者，即无非血枯经闭之候。"

【现代研究进展】　卵巢储备功能下降关乎女性生殖健康，其发病机理复杂，不是由单一因素作用的结果，而是多方面因素综合作用的结果。现代研究认为，主要原因除了卵巢功能的衰退外，与遗传、卵巢损伤、免疫、环境心理等因素有关。治疗上主要有以下几方面：

1. 病因治疗　尽早使患者脱离有害的环境或毒物；避免吸烟或被动吸烟，不酗酒，不吸毒，减少染发剂等的使用。

2. 基因治疗　对可疑基因异常的患者可行基因检测，如发现相关基因缺陷尚未发病者，采取尽快妊娠，或者采集卵子并低温保存，保护其生育功能。

3. 免疫治疗　对有自身免疫系统疾病或卵巢自身抗体阳性的患者，可应用糖皮质激素如泼尼松或地塞米松；抗心磷脂抗体阳性者，可用阿司匹林。

4. 激素补充治疗　这是该病的主要治法，不论对于有无生育要求者都可采用，能明显改善患者低雌激素的症状，但其使用具有严格的适应证。

5. 辅助生殖治疗　卵巢储备功能下降的患者约占不孕症的 10%，且不断上升，目前体外受精-胚胎移植已成为治疗此类不孕症患者的重要方法。对于卵巢早衰患者，可行供卵、自体或异体卵巢移植术治疗。

6. 卵巢保护　对放化疗的卵巢保护治疗，手术时可将卵巢移位，或放疗时对卵巢进行遮挡保护，也可用口服避孕药、GnRH-a 抑制下丘脑-垂体-卵巢轴（H-P-O 轴），从而降低化疗药物对卵巢的敏感性。化疗前为了保存生育功能，也可使用卵母细胞冷冻技术、胚胎冷冻或卵巢移植。手术时为了保护卵巢功能应避免不必要的子宫切除，在切断卵巢固有韧带时要尽量靠近宫体以保留子宫动脉上行支及输卵管系膜中的卵巢供血；卵巢囊肿剥除术应多保留正常卵巢组织，避免长时间电凝对卵巢的热损伤等，以保护卵巢功能。

第六节　中医药对卵巢过度刺激综合征的认识与治疗

【概述】　卵巢过度刺激综合征（ovarian hyperstimulation syndrome, OHSS）是指在行诱导排卵（刺激无排卵的女性排卵）和（或）卵巢刺激（宫内人工授精或者是体外受精时）后的黄体期或妊娠早期的医源性并发症。其突出表现为：双侧卵巢体积增大及下腹胀痛、胸腹水、少尿等，严重者可致肾衰竭、血栓、成人呼吸窘迫综合征，甚至死亡。在所有治疗周期中，OHSS 的发生率约为 23%，其中中度 OHSS 的发病率为 3%～6%，重度约为 0.1%～2%。中医学中尚无对应的病名，据其症状，可归属于"癥瘕""腹痛""臌胀"等范畴，若合并妊娠，又类似于"子满""胞阻"

等范畴。临证运用中医学理论体系，四诊合参，为该病寻求临床辨证治疗的对策。

【病因病机】　在现代辅助生殖过程中，超促排卵使卵巢短时间内产生大量成熟卵泡，消耗大量肾精，造成肾精亏虚，形成本虚标实之证。据此认为，OHSS 是在肾虚的病理基础上，由于促排卵药物的运用而引起脏腑功能失常，气血失调，影响冲任、子宫、胞络，产生痰、瘀、湿等病理产物，而这些病理产物又可作为第二致病因素，再度妨碍脏腑气机的升降调节，导致阴阳失和、脏腑气血严重紊乱。具体分析如下：

1. 肝郁血瘀　发生本病的年轻女性，多体形瘦小，常属肾阴不足，阴虚阳亢之体。加之婚久不孕，心理压力较大，情志不舒，肝气郁结，气血失和，脉络欠利，久而血滞成瘀。宿瘀不去，新血难生，可渐成血虚夹瘀之证。此外，肝气久郁化火，易横逆犯及中土，出现脾胃失和症状。

2. 脾虚水滞　肾主水液，总司气化，肾阳的气化功能将贯穿于人体水液代谢的始终。命门火衰，不能上温脾阳，脾阳虚衰，运化失职，津液不能转输散布，聚为湿浊，水湿停聚中焦，发为腹水；水湿不化，碍及心阳，则心阳不布，肺失宣降，水湿滞于上焦，而成胸水。肾阳虚衰，膀胱气化失司，则少尿或无尿。

3. 气阴衰竭　上述诸况日久未得改善，以致元阳衰退，形成气阴两竭之象，临床称为"OHSS 危象"，可见肾衰竭、血栓、弥散性血管内凝血、成人呼吸窘迫综合征，甚至死亡。

总之，OHSS 发病之本在于肾虚，其标为水湿气血瘀滞，属本虚标实之证。本病涉及肾、肝、脾、心、肺等脏腑，其发病之初多在肝肾，渐及脾胃，碍及心肺，导致五脏俱损。所以 OHSS 病机较为复杂，既有水饮内停、痰饮凝聚，又有血溢脉外、血运不畅、阴血不足，更有肾精不足，临证当分清主次、辨明因果。若不及时控制，每易酿成气阴衰竭之危证。

【诊断】

1. 病史　首先应询问患者有无应用促排卵药物诱发排卵或是否施行辅助生殖技术而进行 COH；然后再了解患者是否存在 OHSS 的高危因素，如年龄在 35 岁以下、年轻女性、体型瘦小、高雄激素血症、刺激前卵巢内有大量处于静止状态的卵泡（≥10 个 4～10mm 的卵泡/每侧卵巢）、LH/FSH 比值≥2，过敏体质等。

2. 症状与体征　患者症见不同程度的全身乏力，面色㿠白，脘腹部胀满，疼痛，甚则胸闷气短，平卧加剧，纳谷不馨，恶心呕吐，大便稀溏，小溲短少。查体时可发现腹水，胸腔积液，甚至心包积液，腹围增大，体重增加等。

3. 辅助检查 超声检查可见卵巢体积增大或多发性囊肿形成，以及发现腹水、胸水、心包积液等征象。实验室检查可见雌激素水平较高，血液浓缩呈高凝状态，电解质紊乱，氮质血症，肝肾功能损害或心肺功能障碍等。

4. 明确诊断 OHSS 的分级方法参照 Golan 分类法。

轻度：Ⅰ级为腹胀和不适；Ⅱ级为Ⅰ级加恶心、呕吐和（或）腹泻、卵巢增大直径≤5cm。

中度：Ⅲ级为Ⅱ级加超声显示腹水征象；卵巢增大到 5～12cm。

重度：Ⅳ级为Ⅲ级加腹水和（或）胸腔积液、呼吸困难；Ⅴ级为Ⅳ级加血液浓缩、血液黏稠度增加、凝血功能异常和肾血流灌注减少。

【鉴别诊断】 本病应注意与葡萄胎、绒毛膜上皮癌引起的卵巢过度刺激反应相鉴别。此外，根据病史、症状及体征，可与卵巢囊肿、卵巢肿瘤及盆腔炎引起的腹痛、腹胀及盆腔积液等相鉴别。

【治疗】

（一）辨证论治

1. 肝郁血瘀证

辨证要点：下腹不适或轻微胀痛，胸胁满闷，胁肋胀痛或刺痛，情志抑郁，叹息稍缓，舌质紫黯或有瘀斑，脉弦细涩。

治法：疏肝理气，活血化瘀。

方药：逍遥散（《太平惠民和剂局方》）合桂枝茯苓丸（《金匮要略》）加减。

炒柴胡、广郁金、广木香、茯苓、白术、赤芍、桃仁、大腹皮、青皮、桂枝、牡丹皮、泽泻。

中成药：①逍遥丸，每次 10 丸，每日 3 次，口服；②血府逐瘀口服液，每次 1 支，每日 3 次，口服；③通塞脉片，每次 5 粒，每日 3 次，口服；④香丹注射液：每服 10～20ml，每日 2 次。

2. 脾虚水滞证

辨证要点：腹部膨满，胃脘胀痛，恶心呕吐，腹泻，下肢水肿，面色㿠白，气短懒言，倦怠乏力，时时汗出，舌淡，苔白滑，脉沉细。

治法：健脾利湿，温阳化水。

方药：真武汤（《伤寒论》）加减或苓桂术甘汤（《金匮要略》）加减。

茯苓、白术、白芍、生姜、附子、桂枝、生甘草、党参。

中成药：①附子理中丸，每次 10 丸，每日 3 次，口服；②参苓白术散，每次 1 袋，每日 3 次，口服。

3. 气阴衰竭证

辨证要点：胸闷不舒，心悸气促，少尿或无尿，腹痛剧烈，甚则内出血，面色苍白，舌淡，苔少色白，脉细数。

治法：益气养阴，扶正固脱。

方药：生脉散加味（《内外伤辨惑论》）合参茸丸（《北京市中药成方选集》）加减。

人参、麦冬、五味子、黄芪，广木香、延胡索、茯苓、甘草、鹿茸粉、炮姜等。本证属危象，必要时结合西医学方法抢救，以免延误病情。

中成药：生脉饮，每次 1～2 支，每日 3 次，口服。

（二）针灸治疗

取穴：中极、关元、子宫、足三里、三阴交、太冲、丰隆、阴陵泉、血海、关元、背俞、劳宫等。实证用泻法，虚证用补法。

（三）饮食治疗

唐代名医孙思邈所著《备急千金要方》序论中提出："夫为医者，当须先洞晓病源，知其所犯，以食治之，食疗不愈，然后命药。"轻、中度 OHSS 患者饮食宜以高蛋白、高维生素为主，适量纤维素，多饮新鲜果汁；中、重度 OHSS 患者需补充足量优质蛋白和维生素，少量多餐，适量增加冬瓜、海带等利水消肿的食物，如冬瓜鲤鱼汤、冬瓜海带汤等。玉米须泡水服用也有一定利尿效果。

【诊疗述评】 对高危患者特别是多囊卵巢综合征（PCOS）患者，应制订个体化促排卵方案，口头或书面告知相关风险，采取预防性措施，以便患者在出现早期症状时咨询相关专业医生。运用促排卵药物后，应严密监测患者卵巢及激素水平的变化情况，并认真随访，当出现卵巢过度刺激早期，宜用适量活血药物口服、结合针灸疗法促排卵，避免使用 HCG，降低 OHSS 的发生率。若合并妊娠，则用药勿损伤胎元，并应预计到孕早期可能出现病情加重，与患者充分沟通，得到其理解，加强情志调节。

中医治疗的介入主要在轻、中度阶段或轻度之前。我们结合中药"滋阴补阳方序贯疗法"预防 OHSS 倾向。滋阴方药物组成如当归 10g，白芍 10g，熟地黄 10g，山药 10g，菟丝子 10g 等；助阳方药物如川断 12g，杜仲 10g，紫石英 10g（先煎），巴戟天 10g 等。若已发生 OHSS，则"辨病加辨证"相结合。伴发腹水者，予茯苓导水汤（《医宗金鉴》）行气化湿，利水消肿；伴发胸水者，予葶苈大枣泻肺汤（《金匮要略》）泻肺平喘，祛痰利水；伴发四肢肿胀，治以利水消肿，行气祛湿，方选五皮饮（《华氏中藏经》）；伴发身肿、体虚，治以益气祛风，健脾利水，方选防己黄芪汤（《金匮要略》）；伴发小便不利、发热，治以利水渗湿，清热养阴，方选猪苓汤（《伤寒论》）。而中重度患者必须住院，中西医结合治疗，切勿延误病情，使之发展为危象，并注意静脉血栓、卵巢扭转、破裂等危重并发症的发生，必要时应入 ICU 治疗。若合并妊娠且症状加重，经治疗症状不改善，反而加重应遵照"下胎益母"的原则，必要时终止妊娠。对反复出现该病者，应积极寻求原因，暂歇 3 个周期至 6 个周期，用中药补肾调周，理气活血，改善体质敏感性，达到预防 OHSS 的目的。

【预防调护】

1. 根据患者个体实际拟定治疗方案，谨慎恰当掌握药物用量，严密监测雌激素及卵巢情况。

2. 对于中度以下的患者，采取门诊治疗，卧床休息，高蛋白饮食，观察症状、体重及腹围，记录每日出入量。生活起居上要避免长期静坐，可以用弹力袜促进下肢静脉回流，卧床期间对双下肢行手法按摩以促进下肢血运，鼓励患者做股四头肌、腓肠肌等长舒缩运动，而静脉血栓一旦形成则禁止按摩，患肢制动，遵医嘱对症治疗，密切观察。另外，避免剧烈运动，以防增大的卵巢发生扭转或破裂。

【古代文献精选】

《辨证录·臌胀门》："人有水肿既久，遍身手足俱胀，面目亦浮，口不渴而皮毛出水，手按其肤如泥，此真水臌也。"

《医宗金鉴·妇科心法要诀》："妊娠肿满与子气，水气湿邪脾肺间；水气浸胎喘难卧，湿气伤胎胀难堪。均宜茯苓导水治，香瓜槟腹四苓攒；桑砂苏陈胀加枳，腿脚防己喘葶添。"

【现代研究进展】 OHSS 是卵巢过度刺激后血管活性物质释放激增引发的全身性疾病，包括肾素-血管紧张素-醛固酮系统、血管内皮生长因子、前列腺素、血管通透因子等，其病理生理机制关键是卵泡液中促血管生成和抗血管生成因子之间的平衡。预防措施包括施行个性化的刺激方案及所有抵消过度卵巢反应的措施。

西医治疗方面主要包括以黄体酮代替 HCG 的黄体支持；扩容；白蛋白注射；胸腔或腹腔穿刺引流放液；纠正水电解质紊乱、抗凝，以及多巴胺受体激动剂、糖皮质激素、前列腺素合成抑制剂等药物的应用等。另外，文献研究显示，中重度 OHSS 患者较非 OHSS 患者的临床妊娠率和活产率显著升高，但流产率及围产期并发症发生率高于非 OHSS 患者。

第七节 中医药对反复不明原因体外受精失败结局的改善

【概述】 以体外受精-胚胎移植（IVF-ET）为代表的辅助生殖技术发展至今已逾 30 年。我们尽管可以较好地做到施行辅助生殖技术初始阶段诱导较高排卵率等，且受精率也较高，但最终抱婴率仍可低至 15%～20%，部分不孕夫妇经历多次体外受精（IVF）仍未能获得一次活产。西医学对这种反复不明原因的 IVF 失败，尚未能给出明确定义与确切的病因解释。反复 IVF 失败已成为生殖医学界研究的热点，如何筛查病因、针对性处理、改善反复 IVF 失败患者的预后备受关注。

【病因病机】　反复不明原因 IVF 失败涵盖内容广泛，包括反复种植失败、反复流产、反复生化妊娠等多种情况，其中对反复种植失败研究较深入，多数研究认为其主要与胚胎质量、子宫内膜容受性、多重因素等几个方面相关，影响了配子或胚胎的发育，或改变子宫内膜的微环境、干扰胚胎与子宫内膜发育的同步性等相关。中医药治疗不孕不育症有着悠久的历史，积累了丰富的经验，尽管古籍中并没有对反复不明原因 IVF 失败的论述，但其临床症状与表现可参考中医学"不孕症""滑胎""胎漏""胎动不安"等疾病辨治。

卵泡有序的发育、闭锁有赖于肾精、肾气的功能，肾精不足，天癸、冲任失畅，胞宫失养而生育障碍。IVF 女性本身经历不孕年限偏长，加之反复 IVF 失败，家庭、社会、经济压力严重，七情内伤影响脏腑功能，使气机逆乱，血行失调，一则肝血暗耗，肝血不足，血海空虚，耗伤肾中阴精；二则肝失条达，疏泄不及，郁而化火，上扰心神，气血运行不畅，冲任阻滞。肾主生殖，为先天之本，女子又以血为本、以血为用，易耗血伤气，阴阳失衡。辅助生殖女性以"肝肾不足"为本，予以中药调治，可充分藏精纳气，调动机体内在真气，激发与提高机体能力，改善卵巢功能。

不同原发疾病与女性生殖功能的影响程度及 IVF 结局成败亦有着紧密联系，如子宫腺肌病、子宫内膜异位症、输卵管积水等原发疾病或合并疾病，由于免疫机制、凝血异常、炎症反应等机制干扰胚胎着床、改变子宫内膜容受性，易导致 IVF 结局失败。IVF 原发疾病的病因复杂多样，需根据个体致病因素痰、热、湿、郁、瘀、虚等分别论治，以治疗基础疾病，从而改善辅助生殖周期结局。

【治疗】　基于不孕患者"肾虚"的本质，在"补肾培本"大法上，结合原发疾病的致病因素兼以行气活血、化瘀通络、疏肝解郁、清热利湿等法，调整阴阳平衡，减少原发疾病对生殖功能的影响，为下次 IVF 周期做准备。

（一）理顺四期调周法治疗

《本草纲目·论月水》说："女子，阴类也，以血为主，其血上应太阴，下应海潮，月有盈亏，潮有朝夕，月事一月一行，与之相符。"临床为方便患者可粗简为 4 期，行经期"重阳必阴"，月经周期的开始；经后期阴长阳消；经间期"重阴转阳"，排出卵子；经前期阳长阴消，再进入行经期。

1. 行经期

应用时点：月经来潮或撤药性出血后连续服用至月经干净。

治法：活血化瘀，调经通脉。

方药：五味调经散加减（《夏桂成实用中医妇科学》）。

当归、赤芍、益母草、五灵脂、制香附、延胡索、茯苓、怀牛膝、生山楂、鸡血藤、泽兰等。

2. 经后期

应用时点：经净后基础体温双相者低温相、基础体温单相者服用至少8天。

治法：滋阴养血，益肾填精。

方药：归芍地黄汤加减（《夏桂成实用中医妇科学》）。

炒当归、炒白芍、牡丹皮、生地、怀山药、女贞子、菟丝子、茯苓、煨木香等。

3. 经间期

应用时点：锦丝状带下增多或超声下见优势卵泡直径≥16mm。

治法：理气活血，补肾促排。

方药：补肾促排卵汤加减（《夏桂成实用中医妇科学》）。

炒当归、赤芍、牡丹皮、丹参、川芎、菟丝子、紫石英、炒白术、广木香、芫蔚子、炒苡仁、醋柴胡、广郁金等。

4. 经前期

应用时点：基础体温双相者高温相、基础体温单相者服用至少12天，至月经来潮后停服。

治法：温肾助阳，益气健脾。

方药：补肾助孕汤加减（《夏桂成实用中医妇科学》）。

鹿角霜、党参、煨木香、川断、菟丝子、杜仲、炒白术、茯苓、炒白芍、桑寄生、肉苁蓉等。

（二）原发疾病的治疗

1. 精血不足证

辨证要点：婚久不孕，月经量少，色黯淡，质清稀，周期延长，带下清稀，小腹绵绵空痛，头晕眼花，心悸少寐，腰膝酸软，头晕耳鸣，皮肤不润，面色苍白或萎黄，舌淡，苔薄，脉细无力。适用于反复IVF失败因受精或卵裂异常或反复种植失败、辅助生殖中高龄、卵巢储备功能减退、卵巢反应不良、低促性腺者。

病机：肝肾不足，精血亏虚。

治法：补益肝肾，养血填精。

方药：六味地黄丸（《小儿药证直诀》）加减。

熟地黄、山萸肉、山药、泽泻、茯苓、牡丹皮、鳖甲、龟甲等。

2. 脾肾两亏证

辨证要点：婚久不孕，月经延后甚或不行、量少、色淡红、质清稀、小腹隐痛、喜暖喜按，面色㿠白，腰酸无力、小便清长、大便稀溏，舌淡、苔白，脉沉迟或脉沉无力。适用于反复 IVF 失败后月经失调，不能复潮或紊乱者。

病机：脾肾两亏，肝气郁阻。

治法：补肾健脾，行气通络。

方药：益肾通经汤合四君子汤（《妇科方药临证心得十五讲》）加减。

党参、白术、炒山药、炒当归、制香附、炒白芍、广郁金、巴戟天、丹参等。

3. 心肾失交证

辨证要点：婚久不孕，夜寐不安，心悸，头晕耳鸣，健忘，腰酸梦遗，五心烦热，口干津少，舌红，脉细数。适用于反复 IVF 失败情绪紧张，夜不能寐者。

病机：阴虚火旺，心肾失交。

治法：滋阴清热，益肾宁心。

方药：柏子仁丸（《妇人大全良方》）合交泰丸（《韩氏医通》）加减。

柏子仁、牛膝、卷柏、泽兰叶、续断、熟地黄、黄连、肉桂等。

4. 痰瘀证

辨证要点：婚久不孕，经期错后甚或闭而不行或崩漏不止，量或多或少，色黯，质稠，有血块，头晕体胖，心悸气短，脘闷恶心，舌淡胖，苔白腻，脉滑。适用于辅助生殖中多囊卵巢综合征、卵泡未破裂黄素化综合征、肥胖者。

病机：痰湿蕴中，瘀血阻络。

治法：祛痰利湿，化瘀通络。

方药：苍附导痰丸（《叶氏女科》）加减。

苍术、白术、制香附、陈皮、法半夏、川芎、红花、桃仁、炮山甲等。

5. 湿热证

辨证要点：婚久不孕，少腹部隐痛，或疼痛拒按，痛连腰骶，低热起伏，经行或劳累时加重，带下量多，色黄，质黏稠；胸闷纳呆，口干不欲饮，大便溏，或秘结，小便黄赤；舌体胖大，色红，苔黄腻，脉弦数或滑数。适用于辅助生殖中输卵管或盆腔慢性炎症、异位妊娠病史的患者。

病机：湿热下注，瘀血内结。

治法：清热利湿，化瘀止痛。

方药：加味红藤败酱散（《妇科方药临证心得十五讲》）加减。

红藤、败酱草、虎杖、炒苡仁、蒲公英、垂盆草、皂角刺、丹参、泽兰等。

6. 气滞血瘀证

辨证要点：婚久不孕，少腹部胀痛或刺痛，经行腰腹疼痛加剧，经血量多有块，瘀块排出则痛减，带下量多，经前情志抑郁，乳房胀痛，舌体紫黯，有瘀斑、瘀点，苔薄，脉弦涩。适用于辅助生殖中子宫内膜异位症、子宫腺肌病、子宫肌瘤的患者。

病机：肝郁气滞，瘀血阻络。

治法：活血化瘀，理气止痛。

方药：少腹逐瘀汤（《医林改错》）加减。

桃仁、红花、炮姜、延胡索、炒当归、川芎、赤芍、蒲黄、木馒头、鬼箭羽等。

【诊疗述评】 基于"肾主生殖"的理论，我们认为不孕症病机本质在于"肾虚"。《周易》曰："天地氤氲，万物化醇；男女媾精，万物化生。"《素问·六节藏象论》曰："肾者主蛰，封藏之本，精之处也。"《素问·奇病论》云："胞络者，系于肾。"肾与胞宫相系，肾气盛，气血充足，下聚冲任、胞宫，胞宫营养充盛，得以成胎。肾虚，冲任二脉失养，胞脉不利，气血瘀滞，胞宫失养而胎元不固。而反复IVF失败患者其"肾虚"尤著。肾气之盛衰对IVF的成败与否有着重要的作用，盖因取卵术后，胎元已结，胎之去留，视肾之盛衰，肾气充盛，冲任充足，胎元有所养有所系，则易留成长，若肾气亏虚，冲任不足，胎失所系所养，则易堕难留。因此，本病的发生根于肾虚，又有肾阴虚、肾阳虚或肾阴阳两虚的差异，肾阳不足不能温煦肾精产生天癸，胞宫失于温养，肾阴不足，精亏血少，胞宫失于濡养。

针对反复IVF失败"肾虚"的本质，在"补肾培本"大法上，扶助正气，以缓解IVF周期大量外源性激素过度耗伤天癸、阴精，或过度抑制下丘脑-垂体-卵巢性腺轴引起卵巢反应不良等，主遵平和进补，要肝肾、气血互补，阴阳兼顾，动静相宜，升降结合，重视脏腑的生克关系，顾护胃气。谨防大苦、大寒、大温、大热等克伐之药，败胃损脾，损伤女性真阴真阳。

此外，结合原发疾病的致病因素痰、热、湿、郁、瘀等，如输卵管炎症者为湿热蕴中，子宫内膜异位症者为气滞血瘀，排卵障碍者多肝郁气滞、湿浊中阻等，需调整基础疾病引起的体内气血阴阳及脏腑功能失调，可分别予以化痰、清热、利湿、行气、化瘀等法。

因此，我们以"调整月经周期节律法"（简称"调周法"）为基本法，补肾培本，参以辨证加减为要，如行气活血、化瘀通络、疏肝解郁、清热利湿等，扶正与祛邪并进，稳固机体正气，为下次 IVF 周期做准备，减少原发疾病对生殖功能的影响，甚至促进正常生殖功能的恢复，辅助妊娠，提高活产率。反复 IVF 失败正虚显著者，可酌情予以膏方调理，待正气复元后再进行下一步助孕策略。

【预防调护】　对反复不明原因 IVF 失败的夫妇，医护人员应给予心理支持，帮助他们走出失败的低谷，树立正确的观念，重建自信。同时，不孕夫妇应注重减压放松，保持全面的健康的生活方式，与家人、亲友主动进行沟通，缓解焦虑与忧郁的不良情绪，保持乐观豁达的心情，增加夫妇对获得妊娠的信心与勇气，正确对待生育，坚持后续治疗，合理面对来自社会与家庭的各种压力，并充分做好精神上和经济上的准备。

【现代研究进展】　现代研究中，对反复不明原因 IVF 失败的定义、发病机制及相关诊疗尚未达成共识。反复 IVF 失败的涵盖范围较广，鉴于胚胎植入过程极其复杂，受到配子质量、胚胎质量、子宫内膜容受性、黄体功能等多重因素彼此影响，因此，现代研究大致将反复 IVF 的病因归结为胚胎质量、子宫内膜容受性及多重因素 3 个方面的影响。配子质量受年龄、内分泌、遗传因素，甚至 IVF 周期刺激方案的影响，进行全面的生殖内分泌评估，调整原发疾病病理影响下失衡的激素水平，全面筛查遗传、内分泌、代谢异常；对有遗传学异常的夫妇进行必要的遗传咨询与优生优育宣教，选择如卵母细胞胞质内单精子注射（ICSI）、胚胎植入前遗传学诊断与鉴定（PGD、PGS）、辅助孵化（AH）等更高级别的辅助生殖技术。针对子宫内膜异常及容受性改变，可采用宫腔镜检查，对宫腔/宫颈粘连、内膜增生/息肉、慢性子宫内膜炎及宫腔畸形等具有重要诊治价值，抗凝治疗或抗免疫治疗对改善子宫内膜容受性的疗效研究结论并不统一，期待大样本的前瞻性、随机、双盲研究及循证医学的证据支持加以明确。此外，个体化、优化的 IVF 周期方案也是改善周期结局，提高活产率，防治反复 IVF 失败的处理策略之一。

第八节　中医药对体外受精-胚胎移植失败后的调理

【概述】　在体外受精-胚胎移植（IVF-ET）的过程中，控制性超促排卵及胚胎移植后均会运用大量的外源性激素，从而导致一系列医源性并发症，如超促排卵药物引起的并发症卵巢过度刺激综合征，与妊娠相关的并发症多胎妊娠、异位妊娠等。这些都可以得到及时处理。但 IVF-ET 失败后继发的月经失调、闭经等，西医治疗多采取等待或自然恢复疗法，时间推延给患者造成严重的身心困扰和经济负担。通过中药调理，可改善患者症状，缓解患者的精神心理压力，疗效颇著。

【病因病机】 肾为生殖之本，也为月经之源。在 IVF-ET 过程中，大量外源性 Gn 的刺激，造成短时间内大批卵泡被募集、发育并成熟，促发肾气过盛，导致肾精（天癸）大量分泌，容易耗损肾之阴阳，造成月经失调。而反复移植的失败、家庭及社会的压力、高额的医疗费用均可对患者造成较大的精神压力，影响肝之疏泄，肝气郁滞，气血失和，或肝郁化火，以致月经失调。又因乙癸同源，肝肾二者的病变亦可相互影响，从而使肝肾失调，冲任损伤，月经失调。

【临床表现】

1. 月经先期 月经周期提前 7 天以上，甚至 10 余日一行，连续 2 个周期以上者。若周期仅提前数天，无其他不适，则属正常范畴，如偶尔一次超前，不作病论。

2. 月经后期 月经周期延长 7 天以上，甚则两三个月一行。一般认为，月经后期要连续出现 2 个周期以上。若仅延迟 7 天以内，无其他症状出现，或偶尔一次周期落后，均不作本病论。此外，青春期月经初潮后 1 年内或围绝经期周期时有延后，而无其他症状者，亦不作病论。

3. 月经过少 月经周期基本正常，经血量排出明显减少，甚至点滴即净；或行经时间过短，不足 2 天，经量也因而减少者。

4. 继发性闭经 即正常月经建立后月经停止 6 个月以上者，或按自身原有月经周期计算停止 3 个周期以上者。

【治疗】

（一）月经先期

1. 辨证论治

（1）肝郁血热证

辨证要点：月经先期，量偏多，偶有减少，色紫红，有血块，胸闷嗳气，烦躁，乳房作胀，或心烦易怒，夜寐甚差，口苦咽干，舌质红，苔薄黄，脉弦数。

治法：清热凉血调经。

方药：清经散（《傅青主女科》）加减。

丹皮、黄柏、茯苓、泽泻、白芍、干地黄、焦山楂、地骨皮、青蒿、炒黄芩。

（2）阴虚血热证

辨证要点：月经先期，量多或少，头晕心慌，腰膝酸软，夜寐甚差，手足心热，舌红，苔少或无苔，脉细数。

治法：养阴清热调经。

方药：丹栀逍遥散（《校注妇人良方》）加减。

黑山栀、牡丹皮、当归、白芍、白术、茯苓、醋炒柴胡、生甘草、墨旱莲、钩藤、莲子心。

中成药：①坤泰胶囊，每次4粒，每日3次，口服；②丹栀逍遥丸，每次10丸，每日3次，口服，经行停药。

（3）脾气虚证

辨证要点：月经先期、量多、色淡红、质清稀无血块，头昏神疲，气短懒言，纳食较少，大便或溏，小腹空坠，舌质淡，苔薄而润，脉虚大无力。

治法：健脾益气，固冲摄血。

方药：归脾汤（《济生方》）加减。

黄芪、党参、白术、茯苓、炙甘草、煨木香、炙远志、陈皮、白芍、合欢皮。

中成药：归脾丸，每次10丸，每日3次，口服，经行停药。

2. 针灸治疗

（1）基本治疗

主穴：关元、气海、血海、三阴交。

配穴：实热证，加曲池或行间；虚热证，加太溪；气虚证，加脾俞、足三里；月经过多，加隐白；腰骶疼痛，加肾俞、次髎。

操作：关元、三阴交用平补平泻法，气海用补法，血海用泻法。配穴按虚补实泻法操作。气虚者，针后加灸或用温针灸。

（2）其他治疗

1）耳针法：选取皮质下、内生殖器、内分泌、肾、肝、脾。每次选2~4穴，毫针刺用中等刺激，或用耳穴贴压法。

2）皮肤针法：选取背腰骶部夹脊穴或背俞穴，下腹部任脉、肾经、脾胃经，下肢足三阴经。用梅花针叩刺，至局部皮肤潮红，隔日1次。

3）穴位注射法：选取关元、三阴交、气海、血海、肝俞、脾俞、肾俞。每次选2~3穴，用5％当归注射液或10％丹参注射液，每穴注入药液0.5ml，隔日1次。

一般多在经前5~7天开始治疗，至下次月经来潮前再治疗，连续治疗3~5个月，直到病愈。若行经时间不能掌握，可于月经净止之日起针灸，隔日1次，直到月经来潮时为止，连续治疗3~5个月。

（二）月经后期

1. 辨证论治

（1）阴血亏虚证

辨证要点：月经后期，经量偏少，色淡红，质稀，无血块，伴有头昏腰酸，心慌，平素带下甚少，夜寐欠安，舌淡红，少苔，脉虚细。

治法：滋阴养血。

方药：小营煎（《景岳全书》）加味。

当归、白芍、熟地、山萸肉、枸杞子、焦山楂、炙甘草。

（2）瘀滞证

辨证要点：月经后期，量少，色紫黯，有血块，小腹胀痛，胸闷烦躁，乳房作胀，舌质黯红，苔薄黄，脉弦或细弦。

治法：理气行滞，活血调经。

方药：七制香附丸（《济阴纲目》）加减。

制香附、当归、牡丹皮、赤芍、白芍、艾叶、乌药、川芎、柴胡、红花、片姜黄、延胡索。

2. 针灸治疗

主穴：气海、归来、血海、三阴交。

配穴：实寒证，加神阙、子宫；虚寒证，加命门、腰阳关。

操作：气海、三阴交用毫针补法，亦可用灸法；归来用泻法。配穴按虚补实泻法操作。

（三）月经过少

1. 辨证论治

（1）阴血虚证

辨证要点：月经后期，经量逐渐减少，甚则点滴即净，色淡红，质清稀，伴头昏眼花，腰背酸楚，或有耳鸣，平素带下甚少，苔薄白，脉细弦。

治法：滋阴养血调经。

方药：小营煎（《景岳全书》）加减。

当归、大熟地、山药、白芍、枸杞子、炙甘草、丹参、怀牛膝、山楂。

中成药：①八珍益母丸，每次服5～10g，每日2次，口服，空腹温开水下；②归芍地黄丸，每次5g，每日2次，口服，饭前淡盐开水下。

（2）肝郁证

辨证要点：月经后期，经水涩少，行而不畅，色紫红或黯黑有块，小腹胀痛，胁肋作胀，经前乳胀，烦躁不安，苔薄白，脉弦或涩。

治法：疏肝理气，活血调经。

方药：七制香附丸（《济阴纲目》）加减。

制香附、当归、川芎、赤白芍、熟地、白术、砂仁、广陈皮、黄芩。

中成药：四制香附丸，每次 6～8g，每日 2 次，口服，饭前温开水下。

2. 针灸治疗

主穴：中脘、下脘、气海、关元。

配穴：中极、气穴、下风湿点、水道。

操作：中脘、下脘、关元用平补平泻法，气海用补法。配穴按虚补实泻法操作。

一般多在经前 5～7 天开始治疗，至下次月经来潮前再治疗，连续治疗 3～5 个月，直到病愈。

（四）继发性闭经

1. 辨证论治

（1）阴血虚证

辨证要点：闭经较久，形体清瘦，头晕心悸，腰膝酸软，夜寐多梦，或胸闷烦躁，潮热出汗，午后尤甚，舌质偏红，或舌红少苔，有裂纹，脉弦带数偏细。

治法：滋阴养血，佐以调经。

方药：归肾丸合柏子仁丸（均为《景岳全书》）加减。

柏子仁、丹参、熟地、枸杞子、杜仲、菟丝子、泽兰、怀牛膝、山萸肉、白芍。

（2）气阳虚衰证

辨证要点：闭经较久，头晕腰酸腹胀，尿频清长，形体浮肿，畏寒，性欲缺乏，小腹坠胀，大便或溏，脉细苔白。

治法：补肾助阳，温调月经。

方药：补阳参茸汤（夏桂成经验方）加减。

人（党）参、鹿茸、熟地、白芍、怀山药，菟丝子、淫羊藿、肉桂、丹参、川断、覆盆子、茯苓。

（3）气血虚弱证

辨证要点：月经后期量少，心悸怔忡，神疲肢软，面色苍白或萎黄，头晕目眩或纳少便溏，舌质淡红，脉细弦或细弱。

治法：益气养血调经。

方药：人参养荣汤（《太平惠民和剂局方》）加减。

炒当归、白芍、熟地、党参、白术、茯苓、丹参、酸枣仁、黄芪、陈皮、远志、肉桂、五味子、炙甘草。

（4）气滞证

辨证要点：经闭，精神抑郁，烦躁易怒，胸胁胀满，少腹胀痛或拒按；

或者情怀不畅，默默不欲饮食，或口烦渴，喜饮凉水，状如消渴；大便秘结，舌质边紫，苔黄白腻，脉细弦或沉涩。

治法：理气疏肝，化瘀通经。

方药：逍遥散（《太平惠民和剂局方》）加减。

当归、赤白芍、茯苓、制苍术、陈皮、广郁金、炒柴胡、丹参、泽兰、制香附。

（5）血瘀证

辨证要点：闭经，小腹或有酸痛感，烦躁口渴，不欲饮，或则有少量出血，色紫黯，有如经行之状，小腹作胀。舌质紫黯，或有瘀紫点，脉象细涩。

治法：活血化瘀，通调经血。

方药：促经汤（《医统》）加减。

桃仁、红花、川芎、当归、赤芍、香附、苏木、莪术、熟地、肉桂。

2. 针灸治疗

（1）针灸：针刺促排卵，在月经周期 14 天开始，针刺关元、中极、子宫、三阴交。每日 1 次，共 3 次，每次留针 30 分钟，平补平泻。

（2）艾灸：关元、中极、足三里、三阴交。每次选 3～4 个穴位，每天 1 次。

（3）耳针：肾、肾上腺、内分泌、卵巢、神门。每次选 4～5 个穴位，每周 2～3 次。

【诊疗述评】 本病应当治本调经。而调经之法则重在补肾调肝、健脾和胃、调理冲任气血。肾为天癸之源、冲任之本，月经的产生和调节以肾为主导，故调经以补肾为首要治法。肝藏血，主疏泄，女子以肝为先天，易为情志所伤，阴血暗耗，故调肝重在理气解郁，养血柔肝。脾胃为后天之本，气血生化之源，气机升降之枢，脾主统血。健脾重在益气运脾除湿，益气摄血。冲任气血充盛调顺，血海按期满盈，胞宫定时藏泻，月经信而有期。

另外，IVF-ET 失败后，患者往往承担着很大的精神压力，所以，在药物治疗的同时，应对患者进行心理疏导，帮助他们建立信心，更好地配合治疗。

【古代文献精选】

《傅青主女科·调经》："先期而来多者，火热而水有余也；先期而来少者，火热而水不足也……后期而来少，血寒而不足；后期而来多，血寒而有余。"

《万氏妇人科·调经》："瘦人经水来少者，责其血虚少也……肥人经水来少者，责其痰碍经隧也。"

《医学正传·妇人科上·月经》："况月经全借肾水施化，肾水既乏，则经血日以干涸……若不早治，渐而至于闭塞不通，甚则为瘕血膈劳极之证，不易治也。"

《素问·腹中论》："有病胸胁支满者，妨于食，病至则先闻腥臊臭，出清液，先唾血，四支清，目眩，时时前后血，病名为何？何以得之？岐伯曰：病名血枯，此得之年少时，有所大脱血，若醉入房中，气竭肝伤，故月事衰少不来也。帝曰：治之奈何？复以何术？岐伯曰：以四乌鲗骨一藘茹二物并合之，丸以雀卵，大如小豆，以五丸为后饭，饮以鲍鱼汁，利肠中及伤肝也。"

（编者：谈　勇）

参 考 文 献

1. 李永亮，戴铭，张亚萍．班秀文教授治疗妇科疾病学术思想探析 [J]．中华中医药杂志，2011，26（4）：730-732.

2. 辛明蔚，李玛建，何军琴．中医药在体外授精-胚胎移植中的应用思路 [J]．安徽中医学院学报，2010，29（2）：31-33.

3. 刘敏如，谭万信．中医妇产科学 [M]．第 2 版．北京：人民卫生出版社，2011：511-516.

4. 罗颂平，谈勇．中医妇科学 [M]．第 2 版．北京：人民卫生出版社，2012：258-259.

5. 崔丽敏．补肾调周化痰祛瘀联合来曲唑治疗多囊卵巢综合征 [J]．四川中医，2014，32（4）：111-112.

6. 邵雪婷，名老中医汤昆华教授辨治月经病经验小结 [J]．光明中医，2013，28（4）：672-673.

7. 崇丽娜，谈勇．谈勇教授滋阴补阳序贯法对排卵障碍性不孕症助孕治疗经验总结 [J]．辽宁中医药大学学报，2011，13（12）：156-157.

8. 董莉，康美杰，陶金红，等．朱南孙中医药干预 IVF-ET 的诊疗思路 [J]．江苏中医药，2012，44（4）：7-9.

9. 沈霞，邹奕洁，谈勇．滋阴补阳序贯法结合体外受精-胚胎移植治疗不孕症 [J]．吉林中医药，2012，32（12）：1198-1200.

10. 陈赟，钱菁，卢苏．初探夏桂成教授治疗卵巢储备功能低下性不孕症临证经验 [J]．辽宁中医药大学学报，2012，14（11）：66-67.

11. 姜李乐，曹国昌，梁琳琳，等．卵巢过度刺激综合征的研究现状 [J]．国际生殖健康计划生育杂志，2013（5）：391-394.

12. 黄家佳，杨健．卵巢过度刺激综合征危险因素及发病机制的研究进展 [J]．生殖与避孕，2011，31（4）：283-287.

13. 仰漾，许小凤. 卵巢过度刺激综合征中西医结合诊治心得［J］. 中国医学创新，2014，11（30）：89-92.

14. 姜璇，金力，陈蔚琳. 卵巢过度刺激综合征与辅助生殖的妊娠结局［J］. 生殖医学杂志，2014，23（7）：599-603.

15. 倪郝，陈雷宁，欧湘红，等. 反复体外受精失败的因素分析［J］. 国际生殖健康/计划生育杂志，2012，31（5）：365-368，372.

16. 赵颖，曹蕾，罗颂平. 滋肾育胎丸的临床应用与研究［J］. 世界中医药，2011，6（4）：318.

17. 陈子江，刘嘉茵. 不孕不育专家推荐诊疗方案［M］. 北京：人民军医出版社，2014.

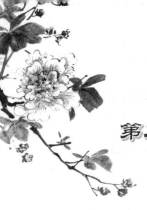

第二十一章　中医辅助生殖实验研究

第一节　中医药对生殖内分泌轴的调整

一、改善卵巢储备功能，增加卵巢反应性，减少外源促性腺激素的使用

中药补肾调经方在不增加促性腺激素（Gn）量的情况下，可提高雌二醇（E_2）水平、获卵数，并提高临床妊娠率。补肾中药可通过降低血清基础 FSH、FSH/LH 值，对卵巢储备功能有所改善，可使患者顺利进入促排卵周期，最终妊娠。二至天癸方配合 Gn 可明显减少 FSH 用量，提高卵巢反应，改善卵子质量，提高妊娠率，提示其机理与补肾益天癸之二至天癸方改善卵巢反应性、提高雌激素水平、协调下丘脑-垂体-卵巢轴有关。运用益气血、补肝肾中药周期辨证施治于辅助生殖技术（ART）中，与单纯西药组相比，中药能与促排卵西药一起发挥协同作用，减少 FSH 用量，从而减少过多卵子的生成，能提高正常受精率；减少胚胎碎片及空泡形成，降低早期流产率，进而提高种植率与妊娠率。补肾法和疏肝法均可降低卵泡液中 FSH 的浓度，进而减少促性腺激素药物的用量，增强卵巢反应性；均可上调卵巢颗粒细胞上 BMP-15 的表达而促进颗粒细胞的有丝分裂和增殖，从而促进卵母细胞发育；补肾法还可通过提高卵泡液中 LH 的浓度，促使卵泡和卵母细胞成熟；疏肝法还可通过提高卵泡液中 P 的浓度进而提高卵母细胞受精率。补肾调经方可以提高卵母细胞质量，增加卵泡对外源性促性腺激素的敏感性；补肾调经方的这一作用与颗粒细胞上 BMP-15mRNA 和蛋白定量的表达变化及卵泡液中 FSH 和 LH 的浓度变化有关。护卵安胎方案与暖巢安胎方案均能降低升高的 FSH，双向调节 E_2，对升高的 LH 没有明显的降低作用，但均能升高过低的 LH。益气血补肝法能显著提高种植窗期血清雌、孕激素水平，从而改善子宫内膜容受性，提高胚胎种植率。

二、调节多囊卵巢综合征内分泌，降低卵巢过度刺激综合征风险

滋阴、补阳方可明显改善多囊卵巢综合征（PCOS）大鼠卵巢颗粒细胞分泌功能，下调雄激素受体（AR）基因表达，上调干细胞因子（SCF）、类固醇合成急性调控蛋白（StAR）基因表达。滋阴补阳中药序贯联合西药促排卵可以增加子宫内膜厚度及 HCG 日 E_2、SCF 水平，提高妊娠率。补肾活血方可能通过调节内分泌水平及降低胰岛素水平和胰岛素抵抗程度，从而调节 PCOS 纤溶系统紊乱。

益气血、补肝肾中药对血清白细胞介素-6（IL-6）水平无明显影响，但能通过降低患者 HCG 注射日（HCC 日）、取卵日（OPU 日）及胚胎移植日（ET 日）血清 E_2 水平及 ET 日的血清血管内皮生长因子（VEGF）水平，从而降低卵巢过度刺激综合征（OHSS）的发病风险。补肾化痰中药在PCOS患者 IVF-ET 治疗中，可通过降低 HCG 注射日 E_2 值改善患者的临床妊娠结局，降低 OHSS 发生率。对于 IVF-ET 周期 OHSS 高危患者加用补肾健脾利湿中药，能显著降低 OHSS 发生率和 OHSS 严重程度，增加OHSS 高危患者新鲜周期胚胎移植率。运用温阳健脾中药温阳行气、健脾利水早期预防，可降低 HCG 注射日、取卵日、移植日 E_2 水平及卵泡液 VEGF水平，避免重度 OHSS 的发生，并有降低总 OHSS 及中度 OHSS 发生率的趋势。

三、提高雌孕激素分泌水平，提高妊娠率

益气血补肝法能显著提高种植窗期血清雌、孕激素水平，从而改善子宫内膜容受性，提高胚胎种植率。二至天癸颗粒能明显提高 IVF 周期注射日 E_2 及 E_2/卵子水平，提高卵巢对超促排卵药物的反应性，而未增加 OHSS发生的危险性。护卵汤可以提高超排卵大鼠 HCG 日血清 E_2 水平，同时可以促进卵巢发育，提高优质卵泡率。护卵汤可以提高超排卵大鼠孕 5 天 E_2、P、LH 水平；从注射 HCG 48 小时后到孕 5 天，护卵汤可减缓超排卵大鼠 E_2 降幅，而提高超排卵大鼠 P 升幅；护卵汤对 E_2、P、LH 水平的优化与中药药物浓度存在一定的量效关系。控制性超排卵（COH）药物的使用能使血清 P 水平异常升高，导致子宫内膜种植窗提前开放，子宫内膜发育与胚胎发育不同步，从而降低了子宫内膜容受性，这是导致 IVF-ET 获卵率高而妊娠率低的重要原因之一；护卵汤能有效延缓胞饮突提前发育，使种植窗后移，同时调节激素水平，使子宫内膜发育与胚胎同步，进而改善了子宫内膜容受性，提高了 IVF-ET 的妊娠率。

第二节　中医药对辅助生殖技术中卵巢反应与卵细胞质量的影响

卵巢低反应（poor ovarian response，POR）是卵巢对促性腺激素（Gn）刺激反应不良的病理状态，主要表现为卵巢刺激周期发育的卵泡少、血雌激素峰值低、Gn用量多、周期取消率高、获卵数少和临床妊娠率低。

"POR"是西医学的病名，在中医古籍中并无记载。根据其临床症状归属于中医"不孕""月经不调""经断前后诸证""闭经""血枯"等病证。根据不同病因制订相应的治疗原则：补肾养血、活血化瘀、疏肝理气，以补肾为主。

目前，中医治疗POR的常用方法主要有中药、针灸、中医外治等，应用这些方法已经取得了一定的临床疗效，并在进一步探索和论证中。

一、中药治疗 POR

中药治疗POR遵循补肾养血、活血化瘀、疏肝理气的治疗原则，辨证施治，以补肾健脾为主。填补肾精以熟地、紫河车、石斛、菟丝子、桑椹子、覆盆子、肉苁蓉、巴戟天等为主；疏肝健脾以山药、莲肉、黄精为主。偏阴虚者，佐以滋肾阴药，如沙参、玉竹等；偏阳虚者，加温补肾阳药，常用药物有淫羊藿、巴戟天、紫石英。腹胀者，去滋腻之熟地；小便短赤者，加车前子清热利湿；大便干结者，加生白术。注重补肾健脾，健后天以补先天，先后两天并重，从而使补肾填精之力事半而功倍。

因时制宜主要体现在：经期以桃红四物汤加减，乘势利导，促使经血排出，促使卵巢功能得以改善和恢复，为始基卵泡发育成窦前卵泡做好准备，也为募集与促排卵打下良好基础。进入人工助孕周期后，脾肾双补，兼以疏肝，围绕阴长为主，兼顾护阳，从肾论治，健脾益气，滋养卵泡正常生长，同时疏肝理气，调节患者紧张焦虑情绪。健脾益气药为党参、黄芪、茯苓、黄精、芡实等，补肾精的药物为菟丝子、枸杞子、桑椹子、覆盆子，滋补肾阴的药物以石斛、玉竹、百合、女贞子等为主，善补阴者必于阳中求阴，加紫河车、巴戟天、淫羊藿等温补肾阳的药物，如此脾肾双补，补肾填精，健脾益气，后天助先天，合力共助卵泡发育长养，提高促排卵的成功率。现代临床研究表明，补肾中药配合控制性卵巢刺激方案可明显减少促性腺激素（Gn）用量，提高卵巢反应性，增加获卵数，改善卵子质量，提高妊娠率。补肾活血法能对卵巢储备功能（ORT）低下者进行干预的效应机制为调节生殖激素、抑制卵巢颗粒细胞凋亡、促进卵巢血管生成。

二、针灸治疗 POR

针灸作为中医学的瑰宝，发展至今已有手针、电针、经皮穴位神经电刺激等多种方法。对于 POR 的治疗，主要重视穴位和频率的选择。研究表明，针刺能够正向调整下丘脑-垂体-卵巢轴和下丘脑-垂体-肾上腺轴的分泌功能，使促性腺激素的分泌趋于正常，改善卵巢功能和卵子质量、提高 IVF-ET 妊娠率，同时能改善患者卵巢储备能力，调节月经情况及降低 FSH、LH 水平。现代研究证实，低频电刺激可以改善卵巢血供，提高卵巢反应；穴位选择以冲任脉穴位为主，兼取足少阴肾经、足太阳膀胱经及足阳明胃经穴位，补肾调冲的同时兼以顾护脾胃。经皮穴位神经电刺激仪具有固定的频率和强度，无需刺破皮肤，患者易于接受，前期已经有临床数据证实其效果。POR 选取的穴位主要有 3 组：第 1 组为双侧子宫穴、三阴交穴；第 2 组为双侧天枢穴、关元穴、中极穴；第 3 组为双侧肾俞穴、命门穴、腰阳关穴。除月经期外，每日将 3 组穴位分早、中、晚 3 次做完，频率选择 2Hz，电刺激强度为 20～30mA，治疗周期为 1～3 个月经周期。研究证实，针刺可有效调节下丘脑-垂体-卵巢轴，进而影响各种激素的分泌，从而影响女性生殖器官的功能，选用子宫、命门、肾俞、三阴交、关元为主穴，配用天枢、足三里、血海、腰阳关培本固原、补肾益精、通调气机，诸穴共奏调畅冲任气血胞宫之效。通过临床实践证明，进入 IVF 周期前，给予经皮穴位电刺激可提高窦卵泡的数目，可显著提高胚胎的质量、受精率、优质胚胎率等。中药配合针灸能够相得益彰，发挥更好的治疗效果。中医外治用于 POR 的主要有脐灸、督灸及针刺经络放血疗法。

三、中药改善卵细胞质量

不同补肾复方，如补益肾气为主之毓麟珠、滋养肾阴为重之养精种玉汤、温补肾阳为要之温胞饮，均可促进小鼠卵细胞成熟，并能改善卵细胞质量，以毓麟珠作用尤为显著。在试管婴儿技术运用的超排卵方案中，配合二至天癸方，可与西药发挥协同作用，在保证临床促排卵疗效的前提下，提高卵细胞质量，进而提高受精率、卵裂率、妊娠率。其作用机制与促卵细胞发育、改善生殖内分泌环境、调整免疫功能及提高子宫内膜容受性的中药整体调节作用有关。胰岛素样生长因子-1 受体（IGF-1R）定位于颗粒细胞的溶酶体膜上，二至天癸方提高卵细胞质量的机制可能与 IGF-1 生物活性有关。二至天癸颗粒能增强卵细胞 Ras 蛋白的表达，其提高卵细胞质量的机制可能与胰岛素样生长因子（IGF）系统下 Ras 蛋白的高表达有关。肾阴亏虚是多囊卵巢综合征（PCOS）患者 IVF-ET 超促排卵降调节后的主导病机，二至天癸颗粒在保证临床促排卵疗效的前提下，改善肾虚症状，提高卵细胞质量，其可能的机制包括：改善控制性超排卵周期生殖内分泌激素环境；调控卵泡液卵泡抑素（FS）含量；改善 PCOS 大鼠卵巢组织形态学，并通过降低 PCOS 大鼠 FSmRNA 的表达，减少血清 FS 含量，促进卵泡的发育，提高卵细胞质量。补肾中药能够在基因水平发挥整体调节优势，改善卵泡旁分泌和自分泌的微环境，与外源性性激素协同作用，重建生殖内分泌环境的平衡，从一个侧面反映传统中医调经种子理论在辅助生殖技术中的指导价值。补肾活血法提高 PCOS 患者卵细胞质量的机制与调节卵泡膜血流、改善 PCOS 病理生理变化及改善卵巢微环境有关。二至天癸颗粒通过改善衰老卵母细胞及早期胚胎发育潜能，进而提高受精率、妊娠率等，其机制可能与提高卵母细胞及早期胚胎的线粒体膜电位有关。补肾中药提高颗粒细胞胶质细胞源性神经营养因子（GDNF）、GDNF 家族特异性受体 α-1（GFRα-1）mRNA 的表达，提高小鼠卵母细胞 GFRα-1mRNA 的表达，促进 GV 期卵母细胞生殖泡的破裂（GVBD）和第一极体（PB1）的排出，从而改善了卵母细胞成熟度，提高卵细胞质量，从而提高胚胎质量及临床妊娠率。这可能又是补肾中药改善 IVF 结局的机制之一。二至天癸颗粒可以提高卵泡液颗粒细胞转化生长因子-β_1（TGF-β_1）mRNA 表达水平，从而提高卵细胞质量及胚胎质量，这可能是二至天癸颗粒改善 IVF-ET 结局的机制之一。补肾法、疏肝法均可提高小鼠卵母细胞质量，逍遥丸可能通过提高小鼠卵母细胞 BMP-6 的表达，募集其 II 型受体 BMPR II 并激活 ALK-2/6 受体，启动下游 Smad 通路的信号传导；补肾调经方可能是通过募集其他 II 型受体并激活 ALK-2/6 受体，启动下游 Smad 通路的信号传导；二者的作用机制有所差异。

促排卵周期配合滋肾育胎丸能够增加子宫内膜厚度，促排卵前 1 个周期配合持续使用滋肾育胎丸能够改善卵细胞质量，降低流产率，提高临床受孕率。促排卵前一周期来月经第 3 天开始使用滋肾育胎丸协同配合超排卵长方案能够增加子宫内膜厚度，改善卵细胞质量，促进受精卵正常卵裂，形成优质胚胎，降低生化妊娠及胎停育率和高临床受孕率。

体外研究方面：含补肾中药鼠血清体外可以促进人未成熟卵细胞生长发育，主要是促进卵细胞核成熟；卵裂期胚胎液中可溶性人类白细胞抗原 G 浓度的表达及表达量与补肾中药可能存在相关关系，但目前补肾中药对提高卵细胞质量作用不明显。

四、针灸改善卵细胞质量

经皮穴位电刺激能改善高龄妇女肾虚症状，提高卵细胞及胚胎质量，此作用可能与调节颗粒细胞凋亡相关蛋白 Bcl-2、Bax 的表达,降低颗粒细胞凋亡有关。经皮穴位电刺激可有效提高肾虚型不孕患者的优质卵率、优质胚胎率,改善肾虚症状;经皮穴位电刺激治疗可提高患者卵泡内 IGF-1、IGF-2 的表达,IGFs 因子与卵泡质量呈正相关,从电针、经络角度丰富"肾主生殖"理论;两组患者血清 β-内啡肽(β-EP)的表达与 IGF 因子及卵泡质量密切相关,从而从神经递质和"七七理论"角度初探经皮穴位电刺激提高肾虚型患者卵细胞质量的作用机制。

第三节 中医药对辅助生殖技术中子宫内膜容受性的作用

一、中药改善子宫内膜容受性

西医学研究表明,胞饮突的发育状况是评价子宫内膜容受性及定位着床窗口期最具代表性的形态结构的标志之一,其作为评价子宫内膜容受性的指标已被众多学者所接受。此外,子宫内膜厚度、腺体数目、腺腔大小、间质血管情况、间质细胞形状等变化亦是观察子宫内膜形态的重要指标。周惠芳、王素霞等研究表明,中药如桑寄生、菟丝子、熟地黄、枸杞子、赤芍、白芍、山药、黄芪、当归、川芎、丹参、鸡血藤、苎麻根、续断、黄芩等能通过改善胚泡着床障碍小鼠子宫内膜表面胞饮突的表达,使子宫内膜容受性增强;此外,还能改善患者内膜腺体的增殖和分泌活性以及子宫内膜厚度,可明显修复 GnRH-a 超排卵后分泌期子宫内膜发育不良,部分内膜腺体、间质发育不同步等情况,从而提高胚胎着床率和妊娠率。现代研究表明,很多补肾中药具有雌激素样作用,如补骨脂、紫石英、菟丝子、巴戟天、肉苁蓉等,能克服促排卵所引起的雌激素分泌不足的副反应;改善宫颈黏液的分泌,有利于精子通过;亦具有提高黄体功能的作用,有利于早期妊娠;并能够促进促性腺激素的合成与释放,适时调整患者血清雌、孕激素的含量,提高子宫内膜对孕卵的容受性。补肾活血法可以改善子宫内膜容受性,途径可能是通过子宫自然杀伤细胞(uNK)旁分泌系统。另外,补肾活血方可通过改善子宫内膜厚度、形态、内膜局部血流来提高肾虚血瘀型患者的症状,从而增高患者的 IVF 成功率。补肾调周系列方药配合氯米芬,可明显改善 IUI 助孕患者肾气虚症状,改善子宫内膜容受性,并能改善卵泡周围血流,从而促进卵泡生长发育;氯米芬促排卵过程中配合补肾调周法可提高 IUI 患者临床妊娠率。增膜助孕方能有效预防或纠正控制性超排对小鼠子宫内膜组织形态学造成的不良影响。增膜助孕方能显著提高控制性超排小鼠的子宫内膜容受性,进而增加着床数,效果优于阿司匹林，且安全可靠。坤泰胶囊可部分改善自然周期、超排卵周期和控制性超排卵周期小鼠子宫内膜容受性。护卵汤可以延迟 GnRH-a 超促排卵大鼠子宫内膜着床窗的开放与关闭，提高子宫指数，改善内膜成熟度；促使内膜腺体与间质发育同步，增加内膜糖原含量；改变胞饮突表达的时限，使其呈现均一性；协调 E_2、P 及 P/E_2 比值；下调 IFN-γ、TNF-α 的表达水平，增强 IL-4、IL-6 的表达水平，使 Th1/Th2 细胞因子比值趋于平衡，从整体上调节免疫失衡状态；增强 TGF-β_1、TGF-β_3、E 选择素（E-selectin）、L 选择素（L-selectin）、瘦素（leptin）、TIMP-3 的表达，最终达到改善子宫内膜容受性的目的，促进胚胎着床，提高妊娠率。

二、针灸对子宫内膜容受性的影响

针灸可以改善 IVF-ET 胚胎质量以及反复种植失败（RIF）患者的子宫内膜形态，降低子宫内膜的血流阻力，改善血供，提高患者子宫内膜胞饮突的表达，从而提高子宫内膜容受性，有利于胚胎种植。刘新玉所选择的穴位：三阴交为足三阴经唯一相交会的地方，可以调补肝、脾、肾，调和气血，调养胞脉；足三里为足阳明胃经的强壮保健穴，可以调理脾胃生气血，调养后天以滋养先天；太冲为足厥阴肝经之原穴，与三阴交穴相配以疏肝解郁，调理气血。三穴共奏滋肝肾、疏气机、培中土、养胞脉之功，有利于胚胎的着床及发育。连方等研究所用的穴位中子宫穴为经外奇穴，且冲脉、任脉、督脉均起于胞宫，子宫穴的调理，利于调经，助孕。用理疗棒放入阴道内进行盆腔内理疗，能增加子宫内膜血流，调理子宫内膜厚度，改善患者内分泌水平，调节卵巢旁/自分泌产生血管内皮生长因子，改善卵泡膜血流，增加子宫内膜容受性。根据不同的月经周期，再配合中药治疗的疗效甚佳。电针、手针、埋线 3 种方法干预"石门"穴在整体水平上对着床期小鼠有抗着床作用，其中以电针作用最明显，都是通过调节孕酮，从而影响小鼠子宫内膜容受性建立和着床窗开放，使子宫内膜和胚胎发育不同步，从而使得胚胎不能正常植入着床。

第四节　中医药对辅助生殖技术中妊娠黄体和免疫系统的作用

相关报道相对较少：IVF-ET 后加用中药行黄体支持不影响 IVF-ET 妊娠率和种植率，但可以减少早期妊娠丢失率。邓伟民等取卵后给予益气血、补肝肾中药促黄体颗粒 1 周，可明显提高胚胎种植率及妊娠率。该方能显著提高卵泡液 TGF-β_1 和 LH 水平，从而提高胚胎的种植率。游方发现调经助孕方能通过下丘脑-垂体-卵巢生殖轴调节紊乱的生殖激素水平，修复模型大鼠子宫、卵巢组织损伤并改善其显微结构的病理改变；同时可促进模型大鼠卵泡及黄体发育，减少闭锁卵泡的生成，并提高卵巢内相关细胞因子的蛋白表达量来调节模型大鼠卵巢的自/旁（邻）分泌功能。张金玉等在移植日采用促黄体颗粒（由菟丝子、熟地、醋龟甲、枸杞子、怀山药、党参、白术、山萸肉、鹿角胶等组成），发现该方可明显提高种植窗日 E_2 和 P 水平，从而改善子宫内膜容受性，提高胚胎种植率。

关于中医药对辅助生殖技术中免疫系统的作用，有研究报道中药消异方和电针均可以降低子宫内膜异位症（EM）患者体内单核细胞趋化蛋白-1（MCP-1）和 IL-6 含量，改善 EM 患者体内的免疫环境，提高因 EM 行 IVF-ET 患者的受精率、优质胚胎率和临床妊娠率。补肾中药可显著改善薄型子宫内膜种植失败者 IL-1β、白血病抑制因子（LIF）在内膜上的表达，从而增加子宫内膜容受性。补肾中药二至天癸颗粒通过改善子宫内膜容受性，进而提高临床妊娠率，其疗效机制可能与提高子宫内膜中 Galectin-3 的表达以及减弱着床期子宫内膜 T 淋巴细胞（CD4、CD8）的表达有关。益气血补肝法可改善黄体期血清白血病抑制因子、瘦素的水平，从而影响 IVF-ET 中胚胎的种植。二至天癸颗粒能够改善控制性超排卵周期的胚胎质量，可能与调控卵泡液 IL-1β 水平有关。

（编者：张宸铭　孙自学）

参 考 文 献

1. 常秀峰，高星，张敏，等. 补肾调经方在体外受精-胚胎移植助孕中的应用 [J]. 中华中医药杂志, 2011, 26 (5): 1123-1125.

2. 张莹，李玛建. 补肾中药在辅助生殖技术中对基础 FSH、E_2、FSH/LH 的干预初探 [J]. 中国优生与遗传杂志, 2012 (3): 115-117.

3. 谭新，赵彦鹏，张金玉，等. 益气血补肝肾中药对辅助生殖技术胚胎质量的影响 [J]. 实用医学杂志, 2013, 29 (22): 3761-3763.

4. 梁莹. 补肾法、疏肝法提高 IVF-ET 患者卵母细胞质量与颗粒细胞 BMPs 及其 Smads 信号通路的关系 [D]. 石家庄：河北医科大学, 2013.

5. 梁莹，杜惠兰，常秀峰，等. 补肾调经方对 IVF-ET 患者卵母细胞质量及卵泡液生殖激素的影响 [J]. 中国中西医结合杂志, 2014, 34 (8): 911-916.

6. 冯桂玲. 护卵安胎方案对 IVF-ET 短方案治疗 POR 干预效应的临床研究 [D]. 长沙：湖南中医药大学, 2013.

7. 赵娟. 多囊卵巢综合征卵泡发育障碍及滋阴补阳中药序贯干预的机理研究 [D]. 南京：南京中医药大学, 2013.

8. 肖征. 补肾活血方对多囊卵巢综合征患者血清及卵泡液 PAI-1 的影响 [D]. 济南：

山东中医药大学，2014.

9. 陈小燕．益气血补肝肾中药预防卵巢过度刺激综合征的相关研究 [D]．广州：广州中医药大学，2013.

10. 张宁．中药干预在多囊卵巢综合征患者体外受精-胚胎移植治疗中疗效评价 [J]．辽宁中医药大学学报，2011 (7)：56-58.

11. 葛明晓，张金玉，邓伟民，等．补肾健脾利湿中药在体外受精-胚胎移植周期中防治卵巢过度刺激综合征的临床研究 [J]．广州中医药大学学报，2012，29 (3)：257-260.

12. 卢亦彬，林佳，赵军招，等．温阳健脾中药干预体外受精-胚胎移植周期卵巢过度刺激综合征的临床研究 [J]．浙江中医药大学学报，2013，37 (10)：1171-1176.

13. 张建伟．补肾对控制性超排卵周期 HCG 日 E_2、E_2/卵子水平及 OHSS 的影响 [J]．辽宁中医药大学学报，2013 (1)：32-33.

14. 漆文彬．护卵汤对控制性超排卵大鼠卵巢形态学及血清 E_2 的影响 [D]．长沙：湖南中医药大学，2012.

15. 李姣．护卵汤对控制性超排卵大鼠 E_2、P 及 LH 的影响 [D]．长沙：湖南中医药大学，2011.

16. 李娜．护卵汤对 GnRH-a 超促排卵大鼠子宫内膜胞饮突、P 及妊娠率的影响 [D]．长沙：湖南中医药大学，2012.

17. 沈明洁，齐聪，匡延平，等．补肾健脾法治疗体外受精胚胎移植中卵巢低反应临床研究 [J]．上海中医药杂志，2014 (3)：57-59.

18. 许小凤．补肾活血法对卵巢储备功能低下干预的效应机理研究与临床证治探讨 [D]．南京：南京中医药大学，2010.

19. 米慧，巩爱玲，孙伟，等．经皮穴位电刺激治疗卵巢低反应 30 例疗效观察 [J]．山东中医药大学学报，2013 (6)：495-496.

20. 邱文喜，张小玉，林晓霞，等．经皮穴位电刺激对卵巢低反应患者胚胎质量及妊娠结局影响的临床观察 [J]．中国性科学，2012，21 (7)：22-24.

21. 朱娜．经皮穴位电刺激对卵巢反应不良不孕患者妊娠结局影响的临床研究 [D]．济南：山东中医药大学，2012.

22. 李玉．经皮穴位电刺激对行体外受精-胚胎移植 (IVF-ET) 患者妊娠结局影响的临床研究 [D]．济南：山东中医药大学，2012.

23. 姚娟，李九凤．经皮穴位电刺激对卵巢低反应患者胚胎质量及妊娠结局相关影响分析 [J]．中国实用医药，2014，9 (13)：155-156.

24. 段恒，周滢．不同补肾复方对小鼠卵细胞质量的影响 [J]．时珍国医国药，2015 (1)：76-77.

25. 张宁．补肾活血法对 IVF 周期 PCOS 患者卵泡膜血流的影响 [J]．现代中西医结合杂志，2011，20 (29)：3641-3643.

26. 郭颖．二至天癸颗粒对衰老卵母细胞质量及早期胚胎发育潜能的影响 [D]．济南：山东中医药大学，2010.

27. 陈艳花. 补肾对超排卵周期颗粒细胞 GDNF、GFRα-1 表达的影响 [D]. 济南：山东中医药大学，2012.

28. 杨欢. 二至天癸颗粒对 IVF-ET 患者卵泡液颗粒细胞 TGFβ₁ mRNA 表达的影响 [D]. 济南：山东中医药大学，2013.

29. 杨丽芸. 补肾法、疏肝法对小鼠卵母细胞质量的影响与调控 OSFs 及其 Smads 通路关系的比较研究 [D]. 石家庄：河北医科大学，2013.

30. 高琦，王松峰，田海清，等. 不同疗程滋肾育胎丸对体外受精-胚胎移植的疗效影响 [J]. 新疆医科大学学报，2015，38（3）：320-324.

31. 高琦，王松峰，腊晓琳. 滋肾育胎丸在体外受精-胚胎移植中的疗效观察 [J]. 甘肃医药，2014，33（12）：914-916.

32. 梁冰. 含补肾中药鼠血清对人未成熟卵细胞体外成熟影响的研究 [D]. 成都：成都中医药大学，2012.

33. 连方，刘菲，帅振虹. 经皮穴位电刺激对高龄妇女卵细胞质量及 Bcl-2、Bax 的影响 [J]. 上海针灸杂志，2014，33（12）：1097-1099.

34. 陈琛. 经皮穴位电刺激对"五七"肾虚妇女卵细胞质量与 β-内啡肽的影响 [D]. 济南：山东中医药大学，2014.

35. 贡欣. 补肾活血法改善子宫内膜容受性的分子作用机制研究 [D]. 北京：北京中医药大学，2014.

36. 孙俊建. 补肾调周法结合 IUI 治疗小卵泡排卵（肾气虚证）所致不孕症的临床研究 [D]. 北京：北京中医药大学，2014.

37. 李俊敏. 增膜助孕方对 COH 小鼠种植窗期子宫内膜容受性的影响 [D]. 长沙：湖南中医药大学，2013.

38. 朱桂杰. 坤泰胶囊对小鼠种植窗期子宫内膜 LIF、整合素 β₃ 和 HOXA10 表达的影响 [D]. 郑州：郑州大学，2013.

39. 肖彭莹. 护卵汤对 GnRH-a 超促排卵大鼠子宫内膜容受性的影响 [D]. 长沙：湖南中医药大学，2012.

40. 陈芊，郝翠芳. 针灸对 IVF-ET 反复种植失败患者子宫内膜血流及胞饮突表达的影响 [J]. 生殖与避孕，2015，35（3）：159-165.

41. 邓伟民，赵彦鹏，葛明晓，等. 益气血补肝肾中药对体外受精-胚胎移植临床结局的影响 [J]. 辽宁中医药大学学报，2011（6）：5-7.

42. 游方. 调经助孕方对 DOR 模型大鼠卵泡发育障碍影响的实验研究 [D]. 武汉：湖北中医药大学，2014.

43. 焦娇. 针药联合对因 EM 行 IVF 妇女体内 MCP-1 和 IL-6 含量及妊娠结局的研究 [D]. 济南：山东中医药大学，2014.

44. 肖凤鑫. 补肾中药对 IVF 薄型子宫内膜种植失败者围着床期 IL-1β、LIF 时空表达的影响 [D]. 济南：山东中医药大学，2014.

45. 张君探. 二至天癸颗粒对 IVF 准备周期子宫内膜 Galectin-3 和 T 淋巴细胞的干预 [D]. 济南：山东中医药大学，2013.

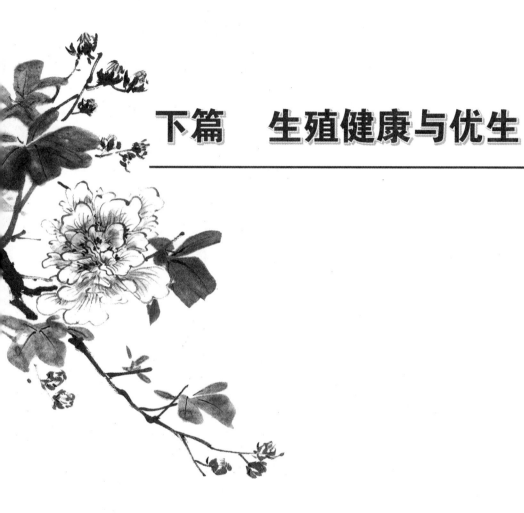

下篇　生殖健康与优生

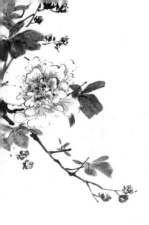

第二十二章 青春期养生保健

第一节 青春期女性养生保健

女性青春期是指从乳房发育等第二性征出现至生殖器官逐渐发育成熟，获得性生殖能力的一段生长发育期，大致属于《素问·上古天真论》中女子"二七"至"三七"之期。此期天癸始至，月经初潮，是女性生殖功能开始发育而尚未成熟的时期。此期的养生保健对性成熟期的生殖健康有重要的作用。此期养生保健主要有以下几个方面。

1. 月经期保健　月经来潮是青春期开始的一个重要标志。月经初潮后，月经规律极易受各种内外因素的影响，因此，青春期保健首应重视月经期保健。《妇人大全良方》云："遇经脉行时，最宜谨于将理。将理失宜，似产后一般受病，轻为宿疾，重可死矣。"经行前后，若劳力、恚怒、感寒，皆可导致月经不调、经期综合征等疾病，甚至影响日后的生育能力。所以经期应注意休息，避免过度劳累，以免引起月经过多、经期延长等疾病；注意防寒保暖，经期勿冒雨涉水和久居阴冷潮湿之地，不宜饮冷或过食寒凉，以免感受寒湿之邪而致痛经、月经过少等疾病；同时保持心情舒畅，以免因情绪波动过大而引起月经不调。

2. 生殖卫生保健　青春期女性处于生殖系统逐渐完善成熟阶段。此期生殖系统抵抗力较弱，卫生保健稍有不慎，易引起炎症性疾病。《产宝百问》云："未嫁女子有三病，何也？曰：女子一病经水初下，阴中必热，或当风卧，或乘凉饮冷；二病太冲脉盛则内热，以冷水浇洗之；三病或见丹下惊怖，或因郁怒悲哀之气击搏。三者一有所犯，后必有带下之疾。"起居不慎、情志不畅或经期护理不当，均可引起带下病。此期卫生保健主要包括经期卫生保健和非经期卫生保健。经期需要注意禁止盆浴、游泳、性生活等，卫生垫要清洁消毒、及时更换；非经期时保持外阴清洁干爽，勤换内裤，禁止交叉使用洗浴用品，避免炎症感染。

3. 性保健　青春期的一个很大特点是"情窦初开"，性生活提前在青春期女性中并不少见，因缺少足够的性生理知识，缺乏必要的性保健措施。《妇人大全良方》云："合男女必当其年……女虽十四而天癸至，必二十而嫁……今未笄之女，天癸始至，已近男色，阴气早泄，未完而伤，未实而动，是以交而不孕，孕而不育，育而子脆不寿。"性生活提前可能引起生殖系统炎症、性传播疾病等，并且如避孕失败，人工流产术会引起进一步损伤，甚至导致月经不调、盆腔炎症、不孕不育等。所以应加强青春期性保健的科普知识宣传，正确认识性行为，科学避孕，避免不必要的伤害。

4. 心理保健　青春期是心理波动较大的阶段，单独面对学业、社会、异性等问题，害羞、敏感、自尊心强、心理承受能力差等都是此期心理特点。同时，由于此期生殖功能尚不完善，月经周期易受不良情绪的影响，而出现月经不调，甚至月经停闭、崩漏。中医学提出"世有室女、童男，积想在心，思虑过当，多致劳损"，认为忧愁思虑伤心，易致心气受伤，脾气失养，健运失职，而致月经不调，甚至出现经闭、崩漏等。

第二节　青春期男性养生保健

男性青春期是指从首次遗精至生殖器官逐渐发育成熟，获得性生殖能力的一段生长发育期，大致属于《素问·上古天真论》中男子"二八"至"三八"之期。此期肾气始盛，天癸渐充，精气溢泻，但脏腑尚娇嫩，脾肾不足。此期的保健极为重要，主要包括以下 3 个方面：

1. 性保健　青春期男性生殖功能逐渐成熟，性欲随之出现，节欲保精为此期保健首要内容。性意识开始觉醒的青春期男性，往往因性生理认识不足，常会染上过度手淫的不良习惯，或性生活提前，甚至房事失节，酒后、体虚、过劳入房，引起阳痿、早泄等疾病，甚至影响生育能力。同时，性生活提前会增加生殖系统炎症感染、性传播疾病等风险。所以，此期保健需要正确认识青春期生理及心理的变化，戒除过度手淫恶习，节欲保精，同时注意性生活防护，避免感染性传播疾病。

2. 生殖卫生保健　青春期男性生殖功能尚未完善，卫外能力差，易受外邪侵袭，易患生殖系统疾病。此期的养护主要包括：养成良好的卫生习惯，经常清洗外生殖器，去除污垢，减少包皮龟头炎症的发生；定期体检，如有包茎、包皮过长、隐睾等疾病，应及时就诊治疗；禁止交叉使用洗浴用品，避免炎症的发生。

3. 心理保健　青春期是人类心理成长的关键时期，是心理逐步趋于成熟的发展过程，是独立走向社会生活的准备时期，亦是心理上动荡不安的时期。此期男性精力充沛，自尊心过强，心理调适能力较差，自我约束及自制能力不足，易染上过度手淫习惯，甚至引起心理疾病。此期应加强心理引导，为日后建立健康的性观念、婚恋观打下良好基础。

（编者：宋艳丽　陈建设）

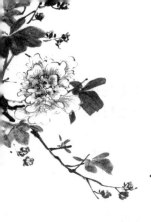

第二十三章　中医房事养生

中国古代把性行为称为房事，伴随古代文化而产生的性技巧、性保健、性医学等被统称为"房事养生"，又称"房中术"。但受传统封建文化的影响，古代房事养生的发展受到束缚，发展道路曲折。中国房中术历史悠久，源远流长，内容广博，学术精湛，始于上古，发展于秦汉，兴盛于晋唐，衰落于宋元，隐没于明清。由于明清时代不健康的房中术泛滥导致中国房中术鱼龙混杂，严重影响了房事养生的发展。但古代的贤哲们对于房事养生学的研究，取得的辉煌成就需要我们认真总结和研究，并继承与发展。其中代表性的有《黄帝内经》《褚氏遗书》《诸病源候论》《妇人大全良方》《三元延寿参赞书》《房中补益论》《养生四要》和《广嗣纪要》等，这些著作中的房事养生术的论述都较切实可行，很有指导意义。

一、为什么要房事养生

人的生活内容通常被概括为两大类：一是物质生活，二是精神生活。《孟子》云："食、色，性也。"可见性生活是人类生活不可缺少的一部分，如同物质生活及精神生活一样重要。所以性保健亦即房事养生是关于生命质量及能否健康长寿的关键，是古人养生长寿的重要组成部分。而养生不仅仅指食补、药补、运动锻炼、气功修炼等诸方面。《养性延命录》云："房中之事，能生人，能煞人。譬如水火，知用之者，可以养生；不能用之者，立可尸矣。"因此，房事养生是养生学中必不可少的一部分。

二、房事养生的主要内容

1. 房事不宜过早　南齐褚澄指出："合男女必当其年，男虽十六而精通，必三十而娶；女虽十四而天癸至，必二十而嫁。皆欲阴阳之气完实而后交合"，"男子破阳太早，则伤其精气；女子破阴太早，则伤其血脉"。男子以精为本，女子以血为本，若房事过早，男子则伤精气，女子则伤阴气，严重的还会导致未老先衰。

2. 房事适度，不宜过多　古代养生家已经认识到适当的性生活有利于养生，它可以使人体肾精充沛、精神焕发，耳聪目明、五脏调和，肌肤润泽、容颜红润。如纵欲无度，则必然导致肾精亏耗、元神扰乱，未老先衰。如《养生保命录·远色》云："人之精力有限，淫欲无穷。以有限之精力，供无穷之色欲，无怪乎年方少而遂夭，人未老而先衰也。"

3. 性生活要适度，不能恣其情欲，漫无节制　孙思邈云："人二十者，四日一泄；三十者，八日一泄；四十者，十六日一泄；年五十者，二十日一泄；年六十者，一月一泄。"随着西医学的不断发展，现在普遍认为房事应根据体质强弱而定，标准为房事后第二天没有疲劳感，精力充沛为度。年轻、身强力壮者，可以一周三四次房事，甚至一天一次；年龄较大，身体虚弱者，则要节制房事，如一周一次，半月一次，甚至一月一次。

4. 房事不可绝　房事乃阴阳之道，如天地相合，顺乎自然，偏阴偏阳谓之疾。若男女不合，则违背阴阳之道。如《备急千金要方》云："男不可无女，女不可无男，无女则意动，意动则神劳，神劳则损寿。"正常的性生活可以协调人体的各种生理功能，可以保持身体和心理处于健康状态，是养生延寿的重要内容和健康长寿的基础。

5. 重视保精　精是人体形成和活动的物质基础。《素问·金匮真言论》云："精者，身之本也。"精的盛衰影响着人体生命力的强弱及生命过程的长短。《素问·上古天真论》云："以酒为浆，以妄为常，醉以入房，以欲竭其精，以耗散其真，不知持满，不时御神，务快其心，逆于生乐，起居无节，故半百而衰也。"可见不知保精，纵欲耗精则半百而衰，消减人之寿命。《类经》进一步阐释："故善养生者，必保其精，精盈则气盛，气盛则神全，神全则体健，身健则病少，神气坚强，老而亦壮，皆本乎精。"节欲保精，精足则体健无病，可尽终其天年，度百岁乃去。此外，更重要的是能生育健壮的后代。

6. 重视房事损益　最具有代表性的是"七损八益"，是指在房事过程中以及房事前后，对人体有补益作用的8种行为以及能损伤人精气的7种行为。《天下至道谈》有专门论述，文中着重论述了修炼八益及去七损的方法。七损为闭、泄、竭、勿、烦、绝、费。八益为治气、治沫、知时、蓄气、和沫、窃气、寺赢、定倾。这些观点至今仍有现实指导意义：一是指出在性交前，男女双方须保持良好的情绪和心理状态，先互相爱抚温存，嬉戏娱乐，融洽感情；二是指出女方性冲动缓慢，男方要善于等待，并主动激发女方性欲，如女方无性要求时，男方不得强行交合；三是指出性生活时，男方不要急速粗暴，以免损伤女方身心健康；四是指出性生活要及时结束，不可贪欢恋战，逞一时之快，疲劳过度而损害身体。

《妇科玉尺》亦根据医学理论总结了房事中的男"三伤"和女"五伤"。男"三伤"是："若痿而不举，肝气未到也，肝气未到而强合，则伤其筋，其精流滴而不射实；若壮而不热，则心气未到，心气未到而强合，则伤其血，其血精清冷而不暖；若坚而不久者，则肾气未到，肾气未到而强合，则伤其骨，其精不出，虽出亦少。"女"五伤"是："阴户尚闭不开，不可强刺激，刺则伤肺；女兴已动欲男，男或不从，兴过始交，则伤心，心伤则经水不调；少阴而遇老阳，玉茎不坚，茎举而易软，虽入不得动摇则女伤其目，必至于盲；女经水未尽，男强逼合，则伤其肾；男子饮酒大醉，与女子交合，茎物坚硬，久刺不止，女情已过，阳兴不休则伤其腹。"

此外，古人还总结了房事禁忌，如"入房有禁""避七忌""避九殃"等。其中一些观点仍有指导意义：天气剧变时禁房事；宗教寺庙以及冢墓尸柩旁等禁房事；酒后、远行、新沐、热病未愈、女子月经新产、情绪不稳（大喜、大悲、大怒、大恐）等皆禁房事。

房事养生是中国古代养生学家在继承前人的基础上，在长期的生活实践中发展而来，由于当时历史条件和文化的影响，难免有不合时宜的观点，但是总的研究方向仍是如何和谐性生活，延年益寿为主。其在历史的实践中发挥着不可低估的作用。我们应去其糟粕，更好地造福人类。

（编者：王祖龙）

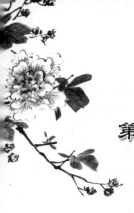

第二十四章　孕前与孕期养生保健

第一节　孕前养生保健

养生，又可以称为摄生、道生、保生等，即保养生命之义。养生就是采取各种方法保养身体，增强体质，预防疾病，进而延缓衰老。人类具有相对固定的寿命期限，有着生长壮老已的生命规律，但是，长期通过各种条件养生的人，可以提高整个人的精、气、神，提高机体的免疫力、抗病能力，从而减少或避免疾病的发生，延缓人体衰老的进程。因此，养生对于预防疾病，优生优育，甚至延年益寿，都有着十分重要的意义。

孕前养生保健体现了中医"治未病"理念。治未病是指在中医治未病的思想指导下，继承中医优生和养生保健理论和方法，通过优生咨询、健康宣传、辨证与辨体相结合、饮食起居等多种养生保健方法，达到健康和优生的目的。

一、运动养生

妇女在受孕前的 3～12 个月，本人及丈夫应保持健康的身体。一般来说，精神愉快，加强营养是不可少的。经常进行身体锻炼，不仅可以促进血液循环，增强体质，还可调节人的精、气、神，所以运动养生是孕前养生保健的重要内容之一。

二、心态养生

孕前要有良好的心态及情绪，因为中医讲七情内伤也不利于养生。如惊喜伤心，可致心神不宁，出现心悸、失眠、健忘，甚至精神失常等症。郁怒伤肝，肝经气郁，则见两胁胀痛、善太息、咽中如有物梗阻等症；或气滞血瘀，则见胁痛、痛经、闭经等症；怒则气上，血随气逆，可见呕血、晕厥等症。思虑伤脾，脾失健运，则可见食欲不振、脘腹胀满、大便溏泄等症。所以孕前一定要保持良好的心态和情绪，才能达到养生、优生优育的目的。孕前女性养生要做到"静心"。关键字是"静"，宁静致远、怡情修心。魏晋养生家嵇康在《养生论》中说："养生有五难：名利不灭，此一难也；喜怒不除，此二难也；声色不去，此三难也；滋味不绝，此四难也；神虑精散，此五难也。"故心静以除五难。陶弘景在《养性延命录》中主张调神养形、"小炷留灯"。过去所用的油灯，所能容纳的油是有限的。如果灯内留三根灯心草，则灯炷大而光线亮；如果留两根，则灯炷较大光线亦较亮；如果留一根，则灯炷小而光线昏暗，很难辨别灯前人之面目。然而，留三根灯心草，亮则亮矣，却只能照明一个夜晚；留一根灯心草，暗则暗矣，却能照明三个夜晚。这个现象告诉我们：每个人的生命历程都有个极限，就像油灯内的油量有个燃烧时间极限一样。如果大喜大悲，酗酒纵欲，则如大炷留灯，很快就油尽灯干；如果情绪稳定，清心节欲，则犹如小炷留灯，虽不太亮，却可长久。这个比喻，很形象地阐明了养生之道。平常为了能够怡情修心，可以开展琴、棋、书、画等养生活动，帮助我们做到心静。

三、饮食养生

孕前女性应在戒烟酒 3～6 个月后再怀孕。少食辛辣刺激性大的食物。如计划怀孕的女性大量食用辛辣刺激食物会出现消化功能障碍。酒精是导致胚胎发育不良和婴儿智力低下的重要因素。另外，准备怀孕的女性不要过多饮用咖啡、茶以及其他含咖啡因的饮料。某些国外专家的研究资料表明，咖啡因作为一种能够影响到女性生理变化的物质，可以在一定程度上改变女性体内雌、孕激素的比例，进而间接抑制受精卵的着床和发育。中医认为，人参、桂圆辛温助阳，所以阳胜体质的女性应少吃为宜。

孕前养生药膳：为了让想怀孕的女性在孕育宝宝之前先养好身体，这里介绍几个简单易做的药膳。

1. 双耳保肝炒

材料：红枣 15 颗，白木耳、黑木耳各 15g，调味料（盐、香油、姜）适量，清水 100ml。

功效：滋养、益肝、活血、润燥。

适应证：适宜肝郁有热、便秘者。

禁食者：腹泻者慎用。

2. 山药牛蒡汤

材料：山药 200g，牛蒡 80g，干金针 20g。

功效：牛蒡有补肝、益肾、强筋骨的功效，其纤维含量高，可以帮助排毒，防便秘，抗衰老，提升人体免疫力，消肿利尿。

适应证：脾虚肾虚者，易腹泻者，筋骨酸痛者。

3. 红豆紫米甜汤

材料：红豆 20g，紫糯米 20g，红枣 6 个，黑枣 6 个（1 人份）。调味料：冰糖 1 茶匙。

功效：中医认为糯米甘温，补气效果较一般白米要好，而紫糯米除补气之外兼具补血的功效，适合妇女产后血崩虚弱的体质，为疗养佳品。枣为脾之果，能补中益气、养血安神，为补益气血的良药。紫糯米配合红枣与黑枣，整个药膳具有补气养血功效。

适应证：肠胃虚弱、易腹泻的贫血妇女适用。

四、房事养生

准备怀孕的夫妇还应适当减少性生活，避免房事过度消耗肾中精气。适度的性生活不仅有利于个人健康，也有利于家庭的和谐，而过度的性生活必然导致肾中精气耗损，久而久之导致性功能减退，全身虚弱甚至早衰，所以孕前必须节制性生活。

第二节　孕期养生保健

【概述】　怀孕后孕妈妈要想生一个健康的宝宝，更要注意养生保健。那怎么把养生保健做到更好呢？

首先要知道什么是养生。养生不是刻意为之，养生也没有固定程式，养生应该是心境上的修养，是顺应自然的过程。《庄子·达生》云："善养生者，若牧羊然，视其后者而鞭之。"养生并无定式，而是扬长补短，顺势去做。就像是一个放牧的人赶着一群羊，只有当某一只羊掉队了，去赶一赶，整个羊群就跟上去了。

孕期养生的关键词是"乐"，心情愉悦、知足常乐。在一项研究中，研究人员对 1000 名 65～85 岁男女的健康情况、士气、乐观程度、自尊及人际关系进行了调查，在跟踪调查 10 年后，研究人员发现，与非常悲观的人相比，非常乐观的人死于任何疾病的危险低于 55%。孕妈妈保持健康乐观的态度，出生后宝宝也会有良好健康积极的性格。

中医专家提倡孕期生活、做事要用心，但不要操心、烦心。拥有的人烦恼"失"，没有的人忧虑"得"，患得患失，却成忧愁。古代诗人白居易就善于养生。白居易大半生中，不仅仕途坎坷，而且老年丧子。他在《枯桑》中以枯桑为喻写道："道傍老枯树，枯来非一朝。皮黄外尚活，心黑中先焦。有似多忧者，非因外火烧。"会养生的人，能够化"门前冷落车马稀""人走茶凉"的悲观为"停车坐爱枫林晚"的独特意境。陶渊明"采菊东篱下，悠然见南山"是一种人性的达观境界。做到这些，便是进入到养生的佳境了。常言道，"人生不如意十之八九，当常思一二"，要看得开、放得开，适度的"阿Q精神"有助于减轻心理压力，保持心理平衡。

其次，孕妈妈更要针对不同孕期进行不同养生保健。孕早期为怀孕的最初3个月，孕中期为怀孕的4～6个月，最后的3个月为孕晚期。不同的阶段对营养的摄入和需求不尽相同。

【孕期营养三步曲】

（一）孕早期补充多种维生素和适量叶酸

50天左右的婴儿胚芽约为花生般大小，在孕早期应像准备期一样，通过补充叶酸来预防神经管畸形。叶酸理想的日摄入量为0.4～0.8mg。此外，在孕早期，由于妊娠反应，很多孕妇担心孩子的发育而强迫自己吃这吃那，但往往都会吐得一干二净。其实在孕早期，不用太担心孩子的发育，在吃东西方面顺其自然，只要是想吃的，稀饭、榨菜都可以。

（二）孕中期补钙及合理营养摄入

孕中期，也是体内胎儿生长发育对营养需要最关键的时候。除了补充多种维生素和叶酸外，胎儿的生长需要蛋白质的摄入，如牛奶、鸡蛋、鱼、虾、肉、牛肉等。但并不是营养摄入得越多，对胎儿的发育就越好。此外，补钙在孕中期也非常重要。小腿抽筋或是牙齿有些松动，是缺钙的信号。但钙补到36周就可，以避免婴儿头颅发育太硬，自然分娩时头部不易挤压。总之，孕中期的营养是整个孕期最为关键的阶段。

（三）孕晚期无须乱补，控制体重

中医专家建议孕晚期无须大量进补，孕妇的过度肥胖和巨大儿的发生对母子双方健康都不利。孕妇在怀孕期的体重增加12kg为正常，不要超过15kg，否则体重超标极易引起妊娠期糖尿病。有最新研究显示，40％的妊娠期糖尿病患者在分娩后还会有糖尿病。新生婴儿的重量也非越重越好，以3～3.5kg为最标准的体重。2.5kg是及格体重，从医学角度看，超过4kg属于巨大儿。巨大儿母亲产道损伤、产后出血概率也比较高。

（编者：韩春艳）

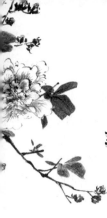

第二十五章　男性更年期养生保健

第一节　概　　述

一、男性更年期综合征的概念

更年期疾病历来以女性更年期疾病为主，男性更年期疾病的研究相对较少。随着近年来男性更年期疾病被国际男科学会（ISA）、国际老年男性研究学会（ISSAM）和欧洲泌尿外科学会（EAU）所重视，男性更年期综合征才从更年期疾病中演化而来。目前，有关男性更年期综合征概念的表述颇有争议。但一般来说，男性更年期综合征又称男性更年期忧郁症、男性老年前期诸症、中老年男性部分雄性激素缺乏综合征，是男性生命过程中的特定时期，是男性生长发育过程中走向衰老的过渡阶段，绝大多数男性没有任何临床症状。发病者多是处于 45～65 岁年龄段的男性，由于机体逐渐衰老，内分泌功能逐渐减退，引起体内内分泌平衡失调，从而使神经系统功能及精神活动稳定性减弱，最终出现以自主神经功能紊乱、精神、心理障碍和性功能改变为主要症状的一组症候群。中医学有关男性更年期综合征的病名也是近年来随着医学的发展而提出来的，历代中医文献虽无男性更年期综合征的专门论述，但却有一些与男性更年期综合征表述相似的内容，诸如《千金翼方·养老大例》中所提到的"人年五十以上，阳气日衰，损与日至……心无聊赖，健忘嗔怒，性情变异，食欲无味，寝处不安"。西医学目前主要采用睾酮补充疗法进行治疗，但却受价格昂贵及副作用的限制。近年来，研究发现，中医辨证施治治疗男性更年期综合征具有明显的优势，逐渐被广大医家所重视。

二、男性更年期综合征的病因病机

目前，对于男性更年期综合征病因病机的研究，各位医家在表述上多有不同。根据男性更年期综合征的具体临床表现，各位医家多从"阳痿""郁证""虚劳""不寐""眩晕""心下痞"等范畴进行系统论治。纵观现有的研究结果，本病的基本病机是肾精亏损，肝郁气滞；而心脾两虚，阴血亏虚，阴阳失衡是男性更年期综合征的次要病机。所以，目前对男性更年期综合征的研究也多围绕肾、肝进行。本病多发生在中老年男性，而中老年男性随着年龄的增长天癸日渐枯竭，肾气逐渐衰少，真水枯竭，阴不制阳，脏腑功能失调，最终导致肾精亏虚及阴阳失调。同时，男性更年期综合征多表现为虚实夹杂，本虚而标实；其本在肾，其标在肝，并与心脾密切相关；肝郁气滞贯穿男性更年期综合征发展的全过程，同时兼加脾虚、血虚、郁热。

三、男性更年期综合征的临床表现

1. 情绪和认知功能的症状 严重焦虑、抑郁、思维减慢、记忆力明显下降、甚至智力减退，自我感觉不良、缺乏自我认同感、严重质疑现有生活状态、缺乏自信心、缺乏安全感。

2. 性功能明显下降 男性更年期综合征患者由于雄性激素水平明显下降，直接导致性欲明显降低、晨勃明显减少或消失、勃起功能障碍、射精无力、射精无快感。

3. 精力体力下降 男性更年期综合征患者由于雄性激素水平降低，出现明显的肌肉减少、肌力降低、脂肪增加、平时容易疲劳、精神萎靡不振、周身乏力、嗜睡、潮热、盗汗、失眠。

四、男性更年期综合征的诊断

目前，男性更年期综合征的诊断主要依据以下几个方面：

1. 首先，对患者进行症状评估。目前多采用症候量表对患者的症状进行评估，目前公开发表的症状量表有欧洲制定的 AMS 和美国制定的 ADAM 问卷。

2. 男性激素水平检测。通过测定生物可利用的睾酮或游离睾酮，即可有效提示诊断。

3. 试验性雄激素补充治疗的反应。单纯有症状或单纯检测睾酮水平偏低或两者都有者，都不能武断地诊断为男性更年期综合征，只有通过试验治疗证明有效时，才能最终确定为男性更年期综合征，尽可能排除其他诸如药物等不利因素的影响。

第二节 中医对男性更年期综合征的治疗

一、中医辨证论治

男性更年期综合征的临床治疗，目前多重在调补肾阴、肾阳。肾阴虚者，治以滋阴补肾；肾阳虚者，治以温补肾阳；阴阳两虚者，治以阴阳双补；心肾不交者，治以滋阴降火、交通心肾；肝郁肾虚，则治以疏肝解郁。

1. 阴虚内热证

辨证要点：潮热盗汗、烘热汗出或手足心热、烦躁，常伴头晕耳鸣、性功能减退、腰膝酸软等。舌红少苔，脉细数。

治法：滋肾养阴清热。

方药：知柏地黄丸加减。

熟地黄、山药、山茱萸、泽泻、牡丹皮、茯苓、麦冬、沙参、地骨皮、知母、黄柏、黄精。

中成药：知柏地黄丸，每次 10 丸，每日 3 次，口服。

2. 肾阳虚证

辨证要点：周身乏力、注意力不集中、记忆力下降、精神萎靡不振、畏寒嗜卧、腰膝酸软、浮肿倦怠、勃起功能障碍、早泄、性欲减退、阴茎及睾丸发凉、小便频数或失禁，或大便时溏。舌淡，苔薄白，脉沉弱。

治法：温补肾阳。

方药：金匮肾气丸加减。

熟地黄、山药、山茱萸、泽泻、牡丹皮、茯苓、肉桂、附子。

中成药：复方玄驹胶囊，每次 3 粒，每日 3 次，口服；或龟龄集胶囊，每次 2 粒，每日 1 次，口服。

3. 阴阳两虚证

辨证要点：面红潮热、畏寒怕风、头晕耳鸣、失眠健忘、腰膝酸软、大便稀溏、性欲减退、性功能减退。舌淡，苔薄，脉沉弱。

治法：滋阴补肾。

方药：二仙汤加减。

仙茅、淫羊藿、当归、巴戟天、知母、黄柏、熟地黄、山药、茯苓。

中成药：还少胶囊，每次 4 粒，每日 3 次，口服。

4. 心肾不交证

辨证要点：心悸健忘、失眠多梦、眩晕盗汗、五心烦热、性欲减退、阳痿早泄。舌尖红，少苔，脉细弱。

治法：滋肾养心，交通心肾。

方药：黄连阿胶汤（《伤寒论》）加减。

黄连、黄芩、白芍、阿胶、酸枣仁、熟地黄。

5. 肝郁肾虚证

辨证要点：烦躁易怒、情绪抑郁、胸胁憋闷、两胁胀痛、善太息。性欲减退，勃起功能异常、早泄。舌淡红、苔薄白，脉弦细。

治法：疏肝解郁。

方药：一贯煎加减。

北沙参、麦冬、当归、生地黄、枸杞、川楝子、柴胡。

中成药：疏肝益阳胶囊，每次 3 粒，每日 3 次，口服。

二、针刺疗法

取穴：合谷（双），太冲（双），三阴交（双）。每日 1 次，2 周为 1 个疗程。

三、饮食疗法

1. 合欢花粥　合欢花 80g，粳米 50g，红糖适量。将上述原料加入锅中，加水 500g，煮成稠粥即可。于每晚睡前空腹温热顿服。主治虚烦躁扰、失眠健忘。

2. 益智仁粥　益智仁 5g，粳米 50g，加盐少许。粳米煮粥，然后加入益智仁粉末，再稍煮片刻。每日早晚分服。主治尿频、遗尿。

（编者：李海松）

参 考 文 献

1. 李宏军 . 男性更年期综合征的研究现状 ［J］. 现代泌尿外科杂志，2008，13（3）：157-159.

2. 张春和，李焱风 . 中医药治疗男性更年期综合征述评 ［J］. 云南中医中药杂志，2006，27（6）：52-54.

3. 王一飞 . 男性更年期健康：争议与展望 ［J］. 国际生殖健康/计划生育杂志，2011，30（1）：1-4.

4. 黄奉献，崔云 . 男性更年期综合征中医药治疗进展 ［J］. 江苏中医药，2011，43（12）：83-84.

5. 李元文，刘春英 . 中医性学 ［M］. 北京：北京科学技术出版社，2013：221-225.

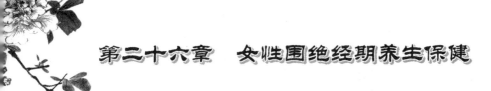

第二十六章　女性围绝经期养生保健

【概述】　围绝经期是指妇女绝经前后的一段时期（从 45 岁左右开始至停经后 12 个月内的时期），包括从接近绝经出现与绝经有关的内分泌、生物学和临床特征起至最后 1 次月经后 1 年，也就是卵巢功能衰退的征兆，一直持续到最后 1 次月经后 1 年。围绝经期是正常的生理变化时期。易发人群为 45～55 岁妇女，平均年龄 49.5 岁。

围绝经期的妇女养生保健主要是情志养生。养生先养心。古语云：体壮曰健，心怡曰康。世界卫生组织也认为健康是身体上、精神上和社会适应上的完好状态，而不仅仅是没有疾病和体质健壮。所以人们所追求的健康应该是身体上、心理上、社会上和道德上的和谐状态，养生以养心为要，养心才能达到心身的和谐、个体与社会的和谐。

【围绝经期养生保健】

（一）养心为主，做到平常心、仁心、宽心

1. 平常心　关键做到"淡"。《黄帝内经》中讲到"恬惔虚无，真气从之，精神内守，病安从来"。真正会养生的人，能够做到心境淡泊，不以物喜，不以己悲。中医专家提到，"心到平常即是真"，保有一颗平常心才活得真实。

2. 仁心　关键做到"仁"，仁慈、仁爱。《中外卫生要旨》有云："常观天下之人，凡温和者寿，质之慈良者寿，量之宽宏者寿，言之间默者寿。盖四者，仁之端也，故曰仁者寿。"对中医养生影响极深的儒家，在养生过程中，非常注意心理调整。"能以中和养其身者，其寿极命。"孔子认为"养德尤养生之第一要也"，具有仁德者方可通向长寿之路。"养心立德，福寿康宁"，这些道理对现代人同样适用。

3. 宽心　关键做到"宽"，宽容、豁达。豁达是一种超脱，是自我精神的解放。豁达是一种宽容，恢宏大度，胸无芥蒂，肚大能容，吐纳百川。以风清月明的态度，从从容容地对待一切，待到廓清云雾，必定是柳暗花明。我们要按生活本来的面目看生活，而不是按着自己的意愿看生活。豁达是一种自信，人要是没有精神支撑，剩下的就是一具皮囊。自信就是力量，自信给人智勇。豁达是一种学养、一种理念，是一种至高的精神境界，说到底是对待人世的一种态度。

（二）心理调节从以下 3 个方面做起

1. 培养广泛兴趣　这样可从自己取得的成绩中看到自己的价值，引以为乐。

2. 学会转移矛盾　当伤心、焦虑、生气时，应设法消除、缓和，变不利为有利，如听音乐、结伴郊游等。

3. 优化夫妻关系　要比过去更注重优化夫妻关系，要以温柔的回报和激情的响应缓和厌倦和排斥，努力使自己"恢复"过去。

（三）饮食养生

1. 低脂饮食　"围绝经期"妇女膳食要清淡，要少吃或不吃富含胆固醇和饱和脂肪酸的食物。

2. 多吃蔬菜　许多富含纤维的蔬菜，如萝卜、黄瓜等，可增加胃肠蠕动，促进胆固醇的排泄。木耳、香菇能补气强身，益气助食。

3. 降低食盐摄入量　"围绝经期"妇女由于内分泌的改变，可能会出现水肿、高血压，因此每天食盐摄入量应控制在 3～5g。

4. 增加钙铁　"围绝经期"妇女体内雌激素水平降低，骨组织合成代谢下降，易发生骨质疏松。因此，"围绝经期"女性要常食用奶制品等含高钙的食品。

总之，围绝经期要积极乐观地对待身体、心理上的变化，做到身体、心理、饮食健康养生，安全度过这一非常时期。

（编者：韩春艳）

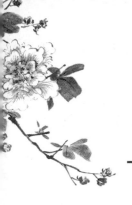

第二十七章 环境与生殖健康

第一节 概 述

地球是目前已知的唯一适合人类生存的星球，是人类赖以生存和发展的物质基础，维护生殖健康则是人类得以生生不息、持续繁衍的重要保障。环境因素对生殖健康的影响表现在人与环境的动态联系过程中，良好的生活环境对生殖健康是有利的，不良的环境则可能对种群的生存造成威胁。研究环境因素对生殖健康的影响，是关系到几代人及未来民族素质，甚至整个人类前途的重大问题。同时对贯彻落实我国控制人口数量，提高人口素质的基本国策及我国21世纪议程提出的"可持续发展的道路"具有重大意义。鉴于当前世界各国生殖健康的状况相当严峻，环境污染对生殖健康的危害已引起世界卫生组织（WHO）的重视，因此决定把21世纪定为"生殖健康世纪"。

一、环境的概念

环境是指人类的生存环境，包括自然环境和生活环境。自然环境包括物理、化学、生物等因素，其有害因素能够长期、综合地作用于人体，干扰生殖发育的任何环节，危害生殖健康。已经证实，长期接触化学、物理污染因素可以影响生殖功能，导致性欲降低或丧失、不良妊娠结局、不孕不育、后代的畸形与肿瘤等。社会环境包括经济、职业、文化、教育、行为等因素。社会行为因素对人类生殖健康也起着重要的作用，如父母吸烟或酗酒可导致胎儿出生缺陷和智力低下，正如《素问·上古天真论》中所提出的，要科学正确地受孕，就要力求避免"以酒为浆，以妄为常，醉以入房，以欲竭其精，以耗散其真……"这里是说，把酒当做水，常常忘乎所以地喝，喝醉了进行房事，使其精殆尽，耗损了精气，岂止对健康不利，对受孕更不利，所以在受孕之前，应力行戒酒。这一观点，在科学发达的今天，仍不失其闪光的意义；长期紧张则可引起女性排卵异常或闭经，男性精子数量减少、精子活动力降低和形态改变等。从更广义理解，环境是指与人类生存有关的物理、化学、生物、行为、社会经济以及人类自身状况的总称，是一个非常复杂的体系。对于生活在母体内的胚胎和胎儿来说，其外环境主要指宫内环境而言。影响胎体宫内发育的环境因素，包括外源性环境因素、母体因素和胎盘因素。宫内环境的质量将直接影响宫内胚胎和胎儿的生长发育。

二、人与外界环境的关系

1. 人与自然环境的统一性　人生活于天地之间，六合之中，自然环境之内，是整个物质世界的一部分。人和自然是一个整体，故当自然环境发生变化时，人体也会与之发生相应的变化。故《灵枢·邪客》说："人与天地相应。"

季节、地理、水土、风雨雷电等，对人亦对万事万物产生不可抗拒的影响。季节对人体的影响非常明显，春天主生，草木生发，冬眠的动物开始苏醒活动；夏天主长，草木茂盛，动物活动活跃；秋天主收，草木凋零，果实丰硕；冬天主藏，天寒地冻，草木归根，万物闭藏。人体的脉象亦随着季节改变而变，表现在脉搏春浮、夏洪、秋蛰、冬潜。昼夜晨昏自然界阳气的消长盛衰，人体亦与之相应。如《素问·生气通天论》载："平旦人气生，日中而阳气隆，日西而阳气已虚，气门乃闭。"人体阴阳消长的变化，在体温的升降、精神的兴奋与抑制等方面，都能明显地表现出来。在病情方面，会有旦慧、昼安、夕加和夜甚的规律，都需要引起注意。

不同地区，由于气候、土质、水质不同，因而对人体产生不同的影响。如江南地区，地势低平，气候温暖而湿润，故人体的腠理多疏松，易湿热为病；西北地区，地势高而多山，气候寒冷而干燥，故人体腠理多致密，多风寒为病。生活在习惯的环境中，一旦易地而居，可能会感到不适应，有的会出现胃肠功能紊乱、失眠等现象，待适应环境后才会好转。每一次异常气候现象的发生，诸如地震、台风、海啸、水涝、干旱等都会给人类带来不可预料的灾害，野蛮对待环境或肆意破坏生态环境都将遭到自然的报复，所以，保护环境，维护人与自然的和谐，远离人工环境，适应自然，归于自然，达到"天人合一"状态是中医养生学的最高境界。

2. 人与社会环境的统一性　人是社会最基本的元素之一，正常人不能逃避社会、脱离社会而存在。人能影响社会，社会更能影响人。社会政治与经济、物质与精神生活营造人的生存环境，诸如婚姻、家庭环境，职业、教育、兴趣和爱好，特别是一个人的世界观、人生观、价值观都会对一个人的心身健康产生积极或消极的影响。世界各国各地区的社会动乱、战争、恐怖活动，使人们流离失所，饥饱不常，劳逸无度，瘟疫流行，导致人群大量非正常死亡，就是人与社会环境失去和谐统一的恶果。故《素问·上古天真论》曰："恬惔虚无，真气从之，精神内守，病安从来。"

三、环境与生殖健康的关系

1. 自然环境因素　①碘缺乏：机体因缺碘导致的一系列疾病（包括引起孕妇早产、流产和死产，胎婴儿先天畸形、甲状腺功能减退、脑皮质发育不全、智力低下及地方克汀病、地方性聋哑和地方性甲状腺肿），以前命名为地方性甲状腺肿和地方性克汀病，现在统称为碘缺乏病（IDD）。碘缺乏病的主要病因是环境缺碘，人体摄取碘不足所致。本病分布广泛，国内多省区均有分布。该病多见于远离沿海及海拔高的山区，流行地区的土壤、水和食物中含碘量极少。碘缺乏使脑发育落后，直接影响人口素质。②镉污染：镉对儿童神经系统和智力发育的危害也日渐成为关注热点。

2. 环境污染因素　①化学污染物：化学污染是环境污染中对生殖健康影响最广泛的，比如超标的 SO_2、氮氧化物、细颗粒物（PM2.5）、香烟排出的焦油和装修涂料中的苯、甲醛均可能通过母体，损害胎儿的正常发育；饮食被铅、甲基汞污染的水体和食物可损害婴儿的大脑发育。《黄帝内经》中还指出："妇人重身，毒之何如……有故无殒，亦无殒也……大积大聚，其可犯也，衰其大半而止，过者死。"这里是讲，孕妇在妊娠期间服药行吗？如果有病用药无害处，对胎儿也应无害处。如果用药量过大，对自身和胎儿都会有影响，药量能达到基本上治好病就行了。用药超过这个限度不仅会有害胎儿，甚至会致死胎儿。近代报道，孕妇服用反应停，出现海豹畸形胎儿；妇女孕期服用己烯雌酚可诱发生殖器畸形、睾丸和阴茎发育不良、睾丸下降不全、假两性畸形和精子畸形率增高等；女婴成年后发生阴道癌、阴道腺病或宫颈癌（DES综合征）的危险增加。20世纪以后，环境激素对生殖健康的影响受到广泛的重视。环境激素是现代工业污染环境的产物，研究发现许多化学污染物具有类似激素的作用，能干扰生物体的内分泌功能，对机体、后代产生有害效应，称为环境内分泌干扰物，又称环境激素。目前已确认的影响较大的环境内分泌干扰物如农药、合成洗涤剂、防腐剂、涂料、塑料制品和石油制品等，它们影响体内激素的合成、分泌、传递、结合、启动以及消除等环节，从而对个体的生殖、发育以及行为产生多方面的影响。②生物污染物：包括各种传染性因子，如风疹病毒、弓形虫和单纯疱疹病毒等都可影响胎儿。风疹病毒易发生垂直感染，孕妇妊娠早期初次感染风疹病毒后，病毒可通过胎盘屏障进入胎儿，常可造成流产或死胎，还可导致胎儿发生先天性风疹综合征，引起胎儿畸形；随着家庭收养宠物的增加，生物污染的机会又进一步增加，孕妇极易感染弓形体病而致流产、早产、死产及畸胎等。③物理因素：主要是高温和电磁辐射等。高温最大的影响是睾丸的生精功能。精子生于睾丸内，对温度的要求比较严格，必须在适宜的温度下才能正常发育，阴囊温度过高已被认为是导致成年男性精子数量减少和不育症的重要原因。一次性尿布有可能使阴囊温度增高，对男性的生殖功能产生影响。德国科学家连续2天测量了48名使用一次性尿布的男婴的阴囊温度，结果表明，在使用一次性尿布时，阴囊表面温度明显升高，最高情况下要比体温高1℃，其中年龄越小的婴儿阴囊温度越高。透气性很差的一次性尿布对婴儿睾丸造成的局部高体温状态，可破坏正常的睾丸降温机制。

电磁辐射污染会影响人体的神经、免疫、循环、生殖系统的功能，还会诱发癌症。研究表明，居住在高压线附近的居民患乳腺癌的概率比常人高7.4倍。电磁辐射长期作用可对内分泌和生殖功能产生负面影响，引起男性性功能减退、女性月经周期紊乱，危害生殖细胞或殃及早期胚胎发育。电磁辐射在尚未达到影响父母健康的强度时，就可对胎儿产生不良影响，导致流产、畸形、婴儿智力低下等。

3. 其他　如不良生活方式、吸烟、过量饮酒、营养不良和使用不合格化妆品，都可能影响胎儿的发育。

目前，对众多的环境因素尚处在粗浅认识甚至未知阶段，积极开展环境优生的研究咨询服务对提高国民素质非常重要。本章节仅从环境的角度讨论了生殖健康的有关内容，目的是为了提高我国的人口素质、繁衍优质后代保持一个良好的生存条件。

第二节　中医环境养生

中医养生学是在中医学理论的指导下，探索和研究中国传统的颐养身心，增强体质，预防疾病，延年益寿的理论和方法，并用这种理论和方法指导人们保健活动的实用科学。中医养生学的基本观念是"治未病"，主张因时、因地、因人制宜，包括形神共养、协调阴阳、顺应自然、饮食调养、谨慎起居、和调脏腑、通畅经络、节欲保精、益气调息、动静适宜等一系列养生原则，而协调平衡是其核心思想。

中医环境养生作为中医养生学中的重要组成，研究环境对人类健康的影响，强调人与自然和谐，包括洁净水源、清新空气、充沛阳光、良好植被、秀美景观，以及土壤、岩石、生物、住宅、社会人物等综合因素，满足人类基本的物质生活需求与特殊的心理需求，和民族、民俗相协调，阐明与环境有关的疾病的发生、发展规律，提出改善环境质量的一些基本方法，指导人们选择和创造适宜的生活环境，预防疾病，保护人体健康，体现了"天人相应""形神合一"的中医养生观。

中医环境养生学的起源较早，是人们长期劳动实践过程的经验总结和理论积累。因此，它是在中医药理论指导下，探索和研究中国历代生理、心理保健，以及增强体质，预防疾病、延长寿命的实用科学。殷商时代的《周礼》载有"食医"，并对各类饮食的寒热温凉、四季的五味所宜都有明确规定。春秋战国时期是环境养生学的发展，诸子百家学说的兴起对环境养生学的发展起到很大的促进作用。老子、庄子一派提出"返璞归真""清净无为""天人合一"的养生理论，并编制了导引、吐纳等一整套方法。先秦的《黄帝内经》成为中医养生学的重要里程碑，它从医学的角度来讨论养生问题，明确提出"治未病"的观点，并从医学角度总结了两条养生原则：一是调摄精神与形体，提高防病、防老功能；二是适应外界环境，避免外邪侵袭。《素问·上古天真论》载："法于阴阳，和于术数，食饮有节，起居有常，不妄作劳，故能形与神俱，而尽终其天年，度百岁乃去。"这是较为全面的概括。汉唐时期突出发展了养神、护形、爱气、节食等养生理论和方法，张仲景、华佗、孙思邈、王充、陶弘景等为主要代表医家。两宋、金元时期，中医学出现流派争鸣，推动了养生学的发展，王怀隐、刘完素、朱丹溪等为这一时期主要代表。明清时期的养生学进一步得到医学界的重视，专著较多。综而述之，中医环境养生学认为，核心是要"调和阴阳、天人合一"，原则是效法自然，日出而作、日落而息；清静养神，怡情养性；调息养气，持之以恒。养生的途径是顺四时而适寒暑，和喜怒而安居处，节饮食而慎起居，坚五脏而通经络，避虚邪而安正气。

中医环境养生的研究方法主要以四气、精气、阴阳、五行学说为哲学基础，以整体观念为指导思想，以脏腑经络的生理病理为理论基础，以辨证论治为特点。因此，司外揣内、整体思维、取象比类成为了中医环境养生的主要思维方法。

中医环境养生是为了预防疾病，促进人体健康。中医环境养生观中的"治未病"和环境医学中的"预防疾病"具有"未病养生、防病于先""欲病施治、防微杜渐"和"已病早治、防止传变"的作用。环境养生法强调通过自然优美、协调平衡的自然环境和居室环境的营造潜移默化，由外在的平衡影响到人体内在的平衡，达到调养身体、增强体质、未病先防的效果。

中医环境养生强调环境对健康的重要性。环境是指围绕人群的空间及其中能直接或间接影响人类生存和发展的各种因素的总和，可分为自然环境和社会环境两大类，其中自然环境包括物理因素、化学因素和生物因素，社会环境包括教育、社会学、经济、文化及医疗保健等因素。《中华人民共和国环境保护法》对"环境"的界定是指影响人类生存和发展的各种天然的和经过人工改造的自然因素的总体，包括大气、水、海洋、土地、矿藏、森林、草原、野生生物、自然遗迹、人文遗迹、自然保护区、风景名胜区、城市和乡村等。世界卫生组织（WHO）认为，"环境"是在特定时刻由物理、化学、生物及社会的各种因素构成的整体状态，这些因素可能对生命机体或人类活动直接或间接地产生现时的或远期的作用。环境医学主要研究环境污染对人类健康的危害与对策，环境中诸多因素相互关联对人群的健康产生直接或间接的影响。环境医学研究范围包括天、地、生、人的统一性和人与自然界的协调性，这就是生态自然观。同时，环境养生作为中医养生观中的一个重要组成部分，进一步体现"天人相应""形神合一"的中医养生学基本理论，主要包括"自然环境与健康""居住环境与健康"以及"室内环境与健康"3个方面。《素问·生气通天论》载："阴平阳秘，精神乃治"，"阴阳离决，精气乃绝"。表明人体必须顺应自然界阴阳消长的规律和变化，才能维持正常生命活动，保持机体阴阳平衡。为此，古人在"天人相应"整体理论指导下，在实践中创立了四时养生的理论与方法。又如《素问·五常政大论》曰："一州之气，生化寿夭不同……高者其气寿，下者其气夭……"此外，唐代孙思邈《千金翼方》提出："山林深远，固是佳境……背山临水，气候高爽，土地良沃，泉水清美……地势好，亦居者安。"表明自然环境的优劣，直接影响人群的养生保健、健康长寿。在环境医学领域，人们以前主要关注一般的生活环境、工作环境、居住环境以及娱乐环境与人体健康的关系。近年来，人们逐渐从生物学的角度认识环境，从致病因子、环境以及人体本身之间相互关系认识人类健康与疾病的发生、发展规律。

总而言之，研究中医环境养生，对进一步阐明环境与健康的内在关系，促进中医环境养生学与西医学的有机结合，提高整体人群的生殖健康水平具有积极意义。

（编者：周少虎）

参 考 文 献

1. 莫易．中医养生与保健［J］．华夏医药，2008，3（3）：216.

2. 申红玲．中医环境医学思想的研究现状与思考［J］．江苏中医药，2007，39（12）：77-79.

3. 陈劼，赖新生，余瑾．中国环境养生学在康复医学中的应用［J］．现代康复，2011，5（11）：22-23.

4. 李青，吕路艳，杨梁梓．中医养生观浅析［J］．云南中医中药杂志，2010，31（11）：81-82.

5. 陈成章．环境医学研究方向的前瞻［J］．广州环境科学，2010，25（2）：31-33，37.

6. 孙晓生，陈晔．中医养生学与环境医学异同的探讨［J］．新中医，2013，45（1）：201-203.

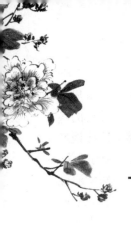

第二十八章　中医避孕与绝育

在中医学文献中虽找不到"避孕"两字，但却有类似的名称，如"无子""不字""断产""断子""堕胎""下胎"等，也有把"绝育"称为"绝产"或"绝子"的。最早记录避孕的是《山海经》，其中就记载"骨蓉食之使人无子，黄棘服之不字"（字当生育讲，不字就是不能生育）。可见中国古代很早就发现了避孕药物，但由于年代久远，"骨蓉""黄棘"等已经无从考证。

一、古代避孕与绝育

关于我国古代避孕与绝育的记录甚少，这可能与古代封建道德观念有关。古人认为"断子""下胎"是不道德的。目前，未见记录古代避孕与绝育的专著，多散见于部分古籍。《罗氏会约医镜》里有这样的记载："下胎断产……有妇人临产艰危者，或病甚不胜产育者，或有欲自下而庶可以得生者，则下胎断产之法有不得已亦不可废者也。"这是一个关于下胎较早的记载。从现有的文献发现，古代避孕主要是女性避孕，有关男性的避孕几乎未见描述。文献记载较多的是药物避孕，即断产方。依据避孕的不同方式可分药物避孕、针灸避孕等多种方法避孕。但限于当时认知水平、道德约束等方面的影响，部分认识不一定科学，具有一定的时代局限性，我们应该用辨证的眼光去看待古人的认识，去粗存精，汲取中医学的养分。

1. 药物堕胎　是避孕最常见的方法，文献记载颇多。古人认为，凡属活血化瘀、大辛大热、滑利攻下逐水、行气破气、气窜开窍等品都应列为妊娠禁忌。《本草纲目》就列举了80余种药性猛烈、对孕妇和胎儿损伤程度较大的药物，如巴豆、牵牛子、大戟、斑蝥、商陆、麝香、三棱、莪术、水蛭等，以及通经祛痰、行气破滞、辛热的桃仁、红花、大黄、枳实、附子、干姜、肉桂等，这些药物古人亦常用来治疗胎死腹中、难产不下、胞衣不下以及抗早孕或引产。其中最早沿用的避孕方式是嗅觉避孕。《本草经疏》曰："麝香，其香芳烈……辛香走窜……性能开窍，故主难产堕胎也。"指出假如孕妇闻到麝香的气味，很可能导致流产。现代研究也证实麝香有可能导致死胎。

《备急千金要方》是唐代著名医家孙思邈的巨著，系统总结了唐代以前中医药发展成就，其中就有断产、去胎方的记载。其记载蚕子具有避孕作用，"蚕子三钱，烧成灰（不要烧得太焦），在产后三到七天内，用陈酒吞服，终身不孕"。《济阴纲目》也认为蚕子具有避孕作用，"用故蚕纸方圆一尺，酒饮吞服，终身不孕"。蚕纸是镶满细如麻点样蚕蛋的皮绵纸及蚕种纸，可孵出蚕，出自《嘉祐本草》。白面曲避孕见于《丹溪心法》："用白面曲一升，无灰酒五升，打作糊，煮二升半，用绢帛滤去渣，作三服。候月经来日晚下吃一服，天明吃一服，月经即行，终身绝子。"《医林辑要》记载："用零陵香二钱，于每次月经完后煎服，吃一次有效一个月。"零陵香是否有如此神效，还有待进一步研究。《小品方》提到："妊娠欲去胎，并断产。栝楼、桂心各二两，豉一升，水四升煮取一升半，分服之。"此方也见于《普济方》"产难门"催生一节。《妇科良方大全》认为"全当归三钱，川芎五分，白芍一钱，生地三钱，芸苔子四钱"可以"下胎"，并详细描述其用法，即"在月经干净日起，每日煎服一剂，在中饭晚饭前服完，连服三剂。在第二月和第三月月经干净后，再各服三剂，即可避孕"。该方曾经得到上海市卫生局的力推，并发文于其辖区的卫生医疗部门指导避孕服用。《本草蒙筌》说水银佐黄芩为丸，则绝胎孕。《钱氏秘传产科方书名试验录》详细罗列活血中药的堕胎作用，如"溪螺狮，每一个月一个，捣碎盒中下"，"下胎方，虻虫三个，蚕蜕七个，红花八钱，苏木三钱，芍药、川归、枳壳、斑蝥、青皮、桃仁、甘草、三棱、莪术、鬼箭羽"。这些理论沿用至今。

2. 针灸避孕　针灸是中医较有特色的部分，针灸避孕也有一定的作用。《针灸甲乙经》有针刺石门穴导致不孕的记载，并提到针法，即"石门在脐下二寸，刺入五分，留十呼，灸三壮"。方义说明：针灸甲乙针法："石门三进幕也，一名利机，一名精露，一名丹田，一名命门，在脐下二寸，任脉气所发，刺入五分，留十呼，灸三壮，女子禁不可刺灸中央，不幸使人绝子。"与《针灸甲乙经》相比，宋代王执中的《针灸资生经》对石门针灸作用概括为"针石门则终身绝嗣"。另有述"妇人欲断产，灸右踝上一寸，灸三壮"，《针灸经外奇穴图谱》列作经外穴，名内踝上，在内踝上缘上一寸，胫骨内缘处。本法需在右侧踝上灸3个艾炷，即3壮。在《神应经》、《普济方·针灸》绝孕一章、《针灸大成》妇人门都有提及断产穴位。现代研究发现，应用石门穴治疗月经不调和带下病效果很好，并未导致终身不孕的不良后果，认为针刺石门穴绝子是有条件和特定针刺方法的，如果有效，利用这个禁穴灸，可作为节制生育、控制人口的辅助措施，其机制有待于进一步研究。

二、近代避孕与绝育

近代避孕更加关注男性避孕。男性避孕从结扎避孕发展到体外排精法、交而不射法、尿道压迫法、避孕套法、免疫避孕等。

1. 体外射精法　体外射精是指男性在性交达到高潮时，将阴茎抽出体外而非在女性阴道射精的过程。这种方法避孕简便，但是失败率高。因为当男性感觉高潮的时候其实已经有部分精子射出，而且这部分精子浓度相对较高，很容易导致怀孕。结合排卵期推算，选择体外射精有一定避孕作用，但由于其避孕失败率高、容易导致男性阳痿不射精、女性性冷淡，不推荐长期采用。

2. 自然避孕法　自然避孕是指根据女方月经周期，推算排卵期，避开易孕期同房避免怀孕的方法。此法优势明显，不受药物、时间、心理作用、文化、宗教等因素影响，更容易被男女接受。

3. 屏障避孕法　屏障避孕是指外用避孕器具和外用杀精子剂的统称。这种避孕方法是采用物理、化学或生物方法阻止精卵结合，优点是高效避孕，同时可以在一定程度预防性传播疾病。屏障避孕法有传统的男用避孕套、阴道隔膜、宫颈帽；现代的阴道海绵、女用阴道套、阀式宫颈帽和生物黏附缓释避孕剂等；新型屏障避孕法包括聚氨酯男用避孕套、女用杯、杀精子物质（苯扎氯铵）或新型阴道海绵。不良反应：皮肤和黏膜刺激症状的出现、过敏、感染等。

4. 结扎避孕法　男性结扎避孕法是指男性输精管绝育手术，包括部分输精管切除术、输精管横断术、输精管结扎术和输精管阻塞术。在我国，男性绝育手术主要在计划生育医院完成。该手术主要是阻断精子进入精囊，在刚刚手术后精囊内仍有残余精子，术后太早无避孕性生活仍有怀孕可能，术后 3 个月内多次复查精液内无精子才可以无避孕性生活。术后常见并发症：血肿形成、手术失败、疼痛、精子肉芽肿形成、感染、抗精子抗体的产生。

5. 药物避孕法　药物避孕是指运用特定的药物抑制精子生成，最终达到避孕的作用。目前还没有一种临床实际运用的男性避孕药。国外研究大剂量外源性雄激素（包括睾酮衍生物和睾酮酯）能够抑制并耗尽睾丸内的 T，从而引发精子发生障碍或完全停滞，达到避孕的目的。我国学者报道，棉酚抗生育有效率达 98.5%，因此，棉酚被认为是一种有效的男性避孕药。据报道，雷公藤多苷、苦瓜提取物、芹菜等都有一定程度抑制精子生成的作用。

中医避孕和绝育的思想，在古代多见于皇宫贵族，由于受封建思想的影响，一直以女性避孕与绝育为主导；在民间，由于受战争、自然灾害的影响，主要是研究避免流产为主。在古代文献记载中极少见有关男子避孕的。近年来，由于国家卫生和计划生育委员会对安全套使用的推广，男性避孕逐渐兴起，改变了女性避孕一枝独秀的局面，也更好地促进了我国卫生计生事业的发展。

中医药对避孕的认识和叙述，限于历史发展原因，未见系统研究，以致不能很好地发挥优势，因此，寻求中草药避孕的新途径，应用市场广阔，前景看好，不仅符合我国国情，而且其成果无疑将具有现实意义和历史意义。

（编者：周少虎）

参 考 文 献

1. 缪希雍．本草经疏［M］．北京：中医古籍出版社，2002：544.
2. 郭长青，刘乃刚，刘清国．针灸经外奇穴图谱［M］．上海：上海科学技术出版社，2009：25.
3. 张鸥，韩红．石门穴临床应用举隅［J］．上海中医药杂志，2003，1（37）：44-45.

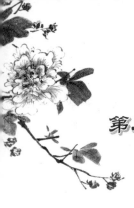

第二十九章　中医胎教与优生优育术

一、中医胎教与优生的简述

古代胎教学说的论述，属于优生学理论，是我国劳动人民长期生活实践和医学家们临床经验的结晶，历史源远流长，自殷周以来就有胎教相关的理论记载。《黄帝内经》认为生育是"两精相搏，合而成形"。汉代贾谊《新书·胎教》提到："周后妃妊成王于身，立而不跛，坐而不差，笑而不渲，独处不据，虽怒不詈，胎教之谓也。"王公、贵族认为"龙生龙，凤生凤""唯上智下愚而不移"的优生观，民间有"王侯将相宁有种乎"的质疑，可见胎教优生不止限于王公、贵族，民间也存在。相传孟母倪氏也非常重视胎教，就是民间重视胎教优生的一个典型例子，据说她在孕育孟子期间要求自己做到"目不视恶色，耳不闻恶声，心不妄想，非礼勿视"。《备急千金要方》提到饮食对胎儿的影响："妊妇饮酒，令子心淫情乱，不孕期交合所致也。如此则不特母病，其子亦生浸淫赤烂疮疡。俗谓胎蛆，动逾岁月不差。"《大同书》认为："天下之人皆出于胎，胎生既误，施教无从，然者胎教之法，其为治者之第一要欤。"美国学者托马斯·伯尼在《神秘的胎儿生命》中指出：中国在 1000 多年前就开设了世界上第一个胎教"诊疗所"。关于母子医学的影响，在《圣经》和希波克拉底《日记》等国外古代文献中均有记载，但中国至少较希波克拉底早 600 年就提出胎教思想，这不能不使外国学者承认"中国是世界胎教学说的发源地"。

二、胎教、优生的要求

1. 慎始　《周易》曰："正其本，万物理，失之毫厘，差之千里，故君子慎始也。"这是早期的胎教思想，强调一个好的开始的重要性，纯正本原，是事物顺利发展的前提，善始方得善终；相反，源处偏失分毫，结果会相差万千，所以"君子正身以求"，即君子认真对待择偶。"窈窕淑女，君子好逑"（《诗经·关雎》），说的就是君子在择偶的时候择优以求，体现的是朴素的胎教观念。

（1）婚配必当其年：传统中医认为，男女必须等到适龄方可婚配。《褚氏遗书》说："合男女必当其年，男虽十六而精通，必三十而娶；女虽十四而天癸至，必二十而嫁。皆欲阴阳气完实而后交合，则交而孕，孕而育，育而为子，坚壮强寿。今未笄之女，天癸始至，已近男色，阴气早泄，未完而伤，未实而动，是以交而不孕，孕而不育，育而子脆不寿。"并指出："精未通而御女，以通其精，则玉体有不满之处，异日有难言之疾。"《勿药元诠》指出："男子二八天癸至，女子二七天癸至，交合过早，斫丧天元，乃夭之由。"张介宾曾指出少女"天癸未裕""生气未舒"，若予婚嫁，好像"未实之粒不可种，未足之茧不可茧"。近代学者梁启超在《禁早婚仪》中提到早婚的五大害——"害于养生""害于传种""害于养蒙""害于修学""害于国计"，均认为早婚对自身有害，还危及子嗣。

（2）近亲不婚配：近亲结婚是指直系兄妹及三代以内的旁系血缘亲属的婚配，这在现行《婚姻法》是禁止的。古人早就认识到同姓可能都为同族，血缘近亲结婚不利于繁衍后代，故《礼记·曲礼》指出"娶妻不娶同姓"。《左传》有云："晋公子有三焉，天其或者将建诸！君其礼焉。男女同姓，其生不蕃。"上古部族之间经常有争斗，胜的一方可以通过俘获对方的男女和牲畜扩大势力，男子为奴，貌美的女子为侍妾，生育子女，子孙强壮繁盛。另外，部族内部经常有因为争夺美色而引起的纷争，削弱本部族力量，所以古代人极力禁止同姓同宗结婚。如《国语·晋语》云："同姓则同德，同德则同心，同心则同志，同志虽远，男女不相及；畏黩故也。黩则生怨，怨乱毓灾，灾毓灭姓。是故娶妻避同姓，畏乱灾也。"《左传·昭公元年》又说："内官不及同姓，其生不殖，美先尽矣，则相生疾。"《国语·晋语》还指出："同姓不婚，恶不殖。"古人"慎始"以求"优生"，其理延今，其意昭彰，非粗工可为，对当时的优生优育和人口素质的提高，起到了积极的作用，在当今仍不失其意义。在我国一些偏远的农村，仍有少部分近亲结婚的现象，生出遗传疾病患婴及低能儿，酿成了不少家庭悲剧。所以，防止近亲结婚意义重大，需要加强宣传。

2. 慎胎教　古人"慎始"的同时"慎胎教"。《大戴礼记·保傅》中提到："春秋之元，诗之关雎，礼之冠婚，易之乾坤，皆慎始敬终云尔。"要求认真对待择偶，慎重对待孕期顾护。因为他们清楚地认识到，事物的本原纯正，如果过程"荒嬉"，结果也可能"瘣㢉"。古人慎胎教，主要是受"子随母代"和"外象内感"理论的影响较大。

子随母代：古人认为，母亲的言行品德、喜好、情志会直接影响胎儿的品行、发育、喜好。如"素诚繁成，谨为子孙，娶妻嫁女，必择孝悌世世有行仁义者，如是则其子孙慈孝，不敢淫暴，党无不善，三族辅之。故凤凰生而有仁义之意，虎狼生而有贪戾之心，两者不等，各以其母。呜呼戒之哉！无养乳虎，将伤天下，故曰素成胎教之道"，强调母亲的重要性，子随其母代，母亲在胎教中起主导作用，所以要慎重为子孙着想，男娶女嫁一定要选择孝敬父母、尊敬兄长，其家庭世代有行仁义者的对象为偶。这样择配，父族、母族、妻族还可以成为君子的辅佐力量。司马迁在《史记》中记载："太任（周文王之母）有娠，目不视恶色，耳不听淫声，口不出傲言……文王生而圣明，太任教之一而识百，君子谓太任为能胎教。"这富有神话色彩的叙述，千百年来，一直成为我国胎教实践的典范，曾给我国的胎教思想以深远的影响。《颜氏家训·教子》指出："古者圣王有胎教之法，怀子三月，出居别宫，目不邪视，耳不妄听，音声滋味，以礼节之。"孟母有言："吾怀妊是子，席不正不坐，割不正不食，胎教之也。"康有为在《大同书》中十分强调："令孕妇目不视恶色，耳不听恶声，口不出恶言，鼻不闻恶臭，身不近恶人，心不知恶事。使其耳目之所染，心知之所遇，无非高妙、仁慈、广大、和平、安乐之事，其有异形、怪事、恶色、恶声、刑人、恶言皆走避，无使有丝毫入于孕妇之耳目以感动其魂知，此为胎教第一要义。"康有为还认为胎教乃人道之始，应当"敬慎于既妊之后"，于怀胎之时，拔其坏根，培养其善胚，在妊娠过程中，孕妇且不可使物感情移而误其胎元，做母亲的应注意修身养性，接触美好，传播美善，调适情志，安心养胎，而不要把不良习惯传给后代。

　　慎胎教在很大程度上亦受"外象内感"思想的影响。"外象内感"理论详见于《妇人大全良方》的论述："夫至精才化，一气方凝，始受胞胎，渐成形质，子在腹中，随母听闻。自妊娠之后，则须行坐端严，性情和悦，常处静室，多听美言，令人讲读诗书，陈礼说乐，耳不闻非言，目不视恶事，如此则生男女福寿敦厚，忠孝贤明。不然则男女既生，则多鄙贱不寿而愚，此所谓因外象而内感也。"

　　古人认为"子居母腹，以母气为气，以母血为血……善心生，则气血清和，而生子性醇；恶心生，则气血混浊，而生子性劣"，故母体可以通过外在的表象去影响内在的胎儿，即外在美好的东西可以感化、影响胎儿的生长发育，故要求重视孕期保健，将胎教与养胎、护胎有机融为一体。受"外象内感"理论的影响记录很多，如《寿世保元·妊娠》指出："欲令子美好端正者，数观白璧美玉，看孔雀，食鲤鱼；欲令子多智力者，则啖牛心，食大麦；欲令子贤良盛结者，则端心正坐，清虚合一"；又如《泰定养生主论·论孕育》提到"文王设胎教之法，使孕妇常观良金美玉……又听讲诵经史传集，而使秀气入胎，欲其生而知之"；再如《诸病源候论》中建议孕妇"不欲令见伛偻侏儒丑恶形人及猿猴之类"。《钱氏儿科学》提到环境、学习对胎儿的影响，如"欲子女之清秀者，居山明水秀之乡；欲子女之聪俊者，常资父学艺书"。《备急千金要方·养胎》中提出了"弹琴瑟，调心神，和性情，节嗜欲，庶事清净"的胎教胎养原则。"外象内感"和现在的胎教观一致，强调孕妇对胎儿的影响，要求孕妇在孕期注重调畅情志、规范品行、熏陶文赋、均衡饮食，方可"子仁、子贤、子智、子寿"。

三、胎教与优生的宜忌

中医认为"子随母气"，故孕母的饮食与优生有着密切的关系。中医十分重视孕母的饮食、精神、起居、针药、房事等方面的调理。

明代万全在《妇人秘科》中指出："妇人受胎之后，最宜调饮食，淡滋味，避寒暑，常得清纯和平之气，以养其胎，则胎元完固，生子无疾。"徐之才在《逐月养胎方》中全面阐明了孕期食物调养，至今仍为医家推崇。《烈女传·胎教论》则侧重孕期精神修养的调适，指出妊娠时"目不视恶色，耳不听淫声，口不出傲言"；支持这个观点的还有《育婴家秘·胎养》，如"自妊娠以后，性情和悦，常处静室，多听美言，令人诵读诗书、陈说礼乐"。张曜孙强调劳逸结合，主张"五月以前宜逸，五月以后宜劳"，提出孕期"不可太逸，逸则气滞；不可太劳，劳则气衰"。《万氏妇人科·胎前章》说："妇人受胎之后，常宜行动往来，使气血流通，百脉和畅，自无难产。若好逸恶劳，好静恶动，贪卧养娇，则气停血滞，临产多难。"说的也是孕周劳逸结合的重要性。《小儿卫生总微论方》强调孕期起居的意义，书中列举了近 40 种先天性畸形病证，书中认为孕妇的起居有度，顺应四时气候的变化，适其寒温，避免乖戾之气，预防疾病，可以避免畸胎，更有利于优生优育。《万氏妇人科·胎前章》和《育婴家秘·胎养》都提到针药对优生的影响，如"孕妇有疾，又不可轻用针灸，以至堕胎"，"妊娠有疾不可妄投药饵，必在医者审慎病势之轻重，药性之上下，处以中庸，不必多品，视其病势已衰，药宜便止，则病去于母，而子亦无殒矣"。《孕产集·孕忌》提到孕期节育对优生的影响，如"怀孕之后，首忌交合，盖阴气动而外泄，则分其养孕之力而扰其固孕之权，动而漏下、半产、难产，生子多疾而夭"。这和古人认为的"身心清静不犯房劳，临产自然快便，生子也必聪明少疾"的观点不谋而合，同时也经得起西医学的检验，古人的智慧可见一斑。《普济方·产难门》中还提出一种在营养、精神状态不变的情况下，能使胎儿健康成长的增益法，即"凡妇人以血为主，惟气顺则血顺，胎气安而后生理和。今富贵之家，往往保惜产母，唯恐运动，故禁出入、专坐卧。曾不思气闭而不舒快，则血凝而不流畅，产不转动，以致生理失宜，临产必难，甚至闷绝。且如贫者生育，日夕劳苦，血气流畅，生理甚易，何俟乎药，则孕贵于运动者明矣"。

中医学在胎教方面的研究涉及面广，研究层次较深。古代医家对于胎教的实践和理论认识，惊人的深刻和准确，常常带有哲学思辨的意蕴和灵气，很多观点在科学发展的今天仍不失其金石价值。对古人的经验进一步整理、验证、去伪存真，发扬、发展、创新中医胎教、优生优育理论，对促进中华民族的整体素质提高意义重大。回顾历史，展望未来，中医胎教与优生学的持续发展任重道远，有待全国中医生殖同仁共同努力，共创未来。

（编者：周少虎）

参 考 文 献

1. 夏桂成．胎教学说的初步探讨［J］．南京中医药大学学报，1995（5）：8-9.
2. 胡绥苏，姬可平．康有为《大同书》中有关胎教论述的探讨［J］．中国优生与遗传杂志，1997（2）：9-11.
3. 傅荣．中国——世界胎教的最早策源地［J］．心理科学，1987（6）：49-50.
4. 贺云侠．略论我国古代胎教学说的起源和发展［J］．南京人口管理干部学院学报，1995（1）：50-57.
5. 王新智．中医胎教学说的源流和特点［J］．安徽中医学院学报，2004，23（3）：1-3.
6. 耿庆玲．浅述中医胎教与优生［J］．陕西中医，2007，28（12）：1688.

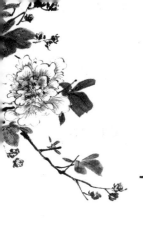

附：方剂汇编

一　画

一贯煎（《柳州医话》）　沙参　麦冬　当归　生地黄　枸杞子　川楝子

二　画

二仙汤（《妇产科学》）　仙茅　仙灵脾　巴戟天　当归　黄柏　知母

二至丸（《医方集解》）　女贞子　旱莲草

二陈汤（《太平惠民和剂局方》）　半夏　橘红　白茯苓　炙甘草　生姜　乌梅

二地鳖甲煎（《男科纲目》）　生熟地　沙苑子　茯苓　枸杞子　巴戟天　生鳖甲　龟板　丹皮参　白芷　杜仲　桑寄生

十补丸（《济生方》）　炮附子　五味子　山萸肉　炒山药　牡丹皮　鹿茸　熟地　白茯苓　肉桂　泽泻

十全大补汤（《太平惠民和剂局方》）　熟地黄　白芍　当归　川芎　人参　白术　茯苓　炙甘草　黄芪　肉桂

七制香附丸（《济阴纲目》）　香附（醋制）　茯苓　当归　熟地黄　川芎　白术（麸炒）　白芍　益母草　艾叶（炭）　黄芩　山茱萸（酒炙）　天冬　阿胶　酸枣仁（炒）　砂仁　延胡索（醋制）　小茴香（盐制）　人参

八正散（《太平惠民和剂局方》）　木通　车前子　萹蓄　瞿麦　滑石　甘草梢　大黄　山栀子　灯心草

八珍汤（《正体类要》）　当归　川芎　白芍药　熟地黄　人参　白术　茯苓　炙甘草　生姜　大枣

人参养荣汤（《太平惠民和剂局方》）　白芍药　当归　陈皮　黄芪　桂心　人参　白术　炙甘草　熟地黄　五味子　茯苓　远志　生姜　大枣

人参鳖甲汤（《妇人大全良方》）　人参　肉桂　当归　桑寄生　茯苓　白芍　桃仁　熟地　炙甘草　麦冬　川断　牛膝　鳖甲　黄芪

三　画

三仁汤（《温病条辨》）　杏仁　白蔻仁　薏苡仁　厚朴　半夏　通草　滑石　竹叶

三才封髓丹（《医学发明》）　天门冬　熟地黄　人参　黄柏　缩砂仁　甘草

大补元煎（《景岳全书》）　人参　怀山药　熟地黄　杜仲　枸杞子　当归　山茱萸

炙甘草

大补阴丸（《丹溪心法》）　知母　黄柏　熟地黄　龟板　猪脊髓

上下相资汤（《石室秘录》）　人参　沙参　玄参　麦冬　玉竹　五味子　熟地　山萸肉　车前子　牛膝　当归

小营煎（《景岳全书》）　当归　熟地　芍药　山药（炒）　枸杞　炙甘草

四　画

王不留行散（《太平圣惠方》）　王不留行　甘遂　石韦　冬葵子　木通　车前子　滑石　蒲黄　赤芍　当归　桂心

开郁种玉汤（《傅青主女科》）　白芍　香附　当归　白术　丹皮　茯苓　天花粉

天王补心丹（《校注妇人良方》）　人参　茯苓　玄参　丹参　桔梗　远志　当归　五味子　麦门冬　天门冬　柏子仁　酸枣仁　生地黄

天台乌药散（《医学发明》）　天台乌药　木香　小茴香　青皮　高良姜　槟榔　川楝子　巴豆

天麻钩藤饮（《杂病证治新义》）　天麻　钩藤　石决明　山栀　黄芩　川牛膝　杜仲　益母草　桑寄生　夜交藤　朱茯神

五子衍宗丸（《丹溪心法》）　枸杞子　覆盆子　菟丝子　五味子　车前子

五味消毒饮（《医宗金鉴》）　金银花　野菊花　蒲公英　紫花地丁　紫背天葵

少腹逐瘀汤（《医林改错》）　小茴香　干姜　延胡索　没药　当归　川芎　肉桂　赤芍药　蒲黄　五灵脂

丹栀逍遥散（《医统》）　当归　白芍药　白术　柴胡　茯苓　甘草　煨姜　薄荷　丹皮　山栀子

丹溪治痰湿方（《丹溪心法》）　苍术　法半夏　当归　白术　茯苓　泽泻　川芎　香附　甘草

六味地黄汤（《小儿药证直诀》）　熟地黄　山药　茯苓　丹皮　泽泻　山茱萸

五　画

左归丸（《景岳全书》）　熟地黄　山药　山茱萸　菟丝子　枸杞子　川牛膝　鹿角胶　龟板胶

右归丸（《景岳全书》）　熟地黄　山药　山茱萸　枸杞子　杜仲　菟丝子　附子　肉桂　当归　鹿角胶

右归饮（《景岳全书》）　熟地黄　山萸肉　枸杞子　山药　茯苓　甘草

龙胆泻肝汤（《医方集解》）　龙胆草　栀子　黄芩　泽泻　木通　车前子　当归　生地黄　柴胡　生甘草

归肾丸（《景岳全书》）　熟地　山药　山茱萸　茯苓　当归　枸杞　杜仲（盐水炒）　菟丝子（制）

归脾汤（《济生方》）　党参　黄芪　白术　茯神　酸枣仁　龙眼肉　木香　炙甘草　当归　远志　生姜　大枣

归芍地黄汤（《症因脉治》）　生地　当归　白芍　枸杞　丹皮　知母　人参　甘草　地骨皮

四妙丸（《成方便读》）　苍术　黄柏　牛膝　苡仁

四物汤（《仙授理伤续断秘方》）　熟地　当归　白芍　川芎

四草汤（《实用中医妇科方剂》）　鹿衔草　马鞭草　茜草　益母草

四君子汤（《太平惠民和剂局方》）　人参　白术　茯苓　甘草

生脉散（《内外伤辨惑论》）　人参　麦门冬　五味子

生化汤加味（《景岳全书》）　当归　川芎　桃仁　炮姜　炙甘草

生髓育麟丹（《辨证录》）　人参　山药　鹿茸　肉苁蓉　菟丝子　紫河车　熟地黄　当归　枸杞子　桑椹子　五味子　麦冬　龟板胶　山茱萸　柏子仁

失笑散（《太平惠民和剂局方》）　五灵脂　蒲黄

仙方活命饮（《校注妇人良方》）　白芷　贝母　防风　赤芍药　生归尾　甘草节　炒皂角刺　炙穿山甲　天花粉　乳香　没药　金银花　陈皮

加味四物汤（《济阴纲目》）　当归　川芎　白芍　生地　阿胶　白术　茯苓　橘红　甘草　续断　香附

加味红藤败酱散（《妇科方药临证心得十五讲》）　红藤　败酱草　炒苡仁　蒲公英　丹参　赤芍　广木香　薏苡仁　延胡索　桑寄生　土茯苓　山楂　五灵脂

圣愈汤（《医宗金鉴》）　熟地黄　白芍　川芎　人参　当归　黄芪

六　画

当归四逆汤（《伤寒论》）　当归　桂枝　芍药　细辛　甘草　通草　大枣

血府逐瘀汤（《医林改错》）　当归　生地黄　桃仁　红花　枳壳　赤芍药　柴胡　甘草　桔梗　川芎　牛膝

交泰丸（《韩氏医通》）　黄连　肉桂

安奠二天汤（《傅青主女科》）　人参　熟地　白术　山药　山茱萸　炙甘草　杜仲　枸杞　扁豆

防己泽兰汤（《医学心悟》）　防己　青皮　柴胡　怀牛膝　泽兰　荔枝核　赤芍　丹参

七　画

寿胎丸（《医学衷中参西录》）　菟丝子　阿胶　续断　桑寄生

苍附导痰丸（《万氏妇人科》）　苍术　香附　陈皮　南星　枳壳　半夏　川芎　滑石　茯苓　神曲

助阳消癥汤（名老中医夏桂成经验方）　丹参　川断　赤芍　杜仲　紫石英　广木香　延胡索　五灵脂　生山楂　肉桂（后下）　石打穿

启宫丸（《医方集解》）　川芎　白术　半夏曲　香附　茯苓　神曲　橘红　甘草

启阳娱心丹（《辨证录》）　人参　远志　茯神　甘草　橘红　砂仁　柴胡　菟丝子　白术　枣仁　当归　白芍　山药　石菖蒲

补中益气汤（《脾胃论》） 黄芪 炙甘草 人参 当归 橘皮 升麻 柴胡 白术

补肾养血汤（《中医症状鉴别诊断学》） 仙茅 仙灵脾 紫河车 菟丝子 女贞子 枸杞子 桑寄生 川断 当归 白芍 红参 羌活 香附

附子理中丸（《阎氏小儿方论》） 黑附子 人参 白术 干姜 甘草

八　　画

苓桂术甘汤（《金匮要略》） 茯苓 桂枝 白术 甘草（炙）

易黄汤（《傅青主女科》） 山药（炒） 芡实（炒） 黄柏（盐水炒） 车前子（酒炒） 白果

知柏地黄丸（《医宗金鉴》） 知母 黄柏 熟地黄 山药 山茱萸 茯苓 丹皮 泽泻

金匮肾气丸（《金匮要略》） 桂枝 附子 熟地黄 山萸肉 山药 茯苓 丹皮 泽泻

金锁固精丸（《医方集解》） 沙苑蒺藜 连须 芡实 龙骨 牡蛎 莲肉

参茸丸（《北京市中药成方选集》） 红参 熟地黄 巴戟天 陈皮 菟丝子（炒） 白术（炒） 山药 炙黄芪 茯苓 牛膝 肉苁蓉（制） 肉桂 当归 枸杞子 鹿茸 小茴香（盐制） 白芍（酒炒） 炙甘草

参苓白术散（《太平惠民和剂局方》） 人参 茯苓 白术 桔梗 山药 甘草 白扁豆 莲子肉 砂仁 薏苡仁

九　　画

茵陈蒿汤（《伤寒论》） 茵陈 栀子 大黄

柏子仁丸（《妇人大全良方》） 柏子仁 牛膝 卷柏 泽兰叶 续断 熟地黄

保阴煎（《景岳全书》） 生地 熟地 芍药 山药 川续断 黄芩 黄柏 生甘草

促经汤（《医统》） 香附子 熟地黄 白芍药 莪术 木通 苏木 当归 川芎 红花 甘草 肉桂 桃仁

促排卵汤（《罗元恺论医集》） 菟丝子 巴戟天 淫羊藿 当归 党参 炙甘草 枸杞子 附子 熟地

养精种玉汤（《傅青主女科》） 熟地 当归 白芍 山萸肉

济生肾气丸（《济生方》） 熟地黄 山药 山茱萸 丹皮 泽泻 茯苓 炮附子 官桂 川牛膝 车前子

举元煎（《景岳全书》） 人参 黄芪 白术 升麻 甘草

十　　画

真武汤（《伤寒论》） 茯苓 芍药 生姜 附子 白术

桂枝茯苓丸（《金匮要略》） 桂枝 茯苓 赤芍 丹皮 桃仁

桃红四物汤（《医宗金鉴》） 当归 熟地 川芎 白芍 桃仁 红花

桃红四物汤（《医宗金鉴》） 熟地黄 川芎 白芍 当归 桃仁 红花

柴胡疏肝散（《景岳全书》） 柴胡 枳壳 甘草 香附 川芎 陈皮

逍遥散（《太平惠民和剂局方》） 柴胡 白术 白芍药 当归 茯苓 炙甘草 薄荷 煨姜

健固汤（《傅青主女科》） 人参 白茯苓 白术 巴戟天 薏苡仁

涤痰汤（《济生方》） 制半夏 制南星 陈皮 枳实 茯苓 人参 石菖蒲 竹茹 甘草 生姜

十 一 画

理冲汤（《医学衷中参西录》） 生黄芪 党参 白术 生山药 天花粉 知母 三棱 莪术 生鸡内金

黄芪散（《妇人大全良方》） 黄芪 白术 人参 茯苓 甘草 肉桂 羚羊角 当归 川芎 白芍 木香

黄连阿胶汤（《伤寒论》） 黄连 黄芩 芍药 阿胶 鸡子黄

黄连清心饮（《增补内经拾遗方论》） 黄连 生地 归身 甘草 茯神 酸枣仁 远志 人参 石莲肉

萆薢分清饮（《杨氏家藏方》） 益智仁 川萆薢 石菖蒲 乌药

清经散（《傅青主女科》） 丹皮 地骨皮 白芍 熟地 青蒿 茯苓 黄柏

清心滋肾汤（《中医临床妇科学》） 钩藤 黄连 丹皮 紫贝齿 山药 山萸肉 茯苓 莲子心 紫草 合欢皮 浮小麦

清骨滋肾汤（《傅青主女科》） 地骨皮 丹皮 沙参 麦冬 玄参 五味子 白术 石斛

清热固经汤（《简明中医妇科学》） 生黄芩 焦栀子 生地 地骨皮 地榆 阿胶 生藕节 陈棕炭 炙龟甲 牡蛎粉 生甘草

清热调血汤（《古今医鉴》） 当归 川芎 白芍药 生地黄 黄连 香附 桃仁 红花 延胡索 牡丹皮 蓬莪术

十 二 画

程氏萆薢分清饮（《医学心悟》） 萆薢 车前子 茯苓 莲子心 菖蒲 黄柏 丹参 白术

温肾丸（《妇科玉尺》） 熟地 山萸肉 巴戟天 当归 菟丝子 鹿茸 益智仁 生地 杜仲 茯神 山药 远志 续断 蛇床子

温经汤（《金匮要略》） 吴茱萸 麦冬 当归 芍药 川芎 人参 桂枝 阿胶 牡丹皮 生姜 甘草 半夏

滋水清肝饮（《医宗己任编》） 熟地 当归 白芍 枣仁 山萸肉 茯苓 山药 柴胡 山栀 丹皮 泽泻

十 三 画

解毒止带汤（《医林改错》） 金银花 连翘 苦参 茵陈 黄柏 黄芩 白芍 椿

根白皮　牛膝　生地　丹皮　贯众　黄连　炒地榆

十　四　画

毓麟珠（《景岳全书》）　党参　白术　茯苓　炙甘草　当归　川芎　白芍　熟地
菟丝子　杜仲　鹿角霜　川椒

膈下逐瘀汤（《医林改错》）　灵脂　当归　川芎　桃仁　丹皮　赤芍　乌药　玄胡
索　甘草　香附　红花　枳壳

十　六　画

赞育丹（《景岳全书》）　熟地黄　当归　杜仲　巴戟肉　肉苁蓉　淫羊藿　蛇床子
肉桂　白术　枸杞子　仙茅　山茱萸　附子　韭菜子